「はたらく」を支える！

# 女性の メンタルヘルス

丸山 総一郎 編著

南山堂

# 編集者

丸山総一郎　　神戸親和女子大学大学院　教授・精神科医

# 執筆者（執筆順）

丸山総一郎　　神戸親和女子大学大学院　教授・精神科医

原谷　隆史　　独立行政法人労働者健康安全機構　労働安全衛生総合研究所
　　　　　　　産業ストレス研究グループ　部長

島津美由紀　　ソニーコーポレートサービス株式会社　産業保健部

吉川　　徹　　独立行政法人労働者健康安全機構　労働安全衛生総合研究所
　　　　　　　過労死等調査研究センター　統括研究員

大塚　泰正　　筑波大学人間系心理学域　准教授

瀬藤乃理子　　甲南女子大学看護リハビリテーション学部　准教授

島津　明人　　北里大学一般教育部人間科学教育センター　教授

六反　一仁　　徳島大学大学院医歯薬学研究部病態生理学　教授

廣　　尚典　　産業医科大学産業生態科学研究所精神保健学研究室　教授

影山　隆之　　大分県立看護科学大学看護学部精神看護学研究室　教授

西川　　隆　　大阪府立大学大学院総合リハビリテーション学研究科　教授

數井　裕光　　大阪大学大学院医学系研究科精神医学教室　講師

小山　文彦　　東邦大学佐倉病院産業精神保健職場復帰支援センター　センター長・教授

巽　あさみ　　浜松医科大学医学部看護学科地域看護学講座　教授

横田　雅之　　横田労働衛生コンサルタント事務所　所長

渡辺洋一郎　　医療法人　横山・渡辺クリニック　名誉院長・日本精神神経科診療所協会会長

五十嵐良雄　　医療法人社団雄仁会　メディカルケア虎ノ門　理事長・院長

飯島　優子　　医療法人社団雄仁会　メディカルケア虎ノ門　デイケア主任

大木　洋子　　医療法人社団雄仁会　メディカルケア虎ノ門　医事課長

中村　　純　　社会医療法人北九州病院・北九州古賀病院　院長

富永　裕崇　　産業医科大学医学部精神医学教室

仲本　晴男　　医療法人社団輔仁会　田崎病院　院長

岩波　　明　昭和大学医学部精神医学講座　教授

森井　智美　昭和大学医学部精神医学講座

池田　　学　大阪大学大学院医学系研究科精神医学教室　教授

小山明日香　熊本大学大学院生命科学研究部神経精神医学分野　助教

中川　賀嗣　北海道医療大学リハビリテーション科学部　教授

後山　尚久　大阪医科大学健康科学クリニック　教授・所長

佐貫　一成　横浜労災病院　心療内科　副部長

津久井　要　横浜労災病院　心療内科　部長

谷向　　仁　京都大学大学院医学研究科人間健康科学系専攻　准教授

石川　俊男　前国立国際医療研究センター国府台病院　心療内科　特任診療部長

山根　　朗　関西医科大学心療内科学講座　助教

今泉　澄人　関西医科大学心療内科学講座　助教

福永　幹彦　関西医科大学心療内科学講座　教授

中尾　睦宏　帝京大学大学院公衆衛生学研究科　教授

小山　敦子　近畿大学医学部内科学教室心療内科部門　教授

川又　華代　東京大学医学部附属病院 22 世紀医療センター
　　　　　　　運動器疼痛メディカルリサーチ&マネジメント講座　特任研究員

松平　　浩　東京大学医学部附属病院 22 世紀医療センター
　　　　　　　運動器疼痛メディカルリサーチ&マネジメント講座　特任教授

三木　健司　大阪大学大学院医学系研究科疼痛医学講座　特任准教授

史　　賢林　てんじん整形外科リウマチ科　院長

行岡　正雄　社会医療法人行岡医学研究会　行岡病院　院長

江副　智子　島根大学保健管理センター　教授・副センター長

野崎　剛弘　九州大学大学院医学研究院心身医学　特任講師

小牧　　元　国際医療福祉大学福岡保健医療学部　教授

久保　千春　九州大学　総長

永田　頌史　産業医科大学　名誉教授

羽白　　誠　はしろクリニック　院長

戸田　雅裕　ノートルダム清心女子大学大学院人間生活学研究科　教授

# 序

　人口減少・少子高齢化が急激に進もうとしている現在，明るい未来への確かな道筋をつけるために何が可能だろうか．さまざまな戦略的縮小社会の構築が提唱され，いずれも，女性労働の進展と女性の活躍推進によって活力を保ち続けることをひとつの目標に挙げている．しかし，日本では欧米と異なり，女性労働者の healthy worker effect がみられず，働くことが出生数の増加や出生率の向上につながっていない．

　それゆえ，最近の女性労働者のメンタルヘルス関連の具体的な法政策動向として，「女性の活躍推進」，「働き方改革」，「ストレスチェック制度の導入」が注目される．女性労働者の活躍を，成長戦略のひとつと位置づけ，積極的に推進（ポジティブ・アクション）するため，2016 年 4 月 1 日，「女性の職業生活における活躍の推進に関する法律」（以下，女性活躍推進法）が施行された．働き方改革の実現に向けては，時間外労働の上限規制等に関する政労使提案が，2017 年 3 月 17 日に公表され，合わせてパワーハラスメント防止対策，メンタルヘルス対策の目標設定の見直しが掲げられた．一方，ストレスチェック制度は，労働安全衛生法の改正により 2015 年 12 月 1 日に施行，2017 年 7 月 26 日にはストレスチェック制度の実施状況が施行後はじめて公表された．それによると 2017 年 6 月末時点で実施義務事業場の 82.9% が実施済み，努力義務の集団分析もストレスチェックを実施した事業場の 78.3% が初年度から行っていたことがわかった．

　このように，日本は，人口減少・少子高齢化に手をこまねくことなく，国を挙げて一億総活躍社会の実現に向かっている．少子高齢化による労働力の供給減という構造的な問題の解決には，生産性の向上や高齢者の活用に加え，さらなる女性の職場進出が欠かせない．そのため，まずは，雇用と待遇の改善，労働条件の是正，結婚・妊娠・出産・育児支援，介護サービスの充実化が急務の課題である．その上で，性別にかかわらず活躍できるよう女性のキャリア形成をめざしたライフデザインとキャリアデザインの調和が目標となる．そのため女性活躍推進法の具体的策定指針に示されているように，対象となる女性労働者の能力と意欲に相応した透明性の高い評価・登用や職場風土の改善が求められている．今なお日本で女性の活躍推進が遅れているのは，長時間労働や単身赴任を厭わない制度や慣行，固定的性別役割分担意識が根強いことにあった．ストレスチェック制度導入を機に，男女別の実情把握を行い，特に女性固有のストレス対策と well-being の向上，母性保護や職場環境の改善につながる分析は不可欠である．

そのほかに，女性労働者のストレス実態を示す指標として，2016 年度の精神障害の労災認定における女性の内数の公表は参考になる．女性は「セクハラやパワハラを受けた」，「仕事内容・仕事量の（大きな）変化を生じさせる出来事があった」，「悲惨な事故や災害の体験，目撃をした」など特定の業務による出来事で精神障害を発病する割合が高かった．こうした生データの公表も，女性向けメンタルヘルス対策の一次予防戦略のヒントとなることから活用性が高まっている．

　いずれにせよ，わが国において，男女平等と多様性（ダイバーシティ）を尊重する社会のあり方は次第に浸透し，女性労働者に対するストレス対策・メンタルヘルスケアの充実化が積極的に進められている．その一方で，女性の活躍を期待した法政策の新しい展開は，現実との狭間で新たなストレスや葛藤を生むことも予想される．もとより，女性は生物学的に女性ホルモンの影響を受けやすいので，男性よりもストレス脆弱性があり，その変化に応じて，精神神経疾患や心身症などの種々のメンタルヘルス不調を訴えやすい．そうした性差にもっときめ細かく着目していく必要がある．

　そこで，本書は，女性労働者のメンタルヘルスとその関連疾患の対応について，産業医・看護師・保健師などの産業保健スタッフはいうまでもなく衛生管理者や人事労務担当者にとって，産業現場ですぐに役立つ実践的な内容をこの 1 冊にすべて盛り込むことを目標とした．そうした趣旨を踏まえ，各テーマの研究と臨床で著名な先生方一人一人が力を込めて，日常行っている診療のコツとスキル，サイエンスとアートの絶妙な統合をわかりやすく解説したのが本書である．

　本書がこの方面の臨床実践に関心のある多くの人に読まれ，働く女性のストレス対策とメンタルヘルス不調への対応の原点となることを強く期待している．

　最後に，本書の刊行にあたり，その企画に賛同しご執筆いただいた多くの先生方に深謝するとともに，編集作業にご尽力いただいた南山堂編集部の本山麻美子氏と制作スタッフの方々に心から御礼申し上げたい．

2017 年 9 月

神戸親和女子大学大学院 教授・精神科医

丸山 総一郎

# 目　次

# 第2章　女性診療の進め方
63

## 第4章　治療の最前線 131

# 第7章　女性の心身症

# 第1章
# 女性のメンタルヘルス動向とトピック

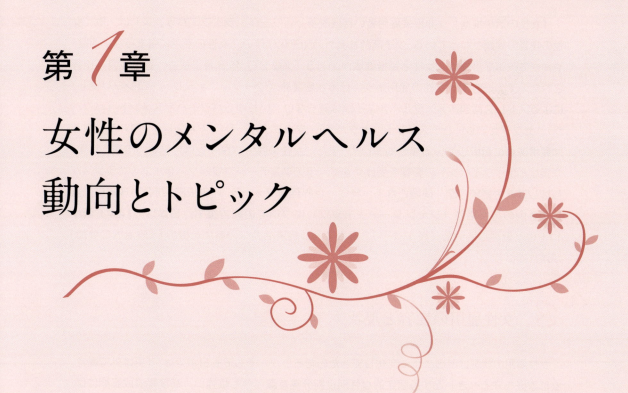

# 1 女性のストレスとメンタルヘルス

## A. 現代社会における女性のストレス問題

「女性の活躍推進」,「非正規雇用者の待遇改善」,「ワーク・ライフ・バランス」は,働く女性の喫緊の課題となっている.少子高齢社会への加速化に伴い,"女性の活用に留まらない活躍"や働き方改革を目指し,女性活躍推進法が2015(平成27)年8月に成立,翌年4月に施行された.その一方で,女性の雇用不安,仕事家庭葛藤(ワーク・ファミリー・コンフリクト)によるストレス問題,メンタルヘルス不調は減らない.いわゆるパワーハラスメント(パワハラ),セクシュアル・ハラスメント(セクハラ),マタニティ・ハラスメント(マタハラ)などは雇用関係に起因している場合も多い[1].また,女性の就労パターンは,結婚,出産,育児,介護などライフイベントの影響を受けやすく,ライフステージやワーク・ライフ・バランスがしばしば就労継続の際,問題となる.特に,世界経済フォーラム(WEF)が2016年に発表した各国の男女格差(ジェンダー・ギャップ)についての報告書で,日本は,144ヵ国中111位と低迷していた(表1-1-1).なかでも「経済活動への参加と機会」「政治への参加」が遅れている.

## B. 女性雇用の変容と現状

女性雇用の状況はどのように変化してきたのだろうか.そもそも日本では,「男は外で働き,女は家庭を守るべき」とする固定的な性別役割分業意識が今も根強い.高度経済成長期には,終身雇用,年功序列賃金に代表される日本的雇用慣行が広くみられ,男性労働者の雇用もその家族の生活もおおむね中流で安定していた.その頃,多くの女性が専業主婦として,家事,育児,介護等家庭生活の全般を担っていた.やがて高度経済成長期は終焉を迎え,女性の高学歴化とともに社会進出が増大した.20代の正規社員は出産・育児による退職,30代のキャリア中断,40歳前後からのパート労働という女性特有のM字型労働力構造が形作られていく.専門職や一部の一般職を除き,多くの中年女性労働者は家庭を守りながらほどよく働きたい兼業主婦である.それゆえ,その大半はパートやアルバイトなど非正規雇用を自ら選択していた[2].したがって,今なお管理職の女性比率は低い.従業員100人以上の企業の管理職(課

表 1-1-1　ジェンダー・ギャップ指数（2016）主な国の順位（全 144 ヵ国）

| 順位 | 国名 | 値 | 順位 | 国名 | 値 |
| --- | --- | --- | --- | --- | --- |
| 1 | アイスランド | 0.874 | 29 | スペイン | 0.738 |
| 2 | フィンランド | 0.845 | 35 | カナダ | 0.731 |
| 3 | ノルウェー | 0.842 | 45 | アメリカ | 0.722 |
| 4 | スウェーデン | 0.815 | 46 | オーストラリア | 0.721 |
| 5 | ルワンダ | 0.800 | 50 | イタリア | 0.719 |
| 6 | アイルランド | 0.797 | 75 | ロシア | 0.691 |
| 7 | フィリピン | 0.786 | 79 | ブラジル | 0.687 |
| 8 | スロベニア | 0.786 | 87 | インド | 0.683 |
| 9 | ニュージーランド | 0.781 | 99 | 中国 | 0.676 |
| 10 | ニカラグア | 0.780 | 111 | 日本 | 0.660 |
| 11 | スイス | 0.776 | 116 | 韓国 | 0.649 |
| 13 | ドイツ | 0.766 | | | |
| 16 | オランダ | 0.756 | | | |
| 17 | フランス | 0.755 | | | |
| 20 | 英国 | 0.752 | | | |

［文献 3）より作成］

長級以上）に占める女性の割合は 8.7％（2015 年）である.

　現在はどうであろうか. 非正規化は若年層にも拡大している. これは，その後に起きた情報化や技術革新の進展，グローバル化や新自由主義経済の到来による競争激化，効率化による. さらにバブル景気後の長期不況とリーマン・ショック後の金融不安は経済成長の停滞を招き，雇用調整と人件費節減がより一層求められた. こうして今日に至るまで，雇用の非正規化が拡大し続けてきたのである.

　総務省統計局の 2015 年の労働力調査によると, 女性雇用者（役員を除く）は 2,388 万人で，正規の職員・従業員は 1,043 万人（43.7％），非正規の職員・従業員は 1,345 万人（56.3％）と女性は非正規雇用の割合が高い. 非正規雇用者の区分は，パート・アルバイト 1,053 万人（44.1％），派遣社員 76 万人（3.2％），契約・嘱託社員 176 万人（7.4％），その他が 41 万人（1.7％）であった.

　非正規雇用は中高年層パートが多いだけではない. 2014 年の労働政策研究・研修機構調査によると，新卒正規雇用者は，大学卒業者ではほぼ同じ採用率になってきたが，高校卒業者では, 女性正規雇用採用率は男性よりも約 10％低い. 年齢階級別に雇用形態を男女で比較すると，最若年層の 15～24 歳で男性の正規雇用労働者が 75.1％，女性は 63.8％と差がみられ，年齢層が高くなるに連れて，男女差が開いていく. 2010 年の厚生労働省の就業形態多様化調査

では，女性の不本意非正規雇用割合が増え，非正規雇用就業を選択した理由に，「正社員として働ける会社がなかったから」とする回答割合が，全体でも 18.6％ と高いが，派遣労働者では 41.4％，契約社員では 35.8％ と約 2 倍，若年層では約 1.5 倍とさらに高い．これらの結果から，雇用形態の種類と選択理由には留意する必要がある．厚生労働省の調査によると，正社員・正職員以外の女性の賃金は，どの年代でも 20〜24 歳の正社員・正職員の女性を下回り，各年齢階級別にほぼ横ばいで推移している（図 1-1-1）．そのため，働く女性の賃金は，フルタイム男性労働者の 72.2％ に留まっている．

　女性の高学歴化（女性 48.2％，男性 55.6％，2016 年度の大学進学率）は人的資本上の男女格差を縮小させたが，コース別雇用管理制度によって，女性は一般職が多く総合職の採用が少ない．なお，2015 年の人口動態統計によると，女性の初婚年齢は 29.4 歳，第一子出産年齢は 30.7 歳，合計特殊出生率は 1.45 となっている．

## C. 働く女性のストレスとメンタルヘルス指標の状況

　厚生労働省による 2012（平成 24）年の「労働者健康状況調査」で，「職業生活で悩みやストレスがある」と回答した女性労働者の割合が 61.9％，男性労働者は 60.1％ と，旧労働省時代の 1982（昭和 57）年より 5 年ごとに実施されてきたこの調査で，初めて女性が男性を上回った（図 1-1-2）[4]．一方，自殺についても人数は総数で 2016 年に 21,764 人と減少傾向で女性は男性の 45％ 程度だが，女性の自殺率の国際順位は，男性よりも高い．

　「精神障害に関する事案の労災補償状況」について，2014（平成 26）年度から女性の内数が発表されるようになった．2016（平成 28）年度は，請求件数は 1,586 件（うち女性 627 件），決定件数 1,355 件（うち女性 487 件），支給決定件数は 498 件（うち女性 168 件）と増加している[5]．精神障害発病の原因となった業務上の出来事では，「（ひどい）嫌がらせ，いじめ，または暴行を受けた」は決定件数 173 件（うち女性 68 件），支給決定件数 74 件（うち女性 28 件）と，他の出来事と比較して，女性比率が高かった．特に「セクシュアル・ハラスメントを受けた」は決定件数 50 件，支給決定件数 29 件のうち 28 件が女性であった．なお，支給決定件数のうち自殺（未遂を含む）は，84 件で，そのうち女性は 2 件と少なかった．

　男女別にみた通院率では男女差がみられ，女性の通院率のほうが高い傷病が多い．精神・神経関係では，うつ病や心の病気，認知症については女性が男性よりも通院率が高い．うつ病は，女性ホルモンの影響を受けやすく，月経前（月経前不快気分障害），出産後（産後うつ病），更年期（更年期障害）などで増加する[6]．うつ病以外にも日本の女性のライフステージに関連した女性特有の疾患とメンタルヘルス，ホルモン環境の変動と妊娠・出産などライフイベントの影響を受ける（図 1-1-3）[7]．妊娠女性の年齢は，「母子保健の主なる統計」2017 年版によると，35 歳以上が約 28％，30 歳以上は 60％ 以上になっている．妊娠女性の高年齢化は，

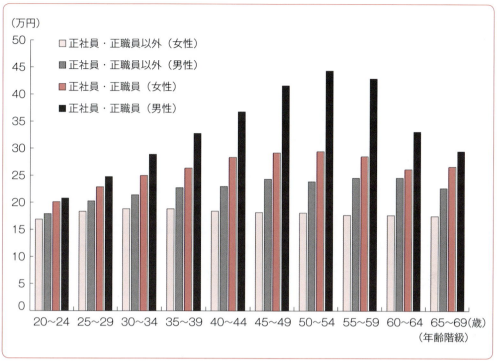

図 1-1-1　雇用形態，性，年齢階級別賃金 [月収]

［文献 8）より作成］

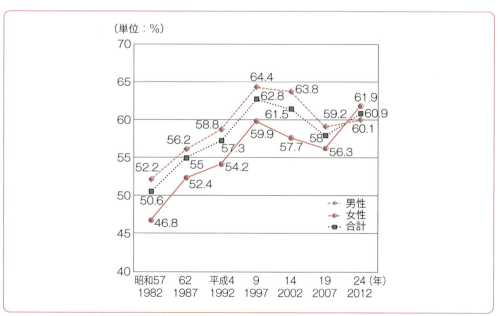

図 1-1-2　仕事や職業生活での強い不安，悩み，ストレスがある労働者の割合の推移

［文献 4）より作成］

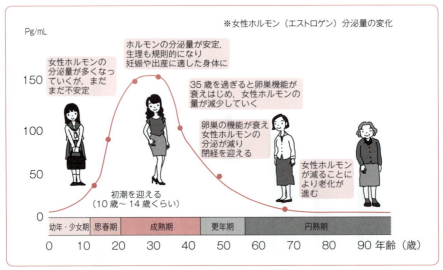

**図1-1-3　女性のライフステージと女性ホルモンのグラフ**

[出典：文献6）より引用改変]

妊娠高血圧症候群，妊娠糖尿病，前置胎盤が増えるなど医学的リスクが増大し，早産率や帝王切開率も高くなる．低体重児出産も増加，周産期死亡率も高くなる．また不妊症と流産の頻度やダウン症候群が加齢の影響を受けることもよく知られている．これらは，働く女性のワーク・プランを検討する際に，ライフ・プランにおける妊娠・出産によるリスクのメンタルヘルス影響を考慮しておかなければならないことを示している．

# 働く女性のストレスとメンタルヘルス研究の動向

　次に，雇用者である女性労働者を対象としたメンタルヘルス研究をみておきたい．世界的に非正規雇用が正規雇用と比較してメンタルヘルス不調を訴える傾向が高いとされるが，日本では女性の正規雇用労働者が非正規よりも精神的健康度が低いという報告[9]や，専業主婦で健康度が高い傾向もあり，働く人ほど健康的であるという "healthy workers' effect" では説明できない．

　働く女性のワーク・ライフ・バランスは，しばしば，育児や介護を担う葛藤状況ではバランスを崩しメンタルヘルス不調をきたしやすい．子どもをもつ働く女性のストレスに注目し，メンタルヘルス不調を生みやすい職場要因やサポート不足の報告は比較的多い[10]．育児ストレスは，障害児や多胎児，未熟児など子ども側における問題やサポート不足から生じる場合，高年齢や慢性疾患の持病をもつなど母親側に要因がある場合に生じやすい[11]．職場との関係では，ワーク・ファミリー・コンフリクト（仕事家庭葛藤）がしばしばストレスを生む．乳幼児

をもつ働く女性にとって，時間管理の容易さや，拘束の柔軟性などは強い関心事で，時間的切迫性と仕事役割や仕事量との衝突は葛藤を招きやすい．一般に育児を担う女性労働者は，子どものいない女性労働者や男性労働者と比べて仕事家庭葛藤が少なく，抑うつなどを指標としたメンタルヘルスに悪い影響を及ぼすことが，一般就労女性，公務員，看護師，女性医師などを対象とした研究で明らかにされている[12]．

　仕事に対するワーク・エンゲイジメント（仕事に関するポジティブで充実した心理的状態であり，活力・熱意・没頭によって特徴づけられる）を女性労働者に促進するのは，多様性のある風土，職場の上司や同僚とのポジティブな人間関係とする報告がある．仕事の資源（supervision）を向上させ仕事の要求度を低減させることは，ワーク・エンゲイジメントの向上と，ストレス軽減の重要な着目点となる．共働き夫婦を対象とした研究では，クロスオーバー（相互の行動や感情が伝播する現象）にも注目し，本人の仕事要因だけでなくパートナーの影響評価の重要性が指摘されている[13]．個人的要因としては，自己効力感，自尊感情，レジリエンスなどが，ワーク・エンゲイジメントと正の相関のあることが示されてきた．キャリア・ストレス，いじめやハラスメントなど独創的な切り口からアプローチした女性労働者のメンタルヘルス研究も実践に有用である．

## E. 働く女性のメンタルヘルスケアのあり方

### 1. ストレスチェック制度に何が可能か

　法律や制度を整えても，女性本人や固定的性別役割分業意識の問題，企業経営や組織全体の「働き方改革」意識不足のため，それらの実効性が乏しい事業場も多い．国民一人ひとりの意識変革と企業風土の変容，つまりシステム（制度）だけでなくカルチャー（文化）を変えて初めて，女性労働者の心理的負担感や仕事家庭葛藤が少なくなり，メンタルヘルス対策につながっていく．そうした契機となる可能性が，ストレスチェック制度の導入にある．職場では個人が対応するには限界のあるストレス要因も多く，組織全体での取り組みが必要である．ストレスチェック制度は，一次予防重視であることから，職場環境改善を PDCA 回路で見直すことは，女性労働者特有の職場ストレス，メンタルヘルス不調などを検討する機会を増やすことになるかもしれない．今後は，産業保健スタッフによるメンタルヘルス対策と人事労務・企業経営の視点からの処遇，制度改変の再検討などを融合させた検討，関係部署のチーム連携が課題となる[14]．その際，個人情報保護を徹底することは言うまでもない．

### 2. 女性活躍推進法施行に向けた取り組み

　企業内の取り組みを推進するため，女性活躍推進法の行動計画策定指針は参考になるので次に挙げておく．それは，① 女性の積極採用に関する取り組み，② 配置・育成・教育訓練に関

する取り組み，③ 継続就業や，長時間労働是正など働き方の改革に向けた取り組み，④ 女性の積極登用・評価に関する取り組み，⑤ 性別役割分担意識の見直しなど職場風土改革に関する取り組み，⑥ 妊娠・出産等を機に退職した女性の再雇用・中途採用や，職種または雇用形態の転換など再チャレンジが可能な職場に関する取り組み，⑦ 取り組みの結果を図るための指標である．

　第 3 次男女共同参画基本計画では，2020（平成 32）年に指導的地位に女性が占める割合を，少なくとも 30%程度とする（202030）目標を掲げ，ポジティブ・アクション（一定の範囲で特別の機会を提供することなどによって，実質的な機会均等を実現することを目的として講じる暫定的な措置）などを推進する．多様な手法があるが，クオータ制，プラス・ファクター方式，ゴールド・アンド・タイムテーブル方式，向上研修，仕事と家庭の調和などが知られている[15]．

## 3.　一次予防戦略の重要性

　次のようなトラブルについて，一次予防に関わるストレスとならないよう解決に向けた援助が必要である．男女雇用機会均等法関係においては，① 雇用管理の各ステージにおける性別を理由とする差別，② 妊娠・出産・産休取得等を理由とする不利益取り扱い，育児・介護休業法では，① 子が満 1 歳まで（保育所に入所できない場合等は最大 1 歳半まで）の育児休業，② 子が 3 歳に達するまでの短時間勤務制度，所定外労働の免除，③ 育児休業を取得したこと等を理由とする解雇その他の不利益取り扱い，パートタイム労働法では，① 労働条件（昇給・退職手当・賞与の有無）の文書交付などによる明示・待遇決定に当たって考慮した事項の説明，② パートタイム労働者に対する差別的取り扱い，③ 正社員への転換の増進，そのほか，女性労働者が対象となりやすいいじめや嫌がらせ，セクハラ，マタハラなどがある[16]．

　女性の精神障害について，症状や経過には性差がみられないが，有病率に性差がみられるとする日本人を対象とした疫学調査によると，うつ病や不安障害は女性に有意に多くみられた．性差は，生物学的要因だけでなく心理社会的ストレスの影響を考慮しなければならない．対応や治療について，基本的には男女共通である．ただ，産後うつ病など身体症状が前景に出て本人が気づきにくい例が少なくないので，職場では特に母性保護の観点からの配慮が必要である．月経前不快気分障害は女性特有であるが，ホルモンの異常はみられないものの，対人関係に問題をきたしやすいので職場での理解は欠かせない．非定型うつ病は，2/3 が女性といわれている．中核のうつ病とは逆に，過眠，食欲増進などの症状がみられるうつ病で，対人関係に過敏で，他者の批判や拒絶に弱い．女性の不安障害は，うつ病との併存が多く，自殺企図のリスクにも注意しておかなければならない．働く女性は，暴力や犯罪，事故や災害の被害者として，急性ストレス障害（ASD）や心的外傷後ストレス障害（PTSD）を発病することがある．そのような特別な出来事に対するリスクマネジメントも普段から準備しておくことが大切である．

● 参考文献 ●

1）井上まり子，錦谷まりこ，鶴ヶ野しのぶ，矢野栄二：非正規雇用者の健康に関する文献調査．産衛誌，53，117-139，2011.
2）伊岐典子：女性労働政策の展開―「正義」「活用」「福祉」の視点から―，労働政策レポート，9，1-252，2011.
3）World Economic Forum：GGI（The Global Gender Gap Report）2016.
4）厚生労働省「労働者健康状況調査」各年版（昭和57年から平成24年）http://www.mhlw.go.jp/toukei/list/h24-46-50.html（2017年9月14日アクセス）
5）厚生労働省労働基準局補償課：平成28年度精神障害の労災補償状況 http://www.mhlw.go.jp/file/04-Houdouhappyou-11402000-Roudoukijunkyokuroudouhoshoubu-Hoshouka/28_seishin.pdf（2017年9月14日アクセス）
6）丸山総一郎：女性労働者のストレス問題とメンタルヘルス対策～法政策の歴史的変遷と生物学的視点を含めて～．産業ストレス研究，22，183-195，2015.
7）武田裕子：女性のライフステージの理解のために，日医誌，138，895-899，2009.
8）厚生労働省「賃金構造基本統計調査」2015年版．
9）丸山総一郎，長見まき子，平賀光美，吉村美幸：雇用不安の動向とメンタルヘルス対策の展望，産業ストレス研究，17，191-197，2010.
10）Seto M, Maruyama S：Effects of work-related factors and work-family conflict on depression among Japanese working women living with young children. Environ Health Prev Med；9, 220-227, 2004.
11）Watai I, Nishikido N, Murashima S：Gender Diference in Work-Family Conflict among Japanese Information Technology Engineers with Preschool Chilidren, J Occup. Health, 50, 317-327, 2008.
12）丸山総一郎：女性労働の歴史的変遷―メンタルヘルス・QWLの視点から，産業精神保健，23（特別号），4-10，2015.
13）Bakker A B, Petrou P, Tsaoussis I：Inequity in work and intimate relationships：a Spillover-Crossover model. Anxiety Stress Coping. 25. 491-506, 2012.
14）堤 明純：職場ストレス対策の一次予防戦略．丸山総一郎編：ストレス学ハンドブック，p.478-490，創元社，2015.
15）丸山総一郎，金井篤子：女性労働者と産業精神保健―女性活躍推進法をめぐって―，産業精神保健，24，367-370，2016.
16）丸山総一郎：働く女性のメンタルヘルス―その予防の「上流」戦略と健康経営の理解―，医学のあゆみ，263（4），329-330，2017.

# 2 ストレスチェック制度導入の ポイント

## A. ストレスチェック制度の概要

　2014（平成26）年の労働安全衛生法の改正では，心理的な負担の程度を把握するための検査（ストレスチェック）およびその結果に基づく面接指導の実施を事業者に義務付けることなどを内容とした「ストレスチェック制度」が創設され，2015（平成27）年12月1日から施行された．「心理的な負担の程度を把握するための検査及び面接指導の実施並びに面接指導結果に基づき事業者が講ずべき措置に関する指針」（ストレスチェック指針）は，2015（平成27）年4月15日に公示され，2015（平成27）年11月30日に改正された．「労働安全衛生法に基づくストレスチェック制度実施マニュアル」は，2015（平成27）年5月に公表され，2016（平成28）年4月に改訂された．

　従業員数50人未満の事業場は制度の施行後，当分の間は努力義務であるが，従業員数50人以上の事業場は1年以内ごとに1回ストレスチェックを実施する必要がある．

　ストレスチェックは，調査票を用いて，① 職場における当該労働者の心理的な負担の原因に関する項目（仕事のストレス要因），② 心理的な負担による心身の自覚症状に関する項目（心身のストレス反応），③ 職場における他の労働者による当該労働者への支援に関する項目（周囲のサポート）の3つの領域に関する項目により検査を行い，労働者のストレスの程度を点数化して評価するとともに，その評価結果を踏まえて高ストレス者を選定し，医師による面接指導の要否を確認する．

　ストレスチェック制度は，労働者のストレスの程度を把握し，労働者自身のストレスへの気付きを促すとともに，職場改善につなげ，働きやすい職場づくりを進めることによって，労働者がメンタルヘルス不調となることを未然に防止すること（一次予防）をおもな目的としている．

　ストレスチェック制度の関連情報は，厚生労働省のホームページ[1] やメンタルヘルス・ポータルサイト「こころの耳」[2] で公開されている．

# B. ストレスチェック制度導入

## 1. ストレスチェック制度導入前の準備

　ストレスチェック制度の実施責任主体は事業者であり，事業者はストレスチェック制度に関する基本方針を表明する．

　事業者は，事業場の衛生委員会等でストレスチェック制度の実施体制，実施方法等を審議・決定し，社内規程を定める．また，事業者は，ストレスチェックの実施の趣旨・社内規程を労働者に周知する．以上のことを経てストレスチェック制度の導入となる．

## 2. 衛生委員会等の調査審議

　衛生委員会等において調査審議すべき事項は，① ストレスチェック制度の目的に係る周知方法，② ストレスチェック制度の実施体制，③ ストレスチェック制度の実施方法，④ ストレスチェック結果に基づく集団ごとの集計・分析の方法，⑤ ストレスチェックの受検の有無の情報の取り扱い，⑥ ストレスチェック結果の記録の保存方法，⑦ ストレスチェック，面接指導および集団ごとの集計・分析の結果の利用目的および利用方法，⑧ ストレスチェック，面接指導および集団ごとの集計・分析に関する情報の開示，訂正，追加および削除の方法，⑨ ストレスチェック，面接指導および集団ごとの集計・分析に関する情報の取り扱いに関する苦情の処理方法を整備しておくことが望ましい，⑩ 労働者がストレスチェックを受けないことを選択できること，⑪ 労働者に対する不利益な取り扱いの防止，以上の 11 項目を含める．

## 3. ストレスチェックの実施体制

　事業者は事業場の労働衛生管理体制等を整備の上，実施者等を選定する．実施者となれる者は医師，保健師，厚生労働大臣が定める研修を修了した看護師または精神保健福祉士である．施行日の前日 [2015（平成 27）年 11 月 30 日] において，3 年以上労働者の健康管理等の業務に従事した経験を有する看護師または精神保健福祉士は，厚生労働大臣が定める研修を受けなくても実施者となれる．事業場の状況を日頃から把握している者（産業医等）が実施者となることが望まれる．ストレスチェックの実施を外部機関に業務委託する場合にも，産業医等が共同実施者として関与することが望まれる．

　実施者は，ストレスチェックの調査票の選定，ストレスの程度の評価方法および高ストレス者の選定基準の決定について，事業者に対して専門的な見地から意見を述べ，ストレスチェックの結果に基づき，医師による面接指導を受ける必要があるか否かを確認しなければならない．

　調査票の回収，入力，集計，受検者との連絡調整等の実施の事務については，必ずしも実施者が直接行う必要はなく，実施事務従事者に指示して行わせることができる．ただし，ストレスチェック結果が労働者の意に反して人事上の不利益な取り扱いに利用されることがないよう

に，労働者の人事に関して直接の権限をもつ監督的地位にある者は，実施事務従事者になれず，ストレスチェックの実施の事務に従事してはならない．

### 4.　ストレスチェックの調査票

　ストレスチェックに用いる調査票は，① 職場における当該労働者の心理的な負担の原因に関する項目，② 心理的な負担による心身の自覚症状に関する項目，③ 職場における他の労働者による当該労働者への支援に関する項目の 3 つの領域に関する項目が含まれているものであれば，実施者の意見および衛生委員会等での調査審議を踏まえて，事業者の判断により選択することができる．「職業性ストレス簡易調査票」（57 項目，23 項目の簡略版）が推奨されている．

## C. ストレスチェックの実施とその後の対応

### 1.　ストレスチェックの実施方法

　事業者は，1 年以内ごとに 1 回，ストレスチェックを実施する．ストレスチェックの調査票を選定し，質問紙または情報通信機器（ICT）を用いて調査票を労働者に配布・記入させる．
　厚生労働省では，事業者が ICT を用いてストレスチェックを実施する場合に利用可能な「厚生労働省版ストレスチェック実施プログラム」[3] を無料で提供している．
　すべての労働者がストレスチェックを受けることが望ましい．事業者は，労働者個々人がストレスチェックを受けたか否かを把握し，労働者に対し受検を勧奨することができる．

### 2.　ストレスの程度の評価方法

　ストレスチェックに基づくストレスの程度の評価は，点数化した評価結果を数値で示すだけでなく，ストレスの状況をレーダーチャートなどの図表でわかりやすく示す方法が望ましい．
　「職業性ストレス簡易調査票」は 57 項目版と 23 項目の簡略版が推奨されている．合計点数を使う方法と素点換算表を使う方法がある．合計点数を使う方法では，各項目 4 段階の回答をストレスが高い場合に高得点となるように 1～4 点にして 3 領域ごとの合計点数を算出する．素点換算表を使う方法では，各尺度の項目の合計点数を性別の素点換算表を用いてストレスが高い場合に低得点となるように 1～5 点に換算して 3 領域ごとの合計点数を算出する．

### 3.　高ストレス者の選定方法

　次の①または②のいずれかの要件を満たす者を高ストレス者として選定する．この場合において，具体的な選定基準は，実施者の意見および衛生委員会などでの調査審議を踏まえて，事業者が決定する．

① 調査票のうち，「心身のストレス反応」の評価点数の合計が高い者

② 調査票のうち，「心身のストレス反応」の評価点数の合計が一定以上の者であって，かつ，「仕事のストレス要因」および「周囲のサポート」の評価点数の合計が著しく高い者

　ストレスチェック制度実施マニュアルでは，高ストレス者の選定基準として，職業性ストレス簡易調査票の標準版（57 項目）と簡略版（23 項目）を使用して，3 領域ごとの項目の合計点数と尺度得点を性別に 5 段階評価に変換した場合の 4 例を示した.

　実施者による具体的な高ストレス者の選定は，上記の選定基準のみで選定する方法のほか，選定基準に加えて補足的に実施者または実施者の指名および指示のもとにその他の医師，保健師，看護師もしくは精神保健福祉士または産業カウンセラーもしくは臨床心理士などの心理職が労働者に面談を行い，その結果を参考として選定する方法も考えられる.

## 4.　ストレスチェック結果の通知と通知後の対応

　実施者は，個人のストレスチェック結果を，労働者に直接通知する. 以下の事項は必ず通知しなければならない.

① 個人のストレスプロフィール（個人ごとのストレスの特徴や傾向を数値，図表などで示したもの. 3 領域の点数を含むことが必要）

② ストレスの程度（高ストレスに該当するかどうかを示した評価結果）

③ 面接指導の対象者か否かの判定結果

　セルフケアのためのアドバイス，事業者への面接指導の申し出方法（申し出窓口）は通知することが望ましい.

　実施者は面接指導対象者に対して，医師による面接指導を受けるように勧奨する. 面接指導以外にもストレスチェック結果に関する労働者からの相談対応，専門機関の紹介などの支援を充実することが望ましい.

## $\mathcal{D}$.　面接指導の実施方法

　事業者は，面接指導の申し出をした労働者が，面接指導対象者に該当するかを確認する. その後，面接指導を行う医師を決定し，面接指導の日時・場所を調整する.

　そして医師による面接指導を行い，① 勤務の状況（職場における心理的な負担の原因および職場における他の労働者による支援の状況を含む），② 心理的な負担の状況，③ 心身の状況（生活習慣・疾病）を確認し，指導・助言する.

　事業者は，労働者の勤務の状況および職場環境等を勘案した適切な面接指導が行われるよう，あらかじめ，面接指導を実施する医師に対して労働時間，労働密度，深夜業の回数および時間数，作業態様ならびに作業負荷の状況などの勤務の状況，ならびに職場環境などに関する情報

を提供する.

　また，事業者は，面接指導を実施した医師から就業上の措置の必要性の有無および講ずべき措置の内容その他の必要な措置に関する意見を聴く. 就業区分が就業制限の場合では，メンタルヘルス不調を未然に防止するため，労働時間の短縮，出張の制限，時間外労働の制限，労働負荷の制限，作業の転換，就業場所の変更，深夜業の回数の減少または昼間勤務への転換などの措置を講じる. 要休業の場合は，療養などのため，休暇または休職などにより一定期間勤務させない措置を講じる. 必要に応じ，職場環境の改善に関する意見を聴く.

　面接指導結果の報告を受けると，必要に応じ就業上の措置を講じる. 以上が面接実施の一連の流れである.

## *E.* 集団ごとの集計・分析と職場環境の改善

　一次予防では，労働者本人のセルフケアを進めるとともに，職場環境の改善に取り組むことが重要である. 実施者は個人のストレスチェック結果を一定規模（原則 10 人以上）の集団ごとに集計・分析し，職場ごとのストレスの状況を把握する.

　職業性ストレス簡易調査票を使用する場合は，「仕事のストレス判定図」によることが適当である. 集団ごとの集計・分析の結果は実施者から事業者に通知され，事業者は職場環境の改善のための取り組みを行う. 職場環境などの改善の進め方には，① 事業者や衛生委員会が行う職場環境改善，② 管理監督者が行う職場環境改善，③ 従業員参加型の職場環境改善といった方法がある. 改善計画の立案では，「職場環境改善のためのヒント集（メンタルヘルスアクションチェックリスト）」[4] や「メンタルヘルス改善意識調査票（MIRROR）」[5] といったツールを活用することができる.

## *F.* ストレスチェック制度導入のポイント

　ストレスチェック制度の導入では，労働者のストレスの把握や職場環境の改善といったメリットや労働者に対する不利益な取り扱いの防止やストレスチェック制度に関する労働者の健康情報の保護を事業者が労働者に十分に説明して，労働者がメリットを理解することが重要である. 労働者がメリットを感じずデメリットを懸念すれば，ストレスチェックや面接に協力しないで実施率は低くなり，形式的なものとなってしまい，結果的に無駄な努力となる可能性が高い.

　ストレスチェックでは，職業性ストレス簡易調査票が推奨されているが，これは多様な産業，職種，職場で使用できるように開発した一般的な調査票である. 職場環境，仕事のストレス要因は職場で大きく異なり，できれば職場に応じて仕事のストレス要因を加えることが望ましい.

長時間労働，ハラスメントなどは重要なストレス要因である．女性労働者は，家事，育児，介護などの家庭のストレス要因があり，仕事のストレス要因と二重の負荷となるが，家族のサポートはストレスを軽減する．

高ストレス者の選定基準は，職業性ストレス簡易調査票の標準版と簡略版を使用して合計点数と性別の5段階評価の4例が示されている．これは項目数の多い標準版の選定基準が情報量が多いということではなく，それぞれ項目の重みが異なる．たとえば，睡眠や食欲は標準版の合計点数では29項目の1項目，簡略版の合計点数では11項目の1項目という重みとなるが，簡略版の5段階評価では5尺度の1尺度となる．また，5段階評価では情報量は5段階に圧縮しているが性別を考慮した評価となっている．簡略版5段階評価は，睡眠や食欲を重要な項目として性別を考慮した選考基準となっている．ストレスチェック制度実施マニュアルの選考基準例は絶対的なものではなく，職場や目的に応じて適切な選考基準を設定，改善することが必要である．

集団分析では，職場の問題を把握して改善することが重要である．集団分析でストレス判定図が使用されることが多いが，これは仕事の量的負担，仕事のコントロール，上司の支援，同僚の支援という4つの尺度で職場を評価するもので，これ以外にも多くの仕事のストレス要因が職場に存在する．ストレスチェックで使用した尺度や項目の集団分析を実施し職場環境改善に活用することが望まれる．職場環境改善やストレス，メンタルヘルスに関する教育・研修といった職場における介入前後で集団分析の結果を比較すれば，介入の効果を評価することが可能となる．

ストレスチェック制度の導入は多大な時間，労力，コストが必要である．ストレスチェック制度を義務として実施するだけではなく，実際に労働者のストレスの把握や職場環境の改善という一次予防の成果やメリットが求められる．

● 参考文献 ●

1) 厚生労働省：ストレスチェック等の職場におけるメンタルヘルス対策・過重労働対策等．
   http://www.mhlw.go.jp/bunya/roudoukijun/anzeneisei12/（2017年6月30日アクセス）
2) 厚生労働省：こころの耳．https://kokoro.mhlw.go.jp/（2017年6月30日アクセス）
3) 厚生労働省版ストレスチェック実施プログラム．https://stresscheck.mhlw.go.jp/（2017年6月30日アクセス）
4) 東京大学大学院医学系研究科精神保健学分野：職場環境等改善のためのヒント集（メンタルヘルスアクションチェックリスト）ダウンロードのページ．
   http://mental.m.u-tokyo.ac.jp/jstress/ACL/（2017年6月30日アクセス）
5) 産業医科大学産業生態科学研究所精神保健学研究室：職場環境改善の支援ツール．
   http://omhp-g.info/improvement.html（2017年6月30日アクセス）

# 3 ワーク・ライフ・バランスの現状と課題
## ～育児不安，介護ストレス他～

## A. ワーク・ライフ・バランスの現状

　総務省「労働力調査」によれば，2015（平成 27）年の女性の労働力人口は，前年から 18 万人増え，は 2,842 万人となった．また，生産年齢（15～64 歳）の労働力率（人口に占める労働力人口の割合）は 66.8％と，過去最高を更新している．また，企業などに雇用される女性の数も 2,474 万人となり，雇用者全体に占める女性の割合も，過去最高の 43.9％となっており，年々働く女性が増え，着実に女性の労働力が拡大しつつあるといえる[1]．

　一方，年齢別の労働力率をみてみると，米国・スウェーデンなどの欧米のような「フラット型」ではなく，依然，「25～29 歳」（80.3％）と「45～49 歳」（77.5％）を左右のピークとして，「30～34 歳」（71.2％）を底とした，わが国独特の「M 字型」カーブを描いている（図1-3-1）．しかし，M 字型カーブの底の値も近年，上昇しつつあり，「30～34 歳」でも過去

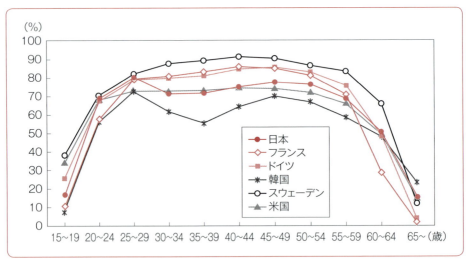

**図 1-3-1　主要国における女性の年齢階級別労働力率**　　　　　[出典：文献 1) より引用]

備考：1）日本は総務省「労働力調査（基本集計）」（平成 27 年），その他の国は ILO "ILOSTAT" より作成.
　　　2）労働力率は，「労働力人口（就業者＋完全失業者）」/「15 歳以上人口」×100
　　　3）日本，フランス，韓国および米国は 2015（平成 27）年値，その他の国は 2014（平成 26）年値.
　　　4）米国の 15～19 歳の値は，16～19 歳の値.

最高の水準となっている．30〜34歳の労働力率の内訳をみてみると，ここ10年で，未婚者の労働力率の上昇は0.1％であるが，有配偶者は12.3％と大きく上昇し，有配偶者の労働力率の上昇が，女性の労働力率上昇に大きく寄与している．また，内閣府によれば，1989（平成9）年に共働き世帯数が片働き世帯数を上回って以来，その数は年々増加し続けており，2015（平成27）年には共働き世帯が1,114万世帯に対して，片働き世帯は687万世帯とその差は年々広がってきている．これらのことからも，近年，結婚・出産を経ても仕事を続ける女性が増えてきていること，また，家庭生活と仕事生活とを両立させながら，仕事を続けている実情が浮かびあがってくる．

　このような背景から，近年，ワーク・ライフ・バランス（仕事と生活の調和）の重要さが提唱され，仕事生活と仕事外生活との両立の大切さが報告されている．2007年には，内閣府男女共同参画局により，「ワーク・ライフ・バランス憲章」および「仕事と生活の調和推進のための行動指針」が策定され，ワーク・ライフ・バランスは，老若男女誰もが，仕事生活と家庭生活だけでなく，広く，地域活動や，個人の啓発活動までを含むさまざまな活動を，自分の希望するバランスで実現できる状態，と定義されている[2]．ここでは，性別・年代を問わず誰しもがと定義されているところ，また，仕事と家庭だけでなく，地域や啓発活動など多様な生活領域を含めて想定されているところ，さらに，仕事と家庭の「両立」という観点だけでなく，「バランス」という観点が考慮され，時間配分だけでなく，それぞれの領域での質や負担感，満足感などについても考慮していくことの重要性が盛り込まれているところが特徴的といえる．

　諸外国の研究からは，ワーク・ライフ・バランスが十分に維持されている場合には，抑うつ感などの心身の不調感の自覚が少ないことや，仕事での満足感が高い，欠勤率が少ないなど，近年，ワーク・ライフ・バランスとストレス関連指標，組織関連指標との関連が明らかにされつつある[3]．さらに，ワーク・ライフ・バランス施策を導入した企業では，欠勤の減少や離職率の低下がみられたなどの研究も報告されている[4]．

　これらのことから，事業場においても，働きやすい職場づくりの支援，および，社員のメンタルヘルス支援に際しては，ワーク・ライフ・バランスの視点を取り入れていくことも重要と考えられる．

## B. ワーク・ライフ・バランスとワーク・ファミリー・コンフリクト

　ワーク・ライフ・バランスが大きく提唱されるようになったことの背景には，女性を取り巻くさまざまな状況が変化してきていることも挙げられる．2012（平成24）年において，働く人のうち未就学児の育児を行っている人の割合は女性で10.3％，男性で7.6％となっている．また，未就学児の育児を行っている者の有業率は，男性が98.5％であるのに対して，女性は52.3％にとどまっていて，男女で大きな差があることがわかる[1]．このような実態からも，

特に小さな子どもを育てながら働くことの課題は大きいことが推察される．近年，特に小さな子どもを育てている労働者を中心に，仕事と家庭との両立がうまくいかないこと，仕事役割と家庭役割との間で生じる役割葛藤が，メンタルヘルスに与える影響が検討され始めている[5]．これは，ワーク・ファミリー・コンフリクトと呼ばれ，仕事領域から家庭領域，また，家庭領域から仕事領域への葛藤など双方向が考えられ，これらが高くなると，メンタルヘルスにも悪影響を及ぼす可能性が指摘されている．また，このような，仕事から家庭，家庭から仕事への影響・流出は，仕事でのストレスが家庭に持ち込まれるなどのネガティブなスピルオーバー（流出効果）だけでなく，"仕事がうまくいったので家庭でも家族に優しく接することができた"などのような，ポジティブなスピルオーバーも認められることが明らかになってきている．特に，欧米の研究からは，ネガティブなスピルオーバーがあっても，ポジティブなスピルオーバーがそれを上回れば，メンタルヘルスへの悪影響は抑えられることが示されており[6]，仕事，親，配偶者など，いくつもの役割をもっていても，それぞれにやりがいを見出すことで，うまく役割を両立させ，その相乗効果で，いきいきと生活していくことが期待できると考えられる．特に，働く女性のメンタルヘルスを考える際にも，このようなポジティブなスピルオーバー効果を考慮に入れることは重要であろう．

　さらに，女性を取り巻く環境の変化の一つに，平均寿命の上昇も挙げられる．1970（昭和45）年と 2014（平成 26）年を比較した調査によれば〔内閣府，2016（平成 28）年〕，女性の平均寿命は 74.66 年から 86.83 年へと 10 年以上も伸び，高齢化率（総人口に占める 65 歳以上人口の割合）も 7.1％から 26.7％〔2015（平成 27）年〕と大幅に上昇している．働く人のうち介護を行っている人の割合は，女性で 6.2％，男性で 3.8％となっている．また，介護を行っている人の有業率は，女性で 44.9％であるのに対して，男性で 65.3％と，育児ほどではないものの，男女で 20％ポイント程度の差がある[1]．このような実態を考えれば，育児だけでなく，仕事と介護を両立させていかなければならない中での役割葛藤，不安などが生じてくる可能性も考えられ，特に，先行きが比較的不透明ともいえる介護は，育児とはまた負担感の質も異なり，仕事，育児，介護と仮に同じ時間を費やしても，負担感や自覚するストレスは異なってくると考えられる．一方，育児も介護もともに，生活や出来事を共有できる喜びを感じることは同じであり，さらには，介護を通して，共に寄り添い話し合うこと，また，共に見て聴いて感じて気持ちを分かちあうことなど，介護ならではの喜びがあるともいえる．今後，少子高齢化社会にさらに直面していく中で，複数の役割のバランスをうまくとっていくことは，より重要な課題となってくるであろう．

## *C.* 働く女性とストレス，メンタルヘルス

2015（平成 27）年 12 月に改正労働安全衛生法に基づくストレスチェック制度が施行さ

れた．これは一次予防を主眼に，労働者自身のストレスへの気づきを促すとともに，職場改善につなげ，働きやすい職場づくりを進めることによって労働者のメンタルヘルス不調を未然に防止することを主な目的としている．このような背景からも，わが国では，事業場でのストレス対策，ストレスへの取り組みが活発に行われるようになってきている．職業性ストレスについての研究は国内外で数多く行われてきているが，特に，働く女性が自覚しやすいストレスについての研究報告もされている．労働省（現厚生労働省）の研究班により行われた，職業性ストレス簡易調査票を用いた大規模研究からは，女性は，"時間内に仕事が処理しきれない"などの質問項目により測定される「仕事の量的負担」が低い一方で，"自分のペースで仕事ができる""職場の仕事の方針に自分の意見を反映できる"などにより測定される「仕事のコントロール」も低く自覚していることが報告されている[7]．このことから，女性は，量的にこなさなければならない仕事が多いわけではないが，自分のペースで進めたり，自分の意見を仕事に反映させることができないことがストレスとなっている可能性が考えられる．

　小田切ら[8]によれば，さらにこれらの結果を年代別にみた場合，特に，「仕事のコントロール」については，男女間での得点の差異が，20歳代に比べ，40歳代・50歳代で非常に大きくなっていることが示されている．すなわち，いずれの年代でも男性の得点が高く，男性は年代とともにコントロール感が上昇する一方で，女性は，特に40歳代・50歳代で，コントロール感が大きく低下していることが示されている．男性の場合には，年代の上昇とともに，職位が上昇する者の割合も増えていくことから，仕事でのコントロール感も上昇する可能性が示唆される．一方で，女性についてみると，役職者に占める女性の割合が，係長級以上でみても12.5%しかおらず[1]，この数値は，米国の43.4%，英国の35.4%，スウェーデンの39.5%など，欧米諸国と比べてもきわめて低い数値であり[9]，働く女性は増えても，役職者として働く女性がまだ少ないわが国の実態が反映されているとも考えられよう．

　また，前述の小田切らによる調査から，"自分の技能や知識を仕事で使う"程度について尋ねた「技能の活用度」得点については，男性がどの年代においても女性より高い結果であったことも報告されている[8]．さらに，別の調査からも，仕事で自身の専門性や能力が発揮できていることに満足しているかどうかについて尋ねる「能力発揮への満足感」は，男性では年代による大きな差異は認められないものの，女性の場合には年代とともに低下することが報告されている[10]．これらのことを考慮すれば，仕事の負担が高過ぎることは過度のストレスとなり好ましくないが，女性の仕事の負担の低さが，女性に対して習熟度の高い仕事の機会が与えられていないこと示唆しているとも考えられ，今後は働く女性に対して，さらに技能の活用の機会が与えられることが望まれる．一方で今後，女性に対してもより専門性の発揮が期待されることで，働く女性にとっては多様な役割をバランスよくこなしていくことができるかどうかが，ますます大きな課題となってくるといえる．

# *D.* 働く女性のワーク・ライフ・バランスの今後の課題

　少子高齢化による労働力人口の減少，さらには，近年の社会経済状況の変化，特に，製造業からサービス業へという産業構造の変化，また，裁量労働制や短時間勤務，テレワークなどの働き方の多様化などに伴い，女性の労働参加はますます増えてきているといえる．一方で，働く女性の増加とともに，仕事と家庭生活との両立に悩む女性労働者の離職も課題となり，仕事と仕事以外の生活とのバランスをとることは，わが国全体にとっても重要な課題である．さらに，2016（平成 28）年 4 月に女性活躍推進法が施行され，ワーク・ライフ・バランスの推進，女性の活躍が今後ますます重要なテーマとなってくると考えられる．このような背景から，性別に限らず，年齢，人種，価値観，所属，役割など，さまざまな多様性を受け入れ，多様な人財が活躍できるような働き方の改革，環境整備に取り組み始めている事業場も身受けられる．出産，育児，介護などのライフイベントに直面し，多様な役割を抱える中で，仕事との両立をうまく行っていくためには，環境整備に加えて，個々人がポジティブなスピルオーバー効果を生み出せるよう，意識を変えていくことも重要であろう．

　また，2015（平成 27）年に施行されたストレスチェック制度では，集団分析は努力義務とされているものの，働きやすい職場環境づくり支援も一次予防として重要な目的の一つとされている．このことからも，一人ひとりが働きやすい職場環境づくりを心掛けるなど個人の取り組みと合わせて，組織全体での取り組みを行うことで，働きやすい職場の風土作りにもつながり，さらには多様化への職場の理解につながる糸口もみつかる可能性があるといえよう．

#### ● 参考文献 ●

1) 内閣府：平成 28 年版男女共同参画白書．
http://www.gender.go.jp/about_danjo/whitepaper/h28/zentai/index.html（2016年10月22日アクセス）．
2) 内閣府：ワーク・ライフ・バランス憲章，仕事と生活の調和推進のための行動指針，2007．
3) Eby TL, Casper WJ, Lockwood A, et al.：Work and family research in IO/OB：Content analysis and review of the literature（1980-2002）. Vocat Behav. 66：124-197, 2005.
4) Dalton DR, Mesch DJ：The impact of flexible scheduling on employee attendance and turnover., Administrative Science Quarterly 35 370-387, 1990.
5) 渡井いずみ：ワーク・ライフ・バランスとメンタルヘルス．産業精神保健 16：219-223, 2008．
6) Hammer LB, Cullen JC, Neal MB, et al.：The longitudinal effects of work-family conflict and positive spillover on depressive symptoms among dual-earner couples. J Occup Health Psychol 10：138-154, 2005.
7) 下光輝一，原谷隆史，中村賢，他：主に個人評価を目的とした職業性ストレス簡易調査票の完成．平成 11 年度労働省委託研究「作業関連疾患の予防に関する研究」報告書．126-138, 2000．
8) 小田切優子，大谷由美子，下光輝一：職場ストレス調査にみる性差．性差と医療 2：43-48, 2005．
9) 内閣府男女共同参画会議少子化と男女共同参画に関する専門委員会：「少子化と男女共同参画に関する社会環境の国際比較」報告書．2005．
10) Tanaka M, Odahara T. Kosugi S：The effect of Job control and Job satisfaction on mental health. 26th International congress of occupational health, 418, 2000.

# 4 職場におけるいじめ・暴力・ハラスメント対策

## A. 職場におけるいじめ・暴力・ハラスメント対策の必要性

　職場のいじめや嫌がらせ，暴言・暴力，ハラスメント（以下，いじめ・暴力・ハラスメント）で心身に不調をきたし，休・退職に追い込まれるケースがあとを絶たない．精神障害による労災事例も増加傾向は続き，産業保健スタッフが職場で対応する心の不調の背景には，解決が困難な遠因として，いじめ・暴力・ハラスメントが潜んでいるという場面に出会うことがある．いじめ・暴力・ハラスメントは，生命・健康・尊厳など，人として最も大切なものを傷つけ，また，その出来事は被害者を苦しめるだけではなく，加害者をも傷つける可能性をもっている[1),2)]．

　いじめ・暴力・ハラスメントは，加害者と被害者の性格の問題や，個人的な人間関係が主な原因であって，職場の安全衛生として取り組みにくいという戸惑いの声も聞く．個別問題事例は産業保健スタッフが関わりにくく，人事労務の担当と考える向きもある．また，表だってことのあらましを話しにくいことも多く，中小企業ではトラブルが雇用状況に直結し，相談者の置かれている立場と対応に苦慮することも多い．しかし，この問題は労働者が安心して労働生活を営むことを阻害し，安全と健康を脅かしている健康障害要因であることは明らかである[2)]．そうであるからこそ，産業保健スタッフが，職場におけるいじめ・暴力・ハラスメントについて基本的な知識として，方針の明確化や相談窓口の設置，守秘義務の取り扱い，行為者への厳正な対処方針の明確化と周知啓発，人事との連携などについて知り得た上で，それが健康問題であるとの明確な意思を持って取り組むことが重要である．それによって，多くの被害者・加害者を救い，家族や地域とともに安心していきいきと労働生活を営むことのできる健康で安全で「まともな」職場づくりを後押しできるといえよう．

　本項では，用語の定義，労災認定事案にみる実態，発生する理由，具体的にできることなどを概説する．

## B. いじめ・暴力・ハラスメントの用語の定義

　一般的に，「いじめ」「暴力」「ハラスメント」という用語はさまざまな場面で用いられ，範

疇や定義は幅広い[1),3)]. たとえば, ハラスメントは, パワーハラスメント, セクシュアルハラスメント, モラルハラスメント, 職場のいじめなどが含まれる. モラルハラスメントをいじめと表現することもある.「嫌がらせ」は, 相手に対し意図的に不快にさせることや, 実質的な損害を与えるなど強く嫌がられる, 道徳（モラル）のない行為の一般的総称で, 英語でのharassment に相当する.

「いじめ」「暴力」「ハラスメント」はその境界が重なることもあり, 身体的・精神的な健康被害と考え, 基本的に暴力 violence の範疇として捉える向きがある. 2002 年の ILO/WHO/PSI/ICN による「保健医療部門における職場暴力対策枠組みガイドライン」では, 暴力を身体的暴力 physical violence と精神的暴力 psychological violence に分け, 精神的暴力の中に, 言葉の暴力 verbal abuse, いじめ bullying, ハラスメント harassment, 脅し threatを含めている.

セクシュアルハラスメントについては男女雇用機会均等法第 11 条において「職場において行われる性的な言動に対するその雇用する労働者の対応により当該労働者がその労働条件につき不利益を受け, 又は当該性的な言動により当該労働者の就業環境が害されること」と定義されている. 厚生労働省の報告書で職場のパワーハラスメントの定義として,「同じ職場で働く者に対して, 職務上の地位や人間関係などの優位性を背景に, 業務の適正な範囲を超えて, 精神的・身体的苦痛を与える又は職場環境を悪化させる行為」と示されている[4]. なお, 厚生労

**あなたの周りにありませんか？　こんなパワハラ.**

① 身体的な攻撃

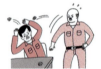

叩く, 殴る, 蹴るなどの暴行を受ける. 丸めたポスターで頭を叩く.

② 精神的な攻撃

同僚の目の前で叱責される. 他の職員を宛先に含めてメールで罵倒される. 必要以上に長時間にわたり, 繰り返し執拗に叱る.

③ 人間関係からの切り離し

1 人だけ別室に席をうつされる. 強制的に自宅待機を命じられる. 送別会に出席させない.

④ 過大な要求

新人で仕事のやり方もわからないのに, 他の人の仕事まで押しつけられて, 同僚は, 皆先に帰ってしまった.

⑤ 過少な要求

運転手なのに営業所の草むしりだけを命じられる. 事務職なのに倉庫業務だけを命じられる.

⑥ 個の侵害

交際相手について執拗に問われる. 妻に対する悪口を言われる.

★何が業務の適正な範囲を超えているかについては, 業種や企業文化の影響を受けるため, 各企業・職場で認識をそろえ, その範囲を明確にすることが大事です.

図 1-4-1　パワーハラスメント 6 類型

［出典：文献 5）より引用］

働省が提供している「あかるい職場応援団」には，わかりやすくパワーハラスメントの6類型の解説があり，パワーハラスメント発生時の対応，予防策，裁判例なども含まれ参考になる（図1-4-1）[5]．

## *C.* 女性に目立ついじめ・暴力・ハラスメントの労災事例

　都道府県労働局などに設置した総合労働相談コーナーに寄せられる「いじめ・嫌がらせ」に関する相談は年々増加し，2012（平成24）年度には相談内容の中でトップとなり，引き続き増加傾向である[5]．心理的負荷による精神障害，過労自殺などの労災支給件数は，2010（平成22）年に300件を超え，2012（平成24）年以降400件台で推移している[6]．これらの「心の労災」事例には，いじめ・暴力・ハラスメントに関連した事案が多く含まれ，特に女性に目立つ．労働安全衛生総合研究所の調査研究では，過去5年間（2010～2015年）で女性が「心の労災」で627件認定されている[7]．精神障害の発症時の平均年齢は女性36.9歳（男性40.0歳）で，20歳代，30歳代の発症が男女とも半数を占める．女性の自殺事案（17件）では，20歳代の若年層が6割近い．業種では女性は医療・福祉が3割と最も多く，職種では男性に比し事務従事者が多い傾向にある（表1-4-1）．女性が多く就労する医療・福祉・介護産業や小売業，サービス業など，対人業務に従事する割合が高いことも影響しているかもしれない．

表1-4-1　精神障害の労災認定事案の男女別，業種および職種の特徴（n = 1,993）

| <男性> n=1,372* | | | <女性> n=621* | | |
|---|---|---|---|---|---|
| | 業種別 | % | | 業種別 | % |
| 1 | 製造業 | 21.1 | 1 | 医療・福祉 | 28.8 |
| 2 | 卸売業・小売業 | 14.1 | 2 | 卸売業・小売業 | 15.6 |
| 3 | 運輸業・郵便業 | 12.8 | 3 | 製造業 | 9.5 |
| 4 | 建設業 | 10.1 | 4 | 宿泊業，飲食サービス業 | 7.7 |
| 5 | サービス業（他に分類されないもの） | 7.3 | 5 | サービス業（他に分類されないもの） | 7.2 |

| <男性> n=1,372 | | | <女性> n=621 | | |
|---|---|---|---|---|---|
| | 職種別 | % | | 職種別 | % |
| 1 | 専門的・技術的職業従事者 | 22.2 | 1 | 専門的・技術的職業従事者 | 28.8 |
| 2 | 事務従事者 | 16.1 | 2 | 事務従事者 | 28.2 |
| 3 | 生産工程従事者 | 12.3 | 3 | サービス職業従事者 | 16.3 |
| 4 | 販売従事者 | 10.6 | 4 | 販売従事者 | 14.3 |
| 5 | 管理的職業従事者 | 7.3 | 5 | 運搬・清掃・包装等従事者 | 2.6 |

＊業種が不明であるものを除く
[出典：文献7）より引用]

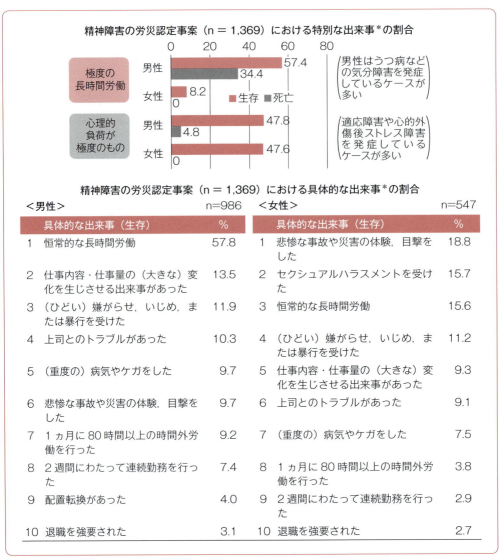

**図 1-4-2　認定事由としての特別な出来事，具体的な出来事の男女別特徴**
＊特別な出来事＝心理的負荷が極度のもの，極度の長時間労働

［出典：文献 7）より引用］

　また，認定事由として女性は男性に比し長時間労働以外の要因も大きい（**図 1-4-2**）．女性の労災認定事案（生存例）では，「悲惨な事故や災害の体験，目撃をした」「セクシュアルハラスメントを受けた」「恒常的な長時間労働」に続き，「（ひどい）嫌がらせ，いじめ，または暴行を受けた」「上司とのトラブルがあった」などの仕事の量や対人関係のトラブルに関するものが上位を占めた．職場における心理的負荷による精神障害の発症防止に際して，いじめ・暴力・ハラスメント対策は，特に女性においてその重要性が高い．

また，厚生労働省の検討委員会は平成 15（2003）年に職場の 91 のストレッサーのうち，最も強いストレッサーは「嫌がらせ，いじめ，または暴行を受けた」であることを示した[8]．これらの報告をもとに，心理的負担による精神障害の認定基準検討が行われ，数回の改定ののち，平成 23（2011）年 12 月 26 日に「心理的負荷による精神障害の認定基準」が示され，その心理的負荷評価表の具体的出来事には「（ひどい）嫌がらせ，いじめ，又は暴行を受けた」「セクシュアルハラスメントを受けた」などは，職場における精神障害の判断材料となっている[9]．産業保健スタッフは，女性の心の健康相談を受けた際，心の不調の背景に，判断指針に示されているような職場での具体的な出来事について理解することが重要だろう．

## *D.* いじめ・暴力・ハラスメントの原因，職場や個人に与える影響

いじめ・暴力・ハラスメントは特別な人が起こす，特別な行為ではなく，誰もがいじめ・暴力・ハラスメントを起こす可能性を内在している．日本人になじみのある「徒然草」にも，子どもをむやみに怖がらせたり，言葉でいじめたりして大人がからかって，心を傷つけることを例に挙げ，言葉による心の痛みがいかにひどいことかと述べるくだりがある（図 1-4-3）．

言葉や行為を原因とする心身の不調の中でも，いじめ・暴力・ハラスメントの発生メカニズムについては，緊張論，統制論，生物学的理論，心理社会的理論などさまざまな検証が行われている．Tsuno らは，自分の社会階層が低いと感じている人ほど，職場でいじめを受けるリスクが高くなると報告している[10]．社会階層を低いと感じている人には，非正規雇用労働者や学歴が低い人も多く，継続して仕事を得られるかどうか不安に思っており，上司や同僚からの言動をいじめとして感じやすい．津野が職場のいじめ・パワーハラスメントの規定要因と，健康への影響・組織への影響に関する最新知見を整理していて参考になる[3]．

また，三木はその発生メカニズムについて「行為者側」と「被害者側」の要因に注目し，表 1-4-2 のようにまとめている[1]．被害者は女性，若年者，新人に多いが，その理由は加害者にとって力が弱そうにみえる被害者は，力で支配しやすいと考えるためであることや，コミュニケーション技術が未熟な人も被害者になりやすいのは，リスクを把握できず，発生時に適切に対応できないことで，無用ないじめ・暴力・ハラスメントを受ける場合もあるからと解説している．

いじめ・暴力・ハラスメントは心的外傷後ストレス障害（PTSD）やうつ病などの精神障害だけでなく虚血性心疾患との関係が報告されるなど，精神的・身体的な苦痛を与える．被害の中には，暴行罪，傷害罪，脅迫罪など刑法に触れるケースもある．従業員同士の場合は，警察に被害届けを出すケースはまれかもしれない．しかしながら，確実に職場環境を悪化させる原因であることは確かである．

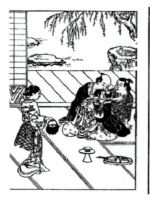
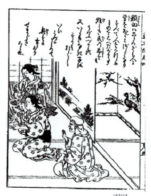

身をやぶるよりも，心を傷ましむるは，人を害う事なお甚だし
（身体を傷つけるよりも，心を傷つけることのほうが，人にとっ
てよっぽど害が大きい）（「徒然草」第百二十九段）

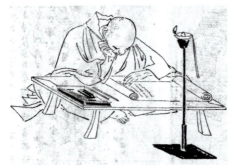

徒然草の作者 吉田兼好（菊池容斎画，明治時代）

図 1-4-3　「徒然草」百二十九段

［出典：文献 11）より引用］

表 1-4-2　いじめ・暴力・ハラスメント行為者側の要因，被害者側の要因

<行為者側の要因>
1　いじめ・暴力・ハラスメント行為の前歴（これらの行為で問題を解決したり，利益を得る体験）
2　トリガー：飲酒による酩酊状態，慢性的な痛み，行動制限，疾患・状態像（アルコール依存症，
　　薬物中毒，認知症，脳血管障害，統合失調症，双極性障害，パーソナリティ障害，不穏状態，
　　せん妄状態，不安状態，がん末期状態）

<被害者側の要因>
1　力が弱い
2　無抵抗な反応
3　過剰反応（例：過剰におびえる）
4　未熟なコミュニケーション技術
5　挑発にのりやすいあるいは切れやすい性格
6　強すぎる正義感（例：応援を求めず 1 人で対応しようとする）
7　リスクを把握できないあるいは適切に対応できない（例：パーソナルスペースに不用意に侵入）

［出典：文献 1）より引用］

　また，産業保健スタッフは，いじめやハラスメントをきっかけに心身の不調を訴え，健康管理室に訪問した従業員が軽度の発達障害と診断された事例などを経験することもある．事例に遭遇したとき，行為者側，被害者側の視点で整理すること，その被害の程度を把握することで，いじめ・暴力・ハラスメントの予防策のキーがみえるかもしれない．

# E. いじめ・暴力・ハラスメント防止策

　対策は包括的であることが基本である[1),2),4)]．予防的対策，発生時の対応，組織への対応と個人への対応，多層の取り組みがある．事例の発生後は，刑法や各種法令によって，起訴される可能性もあり，法的には，男女雇用機会均等法だけでなく，労働安全衛生法，労働契約法，刑法などの基本的事項について確認が必要である[1)]．1997 年には男女雇用機会均等法でセクハラ防止などの事業主への配慮義務が規定され，2007 年の法改正で「配慮義務」から「措置義務」に強化されている．パワーハラスメント，職場における暴力対策など，厚生労働省の指針が各種報告されている．基本的には三木が示した表 1-4-3 のような措置が示されている．対策のこれまでのレビューをもとに，職場におけるいじめ・暴力・ハラスメント対策として，今後必要な 3 つの視点を表 1-4-4 のように整理した．

**表 1-4-3　事業主が暴力対策で講ずべき措置**

1. 暴力の内容と方針の明確化と周知
2. 行為者への厳正な対処方針の明確化と周知・啓発
3. 相談窓口をあらかじめ定める
4. 相談窓口の担当者が相談に対し，その内容や状況に応じて適切に対応できるようにすること
5. 事実関係を迅速・正確に確認すること
6. 行為者・被害者に対する適切な措置
7. 再発防止に向けた方針の明確化と周知・徹底
8. プライバシー保護のために必要な措置を講じる
9. 相談者，調査協力者に対する不利益な取り扱いを防止

［出典：文献 4) より引用］

**表 1-4-4　職場におけるいじめ・暴力・ハラスメント（IBH）対策の 3 つの視点**

（a）いじめ・暴力・ハラスメントが抱える問題の理解
　　IBH は人権侵害の根源，普遍的な事象である，健康障害を生じ労働生産性に影響を与えるということの理解
（b）IBH 問題に対処できる健全で安全な風土づくりの明確な方針
　　施設における IBH への方針作成，組織の健全で安全な風土づくり，組織内で実行的なガイドラインを制定，厚生労働省の指針を確認
（c）IBH を防止する責任体制，組織・委員会，監査体制づくり
　　相談窓口，対策を検討する委員会，リスクアセスメントの実施，安全衛生委員会での取り上げ，人事との連携，保安体制の確保

［出典：文献 2) より引用改変］

# F. 働く女性を支えるために

　産業ストレスの解決のためには，個人が生まれもつ身体要因だけでなく，心理社会的要因，物理化学的ストレス要因や職場文化・コミュニケーション，作業組織のあり方など，複合的なストレス要因に注目し，その解決は現場の労使の取り組み支援と，専門家間の連携が重要である．その際，産業保健スタッフが，いじめ・暴力・ハラスメントの問題と向き合い，対応しようという明確な意思がないと，対策は進まず，被害は深刻となる．だからこそ，メンタルヘルスの問題として Heads up（こそこそせずに，正面から向き合い）の姿勢で取り組むことが重要である．

　「いじめ・暴力・ハラスメント」は，現代の労働状況下において安全健康を守る上で最も対応優先度の高いリスク要因である．それというのは，人権，生命，尊厳など人間として最も大切なものを傷つけるからである．私たちは「いじめ・暴力・ハラスメント」の予防対策を事例から学ぶことで，職場や地域の仲間と安心・安全を守りながら労働生活を営むことができ，さらには働きやすく働きがいのある職場づくりを目指していくことができるのである．

● 参考文献 ●

1) 三木明子：職場のいじめ・暴力・ハラスメント．労働科学研究所出版，2013.
2) 吉川徹：職場のいじめ・暴力・ハラスメント防止対策（11）職場のいじめ・暴力・ハラスメント防止対策の推進へ 3 つの提言視点．『労働の科学』の連載特集を振り返って．労働の科学 67，42-47，2012.
3) 津野香奈美：職場のいじめ・パワーハラスメントの規定要因と健康影響・組織への影響に関する最新知見．ストレス科学：日本ストレス学会誌 31，37-50，2016.
4) 厚生労働省：「職場のいじめ・嫌がらせ問題に関する円卓会議ワーキンググループ報告書」．職場のパワーハラスメントの予防・解決に向けた提言．2012.
5) 厚生労働省：あかるい職場応援団．http://www.no-pawahara.mhlw.go.jp/（2017 年 6 月 28 日アクセス）
6) 厚生労働省：過労死白書「平成 27 年度我が国における過労死等の概要および政府が過労死等の防止のために講じた施策の状況」．p.29-36，2016.
7) 高橋正也（研究代表者）：過労死等の実態解明と防止対策に関する総合的な労働安全衛生研究，平成 27 年度総括・分担研究報告書．p.1-36，労働安全衛生総合研究所，2016.
8) 夏目誠，岡田章，永田頌史，他：平成 14 年委託研究報告書　ストレス評価表の充実強化に関する研究．厚生労働省労働災害科学研究 p.21-23，2003.
9) 厚生労働省：心理的負荷による精神障害の認定基準について．基発 1226 第 1 号平成 23 年 12 月 26 日．2011.
10) Tsuno K, Kawakami N, Tsutsumi A, et al. Socioeconomic determinants of bullying in the workplace：a national representative sample in Japan. PLoS One. 10, e0119435, 2015.
11) 吉田兼好著，西川祐信画：繪本徒然艸，1738.
　　（原本は東北大学附属図書館所蔵．原データは東北大学狩野文庫画像データベース　http://www.i-repository.net/il/meta-pub/G0000398kano_1100016426）

# 5 LGBT の理解と支援

## A. LGBT とは？

　LGBT とは，Lesbian（レズビアン，女性同性愛者），Gay（ゲイ，男性同性愛者），Bi-sexual（バイセクシュアル，両性愛者），Transgender（トランスジェンダー）の頭文字を取ったものである．私たちの大部分は，生物学的性と自分自身の性自認が同じで，性的指向は異性愛である．しかしながら，一部の人々は，性自認が生物学的性と適合していなかったり，性的指向が同性愛や両性愛などであったりする．このような人々を総称してセクシュアル・マイノリティと呼ぶ．

　電通ダイバーシティ・ラボ[1] が 2015 年に 20〜59 歳合計 900 名を対象に実施した調査では，わが国において LGBT に該当する者は 7.6％であったことが報告されている．また，わが国では 2003（平成 15）年に「性同一性障害者の性別の取扱いの特例に関する法律」が公布され，一定の条件を満たした者は戸籍上の性別を変更することが可能になった．この法律に基づき，2015 年末までに 6,021 名が性別を変更している[2]．行政でも，LGBT の人々の権利を認める動きが始まりつつある．たとえば，東京都渋谷区や世田谷区などでは，同性パートナーを認める公的書類が発行できるようになっている．日本 IBM やパナソニックなどの民間企業でも，同性パートナーを認め，結婚祝い金などを支給する制度を導入している．日本航空や全日空では，同性パートナーでもマイレージを共有できるサービスを実施している．このように，わが国においても LGBT を含むセクシュアル・マイノリティの人々に対する理解や支援は徐々に拡大しつつあるといえる．しかしながら，職場においてはまだダイバーシティとインクルージョンに関する取り組みの中で，LGBT が取り上げられることは少ない．本項では，産業保健スタッフが職場において LGBT の人々をどのように理解し，支援したらよいのかについてのいくつかのヒントを述べる．なぜなら，LGBT を含むセクシュアル・マイノリティの人々は，一人ひとりが個別性の高い存在であるため，科学的な知見の乏しい現状では，どの LGBT の人々にも当てはまるような理解や支援を一般化することは困難だからである．読者の方々には，本項に述べられているさまざまなヒントを参考に，目の前の事例に柔軟に対応していただくことを期待したい．

# *B.* LGBT の人々の一般的な心理とメンタルヘルス

　　LGBT を含むセクシュアル・マイノリティの人々は，セクシュアル・マジョリティの人々が経験したことのない苦痛や悩みを自覚しているといわれている．LGBT の人々の多くは，LGBT でない人々と同様，非異性愛であることや生物学的性とは異なる性として生きることに対して暗に嫌悪感や恐怖心を抱いている．これを「内在化されたホモフォビア」，「内在化されたトランスフォビア」と呼ぶ．このような嫌悪感や恐怖心を抱いている一方で，自分自身がそのような存在であるという事実は，自己受容を阻害させ，安心した生活を送ることを困難にし，ときには自殺などの自分の存在を否定する事態にもつながる危険性がある．

　　LGBT の人々は，成人期に至るまで，あるいは成人期を過ぎても，性自認や性的指向に違和感を抱きつつ，異性愛者として，あるいは，生物学的性と同じ性別である者として過ごすことがある．これは，他人からいじめや誹謗中傷，解雇などの不利益な取り扱いを受けないようにするためにやむを得ず行っていることでもある．LGBT の人々の多くは，これまで仮面をかぶった偽りの人生を歩まざるを得なかったともいえる．

　　LGBT の人々には，このような体験を通して，二次的に抑うつ，不安，不眠，食行動の異常などが生じることがある．LGBT の人々の自殺率も，一般の自殺率と比べて高いことが報告されている[3),4)]．職場のメンタルヘルス対策において，産業保健スタッフは抑うつなどに対する初期対応を行うことがあるが，その際には，背景に LGBT の問題が潜んでいないかを考慮する視点ももっておくことが望ましい．なお，異性と結婚や交際をしていたり，子どもがいるということは，必ずしも LGBT を否定する根拠にはならないことも覚えておく必要がある．

　　LGBT の人々は，自分の性自認や性的指向を第三者になかなかカミングアウトすることができない．その背景の一つには，「話しても理解してもらえない，むしろ不利益な扱いを受けるかもしれない」という不安があることが考えられる．しかし，日高[5)] がゲイ・バイセクシュアルの男性 2,062 名を対象に実施した調査では，心理カウンセリングを受けることに関心がある者は 62.1％存在し，そのうちの 63％の者は自分の性的指向を心理カウンセラーに話したいと考えていることが明らかになった．産業保健スタッフが LGBT を理解し擁護する「アライ（Ally）」[6),7)] と呼ばれる存在になることができれば，彼らは少なくとも産業保健スタッフに自分の性自認や性的指向をカミングアウトすることができるようになり，現在や過去に抱えていた困難について安心して語ることができるようになる可能性がある．職場で自分の性自認や性的指向を誰かにカミングアウトすることができると，対人関係のストレスが低下したり，仕事の効率が向上したりするという報告もあることから[8)]，産業保健スタッフが職場においてカミングアウトしやすい心理的環境を準備することも，職場におけるダイバーシティとインクルージョン対策の重要な側面の一つといえるであろう．

## C. 職場におけるセクシュアルハラスメントと LGBT

現在，職場におけるセクシュアルハラスメント対策は，男女雇用機会均等法に基づき実施されている．本法第 11 条では，「事業主は，職場において行われる性的な言動に対するその雇用する労働者の対応により当該労働者がその労働条件につき不利益を受け，又は当該性的な言動により当該労働者の就業環境が害されることのないよう，当該労働者からの相談に応じ，適切に対応するために必要な体制の整備その他の雇用管理上必要な措置を講じなければならない」と規定されている．2013（平成 25）年には，本法に基づく「事業主が職場における性的な言動に起因する問題に関して雇用管理上講ずべき措置についての指針」が改正され，職場におけるセクシュアルハラスメントには，同性に対するものも含まれることが明記された．

職場におけるセクシュアルハラスメントは，被害者が解雇や降格などの不利益な取り扱いを受ける「対価型セクシュアルハラスメント」と，被害者に就業が継続できないなどの重大な影響を生じさせる「環境型セクシュアルハラスメント」に大別される．このうち，LBGT の人々に対するセクシュアルハラスメントは，主に「環境型セクシュアルハラスメント」として生じることが多いと思われる．次頁の事例は，レズビアンに対する環境型セクシュアルハラスメントの架空事例である．

厚生労働省[9] は，セクシュアルハラスメントを受けたときの対応として，① はっきりと拒絶すること，② 会社の窓口に相談すること，③ 都道府県労働局雇用均等室に相談することの 3 点を挙げている．しかし，LGBT の人々がセクシュアルハラスメントを拒絶したり，会社などに相談したりする際には，自分の性自認や性的指向を加害者や第三者にカミングアウトしなければ悩みの内容が伝わらない．しかしながら，LGBT の人々が職場の人々に自分の性自認や性的指向をカミングアウトすることは通常容易ではない．そのため，LGBT の人々が職場でセクシュアルハラスメントを受けても，誰にも相談せずに一人で抱え込んでしまうことが多いと思われる．

セクシュアルハラスメントを受け，メンタルヘルス不調に陥った LGBT の人々は，ストレスチェックによって高ストレス者と判定され，産業医を中心とした産業保健スタッフとの面談の場に上がってくる可能性がある．その際，LGBT の人々は，産業保健スタッフに対して自分の性自認や性的指向について明らかにすることはなく，代わりに「職場に行きたくない」，「○○さんと話したくない」などといった一般的によくあるストレスを訴える可能性がある．このとき，相談対応を行う産業保健スタッフが LGBT の問題を視野に入れていないと，LGBT の人々に対するセクシュアルハラスメントの存在を見逃してしまう可能性がある．

メンタルヘルス上の問題の背景に LGBT やそれに伴うセクシュアルハラスメントなどの問題が関わっている場合には，産業医を中心とした産業保健スタッフは，他の問題と同様に，必要に応じて職場に対して環境改善のための助言（産業医の場合は勧告）を行うことが求められ

る．なお，針間[10] の指摘を参考にすると，トランスジェンダーの男性に女性用更衣室の使用を認めたり，健康診断の際に他の男性と一緒にならないようにするなどの配慮を行ったりする際には，医師の意見書や診断書などの公的な文書があると，職場の理解が得られやすいかもしれない．ただし，職場に対して産業保健スタッフが助言を行うときには，本人が LGBT であることを職場にカミングアウトしなければならないことが多い．後述するように，カミングアウトは特に慎重な検討を要する事項であるため，産業保健スタッフはカミングアウトすることについて本人の同意を得るだけではなく，事前に本人とカミングアウトの是非について十分な議論を重ねておくことが必要である．

---

## 事 例 紹 介

**A さん：35 歳の女性．レズビアンに対する環境型セクシュアルハラスメントの事例．**

### 1）背　景

A は，同性愛者であることを今まで誰にも話さずに看護師として働いてきた．最近，病棟の異動に伴い，先輩 B（女性，38 歳）と一緒に仕事をするようになった．あるとき，休憩中の雑談で，A は今まで一度も男性とお付き合いしたことがないことを話すことがあった．このことを不憫に思った B は，「じゃあ今度私と一緒に婚活パーティーに行こう！」と誘ってくれた．気を遣ってくれる B に対して申し訳ない気がする一方で，B に自分がレズビアンだとは打ち明けられず，「すみません，ちょっとその日は行けません」としか言えなかった．しかし，その後も B は執拗に A を婚活パーティーに誘ってきた．A は，B と同じ勤務日になると気分が憂うつになり，次第に仕事に行く意欲がなくなってきた．結局，A は自らこの病院を退職することにした．

### 2）解　説

この事例では，B は A に対してセクシュアルハラスメントを行っているという自覚はおそらくない．むしろ，A のために，一生懸命気遣いをしている．しかしながら，B は A がレズビアンであるという事実を知らなかったため，B の執拗な誘いは A の就業環境を悪化させ，結果として退職という事態を引き起こしてしまった．一般的なセクシュアルハラスメントであれば，加害者側には多少なりとも加害者であるという自覚（罪の意識）が存在するが，LGBT の人々に対するセクシュアルハラスメントでは，この事例のように，本人も気付かないうちに加害者となってしまっている場合もありうる．

---

## *D.* LGBT の人々に対する産業保健スタッフの対応のヒント

LGBT の問題に限らず，さまざまな相談対応を行う産業保健スタッフは，従業員が自分のストレスや悩みなどを安心して相談できる存在になることが大切である．しかしながら，

LGBT の人々が自分の性自認や性的指向を安心して相談できるようになるためには，単に傾聴のスキルに長けていればよいというわけではない．LGBT の人々の相談を受ける産業保健スタッフの側にも，いくつかの準備が必要になる．

　米国心理学会は，LGBT の人々に対して心理的支援を行うためのガイドラインを発表している（表 1-5-1, 表 1-5-2）．産業保健スタッフが LGBT の人々からの相談に応じる際には，まずこれらのガイドラインをご参照いただきたい（ただし，表 1-5-1, 表 1-5-2 は，日本語訳にあたり一部加筆や改変を行っている箇所がある）．また，わが国では，針間・平田[14] が，LGBT の人々に対する心理的支援についてまとめているので，こちらも併せてご参照いただきたい．これらの文献などを踏まえ，以下に，産業保健スタッフが LGBT の人々に対応するときのポイントをいくつか述べる．

## 表 1-5-1　米国心理学会の LGB の人々に対応する心理職向けガイドライン

Ⅰ．同（両）性愛に対する態度
（1）同（両）性愛がすなわち精神疾患の存在を示唆するものではないということを理解する．
（2）LGB に対する知識が，アセスメントと介入に影響することを意識し，必要ならコンサルテーションを受けたりリファーしたりすることが推奨される．
（3）社会的スティグマ化（すなわち，偏見，差別，暴力）が，LGB のクライエントのメンタルヘルスと well-being にどのようにリスクを与えているかということを理解するように努める．
（4）同（両）性愛に対する不正確で偏見のある考え方が，セラピーの過程でクライエントの自己呈示にどのように影響するかを理解するように努める．

Ⅱ．人間関係と家族
（5）LGB 同士の関係の重要性についてよく知り，敬意を払うように努める．
（6）LGB である親たちの特殊な状況と困難を理解するように努める．
（7）LGB の人の家族には，法的または生物学的な関係がない人々が含まれる可能性があることを理解するように努める．
（8）同（両）性愛であるという性的指向は，その人の原家族自体や原家族との関係性に影響を与える可能性があることを理解するように努める．

Ⅲ．多様性について
（9）人権・民族的マイノリティである LGB の人々が直面する，多彩でしばしば相反するような文化的規範，価値観，信念に関する生活上の特殊な問題や困難について認識することが推奨される．
（10）バイセクシュアルの人々が経験する特殊な困難について認識することが推奨される．
（11）LGB の若者が直面する特別な問題（家族との葛藤など）やリスク（ホームレス，HIV 感染など）を理解するように努める．
（12）LGB の人々同士に世代間ギャップが存在し，特に高齢の LGB の人々が経験する特殊な困難があることを考慮する．
（13）身体的，感覚的，認知・感情的な障害をもつ LGB の人々が経験する特殊な困難について認識することが推奨される．

Ⅳ．教育
（14）LGB のテーマに関する専門教育や訓練の提供をサポートする．
（15）継続教育や訓練，スーパーヴィジョン，コンサルテーションを通じて同（両）性愛についての知識と理解を積み上げることが推奨される．
（16）LGB の人々のためのメンタルヘルス関係の資源，教育資源，コミュニティ資源について熟知するように相応の努力をする．

［出典：文献 11), 12) より引用改変］

### 1）自分の異性愛主義（ホモフォビア，トランスフォビア）に気付き，これが LGBT の人々に対する発言や態度などにどのような影響があるかを確認しておく

　葛西[15] は，米国心理学会で行われている LGBT の人々に対応するための心理職向け実践プログラムをレビューし，適切に LGBT の人々に対応するためには，① 自分自身の内にある異性愛主義に気付くこと，② LGBT に関する正確な知識を習得すること，③ ロールプレイやスーパーバイズなどを通じて，対応するためのスキルを身に付けることの 3 点を挙げている．特に，このうち，① の異性愛主義に気付くことは，多くの産業保健スタッフが LGBT の人々に対応するときのクリニカル・バイアスを低減させるために重要であるといえる．品川[16]は，ホモフォ

---

**表 1-5-2　米国心理学会の TGNC（Transgender and Gender Nonconforming）の人々に対応する心理職向けガイドライン**

Ⅰ．TGNC に対する基本的な理解
　（1）性別は男性・女性だけではなく，多様な性のあり方が存在することを理解する．個人の性自認は生物学的性とは一致しないことがあることを理解する．
　（2）性的指向と性自認は異なる概念ではあるが，相互に関連はあることを理解する．
　（3）性自認が他の文化的なアイデンティティとどのように関連しているかを理解する．
　（4）自分自身の性自認に対する知識や態度が，TGNC の人々やその家族に提供するケアの質にどの程度影響するかに気付いておく．
Ⅱ．TGNC に対するスティグマ，差別，ケアへの障壁
　（5）TGNC の人々に対するスティグマや偏見，差別，暴力が，どのように彼らの健康や well-being に影響するかを認識する．
　（6）制度上の障壁（たとえば男性・女性用のトイレしかないなど）が TGNC の人々にどのような影響を与えるかについて理解する．TGNC の人々に対して肯定的な環境づくりを行う．
　（7）社会の認識を変化させることによって，TGNC の人々の健康や well-being に悪影響を及ぼすスティグマを減少させる必要性があるということを理解する．
Ⅲ．TGNC の人々の生涯発達
　（8）性別に違和感を持ってはいるが性自認がまだ明確にはなっていない若者や，若年の TGNC に関わる人たちは，彼らが幼少期や青年期に一般の人々とは異なる発達上の課題にさらされることを理解する．また，このような若者のすべてが成人期に TGNC というアイデンティティをもつわけではないことも理解する．
　（9）高齢の TGNC の人々が経験する特別な課題やレジリエンスについて理解する．
Ⅳ．TGNC のアセスメントと介入
　（10）抑うつ，PTSD，摂食障害，発達障害などのメンタルヘルスに関する問題が，TGNC の人々の性自認や，暴力や差別などのマイノリティストレスによる心理的影響とどのように関連するか（しないか）を理解する．
　（11）性自認に関するソーシャルサポートや TGNC に対して肯定的なケアを受けることで，TGNC の人々には肯定的な結果がもたらされる可能性が高いことを理解する．
　（12）性自認が変わることでパートナーとの関係性にどのような影響が生じるかを理解する．
　（13）TGNC の人々の養育や家庭のあり方には多様性があることを理解する．
　（14）TGNC の人々にケアを提供するときには，心理学だけではなく他領域も含めた学際的なアプローチが有用であるため，他の支援提供者と協働する．
Ⅴ．TGNC に関する研究，教育，訓練
　（15）研究を実施するときには TGNC の人々の福祉と権利を尊重し，正確な結果を報告するとともに，結果を誤用されたり，誤って解釈されたりしないように気を付ける．
　（16）TGNC の人々に関わることのできる心理学の専門家を養成する．

［出典：文献 13）より引用改変］

ビアが強いカウンセラーほど，ゲイであるクライエントの心理社会的機能を低く評価したり，予後をネガティブに評価したりするというクリニカル・バイアスが発生しやすいことを明らかにしている．また，トランスジェンダーの人々は，LGB の人々以上に，医療職から身体接触を拒まれたり，ひどく差別的な扱いを受けたり，健康状態を非難されたりするという報告[17]もあるが，このような態度を医療職がとる背景には，トランスフォビアの存在が示唆される．

多くの産業保健スタッフは，性自認が生物学的性と一致しており，かつ，異性愛者であると思われる．さらには，顕在的であれ潜在的であれ，ホモフォビアやトランスフォビアをもつ者も少なくないだろう．産業保健スタッフは，自分の異性愛主義が，LGBT の人々に対する発言や態度にどのように影響しているのかについて，研修やロールプレイ，スーパーバイズなどの機会を通して，あらかじめ確認しておくことが必要である．

### 2）LGBT の人々はそれぞれ固有の悩みや体験などをもっていることを理解し，過度に一般化した捉え方はしないようにする

LGBT の人々に限ったことではないが，人間はそれぞれ固有の人生を歩んできており，悩んだりストレスを感じたりするポイントも，人によって異なっている．LGBT に関する知識を深めることは大変望ましいことではあるものの，学んだ知識が目の前の従業員に当てはまらない可能性もあることを十分認識しておく必要がある．産業保健スタッフの初期対応としては，LGBT に関する書籍や研修などで得た知識やスキルを活用しつつも，早わかりすることなく，まずは本人の訴えを積極的に傾聴し，その個別性を理解するように努める姿勢が求められる．トランスジェンダー当事者である遠藤[18] は，LGBT 団体に所属することの意義について，「『否定されない環境がある』ということでほっとしたし，話したいときには聞いてもらえる環境があった．長期的に何が助かったのかといえば，具体的なアドバイスではなく，場の存在であった．たとえ物事は解決しなくても，生きていくことができるという実感をもつことはできる」と述べている．このような当事者の意見を参考にすれば，産業保健スタッフは「アライ（Ally）」の一人となり，LGBT の人々が職場の中でほっとできる場を提供することが，何よりも大切な役割なのかもしれない．

### 3）カミングアウトするかしないかを慎重に検討する

カミングアウトが LGBT の人々のメンタルヘルスに好ましい影響を及ぼすという研究結果はいくつか認められるものの，わが国の職場においてカミングアウトを行うか否かは慎重に検討すべき事項であるといえる．カミングアウトを行うには，大きく分けて職場の要因と個人の要因を考慮する必要がある．

まず，職場の要因としては，職場内に LGBT についての理解がどれだけ浸透しているか，他の従業員たちが偏見なく LGBT の人々と接することができる風土が醸成されているか，「アライ（Ally）」となる者が存在するか，などを考慮する必要がある．もし，他の従業員のLGBT に関する理解が乏しかったり，カミングアウトすることで偏見や差別が生じる可能性が認められたりする場合には，産業保健スタッフはまず職場の風土を改善することから始める

表 1-5-3　**本人がカミングアウトするときのチェックリスト**

□ 心の準備ができていて，自分のあり方に不安を感じない．
□ なぜカミングアウトしたいのかがわかっている．その理由は正しいと確信している．
□ カミングアウトの結果に対処する準備ができている．
□ 相手に情報を与える準備ができている．
□ 支えてくれる人がいる．

［出典：文献 19）より引用］

必要がある．わが国では，企業の経営者や人事担当者向けに LGBT についてのセミナーを開催する「work with Pride」という組織が 2012 年に設立されている．産業保健スタッフからの提案によって，このようなセミナーに組織内のキーパーソンを参加させ意識の高揚を図ることも方策の一つであろう．

　一方，個人の要因としては，本人にカミングアウトするための準備が十分整っているかを確認することが必要である．カミングアウトによって，仮面をかぶった生活から解放され，本来の自分らしさを取り戻すことができるのは本人にとって大きなメリットではあるが，一方で，カミングアウト後に他者から想定外の好ましくない反応（差別，無視，暴力など）が生じたりした場合には，本人のメンタルヘルスが脅かされる事態につながる危険性もある．また，本人の性自認や性的指向が明確になっていない段階では，カミングアウトは控えたほうがよいとも言われている．表 1-5-3 は，本人がカミングアウトに対する準備ができているかをチェックするためのリストとして提案されているものの一例である[19]．

　なお，カミングアウトは必ずしもすべての従業員に対して行う必要はないと思われる．どのような人に，どういう理由でどのようなことをカミングアウトするのかを事前に産業保健スタッフと十分検討した上で，行われるべきであろう．また，カミングアウトの前後には，本人が精神的に不安定になる可能性が高いため，産業保健スタッフは面談の機会を増やすなど適切な対応をとることも必要である．

### 4）外部のサポート資源を紹介する

　セクシュアル・マイノリティの人々は，他のマイノリティの人々とは異なり，マイノリティ集団を作りにくいといわれている．安全に参加できるセクシュアル・マイノリティのコミュニティを紹介し，本人がそこを利用するようになれば，他の参加者と自分の性自認や性的指向を隠さずに話ができたり，安心感や所属感をもつことができたりするなどのよい効果が得られる．しかしながら，多くの産業保健スタッフは，このようなコミュニティに関する情報は把握できていないと思われる．たとえば，日高ら[20] が，安全に参加できるセクシュアル・マイノリティのコミュニティをいくつか紹介しているので，周囲にどのような場があるか，確認するときの参考にしていただくとよいと思われる．

　なお，単に LGBT だからという理由だけで，これらの人々を精神科などの外部の医療機関にリファーする必要は原則としてない．なぜなら，米国精神医学会，WHO，日本精神神経学

会などは，LGBT が精神障害ではないことを明言しているからである．また，安易なリファーは，自分が LGBT であるとカミングアウトしてくれた従業員からの信頼を裏切る行為ともなりうる．産業保健スタッフは，自分が対応できる自信がなくても（このような考え自体が内在化されたホモフォビア，トランスフォビアの反映である可能性がある），自分のことを信頼してカミングアウトしてくれた本人の気持ちを尊重し，LGBT に関する専門家からスーパーバイズやコンサルテーションなどを受けながら，職場でどんなことに困っていて，それをどうしたら解決できるのかを一緒に考えるという「事例性」に基づいた対応を継続的に行うことが必要である．

● 参考文献 ●

1) 電通ダイバーシティ・ラボ：LGBT 調査．2015．http://www.dentsu.co.jp/news/release/pdf-cms/2015041-0423.pdf（2016 年 8 月 10 日アクセス）
2) 一般社団法人 gid.jp 日本性同一性障害と共に生きる人々の会：性同一性障害特例法による性別の取扱いの変更数の推移．http://www.gid.jp/html/GID_law/index.html（2016 年 8 月 10 日アクセス）
3) 針間克己，石丸径一郎：性同一性障害と自殺．精神科治療学，25：247-251，2010．
4) Hidaka Y, Operarion D：Attempted suicide, psychological health and exposure to harassment among Japanese homosexual, bisexual or other men questioning their sexual orientation recruited via the internet. J Epidemiol Community Health 60：962-967, 2006.
5) 日高庸晴：ゲイ・バイセクシュアル男性の健康レポート．厚生労働省エイズ対策研究推進事業 ゲイ・バイセクシュアル男性の HIV 感染予防行動と心理・社会的要因に関する研究「研究報告書」概要版．2005．
6) Washington J, Evans NJ：Becoming an ally. Beyond tolerance：Gays, lesbians and bisexuals on campus, Evans NJ, Wall VA（Eds.）pp.195-204, American College Personnel Association, 1991.
7) 柳沢正和，村木真紀，後藤純一：職場の LGBT 読本．実務教育出版，東京，2015．
8) Tsai YH, Joe SW, Liu WT, et al.：Modeling job effectiveness in the context of coming out as a sexual minority：A socio-cognitive model. Rev Managerial Sci, 9：197-218, 2015.
9) 厚生労働省：職場のセクシュアルハラスメントでお悩みの方へ．http://www.mhlw.go.jp/stf/seisakunitsuite/bunya/koyou_roudou/koyoukintou/seisaku06/（2016 年 8 月 10 日アクセス）
10) 針間克己：思春期の性同一性障害の学校現場における対応．セクシュアル・マイノリティへの心理的支援，針間克己，平田俊明編著，pp.192-198，岩崎学術出版社，2014．
11) Division 44/Committee on Lesbian, Gay, and Bisexual Concerns Joint Task Force on Guidelines for Psychotherapy, With Lesbian, Gay, and Bisexual Clients：Guidelines for psychotherapy with lesbian, gay, and bisexual clients. Amer Psychol, 55：1440-1451, 2000.
12) 葛西真記子：同性愛・両性愛肯定的カウンセリング自己効力感尺度日本語版（LGB-CSIJ）作成の試み．鳴門教育大学研究紀要，26：76-87，2011．
13) American Psychological Association：Guidelines for psychological practice with transgender and gender nonconforming people. Amer Psychol, 70：832-864, 2015.
14) 針間克己，平田俊明：セクシュアル・マイノリティへの心理的支援．岩崎学術出版社，2014．
15) 葛西真記子：心理職へのセクシュアル・マイノリティに関する教育・訓練．セクシュアル・マイノリティへの心理的支援，針間克己，平田俊明編著，pp.207-220，岩崎学術出版社，2014．
16) 品川由佳：男性同性愛者に対するカウンセラーのクリニカル・バイアスとジェンダー関連要因との関係．広島大学大学院教育学研究科紀要第三部，55：297-306，2006．
17) Lambda Legal：When health care isn't caring：Lambda Legal's survey on discrimination against LGBT people and people living with HIV. http://www.lambdalegal.org/sites/default/files/publications/downloads/whcic-report_when-health-care-isnt-caring.pdf（2016 年 8 月 10 日アクセス）
18) 遠藤まめた：LGBT の子どもたちにとってのエンパワメント．精神療法，42：64-65，2016．
19) ケリー・ヒューゲル著，上田勢子訳：LGBTQ ってなに？ 明石書店，2011．
20) 日高庸晴，星野慎二，長野香，他：LGBTQ を知っていますか？ 少年写真新聞社，2015．

# *6* 少子高齢化社会における女性 の死別ストレスとその対応

## *A.* 少子高齢化と死別

　平成 28 年版高齢社会白書[1] によると，第一次ベビーブーム世代が高齢期を迎えた 2015（平成 27）年，日本の 65 歳以上人口は 3,392 万人（男性 1,446 万人，女性 2,926 万人）に達し，高齢化率も 26.7％と国民の 4 分の 1 を超えた．2042（平成 54）年には高齢者人口は 3,878 万人とピークになることが予測され，その後，数は減少に転じるが，高齢化率はさらに上昇する．

　2015（平成 27）年の平均寿命は女性 87.0 歳，男性 80.8 歳と，日本は長寿大国として知られる一方で，WHO が 2000 年に提唱した「健康寿命（健康上の問題がなく日常生活を送れる期間）」は，男性で約 9 年，女性で約 13 年平均寿命よりも短く，その期間は何らかの介護を要することになる．近年の核家族化が進む中，配偶者や親が介護や見守りの必要な状態になった場合，介護する人の 6 割以上が同居している家族であり，そのうち女性は 68.7％，男性は 31.7％と，女性が多くを占める．また，介護する女性の 68.5％が 60 歳以上であり[1]，いわゆる「老老介護」も多い．さらには，家族の介護や看護のために離職する人は年間 9〜10 万人にのぼり，その 8 割が女性である[1]．今後，少子高齢化の加速とともに少産多死の状況が深刻化するため，介護の担い手が数少ない中で，女性の負担がさらに増大することが予測されている．

　高齢者の介護の問題は国を挙げての大きな課題として取り上げられているが，高齢者の介護の先には「看取り」と「死別」がある．平均 10 年以上の介護を続けてきた女性が配偶者や親を失ったとき，死別は大きな悲しみや喪失感をもたらすだけでなく，生活や生き方，人間関係の変化，経済的問題など，その人のメンタルヘルスに直結する影響がでることも少なくない．

## *B.* 高齢期における配偶者との死別

　日本のみならず多くの先進国では，近年の医療の進歩，特に慢性疾患の治療や延命技術の向上により，通常，配偶者の死は人生の晩年に起こる．実際は，上記のように，死に至るまでに配偶者の何らかの疾病の罹患，介護などを経験するが，女性のほうが長寿のため，最終的には男性よりも女性がひとり遺されやすい．

　これまでの研究では，配偶者を亡くして1年で15～30％の人が抑うつ症状を示すといわれているが，高齢者は中年層や若年層と比べると，死別による強い苦しみは少なく，多くは18ヵ月以内に回復すると報告されている[2]．それにはいくつかの要因が考えられる．

　一つは，高齢者は年齢が進むほど，配偶者の喪失はある程度，予想されたものとなり，配偶者の死に対して心の準備がしやすい．また，高齢の女性は，自分の友人が配偶者を亡くすのを見て，自分自身も死別に備えるようになるといわれている．また，ライフサイクルにおける老年期は，年齢的にも自律神経系の活動の減衰や，人生の苦境への慣れ，培われてきた知恵による困難な出来事への受容力の高さなどにより，ストレスに対する情動的な反応やその変動の幅が小さいことが知られている．それと同時に，長年の「妻や夫としての役割分業」が，夫婦とも老いていく過程で次第に曖昧となり，晩年は互いにできなくなったことを補完し合う関係となる．その結果，ひとりになる前から配偶者の役割の一部を引き継ぎ，それが死別への準備になるという意見もある．

　しかし一方で，高齢期の死別のリスクを過小評価することは危険性もある．

　河合[3]や坂口[4]らの調査では，高齢者でも7～8割以上の人が配偶者の死に大きな衝撃を受け，死別後の精神的健康において高い割合でリスクを有していた．悲嘆や抑うつ反応だけでなく，配偶者に起こった不幸な出来事が自分の身に降りかかるかもしれない，その過程を今度はひとりで乗り越えなくてはならないといった不安感から，死別後，何事に対しても慎重になったり，消極的になったりする傾向が指摘されている[3]．また，高齢者は配偶者の死後は一人暮らしになることが多く[4]，家族や社会とのつながりが減少し，孤独感を感じやすい．

　さらに高齢期は，配偶者との死別以外にも，友人や知人の死，自らの老化や疾病の罹患，人間関係のネットワークの減少，社会的役割の喪失など，同時多発的に喪失を経験する．配偶者を介護する中で，強い介護ストレスに長期間さらされている場合も多く，慢性的なストレス状態の上に，死別という追い打ちがかかる場合も少なくない．

　また，配偶者の死別においては，それによる生活上の変化とともに，結婚生活で養われた性役割の変化を伴い，妻や夫として「頼り，頼られる」関係から，その相手がいない中でどのように生きていくかといった実存的な問題に直面することになる．それは，自らも肉体的・精神的に老いを感じる高齢期においては，より深刻さを増す場合もある．実際，死別を経験した高齢者の中には，内面の悲しみやひとり身で過ごすことの情緒的・実際的苦労とうまく折り合いをつける人もいるが，重い抑うつや悲嘆反応を示す人も存在する．

　近年，死別後の悲嘆が長期化し，何らかの治療や支援が必要な状態は「複雑性悲嘆」と呼ばれており，表1-6-1のような危険因子が指摘されている[5]．高齢期の死別は，「同時または連続した喪失」「故人との深い愛着関係」「死別による経済状況の悪化」「孤立化」といった複雑性悲嘆の危険因子が重複することが少なくない．ただし最近では，これらの危険因子以外にも，過去の調査研究では統制されていないさまざまな要因が，死別後の適応に影響する可能性が指摘されている．たとえば，結婚生活の質（温かさや葛藤など），死の宣告からの期間，介護の

表 1-6-1　複雑性悲嘆の危険因子

1．「死の状況」にかかわる要因
　　①突然の予期しない死別
　　②自死（自殺）や犯罪被害，エイズなどでの死別
　　③同時，または連続した喪失の重複
　　④遺族自身の死の関与（直接的・間接的）
　　⑤遺体の紛失，遺体の著しい損傷
2．喪失対象との「関係性」にかかわる要因
　　①故人との非常に深い愛着関係
　　②過度に依存的な故人との関係，または葛藤関係や愛憎関係
3．悲嘆当事者の「特性」にかかわる要因
　　①過去の未解決な喪失体験
　　②精神疾患またはその既往
　　③不安が強いなどのパーソナリティ特性
　　④子どもの近親者との死別
4．社会的要因
　　①死別による経済状況の著しい悪化
　　②ネットワークの不足や孤立化
　　③訴訟や法的措置の発生

［出典：文献 5）より引用］

困難さ，配偶者生存中の医療や介護による経済的負担，他の家族や友人からの慰め・手助けといったソーシャルサポート，自分の健康への気配り（または健康を顧みないこと）などは，死別後の生活に影響する重要な要素と考えられている[2]．

## C. 高齢者との死別による介護者の悲嘆

　高齢者との死別では，配偶者を喪失する以外にも，図 1-6-1 に見られるように，生前に子どもや子の配偶者（嫁など）が介護を行い，その後，親である高齢者を看取る場合も多い．長年の介護を経て親を看取ることは，介護中の負担やストレスが非常に大きいことが知られる一方で，高齢者の死は自然な現象であり，死亡により介護負担が取り除かれることから，介護者の死別後の健康問題は，これまであまり着目されてこなかった．しかし，介護者の悲嘆は，介護による不規則で多忙な生活と，慢性的な介護ストレスの末に生じる悲しみの出来事であるため，死別前からの連続した流れの中でとらえるべきである．

　高齢者との死別後 2 年以内の介護者 117 名に対する悲嘆の実態調査では，女性より男性のほうが，新しい生き方を見つけることや，「何とかやっていける」といった立ち直りの感覚をもつことに時間がかかること，また，親と死別するよりも配偶者と死別するほうが，仕事や社会活動への参加の時期が遅れやすいことが報告されている[6]．

　また，死別経験のある介護者へのインタビュー調査では，死別後に安定した精神状態にある介護者は，介護経験に肯定的な意味づけができていること，介護の中で家族の絆を確認する機

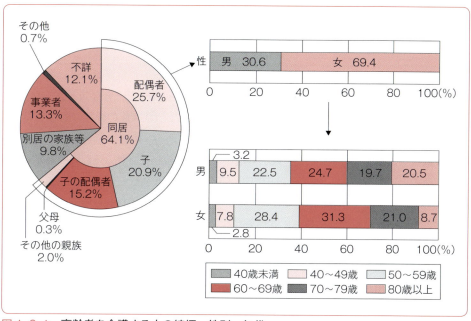

図 1-6-1 高齢者を介護する人の続柄・性別・年代

［出典：文献 1）より引用］

会を得ていること，家族の中で中心的役割を担わない人を亡くしたため生活自体は安定していることなどが，プラス要因として働いていると報告されている[7].

　それとは逆に，死別前に介護時間の確保のために，仕事や勤務先を変更・辞職し収入が減少していたり，自らの生活の大部分を犠牲にしていたり，シングル介護・老老介護など頼れる家族がなくひとりで抱え込んでいるような場合は，死別後も生活自体が不安定となり，精神的にも安定しにくい状況になる危険性があるといえる.

# D. 死別後の適応を促進する支援

　愛する人との死別による心身の苦痛は避けられないものではあるが，それは多くの場合，喪の過程における正常な反応である. 大部分の人たちは，死別直後に悲しみや罪責感，不眠や抑うつなどの悲嘆反応を示すが，時間の経過とともにその症状は和らいでいく. 一方，死別後の適応は，故人との愛着関係，死別前後のさまざまな事情，悲嘆の対処方略，ソーシャルサポートなど非常に多様な要因によって影響される. したがって，死別後の支援においては，その苦悩を悪化させる内的要因や外的状況について，個別的に丁寧に見ていき，その遺族が有する死別ストレスを多面的に理解する必要がある. また，どの年代の介護者にも，高齢者が配偶者を亡くしたときの悲嘆反応やその支援方法について，伝えておくことは重要である.

# E. 女性の死別ストレスとその対応

　長期間の介護を担う女性に対しては，死別前からのサポートが重要であり，坂口らは，ホスピスで家族を亡くした遺族の調査結果から，① 患者と家族間の十分なコミュニケーション，特に最期に別れの言葉を伝え合えるように配慮すること，② 家族の介護に対して肯定的な評価を伝えること，③ 予後告知や疾病の治療などに対し適切な情報や知識を提供し，家族の最終的な選択や決断を支持すること，などが遺族の心残りを軽減させ，死別後の適応を促進する一助になると述べている[8]．また，臥床期間が長い場合，介護者は孤立した生活になりやすく，その後の死別も過酷な体験となりやすいので，介護中の社会的支援も重要である．

　性差については，悲嘆反応自体には性差がないと報告されているが[9]，男性がひとり遺されるのに比べ，女性のほうがその後の適応に強みを有することが指摘されている．

　たとえば，高齢者が配偶者の死別によりひとりになったとき，その適応過程は，喪失前の親子関係や感情表出パターンを反映することが知られているが，女性のほうが子どもとの相互依存性が高いために，死別後も子どもから情緒的支援などの実際的な支援を受けやすい[2]．河合は，諸外国と比べても配偶者と死別した日本人女性は死別後の精神的影響が少ないことを報告し，その要因として，日本においては母子の結びつきが特に強固であること，日本は男性の家事遂行能力が低く，どちらかというと夫が先立つことが期待される社会的風潮があることを指摘している[10]．

　一方，日本の高齢女性においても，死別後に抑うつ傾向が強い人ほど悲嘆が強く，故人への思いが強固で新たな生活に目を向けることができないといった喪失志向が強すぎる人は，悲嘆が遷延化しやすい[11]．またそれ以外にも，深刻な健康問題を有していたり，残された他の家族との関係が良くなかったりする場合なども，悲嘆過程が進みにくい[12]．そのため，高齢者であっても死別による影響を軽視せず，支援の際には抑うつの程度や対処パターンに注意を払い，問題がある場合は専門家の受診を勧めることが望ましい．

　また，死別後の精神的健康と「役割喪失感」が有意に関連することもいわれている[13]．高齢期に配偶者を亡くすなどした遺族には，死別後に何かの役割をもつこと，趣味や楽しみ，外出の機会を保持することの大切さを伝えるほか，地域においても人とのつながりの中で孤立を減らし，サポートを受けることができる地域づくりを推進していくことが重要である．

　なお，死別後の悲しみや適応は，文化的・社会的背景によって大きく変化することが知られている．今後，さらに少子高齢化が進み，高学歴で就業経験をもつ現在の若年女性が高齢になったとき，悲しみの感じ方や対処方法にも大きな変化が生じてくる可能性がある．その意味では，その時代の社会的状況にあわせた死別の支援のあり方を，今後も考慮していく必要がある．

● **参考文献** ●

1) 内閣府：平成28年版高齢社会白書
http://www8.cao.go.jp/kourei/whitepaper/w-2016/zenbun/28pdf_index.html
（平成28年10月27日アクセス）

2) シュトレーベMS，ハンソンRO，シュトH：人生後期の死別体験─高齢者夫婦人生変動研究より─．死別体験─研究と介入の最前線─（森茂起，森年恵 訳），p185-209，誠信書房，2014.

3) 河合千恵子：老年期における配偶者との死別に関する研究─死の衝撃と死別後の心理的反応─．家族心理学研究 1：1-16，1987.

4) 坂口幸弘，柏木哲夫，恒藤暁：老年期における配偶者との死別後の精神的健康と家族環境．老年精神医学雑誌 10：1055-1062，1999.

5) 瀬藤乃理子，丸山総一郎：複雑性悲嘆の理解と早期援助．緩和ケア 20：338-342，2010.

6) 人見裕江，大澤源吾，中村陽子，他：高齢者との死別による介護者の悲嘆とその回復に関連する要因．川崎医療福祉学会誌 10：273-284，2000.

7) 蒔田寛子，飯田澄美子：要介護高齢者の介護者であった配偶者の看取り後の生活状況．家族看護学研究 14：41-47，2008.

8) 坂口幸弘，池永昌之，田村恵子，他：ホスピスで家族を亡くした遺族の心残りに関する探索的検討．死の臨床 31：74-81，2008.

9) 宮林幸江，山川百合子：日本人の死別悲嘆─性差について─．茨城県立医療大学紀要 10：55-63，2005.

10) 河合千恵子：配偶者との死別後における老年期女性の人生─そのストレスと適応─．社会老年学 20：35-45，1984.

11) 寺崎朋美，小原泉，山子輝子，他：高齢女性の配偶者死別における悲嘆と影響要因．老年精神医学雑誌 10：167-180，1999.

12) 澤田愛子，塚本尚子，中林美奈子，他：高齢者における配偶者死別後の悲嘆過程．富山医科薬科大学看護学会誌 1：9-21，1998.

13) 桂晶子：在宅要介護高齢者と死別した家族介護者の精神的健康に関する縦断的研究．お茶の水醫學雑誌 59：45-59，2011.

# 7 ポジティブメンタルヘルスの動向
## 〜ワーク・エンゲイジメントに注目して〜

## A. なぜポジティブメンタルヘルスか？

### 1. これまでのメンタルヘルス対策

　少子高齢化が進み，労働力人口が減少している現在，企業や社会では多様な労働力の活用とともに，労働力の質の向上が求められている．職場のメンタルヘルスにおいても，メンタルヘルスの不調者を対象とした医療・福祉・福利厚生としての視点だけでなく，健康度の高い労働者による生産性の高い職場づくりを目的とした視点も，あわせて求められるようになってきた．これまでのメンタルヘルス対策は，メンタル「ヘルス」と言いながらも，こころの「不調」をいかに防ぐかという点に重きが置かれていた．しかし，労働者の幸せを総合的に考えた場合，こころの不調を防ぐだけでは十分ではない．労働者の強みを伸ばし，いきいきと働くことのできる状態をも視野に入れた対策が，労働者の本当のこころの健康につながると考えられる．

### 2. 近年の社会経済状況の変化

　健康でいきいきと働くことがなぜ重要になってきたのだろうか？　この問いに答えるためには，近年の社会経済状況の変化，たとえば，産業構造の変化（製造業からサービス業へ），働き方の多様化（裁量労働制，フレックス勤務，在宅勤務など），情報技術の進歩，家庭環境の変化などを考慮する必要がある．特に家庭環境に関しては，1996年以降，わが国の共働き世帯は片働き世帯を上回り，その数は今も増加している[1]．以前は家庭の中で「仕事か家庭」のどちらを担当するかを夫婦間で役割分担していれば家庭のマネジメントはできたが，今では夫婦のそれぞれが「仕事も家庭も」担当しないと家庭のマネジメントは難しくなったといえる．

### 3. 視野の拡大の必要性

　このように，女性労働者を含む労働者を取り巻く社会経済状況の変化は，労働者の弱みを支え，職場内要因の改善に注目してきた従来のメンタルヘルス対策の視野を拡大する必要性を意味している．たとえば，従業員のメンタルヘルスを支える産業保健では，従業員の弱みを支える活動だけでは十分ではなくなった．これまで以上に第一次予防対策を推進するとともに，労働者一人ひとりの強み，成長，ポジティブな側面（ワーク・エンゲイジメントなど）を促す対策もあわせて行う必要が出てきた．経営者にとっても，従業員一人ひとりのこころの健康を重

要な経営資源と捉え，こころの健康対策をコストではなく，投資の対象として考えることが重要になってきた．一人ひとりの従業員においても，自分自身の生活を守るために，主体的・自律的に働くことがより重要になってきた．

## B. ワーク・エンゲイジメントとは？

2000年前後から，心理学の領域において，人間の有する強みやパフォーマンスなどポジティブな要因にも注目する動きが出始めた．このような動きの中で新しく提唱された概念の一つが，ワーク・エンゲイジメント[2]である．

### 1. ワーク・エンゲイジメントの定義

Schaufeli ら[3]は，ワーク・エンゲイジメントを以下のように定義している．「ワーク・エンゲイジメントは，仕事に関連するポジティブで充実した心理状態であり，活力，熱意，没頭によって特徴づけられる．エンゲイジメントは，特定の対象，出来事，個人，行動などに向けられた一時的な状態ではなく，仕事に向けられた持続的かつ全般的な感情と認知である」．このように，ワーク・エンゲイジメントは，活力，熱意，没頭の3要素から構成された複合概念であることが分かる．このうち，活力は「就業中の高い水準のエネルギーや心理的な回復力」を，熱意は「仕事への強い関与，仕事の有意味感や誇り」を，没頭は「仕事への集中と没頭」をそれぞれ意味している．したがって，ワーク・エンゲイジメントの高い人は，仕事に誇り（やりがい）を感じ，熱心に取り組み，仕事から活力を得ていきいきとしている状態にあるといえる．

### 2. ワーク・エンゲイジメントと関連概念

図 1-7-1 は，ワーク・エンゲイジメントと関連する概念（バーンアウト，ワーカホリズム）との関係を図示したものである．ここでは，ワーカホリズムとバーンアウト[4]とが，「活動水準」と「仕事への態度・認知」との二つの軸によって位置づけられている．これを見ると，ワーク・エンゲイジメントは，活動水準が高く仕事への態度・認知が肯定的であるのに対して，バーンアウトは，活動水準が低く仕事への態度・認知が否定的であることが分かる．また，「過度に一生懸命に強迫的に働く傾向」を意味するワーカホリズム[5]は，活動水準は高いものの仕事への態度・認知が否定的である点で，ワーク・エンゲイジメントと異なることがわかる．両者の相違は，仕事に対する（内発的な）動機づけの相違によっても説明することができる[5]．すなわち，ワーク・エンゲイジメントは「仕事が楽しい」「I want to work」という認知によって説明されるのに対して，ワーカホリズムは「仕事から離れたときの罪悪感や不安を回避するために仕事をせざるをえない」「I have to work」という認知によって説明される．

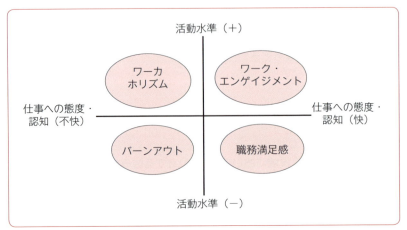

**図 1-7-1　ワーク・エンゲイジメントと関連する概念**

[出典：文献 2) より引用]

### 3.　ワーク・エンゲイジメントのアウトカム

　ワーク・エンゲイジメントのアウトカム（結果要因）としては，心身の健康，仕事や組織に対するポジティブな態度，仕事のパフォーマンスとの関連が検討されている．ワーク・エンゲイジメントとアウトカムとの関連を検討したメタ分析[6]では，心身の健康とは r = 0.17，コミットメントとは r = 0.32，離職の意思とは r = −0.22，パフォーマンスとは r = 0.30 の相関を有していることが報告されている．わが国でも，日本人労働者を対象とした縦断研究において，ワーク・エンゲイジメントの高い労働者は，心身の健康が良好で，生活の満足度が高く（職務満足感，家庭生活満足感），仕事のパフォーマンスが高いことが明らかにされている[7]．

## *C.* ワーク・エンゲイジメントを高めるには

　ワーク・エンゲイジメントを高めるには，二つの資源，すなわち「仕事の資源」と「個人の資源」を充実させることで可能になる．

　仕事の資源とは，仕事のコントロールや上司・同僚からの支援のように，労働者の動機づけや仕事のパフォーマンスを促進し，ストレス反応の低減につながる組織内の有形・無形の要因のことをいう．個人の資源は，内的資源あるいは心理的資源ともいわれ，自己効力感（ある行動をうまく実行できるという自信），自尊心，楽観性，レジリエンス（粘り強さ）などが該当する．これまでの研究から，仕事の資源と個人の資源とは密接な関係を有しており，一方の資源の向上が他方の資源の向上につながること，これらの資源が充実しているほどワーク・エンゲイジメントが高まることなどが明らかにされている．ワーク・エンゲイジメントを高めるための方策には，組織全体に向けた方策と従業員個人に向けた方策がある．

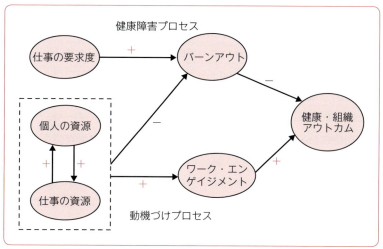

図 1-7-2　仕事の要求度 - 資源モデル

［文献 2）より作成］

## 1.　組織全体に向けた方策

　図 1-7-2 は，「仕事の要求度 - 資源モデル」[8] といわれる概念モデルを図示したもので，「動機づけプロセス」と「健康障害プロセス」の二つのプロセスから構成されている．図の下半分に描かれている仕事の資源 / 個人資源→ワーク・エンゲイジメント→健康・組織アウトカムの流れは，「動機づけプロセス」といわれている．一方，図の上半分に描かれている仕事の要求度（仕事のストレス要因）→ストレス反応（バーンアウト）→健康・組織アウトカムの流れは「健康障害プロセス」といわれている．

　従来のメンタルヘルス対策では，上半分の「健康障害プロセス」に注目し，仕事の要求度によって生じたストレス反応（バーンアウト）を低減させ，健康障害を防ぐことに専念していた．しかし，健康的な職場づくりでは，二つのプロセスの出発点である「仕事の要求度」の低減と「仕事の資源」の向上に注目する．このうち，仕事の資源は，ワーク・エンゲイジメントの向上だけでなく，ストレス反応（バーンアウト）の低減にもつながることから，仕事の資源の充実と強化が，健康的な職場づくりでは特に重要になる．

　仕事の資源の充実と強化を図る際，それぞれの職場や従業員には，どんな種類の資源がどの程度あるのかを把握することが最初の出発点となる．その際，資源を作業・課題レベル（ふだんの業務や作業に関するもの），部署レベル（チームや部署の人間関係に関するもの），事業場レベル（組織のあり方に関するもの）の三つの水準に分けると，対策を立てやすくなる．それぞれの資源を定量的に評価するためのツールとして，「新職業性ストレス簡易調査票」を活用することも可能である．この調査票は，厚生労働省の研究班によって開発されたもので，次のWEB ページから質問項目をダウンロードすることができる（http://mental.m.u-tokyo.ac.jp/jstress/）．調査票作成時の全国調査の結果では，役割の明確さや同僚からのサポート

は女性で高い反面，仕事のコントロールや上司からのサポートは男性で高いなどの性差が認められており，資源を高めるための対策を行う際には性差に注目することの必要性が示唆される．

　近年，米国の退役軍人省の組織開発センターでは，職場の人間関係を向上させるためのクルー（CREW：civility respect and engagement at work place）プログラムを新たに開発し[9]，職場内のメンバーの丁寧さ（civility）や相互尊重を向上させることでワーク・エンゲイジメントが向上したことを報告している．人間関係を重視するわが国でも，本プログラムの適用と有効性の検証が期待されており，筆者らのグループでは日本版 CREW を開発し，その有効性を某大学医学部附属病院にて検証している．

## 2.　従業員個人に向けた方策

　従業員個人に向けた方策では，個人の資源を高めることでワーク・エンゲイジメントの向上につなげることを目的とする．個人の資源は，① ストレスに上手に対処しストレス反応（バーンアウト）を低減させるためのスキルと，② 仕事への動機づけを高め生産性を向上させるためのスキルの両方を高めることで向上が可能になる．従来のセルフケアでは，① のみが重視されてきたが，ワーク・エンゲイジメントを高めるためには，② の向上もあわせて必要である．② に関しては，近年，やらなければならない仕事をやりがいのあるものに変えるための認知的・行動的手法である「ジョブ・クラフティング」が注目されており，ジョブ・クラフティングの向上を目的とした教育研修プログラムの作成とその効果評価研究も行われている[10]．

### ● 参考文献 ●

1) 内閣府：平成 25 年版男女共同参画白書．http://www.gender.go.jp/about_danjo/whitepaper/h25/zentai/ 2013；（2016 年 10 月 28 日アクセス）
2) 島津明人：ワーク・エンゲイジメント：ポジティブメンタルヘルスで活力ある毎日を．誠信書房，2014.
3) Schaufeli WB, Salanova M, Gonzalez-Romá V, et al.：The measurement of engagement and burnout：A two sample confirmative analytic approach. J Happiness Stud 3：71-92, 2002.
4) Maslach C, Leiter MP：The truth about burnout：How organizations cause personal stress and what to do about it. Jossey-Bass, 1997.
5) Schaufeli WB, Shimazu A, Taris TW：Being driven to work excessively hard：The evaluation of a two-factor measure of workaholism in The Netherlands and Japan. Cross-Cult Res 43：320-348, 2009.
6) Halbesleben JRB：A meta-analysis of work engagement：Relationships with burnout, demands, resources, and consequences. *Work engagement*：*A handbook of essential theory and research*, ed Bakker AB, Leiter MP, Psychology Press，：102-117, 2010.
7) Shimazu A, Schaufeli WB, Kamiyama K, et al.：Workaholism vs. work engagement：The two different predictors of future well-being and performance. Int J Behav Med 22：18-23, 2015.
8) Schaufeli WB, Bakker AB：Job demands, job resources and their relationship with burnout and engagement：A multi-sample study. J Organ Behav 25：293-315, 2004.
9) Leiter MP, Arla D, Debra GO, et al.：Getting better and staying better：Assessing civility, incivility, distress, and job attitudes one year after a civility intervention. J Occup Health Psych 17：425-434, 2012.
10) Sakuraya Y, Shimazu A, Imamura K, et al.：Effects of a job crafting intervention program on work engagement among Japanese employees：A pretest-posttest study. BMC Psychology 4（1）：49, 2016.

# *8* ストレス機序における女性ホルモンの影響

## *A.* 女性ホルモンの働きとは？

　うつ病に代表されるように，ストレスに起因する病気の罹患率は女性のほうが高い．その原因は主に性ホルモンの違いに由来すると考えられている．本項では，男性と女性がストレスに遭遇したときに観察されるこころとからだの反応の違いについて，女性ホルモンを中心に解説する．

　まず，女性ホルモンの分泌について概略する（図 1-8-1）．女性ホルモンには，主に卵巣の卵胞から分泌される卵胞ホルモン（エストロゲン）と，黄体から分泌される黄体ホルモン（プロゲスチン）の2種類がある．エストロゲンは卵胞ホルモンの総称で，エストロン，エストラジオールおよびエストリオールの3種類のステロイドホルモンを指している．いずれもエストロゲン受容体 estrogen receptor（ER）との結合能を有するが，産生量はエストラジオールが最も多い．プロゲスチンは黄体ホルモンの総称で，プロゲステロンが主要な黄体ホルモンである．視床下部–下垂体–性腺 hypothalamic-pituitary-gonadal（HPG）軸が女性ホルモンの分泌を制御する．まず，視床下部の視索前野と弓状核からゴナドトロピン（性腺刺激ホルモン）放出ホルモン gonadotropin-releasing hormone（GnRH）が分泌され，この GnRH が下垂体前葉から2種類の性腺刺激ホルモンである卵胞刺激ホルモン follicle-stimulating hormone（FSH）と黄体形成ホルモン luteinizing hormone（LH）の分泌を促し，FSH と LH が卵巣に働いて女性ホルモン（エストロゲンとプロゲスチン）をそれぞれ分泌させる．血中のエストロゲンは，ネガティブあるいはポジティブフィードバックにより視床下部と下垂体からの GnRH とゴナドトロピンの分泌を調節する．また，卵巣からは下垂体前葉のゴナドトロピン分泌を促進（アクチビン）あるいは抑制（インヒビン）する因子を分泌する．これらの調節により分泌されたエストロゲンは，生殖腺・乳腺などの発育や第二次性徴の発現，性周期，発情を調節する．プロゲスチンは子宮を妊娠できるように準備させ，月経周期を決めて，もし妊娠が起こった場合には出産までの間，妊娠を維持させる役目を果たす．

## *B.* ストレスは女性ホルモンの分泌を乱す

　女性ホルモンの分泌が乱れると，月経不順とともに，さまざまなからだとこころの不調をき

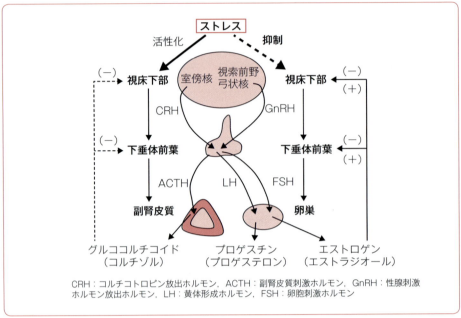

CRH：コルチコトロピン放出ホルモン，ACTH：副腎皮質刺激ホルモン，GnRH：性腺刺激
ホルモン放出ホルモン，LH：黄体形成ホルモン，FSH：卵胞刺激ホルモン

図 1-8-1　視床下部-下垂体-副腎（HPA）軸と視床下部-下垂体-性腺（HPG）軸

たす．乱れを引き起こす原因として，ストレスや不規則な生活，睡眠不足，過度なダイエット，更年期などがあり，女性を取り巻く環境には，ホルモンバランスの崩れを招く要因がたくさんある．なかでも，ストレスは最も重要な要因である．視床下部はストレス反応の起点となるため，視床下部からの GnRH の分泌も大きな影響を受ける．ストレスを感じると HPG 軸は抑制され，適切にホルモン分泌の指令が出せない状態になる．このため，ストレスが慢性化すると女性ホルモンの分泌のみならず，生殖器官そのものにも影響を与えるようになる[1]．一方，女性ホルモン自身はストレス反応を和らげる作用ももっている．このように，ストレスは女性ホルモンの分泌に影響を与え，女性ホルモンはストレス反応に影響を与える仕組みが存在する．

## C. HPA 軸と女性ホルモン

　脳の視床下部は植物機能の統合中枢であり，特に，室傍核 paraventricular nucleus（PVN）は，自律神経系と神経内分泌系の高次統合中枢としてストレス反応に最も重要である．PVN は，大細胞群と小細胞群から構成されており，大細胞群はアルギニン-バゾプレッシン arginine vasopressin（AVP）とオキシトシンを産生する．一方，小細胞群はコルチコトロピン放出ホルモン corticotropin-releasing hormone（CRH）および AVP を産生する．CRH は下垂体前葉の副腎皮質刺激ホルモン adrenocorticotropic hormone（ACTH）の合成と放出を促

進する．ACTH は副腎皮質からのグルココルチコイド（ヒトは主にコルチゾル）の産生と放出を引き起こす．血中に増加したコルチゾルは，視床下部と下垂体に働いてそれぞれ CRH と ACTH の放出を抑制し，ネガティブフィードバックループを形成する（図 1-8-1）．

　視床下部-下垂体-副腎皮質 hypothalamic-pituitary-adrenal（HPA）軸の活性化とコルチゾルの分泌増加は，ストレスに対処するためのエネルギーを供給する重要な反応である．しかし，慢性的にコルチゾルの上昇が続くと不安やうつ状態など，いくつかの病気の発症のリスクが高まる．特に，うつ病や不安関連疾患，心的外傷後ストレス障害 post traumatic stress disorder（PTSD）などのストレスに起因する疾患は男性より女性に多く，うつ病患者の半数以上は血中コルチゾル濃度が高い．ストレスにより増加したコルチゾルは，視床下部の GnRH の合成と放出を抑え，下垂体前葉のゴナドトロピン（LH，FSH）の産生を抑制し，HPG 軸の活性を低下させる[1]．これ以外にも卵巣に発現する GR を介してステロイドの生合成にも影響を与える．通常のコルチゾル分泌は，乳房，卵巣，子宮の発達とこれらの生殖器の正常な機能発現に必須であり，妊娠の維持や胎児の発達にも欠かせない．ところが，ストレスにより過剰なグルココルチコイドが分泌されると，女性ホルモンの分泌を妨げその機能を障害する[1]．また，妊娠中の母親のストレスは，胎児に影響を与え，生まれてから HPA 軸の異常な活性化（胎児プログラミングと呼ぶ）をきたす．コルチゾルの濃度は，適切かつ厳密に制御される必要がある．ネズミでは，雌のほうがストレスに対して HPA 軸がより過剰に反応するが，ヒトにおいては，HPA 軸の明確な性差は見出されていない．

## 𝒟. 交感神経-副腎髄質系と女性ホルモン

　ストレス反応のもう一つの重要な経路は，視床下部の PVN からの刺激が脳幹，延髄，脊髄に伝わり，交感神経・副腎髄質が活性化される経路である．卵巣は卵巣神経叢と上卵巣神経から分布する二つの交感神経による支配を受ける．これらの交感神経経路は卵巣の発達に重要であるが，交感神経の慢性的な刺激は卵巣のさまざまな機能障害を招く．交感神経刺激は卵巣からの男性ホルモン（アンドロゲン）の分泌を促進し性腺ホルモンの乱れを生じる[2]．その 1 例として，過剰な交感神経活動と多嚢胞性卵巣症候群 polycystic ovariy syndrome（PCOS）の関連が指摘されている．アンドロゲンの分泌増加は，卵巣のβアドレナリン受容体の感受性も高める．PCOS のメカニズムはいまだ不明であるが，胎児期を含めた幼少時に交感神経の過剰刺激による性ホルモンの乱れとの関連が示唆されている[2]．

## E. 愛情ホルモン「オキシトシン」

　9 つのアミノ酸からなるペプチドホルモンであるオキシトシンは，視床下部の室傍核（PVN）と視索上核 supraoptic nucleus（SON）の神経細胞で産生され，下垂体後葉から血行性に分泌される．射乳，分娩時の子宮収縮などを引き起こすホルモンである．同時に，オキシトシンニューロンは PVN から海馬，線条体，扁桃体に投射して記憶，ストレス，社会行動に影響を与えることが示唆されている．家族や友人との密接な関係，子どもとの自然な接触や子育て行動は，social buffering と呼ばれストレスを減弱する．PVN のオキシトシンニューロンはこの心理的効果に必須であり，社会との絆の形成や社会行動の形成にも重要な役割を果たしている[3]．また，オキシトシンには不安やうつ状態を和らげる作用もある．オキシトシンの HPA 軸に対する作用は複雑だが，最終的にはストレスによる HPA 軸の活性化を抑制する．これらの作用から，オキシトシンは，不安障害やうつ病などの患者で観察される異常な社会行動や，HPA 軸の異常に関与している可能性もあり，オキシトシンを用いたこれらの病態の改善が期待されている[3]．しかしながら，このような患者の脊髄液や血液中のオキシトシン濃度の変化についてはいまだ一定の見解は得られていない[3]．動物実験においては，オキシトシンを投与するとさまざまなモデルでストレスに関連した行動異常が抑制されることが報告されている．興味深いことに，このオキシトシンによるストレス緩和作用には性差があり，オキシトシンによるストレス緩和作用は雌マウスのみで認められることが報告されている[3]．

## F. エストロゲンのストレス緩和作用

　エストロゲンはエストロゲン受容体（ER）を介して作用する．ER は，核内受容体スーパーファミリーの一つでエストロゲンが結合すると転写因子として働き，さまざまな遺伝子の発現を調節し，生殖機能と細胞増殖を促進する．ER は，女性生殖器だけでなく肝臓，骨，脳などにも発現しており，女性の生殖機能以外にさまざまな働きをしている．もちろん脳内の ER の分布に関しては，脳の部位により異なりやや複雑であるが，ER は男性よりも女性に多く発現し，特に女性生殖器で豊富である．ER には ER α および ER β の二つのアイソフォームが存在する．ER β 受容体を活性化するとストレスによる HPA 軸の活性化を抑制し，ACTH とコルチコステロンの分泌を抑制する．すなわち，エストロゲンにはストレス緩和作用がある[4]．

　セロトニン（5-hydroxytryptamine, 5-HT）は 5-HT$_{1A}$ 受容体を介して HPA 軸を活性化するが，この作用は女性でより強いことがヒトと実験動物で知られており，ストレスに対する感受性の性差を説明する一つとして考えられている．実験動物においても非ストレス時とストレス時どちらにおいてもセロトニンとその代謝物が雌に多いことが知られている．一方エストロゲンは，5-HT$_{1A}$ 受容体を脱感作して 5-HT による HPA 軸の活性化を抑制すると考えられている[4]．

## *G.* サルの社会心理学的ストレスモデル

　ストレスと女性ホルモンの相互作用ならびにその詳細な機序を調べるには，適切な動物モデルが必要である．雌のサルの性周期は繁殖期には 28 日周期であり，ストレスと卵巣機能を調べる有用なモデルである．雌のマカクザル（ニホンザルもこの種に含まれる）は社会階層を形成する．雄ザル 1 匹と雌ザル 5 匹で集団を構成させると，雌ザルの間で階層を形成し，劣位ザルは社会格差による慢性社会心理学的ストレスモデルとなる[2]．身体的にも精神的にも虐げられた劣位雌ザルは，気分障害，代謝障害や免疫異常を示し，ストレスに対する神経や内分泌および情動反応がヒトの女性とよく似ている．また，卵巣を摘出した後でエストラジオールを補充する方法で，ストレス反応に対するエストロゲンの作用も調べることができる．雄との繁殖行動，親密性，攻撃性，服従，不安行動について調べると，エストラジオールの補充療法は，用量依存性に優位雌ザルの性行動を活発化し，雄に対する愛情行動を高め，攻撃性を抑えた．しかしながら劣位雌ザルにはこれらの効果は全く認めなかった．このように，社会階層に伴う社会心理学的なストレスは，エストラジオールの性行動や雄への愛情表現の増強作用を減弱させ，エストラジオールを劣位ザルに補充しても改善はなかった．劣位雌ザルの副腎は優位雌ザルに比べて大きく，HPA 軸のネガテイブフィードバック機能は低下していた．卵巣摘出した劣位ザルでは，起床直後のコルチゾル反応が平坦化し，ACTH 刺激による副腎のコルチゾル分泌能が低下していた．劣位ザルのストレス反応は，PTSD の場合とよく似ている．また，劣位ザルにエストラジオールを補充すると非ストレス時とストレス負荷時のコルチゾル反応の低下が回復した．一方，優位ザルではエストラジオールを補充しても影響はなかった．

## *H.* セロトニントランスポーター遺伝子（*SERT*）の影響

　若い女性を対象に，Caspi ら[5] により明らかにされたセロトニントランスポーター遺伝子（*SERT*）のプロモーター多型（長い L 型と短い S 型）によるストレス感受性の違い（S 型は L 型に比べストレスに脆弱）が，マカクザルの社会階層モデルでも同じように現れる点が興味深い[2]．
　まず不安行動をみると，L 型 *SERT* の優位雌ザルはもともと不安行動が少なく，エストラジオールを投与しても効果はない．S 型 *SERT* の優位雌ザルと L 型 *SERT* の劣位雌ザルにエストラジオールを投与すると不安行動が軽減した．S 型 *SERT* の劣位ザルは最も強い不安行動を示し，エストラジオールを投与しても全く改善しなかった（表 1-8-1）．
　うつ病などの精神疾患患者では，脳のセロトニン受容体 5-HT$_{1A}$ の活性低下が観察される．卵巣を摘出した優位雌ザルと劣位雌ザルにおいて，3 週間のエストラジオールの補充療法前後で 5-HT$_{1A}$ 受容体の特異的リガンドと Positron Emission Tomography（PET）を用い，前

表 1-8-1　社会階層ならびにセロトニントランスポーター遺伝子（*SERT*）のプロモーター多型による雌のマカクザルの分類と特徴

| | 優位<br>長いL型 | 優位<br>短いS型 | 劣位<br>長いL型 | 劣位<br>短いS型 |
|---|---|---|---|---|
| 社会階層<br>SERT プロモーター | | | | |
| 不安行動<br>E2 の抗不安効果 | なし<br>なし | 普通<br>軽快 | 中等度<br>軽快 | 高度<br>なし |
| 5-HT₁ₐ 受容体活性低下部位<br>（E2 補充療法の効果） | 内側前頭前皮質<br>（効果なし） | | | 内側前頭前皮質<br>（効果なし）<br>前帯状皮質<br>（効果なし） |
| | | | 海馬（正常化）<br>視床下部（亢進） | 海馬（正常化）<br>視床下部（亢進） |

注：卵巣を摘出した雌マカクザルを社会階層とSERT遺伝子のプロモーター多型により4つのサブグループに分類し，それぞれの特徴とエストラジオール（E2）の補充療法の効果を示した.

［文献 2）より作成］

帯状皮質，内側前頭前皮質，背外側前頭前皮質，眼窩前頭前皮質，扁桃体，海馬，視床下部，縫線核の 5-HT$_{1A}$ 受容体の結合能を調べている．それによると，S 型 *SERT* の雌ザルは優位劣位にかかわらず内側前頭前皮質の 5-HT$_{1A}$ 結合能が低下し，劣位ザルではさらに前帯状皮質の 5-HT$_{1A}$ 結合能も低下していた（表 1-8-1）．エストラジオールを補充しても S 型 *SERT* 雌ザルの内側前頭前皮質と前帯状皮質の 5-HT$_{1A}$ 結合能低下は回復しない．*SERT* 遺伝子の多型に関係なく，劣位ザルの海馬と視床下部の 5-HT$_{1A}$ 結合能は低く，エストラジオールの補充を行うと，海馬の 5-HT$_{1A}$ 結合能は正常に回復し，視床下部ではむしろ亢進した．このように，エストラジオールの 5-HT$_{1A}$ 結合能への影響は，*SERT* のプロモーター多型に影響されない脳領域にのみ認められる.

　女性ホルモンによる不安行動の緩和作用は，社会階層と *SERT* 遺伝子の多型の両方に影響されるというきわめて興味深い報告がなされている．ストレスと女性ホルモンの研究が多角的になされ，その成果が女性の健康管理に役立つ日も近いと期待される.

● 参考文献 ●
1) Whirledge S, Cidlowski JA：A role for glucocorticoids in stress-impaired reproduction：Beyound the hypothalamus and pituitary. Endocrinology 154：4450-4468, 2013.
2) Toufexis D, Rivarola MA, Lara H, et al.：Stress and the reproductive axis. J Neuroendocrinol 26：573-586, 2014.
3) Acevedo-Rodriguez A, Mani SK, Handa RJ, et al. 6：Oxytocin and estrogen receptor *β* in the brain：an overview. Front Endocrinol 6：160, 2015.
4) Deak T, Quinn M, Cidlowski JA, et al.：Neuroimmune mechanisms of stress：sex differences, developmental plasticity, and implication for pharmacotherapy of stress-related disease. Stress, 18：367-380, 2015.
5) Caspi A, Sugden K, Moffitt TE, et al.：Influence of life stress on depression：moderation by a polymorphism in the 5-HTT gene. Science, 301：386-389, 2003.

# 9 メンタルヘルス関連法制度の理解

## A. 女性労働と法制度

　女性労働者のメンタルヘルスを考える上で念頭に置くべき法制度類は，二つに大別できる．一つは性別に関係なく労働者のメンタルヘルス関連事項を扱っているもの，もう一つは女性に特化したそれを扱っているものである．ただし，後者については，対象を女性のみとし，かつメンタルヘルス領域に限定した事柄を規定している法制度類はないため，メンタルヘルスをも含む健康管理全般に関連したものと言い換えることができる．

　本項では，まず前者を概観した上で，後者に該当する主要な法制度を取り上げることにする．

## B. メンタルヘルス指針とストレスチェック制度

　労働者のメンタルヘルスに関連する主要な法規類を経年的に表 1-9-1 に示した[1]．いずれも労働者全般に適用される内容となっており，女性に限定した対応が求められている箇所は見当たらない．これらに基づき，事業場でメンタルヘルスに関する制度，計画を策定する際には，性別を問わない形とするのが原則となろう．

　2006（平成 18）年に公表され，2015（平成 27）年に一部改正された「労働者の心の健康の保持増進のための指針」（以下，メンタルヘルス指針）には，職場で推進されるべきメンタルヘルス対策の概要がまとめられている．メンタルヘルス指針は，労働者の安全と健康を確保するための基盤となる法規である労働安全衛生法（以下，安衛法）の第 69 条および第 70 条の 2 と関連づけられている．

　同年にやはり安衛法で新たに規定された事項として，長時間労働者への対応がある．これは，脳・心臓疾患だけでなく，うつ病をはじめとする精神障害をも防止の対象にしている．過重労働の問題に関しては，「過労死等防止対策推進法」が 2014（平成 26）年に施行となっており，翌年には「過労死等の防止のための対策に関する大綱」が閣議決定された．

　また，メンタルヘルス不調の第一次予防を主眼とする「ストレスチェック制度」が 2014（平成 26）年の安衛法改正により義務化され，2015（平成 27）年に施行となっている．厚生労働省の 2014（平成 26）年度労働安全衛生調査の結果によると，仕事や職業生活に関する強

表 1-9-1　労働者のメンタルヘルスに関連する主な法規類

| | | |
|---|---|---|
| 労働者の健康の保持増進のための指針〔改正労働安全衛生法（第 69 条，第 70 条の 2）と関連づけ〕 | 1998 | 心身の健康の保持増進活動（THP）を促す．1997 年，2007 年，2015 年に一部改正． |
| 事業者が講ずべき快適な職場環境の形成のための措置に関する指針〔改正労働安全衛生法（第 71 条の 3）と関連づけ〕 | 1992 | 仕事による疲労やストレスを感じることの少ない，働きやすい環境づくりを促す． |
| 心理的負荷による精神障害等に係る業務上外の判断指針（＊1） | 1999 | 精神障害が業務上疾病として労災認定される要件を示す．2009 年に一部改正． |
| 事業場における労働者の心の健康づくりのための指針（＊2） | 2000 | 職場におけるメンタルヘルス対策の概要を示す． |
| 心の健康問題により休業した労働者の職場復帰支援の手引き | 2004 | 精神障害を有する労働者の職場復帰支援のあり方を示す．2009 年に改訂版．法的位置づけはなし． |
| 改正労働安全衛生法 | 2006 | 衛生委員会における審議，長時間労働者の面接指導など． |
| 過重労働による健康障害防止のための総合対策 | 2006 | 時間外・休日労働の削減，労働者の健康管理の徹底などを推進する．2008 年に一部改正． |
| 労働者の心の健康の保持促進のための指針〔改正労働安全衛生法（第 69 条，第 70 条の 2）と関連づけ〕 | 2006 | 実質的には（＊2）の改訂版．2015 年に一部改正． |
| 自殺対策基本法 | 2006 | 増加する自殺に対してその予防対策のあり方を示した． |
| 自殺総合対策大綱 | 2007 | 自殺対策基本法を受けて，具体的な取り組みをまとめた．2008 年一部改正．2012 年，2017 年に大幅な見直し． |
| 心理的負荷による精神障害の認定基準 | 2011 | （＊1）を大幅に見直したもの． |
| 改正労働安全衛生法 | 2014 | ストレスチェック制度の創設． |
| 過労死等防止対策推進法 | 2014 | 脳血管疾患もしくは心臓疾患に加え，業務における強い心理的負荷による精神障害を防止の対象とする． |
| 過労死等の防止のための対策に関する大綱 | 2015 | 過労死等防止対策推進法を受けて，具体的な取り組みをまとめた． |

いストレスを有している労働者の割合は 57.5％で，大きな性差はみられないが，その原因については，項目によって明らかな差異が認められる．女性では，男性に比べ，対人関係の問題が高率であり，逆に会社の将来性の問題が低率となっている．後者は，女性の場合，業務内容，職場における役割が男性と異なる，結婚，出産によって一度職場を離れる例が少なくないといった現状が反映されていると推測される．ストレスチェックに用いる質問票として推奨されている「職業性ストレス簡易調査票」では，先行研究でストレスの程度について男女で一部異なる評価法が提唱されているが，「労働安全衛生法に基づくストレスチェック制度実施マニュアル」（以下，ストレスチェックマニュアル）は，処理の簡素化のためか，両者を区別しない評価法を示している．

# *C.* 精神障害の労災認定とハラスメント

　気分障害をはじめとする精神障害が業務上疾病として労災認定される例が増加している．現在，精神障害が労災認定されるための要件は，2011（平成23）年の「心理的負荷による精神障害の認定基準」（以下，認定基準）で明示されており，「対象疾病（実質的には，ICD-10のＦ０からＦ４に分類される精神障害）を発病していること」「対象疾病の発病前おおむね６ヵ月の間に，業務による強い心理的負荷が認められること」「業務以外の心理的負荷及び個体側要因により対象疾病を発病したとは認められないこと」のすべてを満たすこととなっている．

　実際の認定状況をみると，2016（平成28）年度は請求件数が1,586件，支給決定（認定）件数は498件であったが，うち女性の例はそれぞれ627件（39.5％），168件（33.7％）である．認定された例は，年齢別では，40歳代，30歳代，20歳代の順に多かった．長時間労働を主因として発症したと判断された例は，男性に比べ少ない傾向がみられた．就労形態別では，男性に比べ，契約社員，パート・アルバイトの割合が高かった．強い心理的負荷をもたらした仕事上の出来事としては，（別に規定されている心理的負荷が極度のものを除けば）「悲惨な事故や災害の体験，目撃」「セクシュアルハラスメント」「（ひどい）嫌がらせ，いじめ，または暴行」が件数も多く，男性との比較でもより高率だった．なかでも，「セクシュアルハラスメント」の該当例は，一例を除き女性であった．認定基準では，セクシュアルハラスメント事案の留意点として，**表 1-9-2** の内容が示されている．

　セクシュアルハラスメントについては，雇用の分野における男女の均等な機会及び待遇の確保に関する法律（男女雇用機会均等法）の第11条で，防止措置を講じることが義務づけられ

**表 1-9-2**　心理的負荷による精神障害の認定基準におけるセクシュアルハラスメント事案の留意事項

セクシュアルハラスメントが原因で対象疾病を発病したとして労災請求がなされた事案の心理的負荷の評価に際しては，特に次の事項に留意する．

① セクシュアルハラスメントを受けた者（以下「被害者」という．）は，勤務を継続したいとか，セクシュアルハラスメントを行った者（以下「行為者」という．）からのセクシュアルハラスメントの被害をできるだけ軽くしたいとの心理などから，やむを得ず行為者に迎合するようなメール等を送ることや，行為者の誘いを受け入れることがあるが，これらの事実がセクシュアルハラスメントを受けたことを単純に否定する理由にはならないこと．

② 被害者は，被害を受けてからすぐに相談行動をとらないことがあるが，この事実が心理的負荷が弱いと単純に判断する理由にはならないこと．

③ 被害者は，医療機関でもセクシュアルハラスメントを受けたということをすぐに話せないこともあるが，初診時にセクシュアルハラスメントの事実を申し立てていないことが心理的負荷が弱いと単純に判断する理由にはならないこと．

④ 行為者が上司であり被害者が部下である場合，行為者が正規職員であり被害者が非正規労働者である場合等，行為者が雇用関係上被害者に対して優越的な立場にある事実は心理的負荷を強める要素となりうること．

ており，具体的な内容に関しては，2006（平成 18）年に「事業主が職場における性的な言動に起因する問題に関して雇用管理上講ずべき措置についての指針」が公表されている．ただ，男女雇用機会均等法上の措置義務は，個々の労働者に請求権等をもたせるものではない．事業者がセクシャルハラスメントに関して，労働者個人から法的責任を追及されるとすれば，主として債務不履行あるいは不法行為に基づく損害賠償責任についてである[2]．

　また，自殺対策基本法に基づいてまとめられた「自殺総合対策大綱」［2017（平成 29）年改正］では，「全ての事業所においてセクシュアルハラスメント及び妊娠・出産等に関するハラスメントがあってはならないという方針の明確化及びその周知・啓発，相談窓口の設置等の措置が講じられるよう，また，これらのハラスメント事案が生じた事業所に対しては，適切な事後の対応及び再発防止のための取組が行われるよう都道府県労働局雇用環境・均等部（室）による指導の徹底を図る．」と記されており，自殺予防の観点からもこの問題を軽視することのないよう求められている．

## D. 非正規労働者への対応

　いわゆる正規雇用では男性労働者が全体の約 7 割を占めるのに対して，非正規雇用では逆に女性労働者が約 7 割となっている．また，非正規雇用による労働の主な理由をみると，正規雇用の仕事がなく仕方なくそうしている割合が，女性では男性に比べ低率である[3]．

　「労働者派遣事業の適正な運営の確保及び派遣労働者の保護等に関する法律」（労働者派遣法）は，特に一般派遣に女性労働者が多いことから，勤労女性の健康管理を考える上で，軽視できないものと言える．派遣労働者の安全衛生に関しては，派遣元，派遣先および双方が実施すべき事項が明確にされている．たとえば，ストレスチェック制度では，ストレスチェックの実施および主要な事後措置は派遣元事業者に義務づけられているが，派遣先がストレスチェックの結果の集団分析を行い，職場環境改善に活かす場合には，派遣労働者のデータも含めて職場の評価を行うように勧められている．したがって，一部の派遣労働者は，派遣元，派遣先双方の実施するストレスチェックを受検するよう求められる可能性がある．また，正規労働者と派遣労働者が混在している職場において集団分析をどのように工夫して行うべきかまでは，ストレスチェックマニュアルに示されていない．正規労働者と派遣労働者とでは，仕事上のストレス要因や働きやすい職場環境は，少なからず異なっているかもしれない．この点についても今後議論がなされる必要があろう．健康診断の結果をもとにした就業上の措置など，派遣元，派遣先の双方で協議の上進められるべき事項も少なくない．両者の十分な連携が望まれるところである．

　「短時間労働者の雇用管理の改善等に関する法律」（パートタイム労働法）も同様である．同法では，職務内容，人材活用の仕組み，賃金の決定，教育訓練，福利厚生などに関する事業者の配慮義務が設けられている[4]．

# E. 女性の就業制限に関する方向性

　一般に，女性の労働を男性のそれと何らかの形で区別し，規定した法規は，女性の労働を推進するものと，女性を労働による心身の負荷から保護することを意図したものに大別できる．前者に当てはまる例としては，育児休業，介護休業等育児又は家族介護を行う労働者の福祉に関する法律（育児・介護休業法），男女共同参画社会基本法，女性の職業生活における活躍の推進に関する法律（女性活躍推進法）が挙げられる．

　後者に該当する部分は，1985（昭和60）年に批准した「女子に対するあらゆる形態の差別の撤退に関する条約」に対応する国内法の整備によって，近年母性保護を除き，縮小・撤廃されてきた[2]．たとえば深夜業について，就業の禁止は撤廃され，通勤および業務の遂行の際に安全の確保に必要な措置を講じることと一人作業を避けることが，努力義務として残されたにとどまっている．女性労働者が就業可能な作業環境であるにもかかわらず，そこでの就業を一方的に禁止あるいは制限することで，女性の就業の場を必要以上に狭めてしまう点について，事業主に注意が喚起されている．

　こうした中では，さまざまな労働負荷に対する脆弱性の性差を考慮した対応，特に就業規則，労働協約が，どの程度妥当かが問題となる可能性がある．すなわち，事業者の安全配慮義務あるいは健康面への配慮を理由として，重量物取扱作業への従事を法的規制以上に控えさせたり，時間外労働の上限を短時間に設定したりすることがどのようにみなされるかである．これについては，男女雇用機会均等法第6条第1号で，労働者の性別を理由として，「労働者の配置（業務の配分及び権限の付与を含む），昇進，降格及び教育訓練」に関して，差別的取り扱いをすることが禁止されており，それを具体的に示した「労働者に対する性別を理由とする差別の禁止等に関する規定に定める事項に関し，事業主が適切に対処するための指針」で，「時間外労働や深夜業の多い職務への配置にあたって，その対象を男性労働者のみとすること」は，「一定の職務への配置にあたって，その対象から男女のいずれかを排除すること」に該当するとされているため，同法の違反にあたると解釈される[2]．

　さらに，女性から要望があった場合に，個別の労働協約により，そうした業務を免除することは認められるかという疑問が生じるかもしれない．これについても，男性労働者に対しては，その要望を聞くことなく深夜業務や長時間労働に就かせ，女性労働者の要望のみを受け付けるという対応では，やはり配置に関して両者間で異なる取り扱いをすることになり，同法の趣旨に反すると考えられる[2]．

# *F.* 母性保護と育児・介護支援

　母性保護については，労働基準法および男女雇用機会均等法に規定がある．前者の規定は母性保護規定，後者のそれは母性健康管理の措置と呼ばれる[5]．両者の内容（項目）を表1-9-3 にまとめた．労働基準法第 64 条の 3 に規定されている危険有害業務は，女性労働基準規則（第 2 条および第 3 条）に定められている．妊娠女性の放射線業務への従事については，電離放射線障害防止規則で被ばく量の限度が規定されている．

　その他，請求に応じて生理休暇を与えるという規定がある（労働基準法第 68 条）．また，労働安全衛生規則において睡眠および仮眠のための設備を，事務所衛生基準規則において便所，休養室等を，男女別々に設けるよう定められている．

　男女雇用機会均等法では，妊娠中および出産後の健康管理に関する措置が示されている．具体的には，保健指導や健康診査を受けること，それに基づく指導事項を守ることができるようにするための事業主の義務が定められ，妊娠週数に応じた保健指導，健康診査の回数，症状に対応した具体的な措置が，施行規則および指針によって示されている．さらに，当該女性労働者がそうした措置を適切に受けられるように，母性健康管理指導事項連絡カードの利用が勧められている．

　妊娠，出産等に関しては，上司や同僚からの嫌がらせも問題となっており，2016（平成28）年の男女雇用機会均等法の改正により，上司・同僚からの言動により，妊娠・出産等をした女性労働者の就業環境が害されることのないよう，事業主に雇用管理上の措置が義務づけられた[6]．具体的事項は，同年に公示された「事業主が職場における妊娠，出産等に関する言動に起因する問題に関して雇用管理上講ずべき措置についての指針」で示されている．

　育児・介護休業法では，育児・介護のための休業権利の保障，子の看護休暇・介護休暇，時間外労働・深夜業の制限，勤務時間の短縮，育児・介護を行う労働者の支援などが規定されている．

**表 1-9-3**　母性保護規定（労働基準法）および母性健康管理の措置（男女雇用機会均等法）

| 母性保護規定 | 労働基準法 |
| --- | --- |
| ・産前・産後休業 | 法第 65 条第 1 項および第 2 項 |
| ・妊婦の軽易業務転換 | 法第 65 条第 3 項 |
| ・妊産婦等の坑内作業の制限 | 法第 64 条の 2 |
| ・妊産婦等の危険有害業務の就業制限 | 法第 64 条の 3 |
| ・妊産婦に対する変形労働時間制の適用制限 | 法第 66 条第 1 項 |
| ・妊産婦の時間外労働，休日労働，深夜業の制限 | 法第 66 条第 2 項および第 3 項 |
| ・育児時間 | 法第 67 条 |
| 母性健康管理の措置 | 男女雇用機会均等法 |
| ・保健指導または健康診査を受けるための時間の確保 | 法第 12 条 |
| ・指導事項を守ることができるようにするための措置 | 法第 13 条 |
| ・妊娠・出産等を理由とする不利益取扱いの防止 | 法第 9 条 |

　また，介護保険制度，児童福祉法（保育制度の弾力化と規制緩和）なども，間接的に女性労働者の就労行動，ひいてはメンタルヘルスに影響を与えていると考えられる[6].

## *G.* 女性活躍推進法の周辺

　1999（平成11）年に成立，施行された「男女共同参画社会基本法」は，男女が平等に自らの意思で社会のあらゆる分野の活動に参画しその能力を発揮でき，その利益の享受と責任を均等に担うことを目的としている．性の固定的な役割分担意識から生じている男女格差解消のためのポジティブ・アクションとして，女性の採用拡大，女性の職域拡大，女性管理職の増加，女性の勤続年数の伸長，職場環境・風土の改善の推進が挙げられ，「202030：2020年までに指導的地位女性30%の実現」という第3次男女共同参画基本計画の目標を明確化し，前進させるために，2014（平成26）年「日本再興戦略・改訂版」が閣議決定された．

　また，女性活躍推進法が2015（平成27）年に国会で成立した．これにより，働く場面で活躍したいという希望をもつすべての女性が，その個性と能力を十分に発揮できる社会を実現するために，女性の活躍推進に向けた数値目標を盛り込んだ行動計画の策定・公表や，女性の職業選択に資する情報の公表が事業主（国や地方公共団体，民間企業等）に義務づけられた．

### ● 参考文献 ●

1) 廣尚典：要説　産業精神保健. 診断と治療社，2013.
2) 木村恵子：女性労働者を対象とした雇用管理について―メンタルヘルスの観点から. 産業精神保健 23（特別号），103-107，2015.
3) 男女共同参画統計研究会編：男女共同参画統計データブック 2015. ぎょうせい，2015.
4) 丸山総一郎：女性労働の歴史的変遷―メンタルヘルス・QWL の視点から. 産業精神保健 23（特別号），4-10，2015.
5) 新居智恵：女性労働者の健康管理. 産業医の職務 Q&A 第 10 版，産業医の職務 Q&A 編集委員会編，297-301，産業医学振興財団，2014.
6) 内閣府男女共同参画局編：平成 28 年度男女共同参画白書. 2016.

# 第2章
## 女性診療の進め方

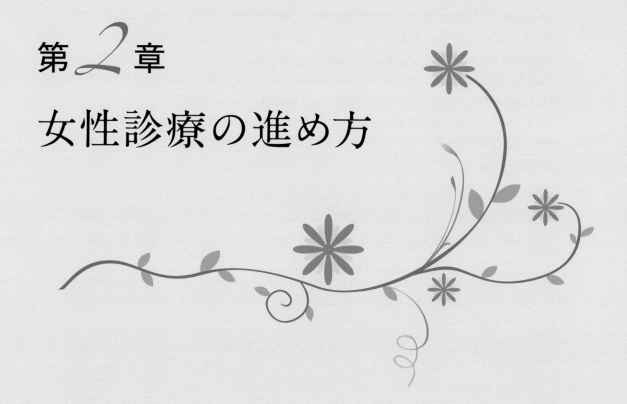

# *1* ライフサイクルからみた女性の メンタルヘルス

## *A.* 女性のライフサイクルと心の発達

　心の健康について考える上で，人間の心が誕生の瞬間から死に至るまでの間どのように変化（発達）していくか，という問題を考えておくことは重要である．この過程はたいてい山あり谷ありなのであって，それを越すことに困難を覚えるとき，心の健康のバランスが崩れやすくなるともいえる．しかも，女性のメンタルヘルスについて考える場合には，ライフサイクルを通した生活経験に，男性と異なる面があることにも留意しなければならない．

　まず，個人の心理社会的な発達について，エリクソンの理論を基礎に考える[1]．心の発達に関する理論は複数あるが，エリクソンが理論化したいくつかの点は，大筋で受け入れられている（図2-1-1）．

① ライフステージは，いくつかの節目（ライフイベント）によって区分される．
② 人間の心は，あるライフステージで得たものの上に，次のステージで得たものを積み重ねるようにして発達する．つまり，現在の心（の健康）は，いわば座布団を積み重ねた上に乗っている．
③ ライフステージごとに，味わうべき生活経験がある（これをエリクソンは発達課題と呼んだ）．この生活経験は，家族など周りの人々との「双方向的な対人関係」の中で味わうものである．
④ 生活経験で重要なのは，ポジティブな経験（人生がうまく進んでいるように思える経験）とネガティブな経験（人生がうまくいかないように感じる経験）を，適度のバランスで味わうことである．
⑤ 両者の経験を適度なバランスで味わうと，一種の「生きるの強さ」（これをエリクソンは徳と呼んだ）を獲得できる．これは次のライフステージを生きるときの武器になる．しかし，経験があまりに不十分だと，心の発達がアンバランスになる．

　『ドラゴンクエスト』などのいわゆるロールプレイングゲームが人気を集めるのは，上のような人生の設定ときわめて似ているからだろう．「あるステージで十分な経験値を積むと，『ゲット』できるアイテムがあり，これは次のステージで武器になる」．経験値が100％である必要はない（そういう人はまずいない）．だが経験値が小さすぎると，今すぐ人生に失敗するわけ

| ［ライフステージ（およその年齢）］ | ［重要な人間関係の範囲（その様式）］ | ［味わうべき生活経験］ | ［獲得する一種の「生きる強さ」］ |
|---|---|---|---|
| 円熟期 | 人類，種族（過去の存在を通して存在する，存在しないものに直面する） | 自我統合←→絶望 | 英知 |
| 成人期 | 分業と共同の家庭（存在させる，世話する） | 生殖性←→自己没頭・停滞 | ケア |
| 前成人期 | 友情・性・競争・協力の相手（仲間の中で自分を失い，または発見する） | 親密さ←→孤立 | 愛 |
| 青年期（中学生〜） | 仲間，先輩，社会，（自分自身である/ない存在を分かち合う） | 自己同一性←→自己同一性拡散 | 自己への忠誠 |
| 学童期 | 学校や近隣の人（集める，完成する，一緒に作る） | 勤勉←→劣等感 | 有能感，自信 |
| 幼児後期（3〜6歳） | 家族，近隣の親しい人（ものにする，まねる，追いかける，遊ぶ） | 積極性←→罪悪感 | 目的意識 |
| 幼児前期（1.5〜4歳） | 両親，親代わりの人（保持する，手放す） | 自律性←→恥，疑惑 | 意志の力 |
| 乳児期（0〜1.5歳） | 母親，母親的人物（得る，お返しする） | 基本的信頼←→基本的不信 | 希望 |

図 2-1-1　エリクソンの発達段階論

［参考文献 1）より引用改変］

ではないとしても，いわば「座布団の積み方が雑なままで次の座布団を積む」ことになる．すると，座布団の枚数が増えたとき，雑な積み方のツケがまわってくる．その上に乗ろうとしたとき，一気に崩れてしまうリスクが高くなる．

　このような考え方は，心の成熟を理解するために役に立つ．もし当事者の心の成長を阻害している要因（たとえば自立を妨げる支配的な親）が明らかになった場合，それを遠ざけることが当事者への援助になるかもしれない．経験値が小さいまま過ごしてしまった時間を取り戻す（つまり育ち直す）ことも，ある程度までは可能である．必要な生活経験は人間関係の中で味わうべきものであるから，その人の"育ち直し"に必要なタイプの人間関係（たとえば父親的人物，群れて遊べる仲間，信頼できる教師役など）を，医師・看護師・カウンセラーなどの援助者が提供したり，適切な環境をアレンジして経験してもらったりすることが，成長に有益な場合もある．

　図 2-1-1 に示したのは個人のライフステージと心の発達の関係であるが，これに加えて，家族の発達段階という考え方もできる[2]．家族を一つの生き物のように考えると，家族のあり方もまた，時間とともに変化していくことは確かである．ただし，カップルの年齢の組み合わせや，長子・末子の年齢の組み合わせが家族ごとに異なるし，家族のあり方に関する考え方も

多様なので，個人の発達史以上に家族の発達史を図式化することは難しい．いくつかの考え方を筆者がまとめた整理例を，図2-1-2 に示す．

　ここで，個人の心理社会的発達（図2-1-1）および家族の発達（図2-1-2）には，どのような男女差があるだろうか．社会通念では，女らしさや男らしさが明確になるのは，思春期以降のことと考えられている．詳しくいえば，青年期の発達課題は，自己同一性（アイデンティティ）を模索し，「自分は何者か」と問いかけることである（図2-1-1）．その一部として，女性であれば「わたしはどのような女性になろうとするのか」と問いかける作業も含まれる．この背景にしばしば影響しているのが，それまでに形成された"性役割観"である．これは，親などから「女の子なんだから」という理由で命じられたり禁じられたりした結果，自分にすり込まれたり，それに反発を感じたりすることで形成されたものである．もちろんこの後も，生活経験を通して"性役割観"はさらに変化する可能性がある．ここで，親たちがなぜそのような"性役割観"をもつに至ったのかと考えると，おそらく親たちの生育歴，特に家族歴が影

| [家族のステージ] | [発達課題] | [典型的な課題] |
|---|---|---|
| 老齢期にさしかかる家族 | 喪失体験の受容 | ●心身機能や夫婦機能の維持<br>●子どもたちへの主導権移譲<br>●配偶者の役割の再定義<br>●自分や身近な人の死に対する準備<br>●年長者の知恵と経験を社会で活かす |
| 子どもが巣立つ時期 | 分化・分離 | ●二人夫婦システムの再構成<br>●成人した子どもとの役割分担の調整<br>●子の配偶者や孫との家族関係の再構成<br>●親の老いと死への対応 |
| 思春期～青年期の子を持つ家族 | 分権化 | ●子どもの自立促進，家庭内外の出入りの許容<br>●夫婦の人生・職業の再設計<br>●老年期にさしかかる両親への配慮 |
| 子どもを養育する家族 | 所属・包含 | ●家族の責任分担とルールづくり<br>●子どもの生活空間の拡大に伴う家族の社会化 |
| 幼い子どものいる家族 | 勤勉 | ●子どものための夫婦システム再編成<br>●親役割の獲得<br>●子育てを前提にした家族・友人関係の再構成<br>●プライバシーのない生活への対処<br>●性生活を含む夫婦関係の再構成 |
| 新婚夫婦 | 愛着 | ●結婚生活へのコミットメント<br>（夫婦の相性，住居，食生活，経済，就業，健康）<br>●配偶者・その家族を含めた家族関係の再構成<br>●友人関係の再構成<br>●家族計画を含む将来の目標共有と方向づけ |
| ヤングアダルト時代 | 結婚準備性 | ●親からの物質的・情緒的分離<br>●性同一性と職業能力の獲得<br>●結婚する（しない）決心 |

図2-1-2　家族の発達段階と発達課題

響している．このように，家族というものを深く理解しようとするならば，三世代以上にわたって考えることが重要である．

　これに続く前成人期や成人期は，女性にとって恋愛・結婚や出産・育児の時期と重なることが多い．妻や母親としての生き方と職業生活の葛藤，あるいは自分が求める生き方と配偶者が求める生き方の葛藤が，女性の心と健康に影響しやすい時期である──人類生態学では人間集団（種族）が存続するための二大条件として production（生産活動）と reproduction（生殖活動）を挙げるが，女性にとっては，この二大条件の間で葛藤を生じやすい時期といえる──．日本の伝統的な"夫婦役割観"においては，これらの葛藤の結果として，たいてい女性のほうが生き方を変えてきた．その結果，女性は男性に比べ，"大きな生活変化（ライフイベント）に伴い，従来の生き方や対処方法を大きく変えなければならない事態"を多く経験することになる．これを発達的危機ともいうが，それまでの生き方を喪失する経験なので"小さな死"と呼ぶ人もいる．

　さらに円熟期に至ると，女性は男性より平均寿命が長い上に，夫より年下ということが多いため，配偶者を看取ったり，配偶者に先立たれてから長い余生を送ったりすることが多い．また，高齢になれば，健康や生活機能の一部を喪失することも多くなる．このように"老い"という避けがたい課題に直面してこれを受け入れるに際し，先のライフステージで"小さな死"を乗り切っていくことが，"人生の予習（レッスン）"になると考えることもできる．

　しかし，女性であっても，結婚しない人生や，子どもをもたない人生を主体的に選択する人はいるし，性的マイノリティと呼ばれる生き方もある．また，前述のようにライフサイクルに一定の男女差があることは確かだが，結果としての心の発達をみれば，男女差よりもはるかに大きな個人差があることを忘れてはならない．人生に向き合う基本的態度である首尾一貫感覚 sense of coherence や，さまざまなストレスに対するコーピングの選び方の基本傾向（コーピング特性）に関する研究でも，男女差は個人差に比べて小さいようである[3),4)]．したがって，生活経験の様相にはある程度の男女差があるにせよ，心の発達や心の健康の男女差を過大視も過小視もしないことが大切である．

## B. 女性のライフサイクルと心の健康問題

　次に，女性のライフサイクルに沿って，どの時期にどのような心の健康問題が生じやすいかを考える．ただしここでは，どのような問題が顕在化（事例化）しやすいかということを概観するにとどめ，重要な課題についての詳細は別項に譲る．

### 1. 子ども時代

　小児期までに顕在化する心の健康問題として，神経発達障害（いわゆる知的障害や発達障害）

がある．その種類はさまざまで，原因が解明されていないものが多いが，たいてい女児より男児に多いことは事実である．

　小児期から思春期には，親から受ける虐待も，大きな心の危機をもたらす．神経発達障害をもつ児は，虐待を受けやすい．虐待の原因が何であれ，虐待を受けたことによるトラウマ（心的外傷）は，成人以後にも形を変えた心の健康問題として再燃することが多い．たとえば父親や母親から受けた虐待は，子どもの"性役割観"や父親イメージ・母親イメージを混乱させ，成人して自らが親になったときの混乱（つい子どもを虐待してしまう，など）につながりやすいことが知られている．

## 2.　思春期から青年期にかけて

　思春期から青年期は，統合失調症（精神科入院患者の中で最も多い疾患，p.213）が発症しやすいライフステージである．入院が長期化したり再発したりすることのないよう，早期に適切な支援をすることが重要である．原因は完全に解明されていないが，女性は男性に比べ初発年齢が高い傾向にある．男性に比べ，家事などの日常生活能力が高いこともあってか，"回復して社会参加できる"という意味での予後は，女性のほうがよいといわれる．

　一方，摂食障害（p.319）は，この時期の女性において，男性より圧倒的に多く発生する心の健康問題であり（約 10 倍），その多くは神経性無食欲症（いわゆる拒食症）と呼ばれるタイプである．意図的に食事摂取を制限し，過度の低体重となっているにもかかわらず，体重増加に対する強い恐怖があり，自分の体重や体型に対する認識がゆがんでいる状態である[5]．身体健康への影響（無月経などの症状）が出たり，自傷行為（リストカットなど）を繰り返したりするケースも多く，これらが深刻化・長期化すると生命にも危険が及ぶ．きっかけは過度のダイエット行動であることが多いが，真の原因は不明であり，家族関係（ことに母子関係）の問題，女性らしさを獲得することの拒否感，未熟なパーソナリティ（完全主義，低い自己評価，不安），身体的異変を自覚できない傾向（失感情症）などとの関係が指摘されている．痩せることだけでなく，自分で体重をコントロールすることに意味があるようなケースもある．

## 3.　妊娠・出産と精神疾患

　妊娠と出産前後（周産期）の女性における心の健康問題には，さまざま種類がある．どのような女性にとっても出産（ことに長子の誕生）は，家族の発達段階を一段階登る体験であり，前述のようにそれまでの家族発達がアンバランスであるほど危機的になりやすい．妊婦に精神疾患の既往がある場合をはじめ，こうしたアンバランスが存在している場合には，そこを補うサポートが必要になる．

　ただし，産後 2 日目から 2 週目までの一過性の抑うつ症状・不安・不眠などは，マタニティブルーズと呼ばれ，特に治療の対象とする必要はない．出産に伴う心身の消耗が関係しているほか，出現頻度に文化差が大きいことから，社会的要因の関与も大きいと考えられる．適切な

情報提供・環境調整と，周りが受容的に関わることで，自然消失する．

　一方，よく「産後うつ病」と呼ばれているものは正式の病名でなく，「うつ病（DSM-5）」（大うつ病性障害）が産後に発症した場合の通称で，DSM では産前・産後を含む「周産期発症」という特定用語を適用している．一般にライフイベントの後に「うつ病」が発症することは多いので，産後に多いことは当然に思われるし，産後 2 週を超えて抑うつ症状が続くケースを適切にスクリーニングし，治療に導入すればよさそうに思われるが，問題はそれほど単純ではない．

　「産後うつ病」と考えられているケースの半分近くは，真の抑うつ障害ではなく，双極性障害（いわゆる「躁うつ病」）や睡眠障害であるとする報告もある[6]．さらに，「産後うつ病」を発症しやすい条件（危険因子）として，低い自尊感情，低い首尾一貫感覚，低い出産満足度，育児不安などと並んで，精神疾患の既往を挙げる研究もある．この "出産前から存在した精神疾患" が何なのか明確でない報告も多いのだが，「産後うつ病」の半数は妊娠期から発症しているともいわれる[7]．なお，「うつ病」以外の精神疾患も含め，妊娠前から薬物療法を受けていた場合に，妊娠により（児への影響を恐れて）服薬を自己中断した結果，精神疾患が再発再燃するケースは多い．妊娠中から精神科で受療し，非薬物療法を優先しつつ，最小限の薬物療法を受けることが望ましい．

　他に出産そのものが原因となる精神疾患としては，出産時に何らかの強い精神的ショックを受けた場合の一過性の不安・焦燥・不眠・妄想・解離などがあり，症状は多彩だが予後は比較的よい．また，出産前後の持続的なストレスによる心身の消耗が，双極性障害の発症のきっかけとなることもありうる．さらに，出産だけでなくその後の育児の困難感から，不安・不眠・抑うつなどを呈する女性はきわめて多い．その人をサポートする家族的・社会的環境の整備や，助産師・保健師による適切な支援など，多様なサポートが必要となる．

## 4. 働く女性のメンタルヘルス

　労働者のライフコースと健康を考えるとき，女性労働者に出産・育児という負担がのしかかっていることは事実である．これらのライフイベントによるキャリアの中断や，キャリアを中断しない選択をした場合のワーク・ライフ・バランスの問題は大きい．

　労働者のメンタルヘルスの問題としてよく注目される「うつ病」（大うつ病性障害）の罹患率は，男性より女性に高い．しかし，抑うつ状態などの結果として自殺を選択する人は，年齢を問わず男性に多い（約 3 倍）．男性は女性より，自殺未遂が少なく，致命性の高い手段で自殺を図ることが多い．これは国や文化を問わずみられる傾向である．その理由は明確でないが，男性が "怖いこと（たとえば自殺企図）を勇敢にやってのける訓練" を文化的に受けていて "潜在的な自殺する能力" を女性より多く有していることや，男性は愚痴をこぼしたり弱音を吐いたりしない傾向にあることなどが推測されている[8]．逆にいえば女性は，感情を言語化し，周りに話せる能力が豊かであることが，自殺の抑止力となっている可能性がある（p.195）．

## 5. アルコール問題

　女性は男性ほど飲酒しないが，ひとたび多量に飲み始めれば男性同様の依存症に至る危険がある．また，短期間で身体的な健康問題も起こりやすく，ことに乳がんや骨粗鬆症など女性に多い疾患のリスクが高まることは見逃せない．一方，胎児にとってアルコールは催奇形性物質であり，胎児性アルコールスペクトラム障害（成長障害，低い知能，小頭症など）を引き起こすことがある[9]．

　なお，ドメスティックバイオレンス（DV）では女性が被害者になることが多いが，これには男性の飲酒が関係していることも多い．男性がアルコールに依存している一方で，女性はそのような男性の世話を焼く行為に依存しているという，共依存の現象がみられることもある．

## 6. 老年期のメンタルヘルス

　老化とは総合的な環境適応能力の低下であって，生物学的老化（脳の老化，睡眠退行，感覚能力低下，慢性疾患の増加）や，社会心理的老化（老いの自覚，退職・近い人の死など喪失体験の重なり），実存的老化（自分自身の死を直視せずにいられない）といういくつかの虚弱となった状態（フレイル）の側面をもつ．有配偶者に比べ配偶者を失った人は平均余命が短くなるが，この影響は女性より男性に大きい[10]．

　老年期の代表的な精神健康問題である認知症（p.290）は，男性より女性に多いといわれるが，その理由はよくわかっていない．もっとも，認知症であっても正確な診断を受けていない人は多く，認知症と誤解（誤診）されている「老年期うつ病」の人が多いことも現実的には大きな課題である．高齢者の「うつ病」も男性より女性に多く，抑うつ症状を基礎とした思考力低下や意欲低下が認知症のようにみえやすく，また身体の自覚症状が目立ちやすいという特徴をもつ．

● 参考文献 ●
1) エリクソンEH：アイデンティティとライフサイクル（西平直，中島由恵訳）．誠信書房，2011.
2) 亀田 研：家族ライフサイクル—家族の発達過程と発達課題．家族心理学，榎本博明編著，p.39-53．おうふう，2011.
3) 山崎喜比古，戸ヶ里泰典，坂野純子：ストレス対処能力SOC．有信堂，2008.
4) 影山隆之，小林敏生：心の健康を支える「ストレス」との向き合い方　BSCPによるコーピング特性評価から見えること．金剛出版，2016.
5) 切池信夫編：摂食障害：治療のガイドライン．医学書院，2003.
6) 岡野禎治：周産期の精神障害-産褥期を中心に．睡眠医療6，431-437，2012.
7) 岡野禎治：周産期のうつ（気分障害，精神科）．治療95，1882-1885，2013.
8) ジョイナーTE, Van Orden KA, Whitte TK, 他：自殺の対人関係理論　予防・治療の実践マニュアル（北村俊則監訳）．日本評論社，2011.
9) 真栄里仁，樋口進：女性とアルコール問題．医学のあゆみ54，963-967，2015.
10) 清水新二：アルコールとドメスティックバイオレンス．医学のあゆみ54，973-977，2015.
11) 石川晃：配偶関係別生命表：1995年．人口問題研究55，35-60，1999.

# 2 女性のメンタルヘルス不調の診察

## A. メンタルヘルス診察における基本的観点

　メンタルヘルスの診察においては，① 生物・心理・社会 bio-psycho-social の各次元にわたる多次元的な観点と，② 出生・成長・生産・生殖・養育・老化・傷病・死に至るライフ・サイクルの観点，③ 現代についての社会史的観点が不可欠である．人は，身体として，主体的個人として，家庭および社会での役割を有する者として，それぞれの発達段階に応じた課題を負いながら，現代という社会史の一時代を生きているからである．

　多次元的観点は，各次元を並列的に走査してそのいずれかをメンタルヘルス不調の主要因と同定するためでなく，いずれもの次元において相応の対応が図られる重層的で総合的な治療戦略を立てるために必要であり，ライフサイクルの観点は，時点横断的にその発達段階の特殊な課題を焦点化するだけでなく，個体史を通じた問題の堆積と，その結果として形成された人格や認知・行動面の特徴を縦断的に見通すために必要な観点である．

　そして，社会史的観点とは，上記の二観点がメンタルヘルスの病理を基本的に主体の側に内在化した問題と捉える観点であるのに対し，その時代の社会が抱える外在的な矛盾にこそ問題を生み出す病理を探ろうとする観点である．

　三つの観点は突き詰めればじつは互いに齟齬をきたしうるが，診療の実践においては，多少の理論的不整合にもかかわらず，各々の観点が適宜「役に立つ」場面がある．メンタルヘルスの診療においては，対象者にとってもはや変更しえない固定した背景と，少しでも改善が可能な外的条件，大きく改変しうる主体の側の認識内容をそれぞれ見極めることが肝要である．そのためには，医学的知識だけでなく，少子化，高学歴化，女性就労者の増加，非正規雇用の増加，貧富格差の増大，晩婚・非婚化，離婚の増加，独居者の増加，世代間の隔絶，高齢化，要介護者の増加，文化の多様化，SNS（social networking service）の普及など，現代のわが国における社会構造の変化と，各種のいじめ，ハラスメント，差別，虐待，等々の諸問題に関して一通りの知識を備えていなければならない．

　以上を念頭に置きつつ，本節では，まず一般的なメンタルヘルス診察の手順をまとめ，そののちに，対象者が女性である場合に特に留意すべき諸点を解説する．

# B. メンタルヘルス診察の手順

　メンタルヘルスの診察手順は基本的に医学分野一般の診察手順と同じである．問診によって受診理由とともに病歴ならびに生活背景に関する情報を収集した上で，現症を客観的に観察して状態像を把握し，診断確定に必要な検査を加えて，治療方針を立案するのである．ただしメンタルヘルスの診察においては，身体疾患の分野に比べて問診の意義がきわめて大きい．第一に，愁訴や病歴を聴取する段階ですでに診察が始まっている．対象者の表情や態度，話しぶり，質問に対する応答などから，その感情，意欲，思考，知性など精神活動の諸領域に関する注意深い観察が開始されねばならない．第二に，同じく問診の段階ですでに治療までもが始まっている．対象者の訴えに傾聴し，その不安をまず受けとめることそれ自体が治療的効果を有するからである．逆に，たとえ中立的な態度であっても，問診者が対象者の不安に十分な関心を抱いているという姿勢を示すことができなければ，対象者には安心して治療を託しうる相手とみなされない．初回の面接がその後の治療関係を決定するといって過言ではない．

　カルテには，対象者の属性（年齢・性など）に続いて，主訴，家族歴，生活歴，病前性格，既往歴，現病歴，現症（診察所見）の各項目が，通常この順序で設けられている．しかしそれは，あくまでも医療者が診断・治療を効率的に進める便宜として，巨視的な視野から現在の問題を焦点化するという定式化された症例記載の順序であり，実際の問診の順序としては不適切である．対象者の関心は目下の「困りごと」「心配事」にこそあるのであって，現状の十分な聴取を後回しにすることは対象者に不満と不信を抱かせることになる．実際の問診の順序としては，主訴（愁訴）と現病歴を優先的に，本人の語るままに傾聴したのち，診察者から質問を加えて現病歴の情報を補充し，その後に他の項目の情報を収集すべきである．表 2-2-1 に実際の診察手順と留意事項をまとめる．

　表 2-2-1 に掲げた項目の情報をすべて初回の面接で収集することは難しく，実際には数回の面接を通じて聴取することになる．矢継ぎ早に多くの質問を浴びせられると，対象者は自らが一定の診察手順と質問リストに則って探査される客体に化したことを容易に察知してしまう．治療者の支援を必要としつつも，対象者こそが問題を克服する主体であることをまず治療者の側がわきまえているべきであり，そうした観点に立てば治療者のとるべき態度も自ずから導かれる．これについては後述の面接技法の項（p.74）で解説する．

表 2-2-1　メンタルヘルス診察の手順

| 項　目 | 内容と留意事項 |
|---|---|
| 1．主　訴 | 本人の言語表現のままに記録．複数の愁訴があることも多い |
| 2．現病歴 | 最初は本人の陳述に傾聴する．一通り話しが終わった段階で，以下の情報に遺漏や不明点があれば質問して補充する．① 症状の詳細と程度（精神症状だけでなく，睡眠，食欲，便通などの身体症状も確認），② 発症時期，③ 発症様式（急性・亜急性・慢性），④ 病状の推移（緩徐進行性・階段状増悪・一過性・寛解再発の反復），⑤ 発症前後の生活状況・その変化・事件，⑥ 発症原因に関する本人の解釈 |
| 3．生活歴 | これ以降の項目は自発的に語られることが少ないので，適宜質問を加えて情報を収集する．出生地，幼少時の家族構成，親の職業，親の性格，教育歴，職歴，婚姻歴，出産・育児歴，住居・家族構成の変遷，家族との関係，交友関係，趣味・嗜癖（飲酒・喫煙） |
| 4．病前性格 | 病前性格と行動傾向について自己評価を本人の言語表現のままに記録．自発的陳述が乏しければ他の人からどう評されていたかを質問する（友人が多い / 少ない，明るい / 暗い，おとなしい / 活発，消極的 / 積極的，気弱 / 強気，短気 / 気長，慎重 / 大胆，繊細 / 暢気，几帳面 / 無頓着，頑固 / 柔軟，真面目 / 不真面目など．普通という答えも用意） |
| 5．既往歴 | 精神・神経疾患，内科的・外科的疾患，治療歴，服薬内容 |
| 6．家族歴 | ことに類似疾患の有無（遺伝負因，生活様式の共有による危険因子が示唆される） |
| 7．現　症（診察所見） | 主訴と病歴の聴取の最初から診察も開始される．表情，態度，話の内容，話の脈絡，質問に対する応答などから，感情，意欲，思考，知性など各精神領域に関する所見を評価（表 2-2-3 参照）．随伴する身体症状として睡眠・食欲・体重の増減・便通・平素の血圧の聴取は必須．現在の体重・血圧の測定，いわゆるハンマーニューロロジーの所見（対光反射，眼球運動，顔面麻痺の有無，咽頭反射，提舌，四肢筋力，深部反射，運動協調，感覚障害の有無などの一般神経学的所見）も診察する |
| 8．暫定診断 | 初回の診察で疾患の確定診断に至らないことも多い．まずは主な症状を把握し可能性のある疾患を念頭に置いて一定期間観察を継続する |
| 9．検査指示 | 診断を補強するための諸検査（知能検査，認知機能検査，性格検査，気分・感情評価尺度など）を指示する |

# *C.* 精神症候と精神疾患

　メンタルヘルスの不調は必ずしも精神障害を意味するものではない．人生の途上で誰しもが経験する迷いや悩みの相談に訪れる対象者も少なくない．ことに職場や学校の保健室での相談では，初回の面接で愁訴と病歴を十分聴取し，相談者の悩みが特殊なものでないことを説明するだけで安心して，以後再診を要しないケースも多い．しかし，家族や同僚など周囲の人たちから受診を勧められたケースでは，すでに症状が顕在化していると考えられるので，面接時に明らかな病的所見を認めなくとも，次回の面接を予約して慎重に経過を観察すべきである．

　初回および以後の面接において観察・評価すべき精神機能の領域と主な症候を表 2-2-2 に掲げる．人間の精神活動はおよそ 10 前後の領域に分けることができ，対象者のメンタルヘルスの診察に当たってはそれらすべての領域に関する所見の有無が検討されなければならない．

表 2-2-2　**精神機能の諸領域と主な症候**

| 1. 意　識 | 意識混濁，意識狭窄，意識変容 |
|---|---|
| 2. 知　覚 | 錯覚，幻覚（幻視・幻聴・体感幻覚・幻嗅・幻味・幻肢） |
| 3. 言　語 | 思考・感情・意欲の異常の表現，失語，構音障害 |
| 4. 行　動 | 思考・感情・意欲の異常の表現，自傷，他害，衝動行為，失行，遂行機能障害 |
| 5. 記　憶 | 健忘・記憶錯誤・作話 |
| 6. 知　能 | 知的障害（精神遅滞），認知症，偽認知症 |
| 7. 見当識 | 時間失見当，場所失見当，人物失見当 |
| 8. 思　考 | 思考形式の異常（迂遠・冗長・保続・思考途絶・連合弛緩・滅裂思考・観念奔逸・思考制止），思考内容の異常（妄想着想・妄想気分・妄想知覚，被害妄想，誇大妄想，微小妄想，罪業妄想，貧困妄想，心気妄想，人物誤認妄想，表意妄想），思考制御の異常（強迫観念・恐怖症） |
| 9. 気分・感情 | 気分の異常（抑うつ，希死念慮，躁，多幸），感情の異常（不安，恐怖，怒り，悲哀，情動失禁，両価性，感情鈍麻，感情不適合） |
| 10. 意　欲 | 行動制止，行動途絶，昏迷，精神運動興奮，無為，強迫行為，無食欲症，大食症 |
| 11. 自我意識 | 自我の能動性の異常（離人・作為体験），自我の単一性の異常（二重身），自我の同一性の異常（解離・転換・多重人格・憑依状態），自我の境界性の異常（思考伝播・思考察知） |

　初期の診察では疾患の診断が得られないことも多く，その場合には疾患診断の前段階として主な症状を把握しておき，一定期間観察を継続して可能性のある疾患を探ることになる．わが国の保健行政における疾病分類は国際疾病分類 International Classification of Diseases（ICD）に準拠している．表 2-2-3 に現在の ICD-10 の疾病分類における精神障害の項目と主な障害（疾患），視標となる症状を列記しておく．各々の詳細は本書の当該箇所を参照いただきたい．

## *D.* メンタルヘルス診察における面接技法

　面接技法も一般的な医療面接と基本は同じであるが，診察手順の項でも触れたように，① 治療主体としての対象者への敬意，② 対象者の内面開示の促進，③ 治療的配慮，などが他の分野に増して求められる．面接技法上の要点と留意事項を表 2-2-4 にまとめておく．開かれた質問 open-ended question，焦点を絞った質問 focused question，閉じられた質問 closed question という質問形式の使い分けがポイントである．

　現症については，客観的な症候の観察だけでなく，治療的な観点から現在抱えている問題に対する本人の感情と，その問題の原因に対する本人の主観的解釈の把握が重要である．対象者はそれぞれの成育史を通じて身につけた，現在の状況に対する受けとめ方（人生をどのような物語と捉えるかというナラティブな傾向性と，何を原因と考えるかという原因帰属）のバイア

表 2-2-3　**精神および行動の障害**

| 分類項目 | 疾　患 | 視標となる症状 |
|---|---|---|
| F0 症状性を含む器質性精神障害 | アルツハイマー病，血管性認知症，前頭側頭葉変性症，レビー小体型認知症，せん妄 | 認知症，健忘，失語，失行，失認，幻視，意識変容，見当識障害 |
| F1 精神作用物質による精神および行動の障害 | アルコール依存・乱用・惹起性精神障害，薬物依存・乱用・後遺症・惹起性精神障害 | アルコール・薬物への依存・乱用，それらの既往歴 |
| F2 統合失調症，統合失調症型障害および妄想性障害 | 統合失調症，統合失調感情障害，妄想性障害 | 幻覚，妄想，興奮，昏迷 |
| F3 気分（感情）障害 | 躁病，双極性障害（躁うつ病），うつ病，持続性気分障害 | 気分の高揚・消沈，行動の逸脱・減退，焦燥，悲哀 |
| F4 神経症性障害，ストレス関連性障害および身体表現性障害 | 恐怖症，パニック障害，全般性不安障害，強迫性障害，急性ストレス反応，外傷性ストレス障害，解離性障害，身体表現性障害 | 不安，パニック発作，予期不安，過敏，他覚所見と整合しない身体症状 |
| F5 生理的障害および身体的要因に関連した行動症候群 | 摂食障害，睡眠障害，性機能不全，産褥期精神障害 | 食行動・生活リズム・性機能・性行動の障害 |
| F6 成人のパーソナリティおよび行動の障害 | 特定のパーソナリティ障害（妄想性，統合失調症質，非社会性，情緒不安定性[衝動型，境界型]，演技性，強迫性，回避性，依存性），性同一性障害，性嗜好の障害 | 通常の範囲を逸脱した行動・態度，それらの持続した傾向性 |
| F7 知的障害（精神遅滞） | 知的障害（軽度・中等度・重度・最重度） | 知的・精神的発達の遅れ |
| F8 心理的発達の障害 | 会話および言語発達障害，学習障害，広汎性発達障害（自閉症スペクトラム） | 特定の神経認知機能・社会的認知機能・コミュニケーション機能の障害 |

[出典：文献 1）より引用]

スを有している．① 原因を主体の側にある（内在的）と捉えているか，他者や環境の側にある（外在的）と捉えているか，そして，② その原因を不可避のものと（宿命論的に）捉えているか，変更可能なものと（自由論的に）捉えているかによって，本人の感情には，無力感，悲哀，怒り，怨恨，諦観などの差異がもたらされ，それぞれの物語は，悲劇にも喜劇にも，受難劇にも英雄譚にもなりうるのである．以後の治療の目標は，症状の軽減のみならず，対象者の現状認識における極端なバイアスを適応的な範囲に修正することにも向けられるべきである．

# E. 女性に特有なメンタルヘルス不調の要因

　対象者が女性である場合には，女性特有の生理・心理・社会的要因とライフ・サイクルの課題に関する十分な理解が治療者に求められる．本書の各章には，月経・妊娠・出産・内分泌・生殖器などの生物学的要因，女子学生・女性労働者・妻・母親・養育者・老人介護者などとしての女性特有の心理・社会的な諸問題が解説されている．診察者はあらかじめ，これらの諸要

表 2-2-4　面接における留意事項

| 1.　面接環境 | |
|---|---|
| 1）個室での問診 | プライバシーと羞恥心への配慮 |
| 2）余裕のある問診時間 | 困りごとを十分伝え，受け入れられたという安心感を与える |
| **2.　面接手順** | |
| 1）受診へのねぎらい | 「外は寒くありませんでしたか」「お待たせしました」など，相談を受容する姿勢・共感性の呈示 |
| 2）診察者の自己紹介 | 「保健室担当の○○です」と所属・姓を名のるだけでも本人への敬意を表すことができる．以下，面接では丁寧語が基本，相手の年齢に応じて尊敬語を使用 |
| 3）受診理由の聴取 | 「どういうことでいらっしゃいましたか？」など本人の関心が開示できる『開かれた質問』から始める |
| 4）病歴の聴取 | 受診理由と同様，開かれた質問を心がける．しかし本人の陳述には医学的に必要な情報が欠落することも多いので，「それはいつから始まりましたか」「何かきっかけになるような出来事はありましたか」など『焦点を絞った質問』によって情報を補う．「そのとき強い憤りを感じましたか？」など相手が「はい」「いいえ」で答えるしかない『閉じられた質問』は，陳述者の内面開示を阻害し，また得られる情報の範囲が狭く非効率的であるため医療面接では好ましくないとされるが，医学的に重要な情報については確認のため適宜用いることも多い |
| 5）現　症 | （表 2-2-1 の当該項目を参照）客観的な観察だけでなく，治療的観点からは，現在の問題に対する本人の感情と，問題の原因に対する本人の解釈というナラティブな情報が重要 |
| 6）締めくくり | 「ご心配されていることはよくわかりました」「これからどのように対処すればよいか詳しく検査して最善の方法を相談して行きましょう」など相談の受容の確認と最善の治療的関与の予告．長時間の診察のねぎらいと再会を約束する挨拶 |

因について基本的な知識を備えておく必要がある．メンタルヘルス不調の背後にある病理構造の分析，治療目標の設定，治療戦略は，知識を基礎とした想像力によって限界づけられるからである．

　現在（2017 年）の女性をとりまく社会史的状況がメンタルヘルスに与えている影響について，筆者の見聞する範囲で注目点を以下に挙げておく．

① 高学歴化・女性就労の増加は，一部の女性に経済的自立と生活スタイルの自由な選択を促進したが，大半の女性は低賃金・非正規雇用の労働力として使用され，社会的階層の二極分化が進んでいる．

② その結果，職場では同世代の女性間の競争と葛藤が激化している．

③ また二極のいずれによらず，女性の社会進出は男性の既得権を脅かし，男性の上司・同僚との葛藤・緊張が高まっている．

④ 高学歴化・女性就労の増加は必然的に晩婚化・非婚化・少子化・離婚の増加をもたらしている．

⑤ 低所得で未婚の女性は親の家庭から自立できず，親への依存および葛藤が生じている．

⑥ 自立に成功した女性は住居の移動に伴って単身化し社会のストレスの中で孤立しやすい.

⑦ 結婚した女性も核家族化（世代隔絶）のため親世代のサポートが弱体化し，夫婦関係のストレスが緩和されない.

⑧ 同様に，出産後には育児不安・幼児虐待などの問題が（少子化によって絶対数は減殺されているが）表面化する.

⑨ 少子化のため，養育の過程で母親の側の母子分離の困難（母親の過干渉，母子相互依存）が見受けられる.

⑩ 高齢化の進行に伴い女性の介護負担が増えている.

⑪ 職場の人間関係においてはストレスが増大し，家族においては世代間の隔絶が進行する中で，私的な交友関係にも SNS など通信手段の進歩によって変化が生じつつある.その変化は，家族に代わるサポート・ネットワークとして期待しうる反面，交友関係を深刻な疎外状況に転じさせる威力も備えており，現時点でその影響は容易に見通すことができない.

たとえば，職場の同僚との感情的な軋轢が本人あるいは同僚の性格の問題（そのような側面が実際にあったとしても）としか捉えることのできない対象者に，上述のいくつかの状況に対する客観的な視点を導入することができれば，その問題に対する本人の認識や感情的態度は変わりうるかもしれない.

## *F.* 女性または男性の治療者が女性を診るということ

本節の最後に，メンタルヘルスの診療に際して，対象者と治療者のジェンダーの異同がもたらす作用についての自覚を，治療者（と対象者）に促しておきたい.

精神分析のいくつかの概念は，治療構造におけるジェンダーの影響を考える上で今日もなお有用な観点を提供する.一つは，エディプス・コンプレックスとして知られる幼児の父母それぞれに対するジェンダー的関係における葛藤が，その後の同性・異性との対人関係の規格として成人後も影響を及ぼしているという観点であり，二つには，そうした対人関係の潜在的葛藤が，転移，逆転移として知られる対象者と治療者双方の感情的態度として治療場面で再現されるという観点である.

対象者が女性である場合には，女性の治療者は，かつて対象者の母親が演じたように，まず養護者として，次に競争者として，さらに同一化の対象として受けとめられるかもしれない.男性の治療者は，父親が演じたように，まず養護者よりさらに強力な権能者として，次に身を委ねるべき相手として，あるいは忌むべき異質な対象として受けとめられる可能性がある.そして多くの場合，対象者は同時にそれら複数のイメージを治療者に投影し両価的な感情を抱いている.対象者の依存的態度に応じて養護者としてふるまうことは治療者にとって容易であり，優越感による満足さえももたらす.対象者が，もし家庭や職場・交友関係で依存しうる対象を

見出せない場合には，対象者にとって治療者は自らを苦境から救済する唯一の人物として安心を託すだろう．薬物治療を併用する場合にはその効果はより大きい．しかし治療の早期に現れるそうした効果は，あくまでも一時的で診察室の場面に限定したものに過ぎない．実生活での対象者の困難な状況はいまだ解決していないからである．

　フロイトは治療の場における禁欲原則を強調している．これは，対象者と治療者が互いを性的欲求の対象とみなすことを戒めるだけでなく，広い意味で，発達過程で十分に処理・克服されなかった欲求不満とそれに伴う感情を治療の場で相手に投影し，代理的な解消を求めようとする態度こそが，実生活での問題解決に無益であるばかりか阻害要因にもなることを指摘したものである．治療者は対象者が示す依存性の中に実生活における対象者の無力感と妥協を，また反発と拒絶の中に対象者の欲求の断念や敗北の予期を，想像すべきなのである．

　対象者にとって魅力的な治療者であることは，治療関係を構築する上で必要な前提条件といえる．しかしその魅力は職業的治療者としての原則を外れたものであってはならない．そして職業的治療者の原則的態度とは，個人の尊厳に対する敬意と，問題を克服する努力への共感，および，客観的知識を駆使する理性的態度である．

● **参考文献** ●

1）WHO：ICD-10 精神および行動の障害　臨床記述と診断ガイドライン　新訂版（融道男，中根允文，小見山実，他監訳），医学書院，2011.

# *3* 精神神経疾患で行われる検査 （質問紙評価）

　どんな疾患においても適切な評価が，適切な治療の第一歩である．本項では，働く女性に生じやすい抑うつと不安の評価に有用な検査，SDS と STAI についてまず解説する．また葛藤場面において本人がどのように対処するか，その対処の癖を知ることは有用である．そこでこの癖を評価できる PF Study について解説する．さらに近年，わが国の高齢化に伴い，両親の介護が新たなストレスイベントになっている．そこで，介護負担感の検査である ZBI とその介護負担感の最も大きな原因となっている認知症者の行動・心理症状の評価尺度である NPI-Q を紹介する．

## *A.* SDS

　SDS（Zung self-rating depression scale）は，わが国において，抑うつ症状を評価するために最もよく用いられている自記式評価尺度である[1),2)]．元々はうつ病の重症度評価のために作成されたが，現在，わが国では，うつ病のスクリーニングの場面で用いられることが多い．適用年齢は 18 歳以上で，所要時間は約 15 分である．

　SDS は，全 20 項目で構成され，うつ病でみられやすい症状の有無，およびその程度を多面的に評価するようになっている．たとえば，感情面に関しては，気分が沈む，些細なことで泣きたくなるなどの項目があり，生理面に関しては，睡眠，食欲，便通などの項目がある．また仕事（日常的な作業）ができるか，物事に対する決断ができるか，皆の役に立っていると思うか，自殺念慮があるかなどの項目も含まれている．

　20 項目のうち半分の 10 項目を反転項目としており，被験者にパターンがわかりにくいように工夫されている．各項目に対して「1：ないかたまに」，「2：ときどき」，「3：しばしば」，「4：いつも」のいずれかを選択させ，合計する．したがって，合計点は 20〜80 点となる．Zung の分類では合計点が，20〜39 点は正常，40〜47 点が軽度うつ状態，48〜55 点が中等度うつ状態，56 点以上は重度うつ状態としている．日本語版 SDS では，健常者，神経症者，うつ病者の目安が示されており，健常者は 23〜47 点，神経症者が 39〜59 点，うつ病者が 53〜67 点である．

　SDS の特性について簡単にまとめる．SDS は身体に関する項目が多いため，何らかの身体疾患を有している被験者では得点が高くなる．このような理由で，高齢者では得点が高くなり，

正常と異常のカットオフ値は 40 点にするより 48 点にするほうが，感度と特異度のバランスがよいことが知られている．合計点を算出するときに，項目ごとの重みづけはなされておらず，単純に各項目の得点を加算するのみである．また各項目の症状を 4 段階に分類するが，それぞれの段階間の等間隔性は保証されていない．したがって，合計点でうつ病の程度を純粋に測るということに関しては限界があることを知っておくべきである．また海外データとの比較において，わが国では，健常者の得点が高いことも知っておくべきである．Zung のデータでは，健常者の合計点の平均は 26 点であったが，福田のデータでは 35 点であった．さらに知能の低い被験者では利用が困難であること，防衛傾向の強い被験者や症状に対する自覚が乏しい被験者では得点が低めに出ること，疾病利得のある被験者では得点が高めに出ることも知っておくべきであるが，これらの特徴は SDS に限らず同様の枠組みをもった自記式評価尺度共通の問題である．

　SDS はあくまでうつ病者で，よく認められる症状の有無と程度を網羅的に評価する尺度である．したがって，SDS の得点だけで大うつ病性障害の診断ができるわけではないことも重要である．

## *B.* STAI

　STAI (state-trait anxiety inventory form)[3],[4] は，Spielberger らによって作成された不安に対する自記式評価尺度である．この検査では，その時々の「いま」の不安と，人格ともいうべき生来もっている不安になりやすい性格傾向とを分けて評価する．前者を状態不安と呼び，後者を特性不安と呼ぶ．

　STAI では，この二つの不安それぞれに対して 20 項目の設問が設定されている．状態不安の項目には，「気が落ちついている」，「安心している」などがあり，特性不安の項目には，「気分がよい」，「疲れやすい」などがある．そしてそれぞれに対して「全くちがう」，「いくらか」，「まあそうだ」，「その通りだ」の 4 段階で評価する．そしてそれぞれの得点を状態不安と特性不安とに分けて合計する．状態不安と特性不安の区別を明確にするために，日本版 STAI[4] では，状態不安の用紙には，「今現在のあなたの気持ち」，「今の自分の気持ち」と明記されている．一方，特性不安の用紙には，「ふだんの気持ち」，「ふだん感じている通り」と明記されている．対象は中学生以上である．

　施行に際しては，状態不安の評価を先に行い，その後，特性不安の評価を行う．時間制限はないが，それぞれ 5〜7 分程度で記入できる．日本版 STAI（状態・特性不安検査）使用手引き[4] には，状態・特性不安それぞれの得点の年齢・男女別平均と標準偏差が明示されている．これによると，25〜34 歳の男性の状態不安得点の平均±標準偏差の値は 37.7±8.8（113 名），女性は 36.9±9.5（107 名）で，特性不安はそれぞれ，男性 39.7±9.2，女性 39.5±9.3 で

あった. 状態不安, 特性不安ともに年齢が高くなるにしたがって, 得点が低くなる傾向があり, 75 歳以上の群の得点は, 男性の状態不安が 33.6±10.0 (78 名), 女性は 34.7±9.5 (74 名) で, 特性不安はそれぞれ, 男性 34.5±10.4, 女性 37.8±10.7 であった. 得点が一般的な地域住民の 75 パーセンタイル以上に相当する場合, 臨床的に問題となる高不安と考えられるため, STAI の得点としては, 男性では状態不安が 42 点以上, 特性不安が 44 点以上, 女性では, それぞれ 42 点以上, 45 点以上が高不安と判断する.

　過去の研究では, 神経症群では健常者群よりも状態不安, 特性不安ともに高いが, 心身症群は神経症群と健常者群の中間の数値になるという結果であった. すなわち, 心身症者では, 自己の悩みによる不安が顕在化しにくい可能性があると考えられた. また学生を対象に平静時と試験時に STAI を行い, 値の変化をみたところ, 状態不安は試験時に 1.5 標準偏差の増加を認めたが, 特性不安の値は変わらなかったことが確認されている.

## *C.* PF Study

　職場と家庭において, 働く女性は, 男性以上にフラストレーションを感じる出来事に遭遇していると思われる. このような出来事に対して, どのように対処するかには個人差がある. PF (picture frustration) Study[5),6)] は日常的に遭遇しそうなフラストレーション場面を 24 場面設定し, 個々人のフラストレーションに対する耐性, 適応力, 自己主張, 攻撃性などを予測する検査である. 所要時間は約 20 分程度である.

　PF Study では 24 枚のカードを用いる. それぞれのカードには, 一コマ漫画風に 2 人以上の人物が白黒の線画として描かれており, 左側の人物の吹き出しには, 右側の人物を欲求不満状態にさせるような言葉が書かれている. 右側の人物の吹き出しは空白になっていて, 被験者にはここに台詞を埋めてもらう. たとえば, 2 台の事故にあった自動車と 2 人の男性の線画のカードでは, 左側の人の吹き出しの中に, 無理に追い越そうとしたことが間違いだと記載されている. そして右側の人が, 何と回答するかを被験者に質問する. 人物には表情が描かれておらず, 被験者が自己の感情を投影しやすいように工夫されている.

　被験者の回答は, アグレッションの「方向」と「型」という二つの次元の組み合わせで分類される. フラストレーションの責任を誰に負わせるのかという観点から「方向」が決まるが, これは「他責（相手を責める）」,「自責（自分を責める）」,「無責（誰も責めない）」に 3 分類される.「型」は, どのような点に基づいて反応するのかという観点から,「障害優位型（フラストレーションそのものを指摘するにとどまる）」,「自我防衛型（責任の所在が誰にあるのかにこだわる）」,「要求固執型（問題が解消されることにこだわる）」に 3 分類される. 反応の分類は, 3 方向×3 型の 9 つのカテゴリーと, 二つの変型の合計 11 のカテゴリーに分類される.

結果の解釈は，以下の 4 点から行われる．

① GCR（group conformity rating）：集団一致度と呼ばれ，常識的な反応がどの程度あるかをみる尺度である．標準より高ければ過剰適応傾向にあり，低ければ，個性的な反応をすると解釈される．

② プロフィール欄：最も重要な指標で，アグレッションの方向と型，および 9 つのカテゴリーのどこに分類される反応が多いか，少ないかなどを，標準値と比較しながら把握する．

③ 超自我因子欄：自己の好ましくない行いを他者から非難されたり，叱責されたりしたときにどのように反応するかである．責任転嫁，言い訳，短絡的な攻撃傾向，率直な謝罪などの指標が得られる．

④ 反応転移：24 場面の前半と後半で反応を比較して，反応の変化について調べる項目である．PF Study は投影法に分類される心理検査ではあるが，刺激図の意図がわかりやすいので，被験者が回答を操作することが可能であることは留意すべき点である．

# *D.* 認知症者の介護負担関連評価尺度

働く世代において子どもの養育と親の介護は大切なイベントである．わが国は高齢化が進み，この高齢化に伴い，認知症患者数も増加している．親が認知症に罹患した場合は，介護負担はさらに大きくなる．平成 24（2012）年就業構造基本調査[7] によると，2011 年 10 月から 2012 年 9 月の 1 年間に，介護・看護を理由に離職をした人は 10 万 1 千人に上っている．さらに男女別の内訳をみると，離職者は，女性のほうが男性よりも圧倒的に多く，2011 年 10 月から 1 年間の調査では，全体の約 8 割が女性であった．

さて，認知症の親をもつすべての女性が離職するわけではなく，介護負担が大きい女性が離職しやすいと予想される．介護負担とは，米国ペンシルバニア州立大学教授の Zarit が「親族を介護した結果，社会生活および経済状態に関して被った被害の程度」と定義した概念である．職域において，認知症の家族を持った女性職員が，仕事の作業効率が下がってきたり，抑うつ的になってきたりした場合は，その人の介護負担感を評価することが望ましい．

認知症者の家族介護者の介護負担を評価する尺度として世界的に広く用いられており，かつわが国で使用可能な尺度としては，Zarit 介護負担尺度日本語版（Zarit Caregiver Burden Interview 日本語版，J-ZBI）[8],[9] がある．J-ZBI には身体的負担，心理的負担，経済的困難などのさまざまな観点から総合的に評価する質問が 22 項目含まれている．そしてそれぞれの質問に対して，「0：思わない」～「4：いつも思う」の 5 段階で評価し，22 項目の合計点が得点となる．高得点ほど介護負担が重いことを示し，最高点は 88 点である．この合計点の他に J-ZBI では 22 項目中 12 項目の結果を合計して算出される personal strain factor〔介護を必要とする状況（または事態）に対する否定的な感情の程度：PS 因子〕と別の 6 項目の結

果を合計して算出される role strain factor（介護によって介護者の社会生活に支障をきたしている程度：RS 因子）が設定されている．PS 因子は介護を行うことによる直接的なストレス，つらさを表し，RS 因子は，たとえば友人を自宅に呼べなくなったなどの介護者という役割を担うことによる生活の制限や束縛感を表す指標である．

　ZBI には短縮版（J-ZBI_8）[10] があり，これも標準化されている．スクリーニング検査として，あるいは時間的制限がある場面に推奨される．J-ZBI_8 の 8 項目は 5 項目の PS 因子と 3 項目の RS 因子を評価する項目からなり，短縮版でも両因子を測定できる．

　介護負担に最も影響する認知症者の症状は，行動・心理症状 behavioral and psychological symptoms of dementia（BPSD）であることがわかっている．この BPSD の程度を評価する検査として最もよく使用されているのが，Neuropsychiatric Inventory（NPI）で，これには日本語版もある．しかし NPI は専門家が，患者のことをよく知る家族介護者などにインタビューしながら評価することになっている．そこで非専門家が用いる場合は，この NPI を質問紙形式にしたアンケート版 NPI（NPI-Brief Questionnaire Form，NPI-Q）[11] が使いやすいであろう．NPI-Q では，妄想，幻覚，興奮，うつ，不安，多幸，無為，脱抑制，易刺激性，異常行動，睡眠障害，食行動異常の 12 項目に関して，当該精神症状の有無と，存在する場合にはその重症度を 1～3 の 3 段階で，その負担度を 0～5 の 6 段階で評価する．5 分以内で施行可能と報告されている．

● 参考文献 ●

1) Zung W：A Self-Rating Depression Scale. Arch Gen Psychiatry, 12, 63-70, 1965
2) 鎌形英一郎，他：SDS. 精神・心理機能評価ハンドブック，山内俊雄，鹿島晴雄総編集，p.345-346，中山書店，2015.
3) Spielberger CD, et al.：STAI Manual. Consulting Psychologist Press, 1970.
4) 水口公信，他：日本版 STAI（状態・特性不安検査）使用手引き．三京房，1992.
5) 林勝造，他：P-F スタディ解説—基本手引き．ソール・ローゼンツアイク原著，三京房，1987.
6) 松本智子：P-F スタディ（PFS）．精神・心理機能評価ハンドブック，山内俊雄，鹿島晴雄総編集，p.167-168，中山書店，2015.
7) 総務省統計局：平成 24 年就業構造基本調査 http://www.stat.go.jp/data/shugyou/2012/pdf/kgaiyou.pdf（平成 29 年 6 月 12 日アクセス）
8) Zarit SH, et al.：The memory and behaviour problems checklist 1987R and the burden interview. University Park PA：Pennsylvania State University-Gerontrogy Center, 1990.
9) Arai Y, Kudo K, Hosokawa T, et al.：Reliability and validity of the Japanese version of the Zarit Caregiver Burden interview. Psychiatry Clin Neurosci 51, 281-287, 1997.
10) 荒井由美子，田宮菜奈子，矢野栄二：Zarit 介護負担尺度日本語版の短縮版（J-ZBI_8）の作成：その信頼性と妥当性に関する検討．日本老年医学雑誌 40, 497-503, 2003.
11) 松本直美，池田学，福原竜治，他：日本語版 NPI-D と NPI-Q の妥当性と信頼性の検討．脳と神経 58, 785-790, 2006.

# 4 精神神経疾患で行われる検査（脳科学的評価）

　精神神経疾患の診断および経過観察の過程では，脳器質性疾患や血流・代謝などの機能性変化についての評価が必要であり，多くの場合，画像検査が施行される．画像検査法には，コンピューター断層撮影 computed tomography（CT），磁気共鳴画像 magnetic resonance imaging（MRI）といった形態画像検査と，単光子放出断層撮影 single photon emission computed tomography（SPECT），陽電子放出断層撮影 positron emission tomography（PET）などの機能画像検査がある．わが国では，近赤外線スペクトロスコピー near-infrared spectroscopy（NIRS）が，2014 年 4 月 1 日より「抑うつ症状の鑑別診断の補助に使用するもの」として保険収載されている．

## A. 主な画像検査法の概要

### 1. CT

　頭部を X 線撮影し，コンピューター処理にて 5 mm〜1 cm 間隔の断層画像を描出する．脳血管障害や腫瘍性病変など器質性疾患の診断に適し，短時間で撮像できる．比較的高度な脳萎縮も観察可能であるが，詳細な構造上の異常については，より空間解像度に優れた MRI で行われる．

### 2. MRI

　磁気共鳴現象を応用し，体内の水素原子核からの信号により頭蓋内断面にて画像が描出される．高解像度の三次元画像により各脳部位の定量解析も行うことができる．関心領域ごとの体積測定と，標準脳を用い全能を対象とした voxel-based morphometry（VBM）が可能である．また，磁気共鳴機能画像法 fMRI（functional MRI）は，脳内の局所神経活動により変化した局所脳血流に伴って変化する MRI の信号強度を検出する方法で，脳機能局在を研究する手段として中心的な地位を占めている．

### 3. SPECT・PET

　SPECT は，体内に注入した放射性同位元素 radioisotope（RI）の分布状況を断層画面にて描出し，脳血流量などの情報が得られる．統計解析画像を用いることにより，脳部位ごとの

血流量の相対的な増減を判定できる．PET では，陽電子（ポジトロン）放出アイソトープを体内に注入し，体内の陰電子と結合すると γ 線を発生する原理を応用し断層画像化する．たとえば，フッ素-18 標識フルオロデオキシグルコース fluorodeoxy glucose（FDG）を用いた場合，グルコース代謝異常を介してアルツハイマー型認知症の病変部位が検出される．

## B. 精神神経疾患の脳科学的評価

### 1. ストレスと脳

　脳内ストレス適応機構として，視床下部・下垂体・副腎皮質系 hypothalamic-pituitary-adrenal axis（HPA 系）の内分泌活動が重要な役割を担っている．まず，ストレス曝露が遷延した場合，HPA 系ではコルチコトロピン放出因子 corticotropin releasing factor（CRF）の過剰分泌が起こり体内のコルチゾール cortisol が増加する．その結果，脳内の神経可塑性が影響を受け，ストレス適応は脆弱となり，うつ病などの精神疾患の発症閾値が低下するとされている．血清コルチゾール濃度が高く持続した場合，HPA 系の抑制をも担う海馬の CA1，CA3，顆粒細胞層の神経細胞新生が阻害されるため，HPA 系活動亢進が遷延し，臨床的には情動などの不調をきたしやすいと考えられる．実際に MRI を用いた形態学的検討では，うつ病や PTSD 患者における有意な海馬容積の低下を認める報告が多く，これには神経細胞新生や神経発達に重要な脳由来神経栄養因子 brain-derived neurotrophic factor（BDNF）がストレスの影響を受けることが強く関連している．これまでに，うつ病患者では血中 BDNF が減少していることが知られており，患者群では重症度との有意な負の相関[1]（図 2-4-1）が認

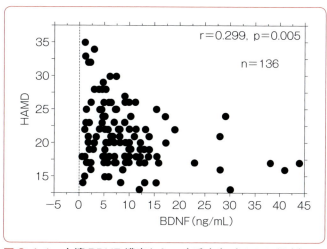

図 2-4-1　血清 BDNF 濃度とうつ病重症度（HAMD 得点）

[出典：文献 1）より引用]

められ，また，健常者においてもストレス度の高い者ほど血清 BDNF 濃度が低いとする報告[2]) もある．脳内モノアミンとの関連では，CRF の過剰分泌が抑制性神経伝達物質である γ-アミノ酪酸 gamma-aminobutyric acid（GABA）系に影響し，背側縫線核から前頭前野に伸びているセロトニン神経系の働きを抑制することが知られ，うつ病などでみられる前頭葉機能低下と関連する．また，CRF 自体に覚醒作用があり，睡眠不足の遷延した状態は，やはり HPA 系亢進という事態を介してうつ病と近縁性をもつと考えられる[3])．

## 2.　疲労，うつと脳

これまでの生物学的検討により，うつ病患者の前頭葉におけるセロトニン 5-hydroxytryptamine（5-HT）代謝の減少が示され，特に前頭前野の血流低下，糖代謝の低下と相関した前頭葉機能低下は，PET・SPECT 所見と一致し，うつ病像を反映するものとして示されてきた．Drevets[4]) は，総括的にうつという状態依存性に膝下部前頭前野，背側前頭前野の血流・糖代謝の低下と腹側前頭前野の血流・糖代謝の増加・亢進および構造的異常を唱えた．過去に筆者らは $^{99m}$Tc-ECD SPECT を用い，うつ病患者における前帯状回（前部帯状皮質）・左前頭前野優位の血流低下と寛解に伴う血流回復を確認し，自覚的疲労感や睡眠障害とも相関した前頭葉背側の血流低下を示した[5])．産業保健・予防医学領域のストレス対策上重要な不眠・疲労は，うつ病相の前頭葉機能低下と近縁する精神作業疲労をきたすことが示唆され[6])，神経心理学的課題遂行時の fMRI による脳機能測定においても，前頭葉機能低下は精神運動抑制や注意集中力低下と相関するとされている[7])．

## 3.　精神疾患と脳（研究知見）

### 1）うつ病

これまで，うつ病では，感情と密接に関連するモノアミン類〔ノルアドレナリン Noradrenaline（NA），5-HT，ドパミン dopamine（DA）〕の欠乏が病因とするモノアミン仮説が有力であったが，うつ病相における体液中モノアミン代謝産物の欠乏を示す一致した知見がなく，また，抗うつ薬により脳内モノアミン量は数時間で増加するにもかかわらず，抗うつ作用が遅発的であることについても十分説明できない．最近は，神経伝達に関わる他の物質，G タンパク，転写因子 CREB（cAMP-responsive element binding protein）や脳由来神経栄養因子 BDNF が注目されている．臨床的には，PET・SPECT による安静時の検討や fMRI による課題遂行時の賦活特性において，前頭葉（前帯状回，背外側前頭前野，膝下野など）の機能低下が示されてきた[8])（図 2-4-2）．さらに，非侵襲性で機器の利便性がある近赤外線スペクトロスコピー near-infrared spectroscopy（NIRS）は，2009 年 4 月に「光トポグラフィー検査を用いたうつ症状の鑑別診断補助」として厚生労働省から先進医療の承認を受け[9])（図 2-4-3），2014 年 4 月 1 日より「抑うつ症状の鑑別診断の補助に使用するもの」として保険収載された．また，前述の通り，うつ病相では HPA 系過活動に伴い海馬容積が減少するが，

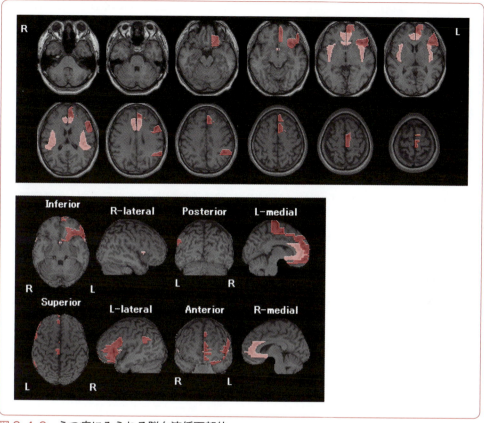

**図2-4-2　うつ病にみられる脳血流低下部位**
前帯状回において他部位より優位な血流低下があることを示す．（voxel based stereotactic extraction estimation：vbSEE解析．上段：水平断，下段：脳表画像）

[出典：文献8）より引用]

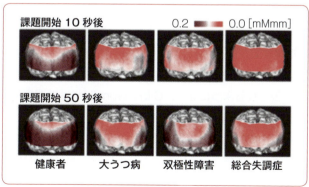

**図2-4-3　精神疾患におけるNIRSデータのトポグラフィ表示**

[出典：文献9）より引用]

その病相回数や罹病期間と（海馬容積が）逆相関することが知られている．これに関連し，神経細胞新生と密接な BDNF についての検討も増し，BDNF 遺伝子のメチル化の評価がうつ病の客観的診断を促す可能性が示されている[10]．

### 2）統合失調症

病因については従来からドパミン機能異常が有力であり，ドパミン $D_2$ 受容体の遮断特性と治療薬の用量との相関についての検討や PET を用いた脳内ドパミン神経伝達に関する解析が行われている．PET・SPECT による安静時所見からは，相対的な前頭葉機能低下と併せて側頭葉と大脳基底核の血流・代謝の亢進が示され，幻聴などの症状および治療と関連する所見と考えられている[11]．形態的には，左上側頭回と左内側側頭葉の体積減少が知られ，アットリスク精神状態 at risk mental state（ARMS）に関する検討[12] などから，左上側頭回では部分的に進行性の体積減少が起こることが推測されている．また，いわゆる陰性症状や認知機能障害については前頭前野機能異常の関与が指摘され，ワーキングメモリ障害からの説明が試みられている．

### 3）パニック障害

これまでの不安，恐怖の脳内神経伝達に関する検討から，パニック障害 panic disorder（PD）の重要な責任部位の一つは扁桃体 amygdala とされている．この部位の過活動が視床下部や青斑核，中脳中心灰白質などを異常に興奮させることで，パニック発作や回避・防御反応といった臨床症状が起こると考えられている．扁桃体の外側核・基底核にはセロトニン神経終末が豊富に存在し，臨床薬理的には選択的セロトニン再取り込み阻害薬 selective serotonin reuptake inhibitors（SSRI）が同部位に作用し PD に奏功することと合致する．機能的には，扁桃体，海馬，脳幹の過活動がパニック発作と関連し，背景には，眼窩野，前部帯状皮質，背内側前頭前野における機能低下が推測される．形態的には，Asami ら[13] が MRI・VBM（voxel-based morphometry）法により，PD 患者における右扁桃体，前頭前野，島皮質などの有意な体積減少を報告している．

### 4）PTSD

心的外傷後ストレス障害 posttraumatic stress disorder（PTSD）の，病因として心的外傷体験の存在という環境要因が含まれる点は，他の機能性精神疾患にない特徴であるため，ストレス曝露による生体変化を研究する上でも重要な疾患とされる．形態的には，1995 年頃から海馬体積の減少が報告されるようになり，Gilbertson ら[14] は戦闘体験による PTSD（＋）群とその一卵性双生児の同胞〔戦闘体験（－）〕は，ともに PTSD（－）群とその双生児対に比べて有意に海馬体積が小さいことを報告した．わが国では，地下鉄サリン事件後の PTSD 罹患者では左前部帯状皮質の体積が小さい者ほど，事件後の PTSD 症状が重症であるとの相関性が認められている．これらの知見から，罹患後に外傷体験を想起させるフラッシュバックや現実には回避できている恐怖刺激が解除されないままの状態について，前部帯状皮質の何らかの機能不全が関与している可能性があると考えられる．これまで病因をめぐり，前述の

Gilbertson らの報告などから遺伝要因が浮上したが，笠井ら[15] の検討では，PTSD への遺伝的な脆弱性をもつ者でのみ外傷体験曝露による前部帯状皮質の体積減少が出現したことから，環境要因（外傷体験の有無）と遺伝要因の相互的な関与が示唆される．

### 5）認知症性疾患

上記 1）～4）の機能性疾患と異なり，ICD-10 においても「症状性を含む器質性精神障害：F0」に含まれる．原因としてはアルツハイマー病 Alzheimer's disease（AD）が最多であり，これは，アミロイド沈着による老人斑が海馬傍回に初発し，進行性に頭頂側頭葉に広がり，広範な神経細胞死を生じる病態である．CT・MRI では内側側頭葉の萎縮が明瞭であり，MRI では，海馬・海馬傍回の萎縮性変化を観察できる．早期アルツハイマー型認知症診断支援システム VSRAD（Voxel-based Specific Regional analysis system for Alzheimer's Disease）は，海馬傍回の体積の萎縮程度を正常脳と比較し，客観的に数値で評価するソフトウエアである．認知症をきたす他の疾患としては，前頭側頭葉型認知症，脳血管性認知症，正常圧水頭症，クロイツフェルト・ヤコブ病 Creutzfeldt-Jakob disease（CJD），レビー小体型認知症がある．CJD では脳波上，周期性同期性放電 periodic synchronous discharge（PSD）と呼ばれる特徴的な波形が認められる．レビー小体型認知症は，MRI では軽度の海馬萎縮のみであるが，SPECT で後頭葉に血流低下がみられることが特徴的である．

## C. 女性のメンタルヘルス・健康配慮の視点から

### 1. 女性とうつ病

うつ病は，女性のほうが男性に比べ，約 1.5～2 倍罹患しやすいといわれている．1992 年に行われた National Comorbidity Survey では，過去 12 ヵ月間にうつ病に罹患した男性が 7.7％であったのに対して女性は 12.9％であった．この性差を説明する要因として，性ホルモンの関与が挙げられ，エストロゲンが焦燥感や不眠などに影響を与えることもよく知られている[16]．脳機能画像研究では，うつ病患者を対象とし，αメチルトリプトファンを用いて PET においてセロトニン合成率を計測したところ，男性は女性よりも 52％高いことが示されている[17]．また，男性では，セロトニン 5-$HT_2$ 受容体に関して，前頭葉と帯状回における結合容量が女性と比較して大きいという報告もあり，セロトニン系の性差が示唆される．

### 2. 勤務状況と HPA 系（研究知見）

過去に筆者らが行った検討[18] では，昼間勤務の労働者 96 名（男性 56 名；42.79±10.72 歳，女性 40 名；42.98±11.24 歳）の唾液中ホルモンを測定し，うつ，疲労，勤務状況（「労働者の疲労蓄積度自己診断チェックリスト」による）との相関を調べた．その結果，勤務状況と唾液中ホルモン値の検証において，女性では，勤務状況と朝 9 時のコルチゾール，コルチゾー

ル／DHEA 比が有意な負の相関を，コルチゾール／DHEA-S 比が負の相関傾向を示した．しかし，男性ではこれらについていずれも有意な相関は認めず，性差が認められた．これは慢性ストレスおよび疲労が男性よりも女性労働者のほうが副腎皮質ホルモンに強く影響した結果であると考えられるため，特に女性の勤務状況には適切な休養などの衛生的配慮が必要である．

## 3.　女性と喫煙

　世界保健機構 World Health Organization（WHO）の調べによると，現在世界の喫煙者数は 11 億人にのぼり，その 5 分の 1 が女性である[19]．喫煙女性は，非喫煙差者に比べ有意に閉経が早くなるなど，女性ホルモンへの悪影響は周知と思われるが，ニコチン摂取により，エストロゲン産生に重要なアロマターゼの機能が抑制されることが知られている．また，一酸化炭素がヘモグロビンと結合することにより，卵巣などにも血行不良をきたす．さらに，胎児への影響を併せると母性保護の観点から警鐘を鳴らすべき習慣である．したがって，個人の禁煙のみならず，職場・社会における受動喫煙対策などの環境整備は，女性へのさらなる健康配慮上，喫緊の課題である．

## 4.　女性とアルツハイマー病

　アルツハイマー病（AD）の発症率に関しては，女性は男性と比較して 1.5〜3 倍高いことが報告されている．エストロゲンは，アセチルコリン濃度の増加，βアミロイドの蓄積を減少させることによる神経細胞死の抑制と脳血流増加作用を有することが動物実験レベルで明らかにされており[20]，この性差を説明する仮説の一つとして，閉経後の女性ホルモンの減少が考えられている．ヒトにおいても，認知機能に対する女性ホルモン補充療法 hormone replacement therapy（HRT）の AD 発症に対する予防効果について検討され，HRT の施行期間が長いほど AD の年間発生の危険率が低下するという報告があり[21]，その後の知見を併せた結果，閉経後早期に HRT を行う必要性が指摘されている．

● 参考文献 ●
1）吉村玲児，杉田篤子，堀輝，他：神経栄養因子 BDNF 仮説の検証．精神神経学雑誌 112，982-985，2010.
2）Mitoma M, Yoshimura R, Sugita A, et al.：Stress at work alters brain-derived neurotrophic factor（BDNF）levels and plasma 3-methoxy-4-hydroxyphenylglycol（MHPG）levels in healthy volunteers：BDNF and MHPG as possible biological markers of mental stress? Prog Neuropsychopharmacol Biol Psychiatry 32, 679-685, 2008.
3）Buckley TM, Schatzberg AF：On the interactions of the hypothalamic-pituitary-adrenal（HPA）axis and sleep, normal HPA axis activity and circadian rhythm, exemplary sleep disorders. Clin Endocrinol Metab 90, 3106-3114, 2005.
4）Drevets WC：Neuroimaging studies of mood disorders. Biol Psychiatry 48, 813-828, 2000.
5）小山文彦，北條敬，大月健郎：脳血流 $^{99m}$Tc-ECD SPECT を用いたうつ病像の客観的評価．日本職業・災害医学会会誌 56，122-127，2008.
6）小山文彦：睡眠と心身の健康管理．ココロブルーと脳ブルー──知っておきたい科学としてのメンタルヘルス──．p.45-48，産業医学振興財団，2011.
7）岡本泰昌，山脇成人：うつ病と前頭前野．CLINICAL NEUROSCIENCE 23，679-681，2006.

8) Koyama F. The neuroscientific basis of stress-related psychiatric diseases. Japanese Journal of Occupational Medicine and Traumatology, 64 : 138-143, 2016.

9) 滝沢龍, 福田正人：精神疾患の臨床検査としての光トポグラフィー検査（NIRS）―先進医療「うつ症状の鑑別診断補助」―. Medix 53, 30-35, 2010.

10) Fuchikami M, Morinobu S, Segawa M, et al. : DNA Methylation Profiles of the Brain-Derived Neurotrophic Factor (BDNF) Gene as a Potent Diagnostic Biomarker in Major Depression. PLoS One 6 (8), e23881, 2011.

11) McGuire P, Howes OD, Stone J, et al. : Functional neuroimaging in schizophrenia : Diagnosis and drug discovery. Trends Pharmacol Sci 29, 91-98, 2008.

12) Takahashi T, Wood SJ, Yung AR, et al. : Progressive gray matter reduction of the superior temporal gyrus during transition to psychosis. Arch Gen Psychiatry 66, 366-376, 2009.

13) Asami T, Yamasue H, Hayano F, et al. : Sexually dimorphic gray matter volume reduction in patients with panic disorder. Psychiatry Res 173, 128-134, 2009.

14) Gilbertson MW, Shenton ME, Ciszewski A, et al. : Smaller hippocampal volume predicts pathologic vulnerability to psychological trauma. Nat Neurosci 5, 1242-1247, 2002.

15) Kasai K, Yamasue H, Gilbertson MW, et al. : Evidence for acquired pregenual anterior cingulate gray matter loss from a twin study of combat-related posttraumatic stress disorder Biol Psychiatry 63, 550-556, 2008.

16) 角田智哉, 須田哲史, 堀内有香, 他：うつ病の性差, Depression Strategy 5 (4), 1-3, 2015.

17) Nishizawa S, Benkelfat C, Young SN, et al. : Differences between males and females in rates of serotonin synthesis in human brain. Proc Natl Acad Sci U S A 94 (10), 5308-5313, 1997.

18) 小山文彦：女性の勤務状況とメンタルヘルス対策―HPA系機能にみる性差からレジリエンスへ―. 産業精神保健 23巻特別号, 89-93, 2015.

19) 中西香織. リスク因子としての女性の喫煙. Heart View 19, 152-157, 2015.

20) 梅村敏隆：女性と認知症―特にアルツハイマー病との関連について. 女性総合診療マニュアル―女性外来の実践から―, 労働者健康福祉機構編, p.110-114, 保健文化社, 2010.

21) Zandi PP, Carlson MC, Plassman BL, et al. : Hormone replacement therapy and incidence of Alzheimer disease in older women : the Cache County Study. JAMA 288 (17), 2123-2129, 2002.

# 5 保健・医療スタッフの連携 ～保健師・看護師の視点から～

## A. 女性労働者診療時における産業保健スタッフとの連携

　女性労働者のメンタルヘルス不調の診療を進める上で重要なことは，対象者をよく知るために下記のことに留意することである．

　近年，共働き世帯が増加していることから，仕事以外に家事，育児，介護などの多くの役割を担っている者も増え，既婚の女性労働者は仕事と家庭生活の両面での負荷によるストレスが高いと考えられる．したがって，診療上のアセスメントを行う上で，就労における本人の業務内容との関連だけをみても的確な診断につながらないことがある．診断や治療を進めていく上で，対象者の家族構成，通勤時間や睡眠時間，家事などを援助してくれる人がいるかなど，日常生活状況の確認が大事である．また，性格傾向や価値観，どのような考え方をしているかなど，社会経済的な背景を含めて全人的に把握することが重要である．そのためには対象者の事業場産業医，生活状況の多くの情報をもつ保健師・看護師や仕事内容を知る職場の上司・同僚との連携が重要である．

## B. メンタルヘルスに関連する特有の症状と他科との連携

　女性労働者の健康問題に対する産業保健サービスニーズは子宮内膜症，子宮がん，乳がん，更年期障害，職場のメンタルヘルスや喫煙対策などへと多様化し拡大している[1]．

　子宮内膜症や更年期障害など女性の生物学的な特徴による健康問題は，労働環境の種類や条件によって，メンタルヘルスに悪影響を及ぼすことがある．

　女性労働協会で筆者らが行った調査でも，女性労働者 2,166 人中，月経不順が 17.1%，月経痛あり（かなりひどい，ひどいを合計したもの）が 28.6% など女性特有の症状が明らかになっている[2]．特にうつ症状やイライラなどは女性ホルモンの影響を受けやすい．たとえば，月経前症状としては，イライラする，寝つきが悪い，怒りやすいが約 4 割，くよくよしたり，憂うつになるは 2 割が訴えている．さらに 45 歳以上の女性においては，顔がほてったり，汗をかきやすいといった，明らかに更年期症状とわかるものが約 4 割，イライラする，寝つきが悪い，怒りやすいが 2 割，くよくよしたり憂うつになるが 2 割みられる（表 2-5-1）．また，

表 2-5-1　女性特有の症状とその割合

| | 症　状 | 人　数 | ％ |
|---|---|---|---|
| 月経不順<br>（n=2,166） | 順調 | 1,516 | 70 |
| | 不順 | 371 | 17.1 |
| | その他 | 279 | 12.9 |
| 月経痛*<br>（n=1,906） | かなりひどい（薬を服用しても会社を休むほど） | 54 | 2.8 |
| | ひどい（薬を服用すれば仕事ができる程度） | 492 | 25.8 |
| | 月経痛はあるが我慢できる程度 | 913 | 47.9 |
| | 月経痛は感じない | 412 | 21.6 |
| | 無回答 | 35 | 1.8 |
| 月経前の症状<br>（n=1,623,<br>複数回答） | イライラする，寝つきが悪い，怒りやすい | 637 | 39.2 |
| | 頭痛，めまい，吐き気，疲れやすい | 576 | 35.5 |
| | くよくよしたり，憂うつになる | 339 | 20.9 |
| | 症状はない | 585 | 36 |
| | 無回答 | 18 | 11 |
| 更年期症状<br>（n=527,複<br>数回答，45<br>歳以上） | 顔がほてったり，汗をかきやすい | 220 | 41.7 |
| | 腰痛，関節痛 | 141 | 26.8 |
| | 頭痛，めまい，吐き気，疲れやすい | 140 | 26.6 |
| | イライラする，寝つきが悪い，怒りやすい | 110 | 20.9 |
| | くよくよしたり，憂うつになる | 99 | 18.8 |
| | 症状はない | 145 | 27.5 |
| | 無回答 | 22 | 4.2 |

＊：月経痛の症状については一部重複がある.

［出典：文献 2）より引用改変］

表 2-5-2　ストレスと関連のある症状

| 症　状 | オッズ比 | p 値 | オッズ比の 95% 信頼区間 | |
|---|---|---|---|---|
| | | | 上限 | 下限 |
| 月経不順（n = 1,532） | 1.509 | 0.010 | 2.063 | 1.104 |
| 月経痛（n = 1,737） | 1.456 | 0.003 | 1.872 | 1.133 |
| 子宮内膜症（n = 1,809） | 2.324 | 0.001 | 3.790 | 1.425 |
| 月経前緊張症（n = 1,593） | 2.071 | 0.001 | 2.593 | 1.654 |
| 貧血症状（n = 1,959） | 1.532 | 0.003 | 2.034 | 1.154 |

［出典：文献 2）より引用改変］

　ストレスとの関連がある症状として，子宮内膜症がオッズ比 2.3，月経前緊張症が 2.0，月経不順が 1.5，月経痛が 1.4，貧血症状が 1.5 となっている[2]（表 2-5-2）.

　これらの調査結果から，女性のメンタルヘルス不調を診断，治療する上では，うつ病などと類似の症状がある，婦人科疾患，更年期障害との鑑別を考慮して必要に応じて他科の医師などと情報を共有化し，慎重に行う必要がある.

## C. 女性労働者診療時の職場環境，事業場上司などとの連携

　病院など医療の現場において，女性労働者のメンタルヘルス不調の診療を進めるためには，女性労働者の職場ではどのようなケアが実施されているかを知っておくことが前提となる．事業場では労働者の心の健康づくり対策として，セルフケア，ラインによるケア，事業場内産業スタッフによるケア，事業場外資源によるケアを行うよう指針に定められている[3]．表 2-5-3 の内容はその指針に沿った職場での女性労働者の対策のポイントである[4]．職場での女性労働者の業務内容や職場環境と憂うつ感を伴う更年期障害などには関連がみられることがわかっており，どこまで対策が実施されているかが重要である．たとえば，「対面による応対業務」と更年期障害は関連性が強く，対面応対という業務の内容とその職場環境による持続的な緊張感が更年期障害の出現に大きく影響していると推測されている．また，「換気がよくない職場」や「乾燥しすぎる職場」，「低温すぎる職場」などは作業環境に不快と感じる原因とされており（表 2-5-3），不調の症状がそれらの影響を受けている可能性はないかもチェックの視点となり，診療を進める上での参考となるだろう．また，摂食障害などの疾患（p.319）では，職場における受診者と周囲との比較や対外的評価に，仕事のみでなく容姿なども含まれ，それによる競争心が発症要因となりやすいことが指摘されている[5]．この場合，治療には就労上のストレスが大きく影響するが，食事という個別性の高い面は職場では見えにくい．したがって主治医が個人情報に留意した上で事業場の上司などと連携して相互理解を深め，就労上のストレス低減を図るとともに，より良い診療を進めていく必要がある．

## D. 医療機関における保健師・看護師の視点からみた連携

　これまで述べてきたように，女性労働者を診療するにあたって配慮すべき内容はますます多様になり，多職種間で役割や責任を相互に認識し，医療を受ける側にとって適切な役割分担と統合を実践していくことが重要である．医療機関における看護職の役割は，個別ケアのみならず施設内での調整・外来での施設間調整を行うことである．

### 1. 施設内調整
　精神科の施設内では，多職種が協働連携してチーム医療が理想的に機能した場合，以下のような利点が示されている[6]．
　① チームの連携により多次元的なアセスメントが可能となる
　② 複数の人により情報が共有されることで多様な支援が可能になる
　③ 本人のニーズに幅広く対応できる

表 2-5-3 **事業場における労働者の心の健康づくりのための指針と女性労働者の心の健康づくり対策**

| ケア | 一般的なケア | 女性のメンタルヘルスに関する対策 |
|---|---|---|
| セルフケア | ・労働者によるストレスへの気づきと対処を促す<br>・労働者への教育と研修の実施 | ・女性がかかりやすい心の病気(うつ病,パニック障害など)について知識をもち,ストレスに気づく<br>・自己健康管理の意識を高める(自分の月経周期や月経に伴う症状を知る:無月経,月経前緊張症,更年期障害などの症状との関連)<br>・相談できる人をもつ(夫,家族,友人など)<br>・女性特有の疾患について恥ずかしがらないで早期に自発的に相談する<br>・女性のストレスに関する知識,ストレスコーピングの方法,相談できる窓口などの情報について研修,教育を受ける |
| ラインによるケア | ・職場環境の改善と相談対応<br>・管理監督者への教育研修・ストレスに関する調査など,職場環境評価結果の活用,職場環境の改善(作業方法,作業環境,過重労働,人間関係,職場の風土など),労働者に対する相談への対応 | ・女性のメンタルヘルスの特徴を知り,部下に知識,情報を提供する<br>・女性のメンタルヘルスに関する知識,情報について研修,教育を受ける<br>・女性労働者の仕事やライフサイクルについて女性自身の考え方を尊重した対応をする.女性だから大変だろうなど思い込みで対応しない<br>・職場でのセクシュアルハラスメント対策をする.自身の対応方法および部下に対してセクシュアルハラスメント防止の教育をする<br>・普段から何気ない会話を通して,女性特有の問題でも話せるようなコミュニケーションづくりを図り,「いつもと違う」精神的不健康者の早期発見に努める.特に女性は体がだるい,食欲不振など身体症状が出やすい.<br>・職場環境の改善では,室温や換気など女性の訴えが多い冷え,乾燥,換気の悪さなどについて配慮する<br>・妊娠,出産に関わる作業方法,作業環境,過重労働に配慮する.軽労働への配置転換,法に基づく時差出勤,受診時間の配慮など<br>・子どもをもつ女性が働きやすい職場の風土づくり(自らが理解者であること) |
| 事業場内産業スタッフ等によるケア | ・職場環境の改善,労働者に対する相談対応,ネットワークの形成および維持(産業医,保健師,衛生管理者,人事労務スタッフ) | ・事業者に女性労働者が安心して働けるメンタルヘルス支援体制構築を働きかける<br>・女性のメンタルヘルスに関する知識,情報について全従業員,管理監督者,女性労働者に対してメンタルヘルスチェック(問診票),研修,教育などを行う<br>・女性のメンタルヘルスの相談を受ける<br>・必要に応じて上司,家族,専門医との連絡調整(助言を含む)をする<br>・必要時,専門家への受診勧奨をする.(精神科医,産婦人科医,カウンセラーなど) |
| 事業場外資源によるケア | ・事業場外資源の活用,事業場外資源とのネットワークの形成,産業保健総合支援センター,地域産業保健センターの活用 | ・事業場外カウンセラーとの提携など,プライバシーに十分配慮した社会資源の整備をする<br>・産業保健スタッフ,管理監督者,従業員の女性労働者の心の健康づくりについて,現産業保健総合支援センターのリソースの活用を促進する<br>・女性労働者の心の相談について地域産業保健センターのリソースの活用を促進する |

[出典:文献4)より引用改変]

④ 家族，介護者の負担を軽減できる

⑤ 無駄のない効率的なケアが可能になる

　精神科施設には，看護職の他に精神科医，精神保健福祉士，作業療法士，心理専門職，薬剤師，管理栄養士などの専門職が所属しており，看護職には多職種間での連携調整を行う役割がある．

　その中で看護職の専門性は，医学的視点と生活者としての視点の両側面からみることができることにある．医学的病状の観察のみではなく，病棟で24時間観察できることから，日常生活での困りごとや，逆に患者の強みについても情報収集し，アセスメントした情報を精神科医などに適切に提供することである．

## 2.　外来での施設間調整

　外来では，女性労働者の場合，職場での発生率が高い気分障害などの患者は，必ずしも最初から精神科や心療内科を訪れるとは限らない．内科などの「かかりつけ医」，産婦人科医，産業医などからの紹介で精神科外来につながるケースが少なくない．また，医師には言えない相談ごとも看護職には言いやすい場合もあり，それが重要な情報であることがある．

　したがって，企業の産業医やかかりつけ医などから精神科や心療内科などの医療機関への施設間連携をスムーズにしていくためには，各施設の担当者にとって親しみやすい外来の顔づくりができる体制が大切だと考える．

・・・●・●・●・・・

　女性診療を進める上では，看護職は他職種，他機関との連携協働の役割を担っている．特に近年の働く女性の健康支援を行う上で，最も受診者と接する機会が多いと考えられる外来においては，2～4週間に1回程度と出会う間隔が長いからこそ，小さな変化をも見落とさない観察力やアセスメント力が求められる[7]．その気づきを的確に医師の診察につなぐことや，受診者や相談者へ適切な対応を行うことで「安心できる，つながる」関係性をもち，受診者が地域の医療機関で治療を受けながら生活できるように支援をしていくことが重要である．また，訪問指導や訪問相談のようなアウトリーチ支援体制をどのように展開していくかについても今後の課題である．

● 参考文献 ●
1) 丸山総一郎：女性労働者のストレス問題とメンタルヘルス対策─法政策の歴史的変遷と生物学的視点を含めて─．産業ストレス研究 22，183-195，2015.
2) 中林正雄，内山寛子，久保田俊郎，巽あさみ 他：働く女性の身体と心を考える委員会報告書働く女性の健康に関する実態調査結果．(財)女性労働協会，働く女性の身体と心を考える委員会，p.16-52，2004.
3) 厚生労働省：労働者の心の健康の保持増進のための指針．2006.
http://www.mhlw.go.jp/houdou/2006/03/h0331-1.html（2016年11月16日アクセス）
4) 巽あさみ：女性のメンタルヘルス．職場のメンタルヘルス─実践的アプローチ─，日本産業衛生学会・産業精神衛生研究会編，p.261-268，中央労働災害防止協会，2005.
5) 山内常生：摂食障害と就労ストレス．心身医，54，928-934，2014.
6) 萱間真美：野田文隆編：精神看護学Ⅰ精神保健・多職種とのつながり　改訂第2版，南江堂，2015.
7) 福田晶子：精神科外来の課題　研究から見えてきた精神科外来看護師の困難感と思い，精神科看護 40，10-15，2013.

# 第3章

# 職場対応の実際

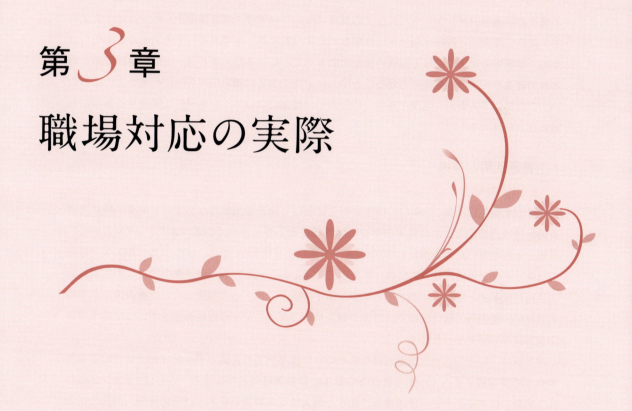

# 1 産業医による初期対応

## A. 初期対応に当たっての体制づくり

　個々の事業場のメンタルヘルスケアの推進状況については，事業場風土，経営方針，安全衛生・健康管理資源，連携体制，相談体制などにより異なる．産業医としてのスキルを駆使しながら，事業場の現況に即して臨機応変に対応することになるが，まずは，可能な範囲で事業場内外の資源や相談体制を機能させることで，産業医による初期対応が有効に行えるようにしたい．ここでは，各資源の活用と連携，相談窓口の整備について，女性対応に関係する事項にも触れながら述べる．

### 1. 資源活用と連携

#### 1）衛生委員会

　労働安全衛生規則第22条に，衛生委員会における調査審議事項として「労働者の精神的健康の保持増進を図るための対策の樹立に関すること」が示されている．また，「労働者の心の健康の保持増進のための指針」（以下「メンタルヘルス指針」）では，メンタルヘルスケア推進に当たって，労働者の意見の反映，事業場の実態に即した取組み，産業医の助言や衛生委員会の活用が効果的とされている．そのほか，衛生委員会では，心の健康づくり計画の策定，その実施体制の整備等の具体的な実施方策や個人情報の保護に関する規程等の策定について十分な調査審議が必要であるとしている．

　産業医は，以上のような根拠規程をもとに，所属事業場で審議が不十分な部分について衛生委員会で情報提供すべく，衛生管理者や衛生委員会事務局と相談する．さらに，「メンタルヘルス指針」にあるように，健康情報に関する個人情報を取扱う者およびその権限，取扱う情報の範囲，個人情報管理責任者の選任，事業場内産業保健スタッフによる生データの加工，個人情報を取扱う者の守秘義務などについて，事業場内の規程などを整備すべく働きかける．また，女性の目線での意見も活用できるように，女性である看護職，衛生管理者，労働組合員などが，衛生委員会やその専門部会などに委員あるいはオブザーバーとして参加できるよう働きかけを行いたい．

#### 2）人事労務スタッフ

　「産業保健スタッフ等」に位置づけられる人事労務スタッフと産業医の連携は，就業上の措

置などにおいて欠かせない．しかし，人事労務スタッフが，「慣れていない，積極的ではない，人手不足で手が回らない」といった状況に遭遇することも多い．このような場合には，人事労務スタッフとの個別事例ごとの相談，定期ミーティング開催の申し出などを通じて，産業医側から関係を築くようにする．この際，「メンタルヘルス指針」や厚生労働省の関連リーフレット類などを示しながら，連携の必要性を理解してもらうようにする．

### 3）管理監督者

管理監督者への教育研修や情報提供は「メンタルヘルス指針」においても重要な位置を占めており，その有用性を示した報告も多い．管理監督者は直接労働者と接しているため，産業医にとって管理監督者からの相談や情報提供は非常に有用であり初期対応のポイントとなるものである．産業医への相談がスムーズに行われるよう，衛生委員会や管理監督者研修などの際に，相談窓口や具体的な相談方法について情報提供しておく．また，女性の部下への対応として，母性保護の観点から，生理休暇，育児休暇，産前産後の措置などに関する法令や社内規則についても情報提供しておく．

### 4）産業保健スタッフ

事業場の規模によるが，産業医以外では衛生管理者や産業看護職のほか，心の健康づくり専門スタッフ（心理相談員，産業カウンセラー，臨床心理士，精神科医など）やメンタルヘルス推進担当者などが配置されていることがある．産業医は，女性労働者からの相談に当たって，女性関係法令（労働基準法，パートタイム労働法，女性活躍推進法，男女雇用機会均等法，育児・介護休業法，次世代育成支援対策推進法など）の概要を理解し，母性保護に留意して対応するようスタッフに指示しておく．

衛生管理者については，専任の衛生管理者が必要な事業場においても実態は兼任に近いこともあるので，産業医はあらかじめ衛生管理者の役割分担を確認した上で連携のあり方を考える．

産業看護職については，産業保健の知識や経験（特に作業・作業環境管理や衛生教育）に個人差が大きいため，産業医は個々のスキルを把握した上で連携を図る．心理相談員や産業カウンセラーの資格を有する場合もあると思われるが，メンタルヘルス相談などに時間を取り過ぎて他の衛生管理業務に影響が出ないよう注意する．

カウンセラーや臨床心理士は非常勤が多いと思われるが，事業場側にほとんど情報を入れないケースや，常勤の産業保健スタッフに対しても情報共有に消極的なことがある．事業場が福利厚生と割り切って雇用している場合は別として，事業場の利益や安全配慮義務についても考慮してもらうべく，契約時に委託業務内容や産業保健スタッフとの情報共有について確認しておく．事業場内産業保健スタッフ（医療職）への相談内容の報告について，初回相談の前に相談者に了解を得ているケースもある．

精神科医の場合は複数の事業場と契約していることが多いと思われるが，契約時に産業医は契約精神科医と相談の上，所属事業場における役割分担を明確にしておく．精神科医の場合，メンタルヘルス不調の二次・三次予防に追われる場合もあるため，産業医は教育・研修や職場

環境改善対策などの一次予防において中心的役割を果たし，すべて精神科医任せとならないようにする．

### 5）事業場外資源

　事業場外資源としては，医療機関（精神科/心療内科・病院/医院），相談（カウンセリング）機関，健康保険組合，EAP 機関，保健所，精神保健福祉センター，産業保健総合支援センターなどがあるが，事業場にとって便利で相談しやすい機関をリストアップしておく．女性対応も考慮して，近隣の女性センター（男女共同参画センター），婦人相談所，児童相談所，ファミリーサポートセンターなどもリストアップしておくとよい．

　医療機関の場合は，初期対応に限らず連携が非常に重要であるため，診療情報提供書のやり取りをする前に，近隣の精神科（心療内科）開業医と入院のできる精神科病院をリストアップしておく．所属医師会などでの関わりがあればよいが，それがない場合には産業医が挨拶に出向くか挨拶状を送付するなどして個人的な繋がりを築いておくことが望ましい．リストアップの参考として，精神科産業医協会認定の有無も確認しておく．会社の職場復帰のルールや手順についても，あらかじめ情報提供しておくことが望ましいが，患者紹介時に会社のルールをまとめたパンフレット類を持参させてもよい．

　その他の相談機関については，保健所，精神保健福祉センター，産業保健総合支援センターなどの公的機関や健康保険組合とは，平素より連携を保つよう努める．カウンセリング機関やEAP 機関の利用に当たっては，対応できる業務内容や事業場内スタッフとの役割分担をよく確認した上で利用する．

## 2.　相談窓口の整備

### 1）事業場内相談窓口

　初めに，相談対象となる労働者の範囲について，産業医契約などをもとに確認しておく必要がある．各事業場内には，請負，パート，派遣，有期契約などさまざまな雇用形態の労働者が働いていることが多いが，定期健康診断をはじめとする健康管理やメンタルヘルスケアのサービスの範囲は，企業や事業場によって異なるからである．

　メンタルヘルス相談は，主に本人，同僚，管理監督者から産業保健スタッフに持ち込まれるが，相談しやすさや女性特有の相談などを考慮すると，一般的には相談窓口は女性が担当するのが無難である．産業医は持ち込まれたすべての案件について確認し，疾病性の見落としがないよう留意する．

　大規模事業場では看護職が相談窓口となることが多いが，衛生管理者のほか人事労務スタッフも窓口（パワハラ対応など）となることがある．いずれにしても，事業場内の相談窓口担当者は「秘密厳守」と「個人の意思尊重」を念頭に置いて相談に応じなければならないが，初回相談の前に文書でその旨を相談者に通知しておくと安心感が生まれる．

### 2）事業場外相談窓口

事業場外資源での相談希望を受けることもあるため，事業場外相談窓口について，労働者や管理監督者に対して衛生委員会などを通じて情報提供しておく．また，必要に応じて，専門機関や専門家と契約し，産業保健スタッフ等が相談できる体制を整えておくのもよい．

### 3）個人のプライバシーへの配慮と意思尊重

先に述べたように，個人情報管理責任者とその権限，取り扱う情報の範囲，守秘義務，生データの加工などについて取り決めておくことが望ましい．これらについては「雇用管理に関する個人情報のうち健康情報を取り扱うに当たっての留意事項」（厚生労働省）を参考にする．

## B. 初期対応の実際

初期対応に当たっては，与えられた権限にもよるが，産業医は基本的に臨床医ではなく人事労務スタッフでもないため，原則として自ら治療方針や就業制限などの措置を決定するものではなく，連携を保ちながら，労働者や会社に対して意見を述べる立場で対応する．臨床医として接する場合は，労働者（患者）や会社との偏った関係が生じないよう留意する．すなわち，「仕事で〜したくないので病状を重く評価して就業制限をつけてほしい」，「経済的に困るので病状を軽く評価して就業制限を緩和してほしい」，「会社が産業医を利用して病気のレッテルを貼った」，「産業医の治療で治らないのは会社の責任だ」といった無理な要求やクレームが発生し，労働者，会社，産業医いずれにも不利益が生じる可能性がある．

女性対応に当たっては，女性が抱える特有の問題，女性支援の仕組みや組織について念頭に置きながらも，女性を意識し過ぎることなく，一人の困っている人間に対応するという視点も大切である．以下，性差を考慮した対応と初期評価を含めた初期対応のあり方を中心に述べる．

## 1. 女性対応に当たって

働く女性にとって，職業生活や日常生活の中で，男性にはない女性特有のストレス要因に悩まされる機会が非常に多くある．例を挙げれば，月経，不妊，妊娠，出産，ダイエット，閉経（更年期），セクハラ，性暴力，子の巣立ち，親の介護などである[1]．また，労働条件の男女格差，女性の多重役割負担（仕事と家庭），男性の消極的な家庭参加など，これまで指摘され続けてきた問題もあり，働く女性は多くのストレスを抱えやすい状況にあるといえる．実際に，専門的職種におけるメンタルヘルス不調の発生率では男女差が少ない一方，事務職や営業職では女性のほうが発生率が高いという指摘[2]や，深夜勤務の連続によって女性のみがストレスホルモン分泌のリズムが大きく乱れるという報告[3]もある．このように女性が男性と同じように働くために大きなハンデを抱えている一方で，人間関係の構築，感情の伝達，自身に対する客観性など男性より優れた部分があり[4]，また，ストレスコーピングとして援助を周囲に求める傾向

が男性より強いことなども指摘されている[5]．女性のメンタルヘルス不調者に対しては，多彩なストレス要因，対人関係，ストレスコーピングなどの傾向について念頭に置く必要がある．

## 2.　相談者からの情報収集

### 1）相談対象の把握

　相談に来るのは，労働者本人以外に，管理監督者，同僚，部下，人事労務スタッフ，家族などであるが，相談に来た本人以外の者に問題があるケースにも遭遇する[6]．たとえば，「管理監督者が相談対象のメンタルヘルス不調の部下への対応でストレスを受けて自身もメンタルヘルス不調に陥っているケース」や，「管理監督者が自身のパワハラ行為によってメンタルヘルス不調を起こした部下の相談に来るようなケース」である．

　労働者が自身の問題で相談に来るのはかなり敷居の高いこともあり，また，こんなことで相談に来てよいのだろうかと考えている場合もある．産業保健スタッフにとっては，とりあえずは話を聴くことがすべての始まりとなるため，相談に来たこと自体に対して「よく相談に来られましたね」といったねぎらいの言葉をかけると，今後の関係を築きやすい．

### 2）産業医と産業看護職による情報収集のあり方

　一般的に男性よりも女性のほうが話好きで共感性にも優れている傾向があり，また，医師より看護職のほうが気軽に情報を得ることができる場合もある[7]．相談窓口は看護職であることが多く，結果として女性が最初に対応することになり，女性特有の問題を抱える相談者にとっては話しやすいと思われる．情報収集量の点でも，時間に制約の多い産業医より看護職のほうが適しており，相談者が話すことに抵抗がなく，相談時間にも余裕があれば，生活歴，既往歴，家族歴，家庭環境，職場環境などについての生の情報を収集してもらうことができる．なお，産業医が異性の相談者と面談する場合は，予期せぬトラブルなどが生じないように，必要に応じて相談者と同性の看護職や衛生管理者を同席させることも考慮する．

　情報収集内容のうち生活歴については，養育歴，教育歴，職歴のほか，できれば結婚歴や住環境などについても確認する．既往歴については，精神科・心療内科の受診歴があれば，受診医療機関，診断名，治療内容，経過などをできる範囲で確認する．家族歴については，両親や兄弟の精神疾患の既往歴の情報が得られればよいが，すぐには情報が得られないことが多い．家庭環境については，家族構成，家族仲，キーパーソン，経済状況などについて支障のない範囲で確認する．職場環境については，職種，異動，組織改変，会社の状況，過重労働，対人関係などについて確認する．以上の詳細については，看護職による時間をかけた聴取によってかなりの情報が得られることが多い．

　産業医は，看護職などからの情報内容をチェックし，内科的除外診断や専門医紹介の要否判断などに当たって不足している情報があれば補っておく．また，強い希死念慮や幻覚・妄想が表れているなど，明らかに専門医療を要するケースでは，産業医が最初から対応したほうがよい．

### 3. 初期評価（問題点の整理）

　相談を受けてある程度話を聴いた時点で，相談者および周囲の人たちに何が起こっているか，その問題点を整理する必要がある．この際，① 関与すべき対象，② 対象のストレス要因とストレス反応，③ 対象の事例性と疾病性，の順に評価していくと問題点を捉えやすい．関与すべき対象については，先に述べたように相談者とは限らないことを念頭に置く．

#### 1）ストレス要因とストレス反応の評価

　初期評価に当たっては，まず相談者にとって何がストレス要因（仕事，仕事外，個人要因など）となっているか，そしてどのような心身のストレス反応が出ているかを確認する．ここでも，先に述べた女性特有のストレス要因を念頭に置いて評価するが，当然，後になって相談者に当初意識されていなかったあるいは話したくなかったストレス要因が明確になることもある．ストレス反応については，疲労蓄積度自己診断チェックリスト，簡便なうつ病の構造化面接法，職業性ストレス簡易調査票などを用いて簡単な評価を行い，ストレス要因とストレス反応の程度を相談者に認識してもらう．

#### 2）事例性・疾病性の評価

　管理監督者に対しては，部下が「疲れているようにみえる」，「パフォーマンス（作業能力）が落ちている，仕事のミスが多い」，「周囲とのトラブルが多い」，「遅刻，早退，休業が多い」といった業務上の問題点（事例性）に平素より注目してもらうようにする[8]．

　精神科医は，幻覚・妄想，うつ状態などの症状を把握し，診断や治療の要否（疾病性）について判断するが，産業医においては，自身の精神医学的知識にもよるが，基本的にはストレス要因，ストレス反応，事例性を評価した上で，ストレス反応の中で疾病性に結びつく反応（症状）がないかどうかを判断する．もちろん疾病性がかなり強く表れ，希死念慮や幻覚・妄想などが明確な場合は，本人を説得し，あるいは安全配慮の観点から本人の意向にかかわらず，家族に連絡して受診に結びつける．職場に対しては，経過観察，さらなる社内対応，受診勧奨予定などのケースに応じて，今後の職場での対応方法などについて説明しておく．

### 4. 経過観察と社内対応

　経過観察と判断した場合には，職場に対して本人の業務遂行能力などの事例性の変化について報告するように伝えておく．この際，産業保健スタッフ側から問い合わせないと，忙しい中で職場からの報告が遅れ，疾病性がかなり明確になっていることがあるので注意を要する．できれば，産業医が産業保健スタッフに対して，具体的な時期を指定して，職場から本人の状況について情報収集するよう指示しておく．

　休業や勤務態度不良（無断欠勤，遅刻，早退，居眠り，長時間離席など）が多い場合や，周囲への影響（仕事の遅れ，業務妨害や攻撃的な言動・行為，これらに対する周囲の不満など）が大きい場合には，管理監督者のほか人事労務スタッフも交えて情報の共有化を図り，対処法を検討する必要がある．

## 5.　受診勧奨に当たって

### 1）精神科（心療内科）専門医受診勧奨の判断

　勧奨や説得によって受診するケースがほとんどであるが，労働者本人が受診を希望し紹介状を書くよう依頼してくることもある．紹介に当たっては，医療機関（主治医）によって，入院・通院や休業・就業を勧める傾向，投薬などの治療方針，患者説明の仕方などに多少の違いもあるため，できるだけ紹介実績や情報がある程度そろった医療機関を選定する．また，男性医師・女性医師の希望の有無も確認しておく．

　希死念慮が強く自殺のほのめかしや頻回の自傷行為などがあるような場合には，原則として，自殺はしないことを約束させた上で家族に連絡し，その責任のもとで受診させる．しかし，家族との連絡が取れないような場合には，事業場スタッフ（人事労務スタッフ，産業保健スタッフ，管理監督者など）が受診に同伴しなければならないこともある．自殺未遂の事例において，筆者が専門医に直接連絡した上で受診に同伴したことがあるが，統合失調症や双極性障害などで興奮状態となっている場合も同様である．

### 2）受診拒否の場合の対応

　家族が説得しても受診に応じないような場合は，受診拒否の場合の対応モデル[9] が示されているので，表 3-1-1 に一部改変して紹介する．

　この際，具体的な体調管理方法のほかに，一定期間中の休業日数の上限もしくは出社率（たとえば 80％以上など）を示してもよい．受診を説得するに当たって，受診指示に関する社内規則があれば，あらかじめこれを本人に示す必要があるが，この場合，人事労務スタッフ同席のもと文書で通知するのがよい．

### 3）専門医への診療情報提供書（紹介状）の書き方

　紹介状の記載内容は，「診療報酬の算定方法の一部改正に伴う実施上の留意事項について」（平成 26 年 3 月 5 日保医発 0305 第 3 号）の医療保険法関係別紙様式によると，医師や患者の基本的事項，紹介目的，既往歴および家族歴，症状経過および検査結果，治療経過，現在の処方，備考を記載し，必要に応じて検査結果などを添付してもよいとなっている．

　ここでは，産業医科大学産業医研修センターのテキスト[10] に，患者を紹介される側の専門医が産業医に望む紹介状のあり方について，非常によい具体例が挙げられているので一部改変

#### 表 3-1-1　受診拒否の場合の対応

1. 今後の具体的な体調管理方法を示してもらう
2. 一定期間後に改善の程度を評価する
3. 改善があれば，賞賛し継続を支持する
4. 改善がなければ，新たな方法について確認する
5. 新たな方法を支持し，再度期間を設定し評価する
　（今回も改善がなければ受診することを約束させる）
6. 新たな方法でも改善がなければ受診を説得する

［出典：文献 9）より引用改変］

して紹介する．必要に応じて，紹介状本体と添付資料の2部構成（カバーレター形式）として生の聴き取りデータを多く含めると，専門医による診断・治療に有用であるとしている．

① 紹介状の部分

・「紹介目的」欄：できるだけ具体的に紹介目的を記載する．すなわち，緊急目的，入院依頼，休業勧奨，職場への助言，専門医による正確な診断など，産業医が何を専門医に求めているかを明確にする．

・「既往歴」欄：入院歴，退院後の通院状況，通院歴，治療内容などを専門医に提供する．

・「家族歴」欄：家族歴のほか，家族構成などの情報があれば記載しておく．

・「症状経過・治療経過・検査結果」欄：ここでは，器質性・内因性・心因性の原因分類を考慮しながら記載する．患者評価に当たっては，非専門医は精神医学的評価よりも，内科的除外診断をしっかり行っておくと専門医にとって有用である．なお，検査結果のほか，紹介のきっかけ，本人との面談内容，職場での様子，幼少時の様子，家族との面談内容については，生データなどが多い場合は添付資料とする．

・「現在の処方」欄：薬剤の名称や投与量のほか，必要あれば服薬コンプライアンスや服薬履歴などについての情報も記載しておく．

・「備考」欄：できれば，今後の主治医と産業医の連携について，本人の同意の有無を記載する．また，必要に応じて産業医自身の精神科的バックグラウンド（特に精神科産業医の場合）を記載してもよい．

② 添付資料の部分

産業医自身や看護職が，本人，職場，人事労務スタッフ，家族などから入手した生データがあれば，できるだけ詳細にまとめて記載する．専門用語ではないありのままの文章のほうが専門医には有用であることが多く，長文になってもよいのであまり取捨選択しないようにする．また，時系列や情報ソース別（本人，上司，同僚，家族）にまとめると専門医が現病歴を把握しやすい．

以上を踏まえて，① 紹介のきっかけ，② 本人との面談内容，③ 職場での様子，④ 幼少時の様子，⑤ 家族との面談内容，⑥ 検査結果について，得られた詳細な生の情報を情報源とともに記載する．図 3-1-1 に紹介状の様式例を示す．最近は，産業保健記録をパソコンに保存したり，紹介状についてもパソコンで作成する産業医が多いと思われる．本様式のように多岐に渡る項目を記載する紹介状を作成するに当たっては，記載項目をあらかじめパソコンのファイルに保存しておき，作成する度に得られた情報を埋めていくようにすると，記載漏れが少なくなり便利である．

診療情報提供書

年　　月　　日

医療機関　○○○○
　　　　　○○科　○○○○　先生御侍史

(紹介元住所)
(電話・FAX・E メール)
(紹介元機関名)
(産業医氏名・印)

| 患者 | 氏名 | | 様 | 性別 | 男・女 | 婚姻 | 既婚・未婚 |
|---|---|---|---|---|---|---|---|
| | 生年月日 | 昭和・平成　　年　　月　　日（　　歳） | | | 職種 | | |
| | 採用 | 定期入社・中途採用 | | 雇用形態 | 正規・非正規（パート・派遣・請負） | | |

| 傷病名（主訴） | |
|---|---|
| 既往歴 | ＜精神疾患＞<br>・入院歴：病名（　　　　　），病院名（　　　　　），期間（　　　～　　　）<br>　　　　　治療内容（　　　　　）<br>　　　　　退院後の通院状況（　　　　　）<br>・通院歴：病名（　　　　　），病院名（　　　　　），期間（　　　～　　　）<br>　　　　　治療内容（　　　　　）<br>＜身体疾患＞ |
| 家族歴 | 家族構成（　　　　　） |
| 紹介目的 | |
| 症状経過<br>治療経過<br>検査結果 | 　いつもお世話になっております．以下の通り，ご紹介させていただきますので，ご高診よろしくお願い申し上げます．<br>（症状・治療経過，器質性・内因性・心因性の評価，除外診断・内科的評価）<br>　症状・治療経過，検査結果等の詳細につきましては，添付資料をご参照ください．<br>　　━━━━━ 添付資料内容 ━━━━━<br>　1) 紹介のきっかけ（本人より・職場（　　）より・家族より・その他（　　）より）<br>　2) 本人との面談　なし・あり　内容：<br>　3) 職場での様子（上司より・同僚より・部下より）　内容：<br>　4) 家庭での様子　（本人より・家族（　　　）より）　内容：<br>　5) 幼少時の様子　（本人より・家族（　　　）より）　内容：<br>　6) 検査結果 |
| 現在の処方 | ・薬剤名・量：<br>・服薬コンプライアンス：　良・不良（　　　　　）<br>・お薬手帳持参予定：　あり・なし<br>・服薬履歴： |
| 備考 | |

図 3-1-1　紹介状の様式例

［文献 10）より作成］

● 参考文献 ●
1）武田裕子：女性のライフステージの理解のために．日本医師会雑誌 138, 895-899, 2009.
2）篠塚英子：女性のキャリア形成とメンタルヘルス―女性の労働市場参加と留意すべき課題―．F-GENS ジャーナル 7, 261-267, 2007.
3）宮内文久：女性の深夜・長時間労働が内分泌環境に及ぼす影響．働く女性のためのヘルスサポートガイド 第 3 版，女性医療フォーラム実行委員会編，p.10, 労働者健康福祉機構，2015.
4）宮尾益理子：性差医療・食生活・メンタルサポート・子育て支援の取り組みを聞く．働く女性のためのヘルスサポートガイド 第 3 版，女性医療フォーラム実行委員会編，p.22, 労働者健康福祉機構，2015.
5）島津明人：ストレスコーピングと性差．性差と医療 2, 31-35, 2005.
6）吉村靖司：相談者から情報を得る際のポイント．ここが知りたい 職場のメンタルヘルスケア 精神医学の知識＆精神医療との連携法 改訂 2 版，日本産業精神保健学会編，p.184, 南山堂，2016.
7）中村純：産業医と精神科医との連携による職域のメンタルヘルスケア―手法と実際―．産業医学レビュー 18, 139-152, 2005.
8）吉村靖司：相談者の問題を整理する際のポイント．ここが知りたい 職場のメンタルヘルスケア 精神医学の知識＆精神医療との連携法 改訂 2 版，日本産業精神保健学会編，p.187, 南山堂，2016,
9）塚本浩二：受診勧奨．ここが知りたい 職場のメンタルヘルスケア 精神医学の知識＆精神医療との連携法 改訂 2 版，日本産業精神保健学会編，p.193, 南山堂，2016.
10）産業医科大学産業医研修センター：精神科専門医との円滑な連携のための紹介状の書き方．産業医のための職域メンタルヘルス不調の予防と早期介入・支援ワークブック．p.6-7, 2011.

# 2 主治医と産業医の連携

## A. 主治医と産業医との連携の現実

　職場においては，すでに精神科医療機関を受診している女性労働者も少なくない．また，産業医として精神科専門治療の必要性を感じ，専門機関を紹介したいと考える女性労働者も少なくないであろう．このような女性労働者においては，その就業措置，休職に至った場合の復職判定や復職後の対応について，あるいは，適応障害が疑われるケースにおけるよりよい適応などのために，精神科主治医からの情報がほしいことは非常に多い．しかしながら，現実には，さまざまな障壁があり，産業医と精神科主治医との連携はうまく機能しているとは言いがたい．

　産業医は職務としてメンタルヘルス問題を抱えた労働者が従来に比して大きな比重を占めるようになってきたことは認識しているものの，一般の産業医にとってはメンタルヘルスは経験の乏しい領域であるため疑心暗鬼になりやすい．また，精神科医とは，疾病に対する考え方の相違，復職に関しての意見の相違を感じることが少なくなく，さらに，精神科医がどのような基準で心の病気を診断しているのか，復職に関してどのような基準を持っているのか疑問に感じていることも多いようである．そして，精神科医の記す診断書へ不信感を持っている場合も少なくない．一方，精神科主治医は，産業医は企業の倫理にそって行動するので，患者の不利益につながる立場であり，安易に情報を提供できない，さらに，患者の個人情報が社内で守られるかは疑問と考えていることが多いようである．このようなお互いの疑念，不安などを基盤として，主治医と産業医の連携は十分に機能しているとはいいがたい状況である．

　しかしながら，本来は，労働者が職場でよりよく適応し，元気に働くことは，職場にとっても，精神科主治医にとっても望むところである．したがって，産業医と精神科主治医とは立場の違いはあるものの，目標の方向性は同一である．したがって，その立場の違いを十分に理解した上で，労働者の健康とよりよい職場適応を目指して連携することは可能であり必要なことと考える．

## B. 産業医と精神科主治医との連携の前提

　労働者，産業医，精神科主治医との関係を図示すると，図 3-2-1 のごとくと考えられる[1]．

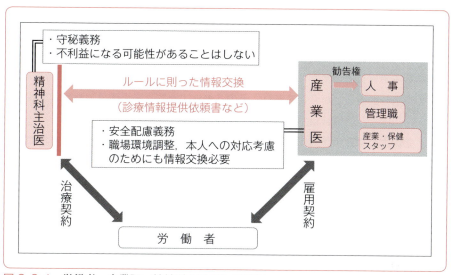

**図 3-2-1　労働者，産業医，精神科主治医との関係**

　精神科主治医は当該労働者と治療関係を結んでいることから，守秘義務が課せられ，また，当該労働者にとって不利益になることはできない．職場との連携を図ることは，本来は，労働者の利益につながるべきことであろうが，現実には，不利益につながることもありうる．したがって，主治医の立場としては，患者にとって不利益になる可能性があることは回避するようになる．すなわち，職場との連携が結果的に患者である労働者の不利益につながる可能性を否定できなければ，連携をとることができないのである．

　一方，企業においては労働者と雇用契約を結んでおり，法的には，安全配慮義務が課せられている．よって，企業は労働者の健康を守る義務があり，その中心的役割を果たすのが産業医である．したがって，産業医は労働者の健康管理，よりよい職場適応を図るためには，当然必要な医療情報もあり，主治医からの情報提供は大きな手助けとなる．

　このような立場の違いを産業医，精神科主治医がまず正確に理解し，認識することが重要である．その上で，最終的に当該労働者にとっての利益，すなわち，職場でのよりよい適応と健康維持につながるような連携を図ることが求められる．

　産業医には，事業者に対する勧告権が認められており，労働者の健康管理上必要な措置については，事業者に勧告することができる．このことは，精神科主治医ももっと認識すべきことと考える．すなわち，精神科主治医がその診療において，本人の職場適応において，職場環境の調整が必要と判断した場合には，産業医を通せば，その実現が図れる可能性がある．

　特に，適応障害レベルで労働者が不安，抑うつ状態となり，職場不適応，さらには休職にまで至っていることも少なくない．適応障害のケースにおいては，職場環境因子のみならず本人の性格因子，行動特性，ストレス耐性などさまざまな因子が関与することは当然であるが，本

人の職業適性が大きく関与していることも少なくない.

　筆者は，患者である労働者のメンタルヘルス不調に職業適性が大きく関与していると考えられる場合には，本人の同意の上で産業医に情報提供すると同時に，その勧告権に期待する. つまり，精神科主治医にとっても，患者である労働者の職場環境因子の調整を期待する際には，産業医との連携を図ることが必要であり，そのことによって，職場環境調整が実現することが少なくない. このことは精神科主治医がもっと認識すべきことと考えている.

　そして，このような観点が，女性労働者のメンタルヘルス関連問題において非常に重要な鍵となると考える.

## *C.* 産業医と精神科主治医との連携の基本

　メンタルヘルスに関する情報，特に病名などは，誤解や偏見を招きやすいだけにきわめて慎重に進める必要がある[2]. また，女性特有の諸症状，葛藤や職場環境に関する諸問題もきわめてセンシティブな事柄であり，その取り扱いには十分な注意が必要である. 産業医が主治医から当該女性労働者の情報を得たい場合，あるいは何らかの相談をしようとする際には，事前に当該女性労働者に，主治医に情報提供を依頼する内容，目的などを説明し同意を得ることが原則である. また，主治医に対しては，事業場側のプライバシーに関する規則や体制（主治医から得られた情報が事業場の中でどの範囲に伝わるのか, どのような目的で利用されるのかなど）も説明しておく必要がある.

　さらに，主治医に提供を求める情報は，当該女性労働者の就業制限，休職，復職などに関して職場で配慮すべき内容が中心であり，そのための理解を得るための必要最小限の病態や機能に関する情報とすべきである. したがって，必ずしも具体的な疾患名，あるいは個人的因子の具体的な内容までが必要ではないことも留意しておく必要がある.

　そして，女性労働者に限った問題ではないが，主治医からの情報など個人情報が保護される環境が事業場の中で確立しているかどうか改めて検証しておくことが必須である.

## *D.* 連携の具体的方法

### 1.　産業医から主治医への情報提供依頼

　主治医への情報提供の依頼は文書で行うのが原則である. 図 3-2-2 に産業医から主治医に対する情報提供依頼書の様式例を示す[3].

　情報提供依頼書においては情報提供を依頼する内容を明記した上で，主治医がその情報提供依頼事項に回答することに対する労働者本人の同意を明示する必要がある. このような書式に

```
┌─────────────────────────────────────────────────────────────┐
│                                                               │
│   年   月   日                                                 │
│                        情報提供依頼書                          │
│                                                               │
│              病院                                              │
│              クリニック                        先生　御机下      │
│                                                               │
│                                          〒                   │
│                                          ○○株式会社           │
│                                          産業医                │
│   印                                                          │
│                                               tel            │
│                                                               │
│     下記１の弊社従業員の【就業措置，休養，復職，その他（          ）】に際し，下記２の │
│   情報提供依頼事項につき，情報提供，ご意見などをいただきたく存じます．   │
│     この情報提供依頼につきましては頁下に本人の同意を得ておりますのでご確認願います． │
│     なお，いただいた情報は，本人の【就業，休養，復職，その他（          ）】を支援 │
│   する目的のみに使用され，プライバシーに十分配慮しながら【          】が責任を持っ │
│   て管理いたします．                                            │
│     また，この情報が開示されます範囲は                            │
│   【                                          】です．          │
│     主旨ご理解いただきましてご協力をよろしくお願い申し上げます．      │
│                                                               │
│                              記                               │
│   1　従業員                                                    │
│       氏　名                （男　女）      生年月日      年     月 │
│   日                                                          │
│   2　情報提供依頼事項                                            │
│     1）                                                       │
│     2）                                                       │
│     3）                                                       │
│     4）                                                       │
│  ┌──────────────────────────────────────────────────────┐   │
│  │ 本人記入                                                │   │
│  │   私は本情報提供依頼書に関する説明を受け，情報提供文書の作成ならびに（     ） │   │
│  │ への提出について同意します．                               │   │
│  │   年   月   日                                          │   │
│  │                       氏　名               印           │   │
│  └──────────────────────────────────────────────────────┘   │
│                                                               │
└─────────────────────────────────────────────────────────────┘
```

**図 3-2-2　産業医から主治医への情報提供依頼書（様式例）**

［出典：文献 3）より引用］

則って内容を記し，最後に労働者本人の同意を明示することで主治医は情報を提供することが可能となる．

　直接主治医と連絡や面会を行う場合においても，文書による情報提供に準じた手続き，すなわち，主治医より提供を受けたい情報内容を事前に労働者に明示し同意書を得ることが必要である．したがって，このような場合に備えて，あらかじめ衛生委員会などにおいて，必要な情報収集における労働者の同意の取り方や，情報提供書の書式や内容，また手続き方法などを定めておくことが必要である．

## 2.　産業医から主治医への情報提供

　当該労働者の職場での状態や行動，健康情報などを主治医（専門医）へ提供することも主治医が本人の病状を正しく理解するため，あるいは復職，休職の判断のための情報として有用である（p.104）．しかしながら，職場から主治医に情報を提供する際においても，原則として当該労働者の同意が必要と考えられる．したがって，産業医が主治医に対して職場の情報を提供する場合には，情報提供する理由や，本人のよりよい職場適応を図るためであるという目的を説明し，本人の納得と了解を得ることが必要である．そして，できるかぎり「事実関係」を私情や価値判断を交えずに記載することがポイントである．

　ただし，本人あるいは第三者の生命，身体または財産の保護のために必要があると判断される場合であって，本人の同意を得ることが困難であるようなときには，本人の同意がなくても情報を提供することが可能とされている．たとえば，労働者の自殺の危険性に関する情報などにおいては，積極的にその状況を主治医に伝えることが必要である．

## 3.　企業における医療情報管理に関して

　原則を守った上で有効な連携関係を築くためには，本来は情報が産業医等の手元に集中されており，産業医等が就業上必要と判断する限りにおいて，集約・整理した情報が，事業場の中でその情報を必要とする者に伝えられる体制が望ましい．この場合，産業医等は専門的な立場から情報を集約・整理し，労働者のプライバシーが守られた状態で関係者間の情報交換が可能になるよう，調整役として機能することが期待される．

## 4.　費用に関して

　主治医に情報提供を依頼する場合の費用の面も検討しておく必要がある．情報提供依頼書にて主治医から情報提供を受ける場合において，主治医（医療機関）は，保健診療を行っている診療所を有している事業場の産業医からの依頼以外は保険請求できない．主治医（医療機関）に対して無報酬で責任のある対応を求めることは無理があり，相応の報酬を支払うべきであると考える．したがって，情報提供を求める際の費用については事前に主治医（医療機関）と相談し，事業場として相応の費用を負担するという認識も必要である．

# E.　女性労働者における主治医と産業医との連携の重要性

　女性労働者においては，他の章で述べられているようにさまざまな女性特有のメンタルヘルス症状，あるいは職場における性差に関連した問題，セクハラなどハラスメントに関連した問題，ライフイベントやワークライフバランスに関連した葛藤を抱えていることが少なくなく，それらの情報は通常産業医より精神科主治医のほうが把握している．女性労働者においては，

このような女性としての葛藤や諸問題を抱えていても，それらが職場の中で広まることに大きな不安を持っていることが少なくなく，産業医に相談することにも不安や抵抗を感じている場合が少なくないと思われる.

　しかしながら，女性労働者における女性特有の症状，葛藤や諸問題こそ，その対応次第で，女性労働者のパフォーマンスを引き出すか，あるいは殺してしまうかの鍵となる. したがって，女性労働者のさまざまな情報が，本人の納得と了解のもとに産業医にうまく伝わり，そして，産業医がそのような情報を本人の職場適応のためにうまく利用することができれば，女性労働者がいっそう適応しやすく，かつ，そのパフォーマンスを発揮しやすい職場環境づくりに結び付くものと考えられる.

● 参考文献 ●

1）渡辺洋一郎：精神科医よりみた事業場のメンタルヘルス対策への協力体制と方法および問題点. メンタルヘルスケア実践ガイド第 2 版，産業医学振興財団編，2008.
2）厚生労働省：医療・介護関係事業者における個人情報の適切な取扱いのためのガイドライン. 平成 16 年 12 月 24 日.
3）厚生労働省：心の健康問題により休業した労働者の職場復帰支援の手引き. 平成 16 年 10 月 14 日.

# 3 復職支援

　筆者が虎ノ門で診療を始めて 13 年目となり，当院に来院された患者も 12,000 名を超えた．約半数が女性である．都心のビジネス街にあるクリニックなので子どもや高齢者はほぼ来院しない．年齢は 20 代～50 代の方が大半を占める．ほとんどは仕事を持っており，専業主婦はほぼいない．統合失調症や認知症はまずみかけず，気分障害や不安障害が大半を占めるが，3 年前より始めた成人の発達障害の専門外来の影響で発達障害の方が徐々に増えている．

　また，当院は精神疾患により仕事を休んだ方々が，再休職をしないよう安全に復職を果たすためのリワークプログラム（以下，プログラム）をデイケア施設で実施して，今年で 11 年目を迎える．これまでに 1,200 名以上の方がプログラムに参加している[1]．プログラムの最終目標は再休職の予防であるが，復職後の再休職予防効果に関するエビデンス[1] は当院ばかりではなく，全国の 207 医療機関が加盟するうつ病リワーク研究会による多施設予後調査などによっても示されている．そこでの経験をもとに，休職した女性が働くことについて述べる．

## A. リワークプログラム参加女性の特徴

　当院の利用者は大企業に勤務しているビジネスマン，公務員などの安定した職に就いている方が多い．図 3-3-1 に示すようにプログラム参加者のうちで女性の占める割合は時期によって変動はあるものの，参加者全体のおよそ 1～2 割を占めるに過ぎない．その理由としては，働いている女性が気分障害をはじめとする精神疾患に罹患して休職となった場合，退職の道を選ぶ場合が多いためと考えられる．退職後は，独身者では派遣などに働き方を変えて就労を目指す場合が多く，既婚者では仕事を辞めて家庭に入るという選択もあることから，プログラムを利用してまで会社に戻ろうという方は少数派なのであろう．そのような方の最終学歴は，大学・大学院卒が多く，勤務先は男性と同様の大企業の総合職や公務員などで，管理職経験者も多い．

　プログラムを終了して復職した後の就労継続率を男女別にみると，図 3-3-1 に示すように生存曲線でも差はみられなかった．復職後も男性と同等に働いている姿がうかがえるが，その背景には後述のさまざまな男性との相違があり，ストレス要因も多岐にわたるものである．

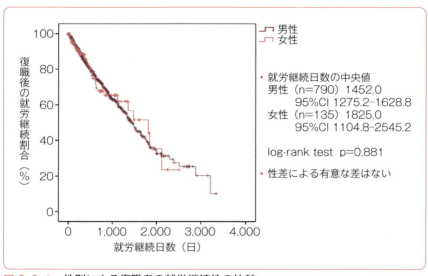

図 3-3-1　性別による復職者の就労継続性の比較

# B. 働く女性が休職に至るストレス要因

　当院のプログラムの利用者を，男女別にして基本属性を表 3-3-1 に示す．年齢は男性より有意に若く，事務職が男性の 31.6% であるのに対し，女性では 55.6% と事務職が有意に多かった．また，双極性障害が男性より多く，休職回数は男性より少ないものの，総休職期間は男性より長い点が指摘できる．

　年代では 20 代後半〜30 代の若年層と 40 代〜50 代の中年層に分けられる．若年層では，主に結婚，妊娠，出産，育児などのライフイベントを経験した前後に発症するケースが多い．

　利用者本人の性格傾向や認知面の特性に加え，生活環境の変化が重なったときにうつ状態を発症する場合が多い．仕事と家庭の両立を完璧にこなそうとして疲弊して発症するケース，妊娠・出産などの家族計画が思い描いていた理想像に当てはまらない現実に直面し，それを受け入れられずにうつ状態が生じて遷延化するケースなどが見受けられる．こういった価値観を持ち続けていくためには，認知面の変化や人生観の変化が必要である．

　また，若年層の女性で学生時代から優等生でしっかりものとみられてきた方の場合は，仕事と家庭，育児の両立で限界が近くなっていても，親族などに助けを求めること自体に必要以上の罪悪感や自己不全感を持つことが多い．

　近年では「妊活」という言葉もあるように，結婚したら早めに妊娠・出産を希望するケースが増えてきている．しかし，若年層で妊娠・出産を希望するが妊娠に至らず，働きながら不妊治療に取り組むケースも増えている．高学歴で仕事に対するプライドを持ちながらも，親族か

表 3-3-1　復職者の性差と属性

| | | 男性 (n=790) | | 女性 (n=135) | | p 値 (有意確率) |
|---|---|---|---|---|---|---|
| | | n | % | n | % | |
| 年　齢 | 歳（平均値, SD） | (38.2　SD 7.9) | | (35.5　SD 7.9) | | p≦0.000 |
| 診断名 (ICD-10) | F31　双極性感情障害　＜躁うつ病＞ | 254 | 32.2 | 45 | 33.3 | 0.025 |
| | F32　うつ病エピソード | 166 | 21.0 | 27 | 20.0 | |
| | F33　反復性うつ病性障害 | 188 | 23.8 | 19 | 14.1 | |
| | F34　持続性気分［感情］障害 | 93 | 11.8 | 27 | 20.0 | |
| | その他 | 89 | 11.3 | 17 | 12.6 | |
| 休職回数 | 回（平均値, SD） | (2.2　SD 2.4) | | (2.0　SD 1.2) | | 0.031 |
| 総休職期間 | 日（平均値, SD） | (724.1　SD 449.9) | | (785.2　SD 436.4) | | 0.049 |
| 職　種 | 事務職 | 250 | 31.6 | 75 | 55.6 | p≦0.000 |
| | 技術職 | 273 | 34.6 | 19 | 14.1 | |
| | 営業販売職 | 136 | 17.2 | 16 | 11.9 | |
| | 研究専門職 | 33 | 4.2 | 12 | 8.9 | |
| | その他 | 98 | 12.4 | 13 | 9.6 | |

(n=925)

らは「子どもはまだか」というプレッシャーを与えられ，自分をさらに追い込んでしまうケースも見受けられる.

　女性側の精神状態が悪化すると，配偶者との関係にも影響を与え，不妊治療への協力が得られにくくなってしまうこともあり，悪循環に陥ることが多い. このように，若年層の女性では「仕事よりも家庭のことが原因でうつになった」と表現されるように，仕事だけの要因ではなく，何らかの形で家庭の要因が関わっているケースが少なくない.

　一方で，中年層のケースでは，長年キャリアウーマンとして勤務し続けてきて管理職としてのストレスがある. 家庭を持っている場合では，これまで育児をしながら仕事と家庭を両立してきたが，夫と自分の親の介護や，自分の親の死といったライフイベントが重なり，それが発症の要因となっているのではと思われる場合が多い. また，独身を通してきたキャリアウーマンの場合には，親の介護や親の死というライフイベントが予想以上に大きな影響を与えることが少なくない. 配偶者というサポート資源がないことや仕事ばかりに熱中してきたことが災いし，プライベート面のことを親身に相談できる人間関係がとかく希薄であることが，ストレスを高める大きな要因となっている. このようなケースでは，他者の助言やサポートを受ける自分を受け入れ，仕事以外の対人関係やサポートを充実させていくことが課題となる.

　図 3-3-2 に示すように当院のプログラムでは，生活リズムを整えて症状が安定した時期を見定めてプログラムを始める. そして，段階が進むと休職に至った経緯や自分の症状について内省し，再休職予防の対策を検討するための素材となる「自己分析レポート」[2] を主治医の指導のもとで作成する. その後，再休職予防のための自己課題に対する対策を「疑似職場」[3] で

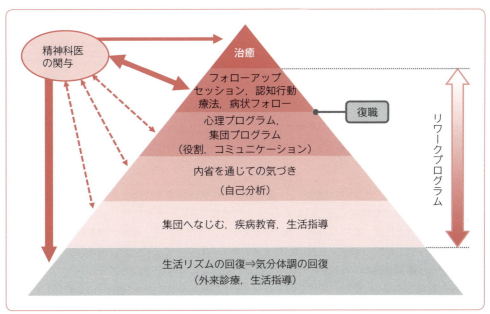

図 3-3-2　リワークプログラムの治療構造

　の協働作業を通じての行動療法的アプローチに加え，セルフケア，認知行動療法などの心理教育を受け，知識の獲得や自己洞察を行いながらきたるべき復職後の就労に備えていく．日々こういったプログラムを受け，メンバーやスタッフと時間を共にする中で，同じ悩みを持つメンバー同士での支え合いができる関係を構築することができるのも，プログラムの重要な役割である．いろいろな職業経験，人生経験をしてきたメンバー同士の交流により，「さまざまな価値観や経験に触れることが何よりも大きな学びにつながる」という声が多く聞かれる．知識だけでなく，こうした経験を通して，今後の働き方，仕事と家庭のバランスのとり方，自分の人生における価値観の見直しができるようになる全人的なリハビリテーションである．

　以上に述べた若年層と中年層の利用者から典型的な 2 例について，スタッフからみた解説を加えて次頁に事例を挙げる．

## 事 例 紹 介 ①

### 30代の女性，既婚者の事例.

損害保険会社の研究所勤務．家族構成は夫と子ども1人の3人暮らし．近くに夫の両親が住んでいるが，過干渉気味で本人としては付き合いにストレスを感じている．実父との関係は良好で兄弟姉妹はいない．

### 1）経　過

4年制大学卒業後，大学院に進学．24歳で就職．残業時間はそれほど多くなく，研究論文の執筆や学会発表なども順調に取り組めていた．28歳のときに，大学時代から交際していた同じ大学出身の男性と結婚．結婚2年目に第一子を妊娠し，男児を出産．育児休業を取得し，子育てに集中していた．妊娠，出産，育児のプロセスの中で，近くに住んでいる，関係のよくない夫の両親と関わる機会が増え，ストレスを感じることが増えていった．

周囲が反対する中，1年ほど育児休暇を取り，同じ職場に復職．自宅にこもっているよりも職場で働いていたほうが，親族とのしがらみから解放されるという思いもあった．他にも，同じ大学出身の同期が自分を追い越して管理職に出世していたことを知って大きなショックを受けたことも，復職を決意する理由の一つであった．

その一方で，本人としてはもう一人子どもがほしいという希望も強く，夫の協力を得て妊娠を計画するが，うまくいかず，流産を経験する．そのころから気分の落ち込み，感情の不安定さ，不眠，過食，対人関係上の問題が起こり始める．会社の契約するEAPのカウンセラーに週1回程度の頻度で相談をするようになったが，感情的な不安定さはおさまらず，職場で感情を抑えきれず情緒不安定となり，職場での対人関係が悪化してくる．それを契機に会社を1週間ほど休み続けた．カウンセラーや産業医の勧めでX−3年に当院へ紹介され休職となる．

#### ～休職の開始とリワークプログラムの導入～

転院後の診察で自宅療養と通院治療で規則正しい生活リズムの安定が保てるようになり，リワークプログラム導入となる．

リワークプログラム導入後，最初は集団生活に緊張がみられたが，比較的早く集団に慣れ，同じころに参加を開始したメンバーとも良好な関係を築くことができていた．周囲のメンバーには，「自分は仕事よりも家族のことが原因でうつになった」と話しており，家族のことが話題にのぼるプログラムでは，情緒が不安定になることが多かった．リワークプログラム後半では，疑似職場のような環境[3]でリーダーシップを発揮して仕事を進めることができるまでに回復しているようにみえた．一方，内面を扱うようなプログラムでは，流産をしたときの気持ちや，夫や母に対する怒りを表明するなど，グループの中で感情をあらわにする場面が時折みられた．そのころから音やにおいに対する感覚過敏が発現し，たびたびプログラムに参加できないことが増えてきた．

本人が再び元気を取り戻してプログラムに参加できるようになると，夫が「もう働ける状態なのに，まだプログラムに通う必要があるのか」などと復職を急かしたり，プログラムの活動を優先して家事がおろそかになっていることを咎めたりするようになる．夫に来院してもらい，主治医から病状説明を行い，夫に治療へ協力してもらえるように依頼することにより，徐々に夫婦関

係が改善された.

　プログラムに参加されている間，プログラムで行うワークや本人の訴えには，仕事にも家庭にも理想像を持ち，それに当てはまらない自分を受け入れられない状態であることが随所に表れていた．自己分析課題[2]を進める中で，そういった傾向を形成してきた背景である親子関係や，配偶者との関係についてもスタッフに対して話すことが増えてきていた．以前は，話をするだけで取り乱していたが，集団で行うプログラムの中でも配偶者との関係について徐々に自己開示することができるようになっていった.

### 2）解　説

　このようなケースの場合，プログラムの終了がすべての問題解決をもたらすわけではないことが多い．キャリアに対する悩み，夫婦や親子間の課題などさまざまなストレス要因が複雑に絡み合って存在している中で，どのようにそれらのバランスをとっていくか，それぞれの問題にいつどのように向き合っていくのかなどを主治医が治療的な観点で随時判断することが必要である．この場合，「働く」という側面を支援するだけでなく，「家庭」という側面を支援する個別カウンセリングと，主治医による家族相談が両輪となって初めて功を奏するだろう.

## 事 例 紹 介 ②

**50 代の女性，独身者の事例.**

　メーカー勤務で企画部門のマネージャー職につくキャリア女性．海外の大学を卒業後に入社し，当時から新技術の商品化や企画，他社との契約交渉などの業務を担当．海外出張が多く，プレゼンテーションをする機会が多い業務を担当してきた.

### 1）経　過

　X−10 年に部門内で新しい部署が発足し，マネージャーとなる．翌年，上司（部長）が病死し，担当する業務が増えさらに多忙となる．これに加え，同時期に母の癌が発見される.

　このころから出張時，新幹線のドアが閉まると動悸がしたり，飛行機内で貧血気味になり離陸前に降ろしてもらったりすることもあった．以来，通勤電車に乗ることにも恐怖感を抱くようになり，X−9 年に当院受診．パニック障害と診断され投薬が開始される.

　このまま仕事を続けていると，遠方であることや仕事の多忙さが原因で親の看病ができないので，仕事を辞めて地元に戻ったほうがよいと思う一方で，長年勤務してきた仕事を辞める気持ちにもなれず，葛藤を抱いていた．家族に自分の病気のことを伝えていなかったので母の看病にあまり関われず，看病をしていた姉との関係もぎくしゃくしていった.

　パニック障害と診断されてから約 3 年後に母が逝去．その 5 年後に父親も癌で逝去．加えて部内での異動後の部長との関係が悪くなり，部長が本人の考え方を批判的に受け取り，給与のレベルを下げられたり，異動希望を断られたりするなど本人への当たりがきつくなっていった．その後の異動先で同僚が自殺．その同僚とはそれほど親しいわけではなかったが，両親の死を引きずっ

ている状態だったため，ショックな気持ちにとどめを刺されるような感覚があった．残業も多く，終電まで働くような職場であった．

1年ほどで本社へ異動．定時で帰宅できる部署で人間関係も問題なく過ごせていたが，気が緩んだような感覚になり，疲労感を感じるようになる．本社へ異動して半年後，めまいが出現し，更年期障害ではないかと思い婦人科を受診．その後，インフルエンザにも罹り，1ヵ月ほど会社を休む．復職願いを提出したが，婦人科の主治医から睡眠の問題があることを理由に心療内科の受診を勧められる．すでに当院に通院していたため，主治医に相談したところ，休職を勧められ，X−3年に休職となる．

### ～休職の開始とリワークプログラムの導入～

休職を開始したものの過眠が出現し生活リズムが乱れ，定期的な受診すらできない状態が1年10ヵ月ほど続く．その間，日常生活の中での本人の懸命な努力に加え，投薬内容の変更，漢方治療の併用や高照度光療法なども実施し，生活リズムを取り戻したところでリワークプログラム導入となる．

最初の4ヵ月ほどは順調に通所できていたが，週3日の段階に入り始めた頃に，親の5回忌や叔父の葬式などがあり心身の状態が乱れ，出席が安定しない時期があった．その後，しばらくして出席がやや安定してきたころに，ペットを飼い始めたことで心身の状態が安定し始め，後半のプログラムに進むことができた．

疑似職場のような環境[3]で疑似業務を担当することになる．メンバー同士の協働作業が増え，かつての会社での業務のように大勢の前でプレゼンテーションをする機会もある．後半のプログラムに進んで間もなくの段階でプレゼンテーションを担当し，周囲からプラスのフィードバックを多くもらうという経験があり，非常に活気が出てきてやや過剰な印象すらあった．その後，疑似職場の中でスタッフの指名により，部署内の管理職の役割を担い，兼務をすることもでてきたが，何らかの役割を担っているときにはいきいきと業務に携わっている様子が観察された．疑似職場内でかけられる最高レベルの負荷をかけたにもかかわらず，それ以上の役割を自ら担当しようとして手をあげていく姿勢がみられ，本人も「興味をもった仕事は自分で取りに行ってしまうところがある」と話していた．周囲からみると部内の人員が少なくなっており，大変な場面でも明るく，部内を牽引している姿が印象的であった．2ヵ月ほど管理職の役割とその他の役割を兼務している状態を続けたが，疲労感を訴えたり，調子を崩すことはなかった．

しかしながら，休職前，仕事の負荷が急に下がった段階で不調が出現していることから，スタッフ側では一気にすべての役割から降りると調子がどう変化するか，そういった場面でどのように対応するかの様子を観察していた．本人にもその旨を伝えて準備をしていたのだが，大きな気分の落ち込みが襲ってきて，プログラムを欠席するという場面があった．その際，欠席の電話連絡で，スタッフに対して，両親の死後，非常に強い孤独感に苛まれていたこと，これまでは両親に相談してきたが，両親を亡くした後，誰も信用できず相談できずに苦しいことを一人で抱え込んできたこと，自分の疲れや症状，感情の変化などの症状に気づくことが非常に難しいことなどについて泣きながら話をした．今回，シミュレーションとはいえ，役割から降りた途端にまた前半のプログラムのときのように大きく調子を崩し，外出ができなくなったことで一気に自信を喪失し，復職が怖くなっていることについて泣きながら話していた．スタッフはその話を聴き，まだ対面した状態では自分の弱音を吐くことがなかなかできないが，電話であればスタッフにもこういっ

た悩みや感情を話すことができたということは本人にとって大きな前進であること，プログラムで取り組んできたことの意味を確認し，今，この状態から抜け出すためにどうしたらよいかを本人と話し合う．復職に向け不安や恐怖を感じることは当然のことであり，一人で立ち向かうわけではなく，スタッフや他のメンバーなどの支えもあることを確認し，まずは，今，具体的に何が不安や恐怖を強くしているのかを書き出すなどして整理したうえで，スタッフに相談するよう提案した．翌日からプログラムに参加し，現在，復職に向け，不安や恐怖を抱えながらも適宜主治医やスタッフに相談しながら，プログラムに取り組んでいる．

### 2）解　説

このケースのように，親族の病気，死という大きなライフイベントと業務の負担が重なったとき，発症するケースは少なくない．「周囲には信用できる人はいない」というように，職場での人間関係は利害関係が絡むものであり，プライベートなことを相談できるような関係の構築はなかなか難しいものである．特に仕事一筋で生きてきたキャリアウーマンの場合は，プライベートな場面での精神的サポートが少ないことが多い．このような場合，重要な精神的サポートをしてくれていた親族を失った場面では，より大きな喪失体験となり，一人での療養生活ではなかなか回復の糸口をつかむことが難しいと思われる．プログラムでの他者との交流や，ペットを飼い始めたことなどが本人の新たな精神的サポートの拡大となった可能性は高い．

大企業の管理職ともなると，遠方の親の看病をしながら仕事を続けることは難しく，どうしても仕事と親の看病のどちらをとるかという大きな選択を迫られることになり，葛藤を抱えやすい．それに加え，自分の病気について家族に話せていないということも本人のストレスを高める要因となっていた．

このケースでは，何らかの役割を担っているときと，役割から外れたときでの気分の変動が非常に大きいところが病状の特徴である．社会的な役割を担っているときには，自分の存在価値を見いだし，孤独感が緩和されるが，「役割を持たない自分」を受け入れ，「そのままの一人の人間としての自分はどのように生きていくのか」というところは，これからのライフステージにおいて，大きな課題となってくるであろう．また，新たなる喪失体験が起きた場合の対処についても考えておく必要がある．「役割を持たない自分」であっても他者から受け入れられる存在であるということを体験的に理解することや，役割を担っているときに無意識のうちに無理をしており，皺寄せが後から不調となって表れている可能性についての気づきや，役割を担う際にどのような点に気をつけるべきかを整理していく必要があると思われる．業務遂行や他者のことを最優先することにより，日頃抱えている孤独や不安感と向き合わずに済むということが無理な行動を惹起している可能性が高いように感じる．本人は自身のことを「極度のワーカホリック」と表現している．その意味を考え，今後の働き方，生き方について検討することをこれからも継続して支援する必要がある．

## *C.* 復職に向けての疾病治療，心理教育

　先に示した2症例は，いずれも双極II型障害と診断している．知的にはきわめて高く能力のある女性であるが，複数のストレス要因がかかると臨床的には軽躁状態を呈して，次いで抑うつ状態が出現する経過を取る．その抑うつ状態の症状は聴覚過敏や過眠・過食が出現し，内因性うつ病の症状からみると非定型的である．両症例とも光トポグラフィーで双極パターンを示し，治療薬としてはバルプロ酸や炭酸リチウムなどの気分安定薬が奏功した．これらの経過を彼女らはプログラム中に全員が行う自己分析[2]でしっかりとしたレポートを作り，自分の気分変動についても理解していたはずであった．しかし，自分の課題が出やすい場面ではやはり軽躁状態を呈して，その後に引き続いて抑うつ状態を惹起した．その経験を通じてセルフモニタリングを行い，軽躁状態のコントロールにより抑うつ状態を予防することが双極性障害の心理教育としては原則である．男性と比較し，女性においては家庭や家族の課題，自分のキャリアに関係する悩みなど，多くの課題が生じている．

　家庭を持つ女性は，子どもや夫に対して母親であり妻である役割以外にも，夫の家族に対する嫁としての役割を求められる場合もしばしばある．職場でのストレス要因以外に家庭や家族からのストレス要因が容易に加わりやすい．会社としても社会としても女性が働くことに対して，夫の役割も含め，まだまだ理解が不足しているのが現状である．

　事例紹介の2例目に，独身で過ごすきわめて優秀な女性が，両親の死を契機として抑うつ状態が発症し休職した例を示したが，ここでも家族と関連するストレス要因が大きな役割を果たしていた．もちろん業務過多や職場の対人関係も発症要因として小さくはないが，最後の引き金を引いたのは家族の要因であったと考えている．プログラム中にみせる集団療法中のアクティブな姿は軽躁状態であり，その後に軽うつ状態が出現したことを観察すると，この症例は加藤が提唱する「職場結合型気分障碍」[4]の典型例である．

## *D.* 休職経験のある女性が働くということ

　働くことを，今後の人生の中にどのように位置づけるかや，また家庭や家族の中での生き方について，見直す機会をリワークプログラムが与えられたらと考える．そこではプログラムに参加する仲間がいて，相談の機会も多く，友人になるチャンスもある．しかも復職後の土曜フォローアップセッションにおいてもその機会が与えられている．リワークプログラムを受けて復職するのは当たり前であり，図3-3-2（p.117）で示す復職がスタート時点で，その後が本番である．復職後をしっかりとフォローしていくのが主治医としての役割であり，まさに正念場である．うまくいけば1〜2年で投薬が終了し治癒の判定ができる．しかし，症状が再燃し

再休職することもあり，再休職者のためのデイケアも用意している[5]．そのような経過を経ると数年の付き合いとなるが，さまざまな経験をしながら場合によっては失職することもあるが，自ら生き方を変えて転職する場合もある．そのプロセスの中で治癒判定が下せる場合も多い．さまざまなライフイベントの中で生き方を選んでいく主体性が大切だろう．

　行政では 2016（平成 28）年 4 月 1 日から女性活躍推進法が施行され，これらの取り組みが優良な企業は申請により厚生労働大臣の認定が受けられるようになってきた．これを通し，企業は認定マークを商品や PR に利用でき，企業イメージを変えて優秀な人材を集めることができる．このような社会の基盤整備が始まったが，個人レベルでの対策も多くの課題が山積しているといえるだろう．われわれが実施するプログラムも治療的接近を通じ，休職した女性の役に立てることを願ってやまない．

● 参考文献 ●

1) 五十嵐良雄：リワークプログラムは再発予防に有効か．最新医学 71（増刊号），1527-1537，2016.
2) 五十嵐良雄：職場復帰から見た難治性うつ病とその治療上での工夫．精神療法 36，627-632，2010.
3) 飯島優子，高橋望，榎屋貴子，他：リワークプログラムにおけるチーム医療．精神科領域のチーム医療実践マニュアル，山本賢司編，p.58-76，新興医学出版社，2016.
4) 加藤敏：現代日本におけるうつ病・双極性障碍の諸病態－職場関連の気分障碍に焦点をあてて－．精神経誌，114：844-856（2012）
5) 五十嵐良雄，飯島優子，福島南：抑うつ状態のために休職する患者への復職支援プログラム．新薬と臨床 63，971-975，2014.

# 4 治療と仕事の両立支援

## A. 治療と仕事の両立支援の重要性

　現在, 国の「働き方改革」実現会議では, がんなど病気の治療と仕事を両立できる環境整備に向けた支援策を拡充する方針が示され, 具体的には, 主治医と事業場（産業医等）との連携強化を図り, 事業場側が配慮するべき項目などを盛り込んだ指針の策定や両立支援の体制づくりが促される流れである（2016 年 10 月）. たとえば, がん治療を受けながら就労する人は全国で約 32 万人とされるが, がん患者のうち診断・告知後に退職した人は会社員の 34%, 自営業者のうち廃業した人も 13%にも上る（厚生労働省）. この現状に対して, 闘病する者が, 仕事を辞めることなく治療を受け続けることが可能な社会をめざす方針が打ち出されてきたといえる. この国策の中核にある主治医と事業場との連携に関して, 疾病を抱えた労働者の治療と就労の両立をかなえるためには, 医学所見（現症）の回復程度のみならず職域における安全衛生課題や懸念および個人の生活状況などについて総合的に検討すべきである. 特に女性の場合, ワーク・ライフ・バランスの保持や複数のキャリア（母・妻・社員など）を兼ね備えながら, さらに治療というタスクに立ち向かうことへの配慮と支援が求められる. その基盤たる支持的心情は, 働く毎日, 一人で何役もこなしている女性への労いであろう.

## B. 主治医と事業場（産業医等）との連携に求められる情報とは

　一般に, 医学所見は治療場面において得られる情報, いわば「診察室情報」だが, 職域の安全衛生課題やメンタルヘルス不調に特有ともいえる種々の懸念などは, 主治医と事業場側（産業保健スタッフ等）との連携が行われて初めて得られる情報（対比的に「連携情報」）である. 筆者らは, 厚生労働省委託「治療と職業生活の両立等の支援手法の開発のための事業」（平成 22～24 年度）以降, 独立行政法人労働者健康安全機構「治療就労両立支援モデル事業」において, 不調労働者の疾患および職務内容を踏まえた労務管理上の留意事項として, Ⅰ. 医学的現症, Ⅱ. 勤労状況, Ⅲ. 生活状況, Ⅳ. 事業場側の懸念に関する項目についてのアセスメントを行い, 治療就労両立支援に活用している[1]（表 3-4-1）. 最近の厚生労働省労災疾病臨床研究[2] では, メンタルヘルス不調者の初診から寛解に至るまでの期間が 3 ヵ月以内の者は,

表 3-4-1　現症，勤労状況，生活状況，事業場の懸念の 4 軸からなるアセスメント項目

**Ⅰ．医学的現症：医学的見解**
- 疾患の種類（ICD-10）：うつ病エピソード，不安障害，適応障害，身体化障害など
- 主な症状：不眠，抑うつ気分，全般的意欲低下，全般的不安耐性低下，焦燥など
- 症状の程度：軽症，中等症，異常体験を伴う重症など（ICD-10 に則して評価）
- 服薬の状況：薬剤名と服用量／日，服薬に伴う眠気や注意集中の鈍麻やふらつきなど
- 睡眠の状況：入眠，熟眠，早朝覚醒の有無（構造化面接にて把握する）
- 生活全般における意欲と興味・関心の保持：最低 2 週間の持続状況を把握する
- 気分・不安：気分変調，全般的状態不安などについて質問調査票にて評価する
- 注意集中力：日常生活動作，問診，簡易前頭葉機能検査などにて評価する
- 他，身体所見：運動性緊張，消化器症状，頭痛・筋骨格系症状など

**Ⅱ．勤労状況：安全・衛生にかかる要因**
- 作業環境：高・低温，高所，VDT 作業，有機物質，騒音など
- 勤務時間と適切な休養の確保（勤務形態の規則性，出張，超過勤務等の状況）
- 職業性ストレスの程度（職業性ストレス簡易調査票等による）
- 就労に関する意欲と業務への関心
- 段階的復帰，リハビリ出勤制度についての周知・理解と同意
- 職場の対人関係における予期的不安などの程度
- 治療と職業生活の両立についての支持・理解者（上司，産業保健スタッフなど）の存在
- 安全な通勤の可否
- 疲労蓄積度：自身および家族からみた「仕事の疲労蓄積度チェックリスト」などで評価

**Ⅲ．全般的生活状況：個人・状況要因**
- 睡眠 - 覚醒リズムの保持
- 適切な食習慣（栄養，嗜好品への依存度を含む）
- 適度な運動習慣
- 日常生活における業務と類似した行為への関心・遂行状況
- 経済状況と医療費・保険書類等の利用・管理状況など
- 整容，居住環境の清潔保持
- 家事の煩雑さ，育児
- 介護などの有無と程度
- 生活全般における支持的な家族（配偶者など）や友人（同僚など）の存在
- QOL：包括的健康度を把握

**Ⅳ．事業場側の懸念**
- 診断書病名と現症との相関についての理解
- 寛解に併せた就労意欲の確認
- 寛解と業務遂行能力との相関についての理解
- 寛解の確認と予後診断についての理解
- 対象労働者へのコミュニケーション（接し方，人間関係）
- 通常の職務による疾患への影響（再発しないかなど）
- 長期休業による部署・組織全体のパフォーマンスの低下
- 長期休業による対象労働者の将来性（キャリア形成や勤続可否についての判断など）
- 通勤・実務に伴い安全・衛生面での危険が回避されるか（労働災害の可能性）
- 自殺および危険行為に及ぶ可能性

［出典：文献 1）より引用］

　長期群（3 ヵ月超）に比べ，医学所見のみならず安全・衛生要因と，職域の懸念の回復・解決程度が有意に良好であった．この結果から，主治医と事業場間の相補的な連携は，治療効果とも有意に関連することが示唆されている．
　次頁に，治療と仕事の両面支援に関する事例を紹介する．

## 事 例 紹 介 ①

Fさん：40代前半の女性．情報通信業一般職．
業務多忙と心労によりストレス障害をきたした事例．

### 1）経　過

　ここ数年，執筆やレポートの仕事が多忙だったが，体調を崩すこともなく過ごしてきた．しかし，1年前に同僚が病気休暇に入ったため業務負担が増大し，加えて実家の父親ががんに罹患し心労も募ってきた．X年5月より不眠，頭痛の症状が現れ，同月中旬から会社を休みがちとなり，出勤しても健康管理室で休養することが多くなった．そんなFさんの様子を心配した直属の課長が社内の保健師に相談し，産業医面談の結果，会社がストレスチェック制度などでEAP契約を結んでいるAクリニック（精神科）に受診することを勧めた．

　5月中旬，Fさんは会社の保健師とともにAクリニックを受診した．主治医Aは適応障害と診断，薬物療法と精神療法を開始し，その後症状は軽快し，おおむね普段通りに出勤していたが，7月中旬から再び疲労と倦怠感が強くなり，主治医Aより「労務不能な状態で療養が必要」との診断書が出され，休業となった．

　Fさんは，休業に入った当初，休んでいることに対する不安感がかなり強かったが，主治医Aの支持もあり，次第に「ちゃんと休むこと」を受け入れられるようになってきた．それに伴い症状は徐々に改善し，9月初旬には復職可能と思われるレベルにまで回復してきたため，主治医は，「復職可能と見込む」旨の診断書を発行し，9月15日に社内で復職準備を進めてもらうよう，保健師に連絡，依頼した．一週間後，Fさんは産業医と面談し，その結果を受け，社内で復職に向けた調整が開始された．10月より，Fさんは時短勤務（11〜16時）から復職し，その後段階的に勤務時間を延長し，順調に経過した．12月に入り，実家の父親の検査目的の入院があり，不眠が再燃したものの，産業医から速やかに主治医Aに診察を依頼し，Fさんの状態は再び安定，その後，2週に一度のペースで通院を続けながら，特に勤務状況にも問題はなく経過している．

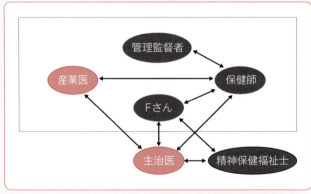

図3-4-1　Fさんを取り巻く主治医と事業場との連携様式

### 2）解説〜この事例からの学び〜

Fさんの場合，会社がAクリニックとEAP契約を結び，日頃から，事業場側産業保健スタッフと医療機関（事業場外資源）との連携体制が構築されていたことから，初診，休業の判断，治療継続，復職支援，不調時の再診までスムーズに運んだものと思われる．復職のタイミングについても，診断書を作成する前に，医療機関側から事業場側に連絡を取り調整することができたため，（通常の）復職の診断書が発行されてから社内での検討が始まるまでのタイムラグを短縮することができた．電話や対面により直接話し合うことは，メールや書面よりも伝達できる情報量が多いため，医療機関と職場の双方にある機微な事情や，できること，できないことなどをすり合わせながら方針を打開できる方法でもある．また，休職後の時短勤務から段階的に勤務時間を延長していく就業時間方式がFさんの場合も奏功した．これまで，当該事業場には確立された復職プログラムはなかったが，Fさんのリハビリ出勤などの成功事例は，その後の復職支援プログラムのモデルになっている．

## 事例紹介②

**Aさん：40代の女性．文筆業・ライター．がん治療と家庭，仕事との両立に心労を抱えた事例．**

### 1）経 過

X年Y月に乳がんが判明，T総合病院にて手術を受けた．入院中，治療就労両立支援コーディネーター〔MSW（医療ソーシャルワーカー medical social worker）〕が面接したところ，家庭内のストレス（夫の多忙と過飲酒）や，まだ幼い娘への病状の伝え方，治療費のことなどの心労が聴取された．Aさんは，在宅で雑誌コラムなどのライターをしているが，その仕事量は調整でき，他のスタッフにワーク・シェアも可能なため職業生活に大きな障壁はないものの，闘病と就労の両立を支援するためには，本人の心理面の安定を図る必要があった．そのため，面接を担当した両立支援コーディネーターとストレスケアチーム（精神科医，臨床心理士）が連携し，継続的な面接の機会をもつ方針とした．

初回面接時は，自身の経過を淡々と話すも，時折こみあげる感情を打ち消すかのように「どうしようもないことなのですが」と笑って装うかのような防衛的姿勢がみられた．夫との不仲，両価的な想いもうかがわれたが，そこに焦点化するよりも，「（母として）今，娘に何ができるか」という点に絞った面接を続けた．働く女性として毎日複数のキャリアをこなしていること，ワーク・ライフ・バランスを保持するよう努めてきたことについて，これまで誰にも肯定されることはなかったようだと話すAさんに対し，彼女の自我のあり方を支えるべく面接を進めていった．退院後，放射線治療など身体面の治療については自宅近くの病院に転院したが，転院後も面接を希望し，傾聴，支持を主体に不安軽減を図っている．

### 2）解説〜この事例からの学び〜

一般に，乳がん患者のうつ病有病率は10〜25%といわれ，比較的若年であるほど不安・抑うつが生じやすいことが指摘されており，がんに罹患した働く女性への心理的支援は重要である．Aさんの場合は，術後の仕事量，自己裁量とワーク・シェアなどには幸いに大きな障壁はないよ

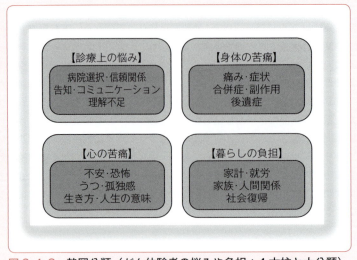

**図 3-4-2　静岡分類（がん体験者の悩みや負担：4 本柱と大分類）**

がん体験者が，病院で相談することには，診療に関する悩み（予後・症状・副作用・後遺症など）が多く，相談しない（あるいは病院で相談できるとは思っていない）こととしては，自身の不安や心の問題，生き方，仕事，家族，人間関係などがある．

うであったが，母親，妻，職業人という三つのキャリアをこなしながら，併せて「患者」として生きる女性のアイデンティティを支えることが大切に感じられた．治療と就労の両立，ワーク・ライフ・バランスの保持，いずれにも前向きであろうとする人への心理的サポートには，まず，それら複数のキャリアを（一人で何役も）こなしながら治療というタスクに向かう人への敬いと労いが根幹にあるべきだろう．面接を進める上で意識した点は，入院生活における出会いからラポール形成に向けた配慮，医学的主訴の視点よりも distress（つらさ，困っていること）の聴取，自己一致，共感的理解であった．その人の「今，ここ」において求められるものがカタルシスかソリューションかについての察知，判断は，闘病者へのケア場面の根底に必要だと考えられる（図3-4-2）．

## C. 女性の勤務状況と両立支援・三次予防

　働く女性が，疾患の治療を受けながら就労を続けるためには，これまでの性差研究における性別による脆弱性の指摘のみならず，より予防的視点に立ったレジリエンス向上を目指すことが必要だと考えられる．過去に筆者らが行った神経内分泌学的検討[8] では，昼間勤務の労働者96 名（男性 56 名；42.79±10.72 歳，女性 40 名；42.98±11.24 歳）の唾液中ホルモンを測定し，うつ，疲労の程度や勤務状況（厚生労働省「労働者の疲労蓄積度自己診断チェックリスト」による）との相関を調べた．その結果，勤務状況と唾液中ホルモン値の検証において，

女性では，勤務状況が厳しい状況にある者ほど，朝９時のコルチゾールとコルチゾール／DHEA 比が有意に低値であった．しかし，男性ではこれらについていずれも有意な相関はないことから性差が認められた．この結果から，慢性ストレス・疲労が，男性よりも女性の副腎皮質ホルモンにより強く影響したことが示唆され，唾液中のコルチゾール，DHEA 濃度およびその比が作業疲労のバイオマーカーとなる可能性を示している．また，深夜労働した女性の朝の唾液中コルチゾール濃度が低下することを示した知見[4] とも一致しており，働く女性の勤務状況および作業環境を考慮する際の重要な研究知見であろう．昼間に勤務し，夜間に眠る労働者の場合，朝起床時のコルチゾール分泌が低調な状況は，起床時コルチゾール反応 cortisol awakening response（CAR）の減弱と関連すると考えられる．この CAR は，疲労感の強い状態やバーンアウト，PTSD（心的外傷後ストレス障害 posttraumatic stress disorder）でみられることが知られており[5]，勤務状況の過酷さは女性のメンタルヘルスに有意に影響しやすいことが指摘できる．

　社会における女性の活躍がさらに期待され，治療就労両立支援が促進される現在において，上記の研究知見において性差を認めた「勤務状況」に着眼すべきである．その構成要素（7 項目）である ① 時間外労働，② 不規則勤務，③ 出張の負担については，性別を問わず職場の安全衛生配慮に関わるが，やはり育児や介護などのキーパーソンとなりやすい女性においては個々の状況に応じた柔軟な勤務シフトの調整などが求められる．次に，④ 深夜勤務の負担，⑤ 休憩・仮眠，⑥ 仕事の身体的負担については，適切な休養を確保できるように職場環境の工夫が望まれ，疲労蓄積のある者への面接指導は実効的に行われなければならない．とりわけ個人による違いが大きいと思われるのが ⑦ 仕事の精神的負担であるが，ストレスチェック制度などを契機とした一次予防策や職場環境改善および職域での相談体制の強化が求められる．また，月間時間外労働の長さ（100 時間超）から逆算し労働衛生的なデッドラインとなる睡眠不足の問題には「健康づくりのための睡眠指針」等に則した保健指導などを図るべきである．このように勤務状況の観点から行うべき対策は多いが，その分，一次予防から両立支援などの三次予防においても，働く女性のメンタルヘルスの保持増進をかなえるポテンシャルは大きいのではないだろうか．

## D. 「治療と仕事の両立支援ガイドライン」の概要

　2016 年 2 月，厚生労働省は，「事業場における治療と職業生活の両立支援のためのガイドライン」[6]（厚生労働省，2016 年）を公表した．これには，治療が必要な疾病を抱える労働者が，業務によって疾病を増悪させることなどがないよう，事業場における適切な就業上の措置や治療に対する配慮が行われるようにするためのものであり，関係者の役割，事業場における環境整備，個別の労働者への支援の進め方を含めた事業場における取り組みの概要が示されて

いる．平成 22（2010）年度から厚生労働省委託事業等で蓄積された知見から，事業場においては「両立支援プラン」の作成が望まれており，両立支援プランに盛り込むことが望ましい事項として，① 治療・投薬等の状況および今後の治療・通院の予定，② 就業上の措置および治療への配慮の具体的内容および実施時期・期間〔作業の転換（業務内容の変更），労働時間の短縮，就業場所の変更，治療への配慮内容（定期的な休暇の取得等）など〕，③ フォローアップの方法およびスケジュール（産業医等，保健師，看護師等の産業保健スタッフ，人事労務担当者等による面談など）が挙げられている．前項で挙げた，女性の勤務状況における注意点とこれらを併せた配慮が，今後の女性労働者への両立支援，三次予防には重要であろう．

● 参考文献 ●
1) 小山文彦：主治医と職域間の連携好事例 30―治療と仕事の両立支援 メンタルヘルス不調編 II ―．労働調査会，2015.
2) 小山文彦：メンタルヘルス不調者をめぐる主治医と産業等との連携がもたらす治療効果に関する検討．産業精神保健 24，100-105，2016.
3) 小山文彦：女性の勤務状況とメンタルヘルス対策―HPA 系機能にみる性差からレジリエンスへ―．産業精神保健 23（特別号），89-93，2015.
4) 宮内文久，木村慶子，平野真理，他：夜間労働時の血液中 cortisol 濃度および cortisone 濃度の変化と男女の性差．産業ストレス研究 19，249-254，2012.
5) Chida Y, Steptoe A：Cortisol awakening response and psychosocial factors：A systematic review and meta-analysis. Biol Psychol 80, 265-278, 2009.
6) 厚生労働省：事業場における治療と職業生活の両立支援のためのガイドライン．2016. http://www.mhlw.go.jp/file/04-Houdouhappyou-11201250-Roudoukijunkyoku-Roudoujoukenseisakuka/0000113625_1.pdf（2016 年 10 月 28 日アクセス）

# 第4章
## 治療の最前線

# *1* 薬物療法と女性への留意点

## *A.* 働く女性が薬を服用する場合

　多くの女性が社会進出をしている昨今，職場のストレスが誘因となったうつ状態・うつ病が，女性においても増加している．また女性の中には，結婚，出産，子育て，親の介護など仕事と家庭の活動を両立するために起こる適応障害などさまざまな精神的不調（メンタルヘルス不調）が発症する．女性には成長に伴ってホルモンや加齢による生物学的変化，性周期の影響から男性よりも明確にメンタルヘルス不調が発症する可能性がある．特に，職場の人間関係や仕事の量・質の変化が誘因となった適応障害やセクシャルハラスメント，マタニティハラスメント，パワーハラスメントが原因となったメンタルヘルス不調は，労災や自殺事例として社会問題化することもある．

　このような女性労働者に対して，精神科医や心療内科医，診療所を有する健康管理室の産業医は通常，精神療法と薬物療法を行う．女性労働者に対して，年齢や婚姻状況，精神疾患の種類や重症度によって，薬物選択は慎重になされるが，このとき，「働くこと」を考慮することも必要である．その理由は多くの向精神薬が月経や妊娠した母体へ直接的に影響し，多くは中枢神経系に鎮静的に作用して，集中力の低下や意欲低下，認知機能低下などを起こし，仕事上のミスを増加させ，企業の生産性に影響を及ぼすからである．

## *B.* 向精神薬の特徴と薬物療法の原則

　統合失調症に用いる薬剤を抗精神病薬というが，抗うつ薬や抗不安薬，抗てんかん薬，抗認知症薬，睡眠薬，中枢刺激薬，麻酔薬など中枢神経系に作用する薬剤をすべて向精神薬と呼ぶ．

　薬物動態[1]は，吸収，分布，代謝，排泄の4経路からなり，その各段階で薬物相互作用が生じる．したがって，理論的には4経路の一つでも経路を共有している薬物が併用されると，薬物動態は変動して薬物相互作用が生じることになる．

　また，加齢は性別に関係なく，胃酸分泌，胃腸管血流，胃腸管運動，初回通過効果などを低下・遅延させて薬剤の吸収は低下する．代謝は，肝血流量，チトクローム P-450 が低下して遅延する．分布も，細胞内水分量，体脂肪量，血清アルブミン量，分布容量などの低下により

分布領域が減少する．また，排泄も糸球体濾過量，腎血流量が低下し，薬物の効果だけでなく副作用も増強し，作用が持続する可能性がある．しかも高齢になると合併症が増加するため，それぞれの疾患に対して，治療薬が用いられるため薬物相互作用による予期せぬ副作用や血中濃度の低下，あるいは上昇が起こる可能性がある．

　向精神薬の多くは，血液・脳関門を通過して中枢神経系に作用するために脂溶性である．したがって，いったん脳へ入った薬物は，末梢で代謝される薬物も中枢や脂肪組織にとどまり長く影響を及ぼす可能性がある．そして，脳内にはさまざまな神経伝達物質の受容体やホルモン生産の中枢があるために，治療効果だけでなく，長期投与によって重大な副作用が生じる可能性もある．

　また，妊産婦では，妊娠の時期によって，服用した薬物が胎盤を通るために奇形の発症や母子の安全に直接的影響を及ぼす可能性がある．抗てんかん薬や抗精神病薬は，血中濃度を維持することで健康な人と同様な社会生活を送ることを目標にしているが，妊娠時，子どもへの影響を恐れて，これらの薬剤を中断した結果，けいれん発作が誘発され，てんかん重積発作へ移行する場合や，精神症状が悪化して仕事の継続ができなくなり，職場内でトラブルや仕事のミスを起こすなど母子ともに健康が悪化する可能性がある．一方，薬物の中には催奇性を有するものがあるため，服薬を中断しなければならないこともある．

　末梢神経系だけに効果をもたらす薬剤でも，基本的には胎盤を通して薬剤は移行する．したがって，薬物を服用している妊産婦に対しては，その効果と児への影響を考慮しつつ，必要最小量の薬剤を選択すべきである．

## *C.* 各種向精神薬の母子への影響

　以前は妊娠中の母体に使用される薬剤は，胎盤障壁のために胎児には影響を及ぼさないと考えられていたことがあるが，1959〜1962年にかけて睡眠薬サリドマイド thalidomide を妊娠初期に服用した世界28ヵ国の約8千人にアザラシ肢症などの奇形児が生まれた．これはサリドマイド事件として日本でも大きな社会問題となった．このような背景から睡眠薬などの中枢神経系に作用する薬剤を妊娠期や授乳期の女性に投与することについては慎重でなければならない．

　女性患者には，精神疾患そのものや向精神薬の抗ドパミン作用によるプロラクチン分泌作用が月経周期に直接的な影響を及ぼす．受精前に薬物に曝露された卵子は受精能力を失うか，着床しないか，妊娠早期に流産する．また，薬剤が有する各種神経伝達物質に対する作用，たとえばアドレナリン増強作用による高血圧，抗コリン作用による便秘やイレウス（腸閉塞），排尿障害などさまざまな副作用もある．

## 1.　妊娠前後の影響

　妊娠 3 週目末（受精後 2 週間）の間に薬物の影響を受けた場合には，その受精卵は着床しないか流産する，あるいは完全に修復され健児を出産する．したがって，この時期の薬物投与は胎児への影響を考慮しないでよいとされている．

　しかし，多くの向精神薬は，単回，頓用される薬剤ではなく継続的に服用するので，妊娠初期だけを考えるのでは不十分である．また向精神薬を用いている女性では受精が難しく，妊娠そのものの継続が困難である．さらに現実的な問題として，妊娠 3 週目までは，本人自身が妊娠そのものに気づかないことも多い．

## 2.　母体への影響

　妊娠すると薬物に対する感受性が高まる．ときに妊娠前にはなかったアレルギー反応が起こる．典型的には妊娠悪阻，妊娠中毒である．また，妊娠により貧血や低蛋白血症，肝腎機能低下などを起こすため，薬物の投与量や期間は慎重に考えるべきである．

## 3.　胎児への影響

　現在は，母体へ投与された薬物は胎盤を通してほとんど胎児へ移行すると考えられている．胎児肝臓の薬物代謝酵素活性は，未熟な上，血漿蛋白濃度が低いので蛋白非結合の遊離薬物濃度は上昇する．また，胎盤組織では薬物代謝酵素活性が妊娠初期において特に低い．そのため向精神薬のほとんどは母体内濃度と同じと考えられる．つまり妊娠初期は，胎児へ直接母体の影響が及ぶ．

　そこで，以下，妊娠週別による薬物の影響について述べる．

### 1）妊娠初期（絶対過敏期）

　妊娠 4 週（受精後 3 週はじめ）から 7 週までは中枢神経系，心臓，消化器，四肢などの重要な臓器が発生分化する時期で，形態的催奇形性を起こす最も危険な絶対過敏期とされている．したがって，この時期は最も薬剤投与に慎重でなければならない．ただし，胎児の発育にも個体差があるため，その前後も含めて注意を要する．しかし，現実には妊娠そのものに気づかない場合があるため妊娠可能な人は十分にこのような知識をもつ必要がある．

### 2）妊娠 8 週～ 15 週までの時期（相対過敏期）

　重要な器官形成は終了した時期であるが，中枢神経系の発達は継続しており，口蓋閉鎖や生殖器の分化はこの時期に起こる．したがって，形態的催奇性を有する薬剤，特に抗てんかん薬の投与は慎重にすべきである．

### 3）妊娠 16 週～分娩まで

　この時期は形態的奇形が起こりにくい時期に入るが，胎児の発育や機能に悪影響を及ぼす胎児毒性が起こることがある．特に中枢神経系は妊娠期間中を通して発達を続けるので，胎児脳の血液・脳関門が未熟なことと考え合わせると中枢神経系に影響を及ぼす可能性がある．すな

わちこの時期に投与された薬剤が出生後の精神神経系の発達にも影響を及ぼす可能性がある.

### 4）分娩直後

妊娠後期に投与された薬物による影響で，新生児に産後 48 時間以内に 2〜6 日間にわたって中毒症状や離脱症状が起こることがある．中毒症状の場合は，胎児の血中濃度が高く，離脱症状の場合は低いと考えられるが，両者を臨床的に区別することは難しい．興奮，刺激性が高まるなどの精神症状だけでなく，振戦やミオクローヌスなどの神経症状，呼吸困難などが起こることもある．これらの症状を軽減するために分娩前 10 日間の薬物治療を中断することが一時推奨された時期もあったが，出産後の代償不全が起こることもあるため，分娩前の薬物投与は中断しないでやや軽減させるにとどめるべきとされている.

### 5）授乳による新生児への影響

母乳へはほとんどの薬物が移行する．生後 1 週間以内の新生児は脳・血液関門が発達しておらず，薬物代謝能力も十分でないために注意を要する．母体へ影響する向精神薬としては，抗てんかん薬や炭酸リチウムが挙げられる.

## 4.　母子への影響の可能性がある薬剤

抗精神病薬の中では多剤併用例や haloperidol 筋注例で催奇性の報告があるが，新規抗精神病薬の中で奇形が増加したとの報告はない．抗うつ薬 SSRI（選択的セロトニン再取り込み阻害薬 selective serotonin reuptake inhibitor）や SNRI（セロトニン・ノルアドレナリン再取り込み阻害薬 serotonin and norepinephrine reuptake inhibitor）などの新規抗うつ薬による催奇性を報告した論文のメタ解析[2),3)] ではわずかに奇形発症を増加させたと報告している．三環系抗うつ薬による四肢奇形，顔面奇形などの報告も症例報告レベル程度で数は少ない．しかし，四環系抗うつ薬クロミプラミン clomipramine の大量投与だけは一定の注意が必要とされている.

気分安定薬，炭酸リチウムの催奇形性にはエプスタイン Ebstein 奇形が多いとされてきたが，最近では否定的である．しかし，わが国では妊婦には使用禁忌となっている．炭酸リチウムは甲状腺機能低下や腎機能低下を起こすので，それによる胎児への影響も無視できない.

睡眠薬や抗不安薬の多くはベンゾジアゼピン benzodiazepine（BZ）系薬剤であり，その奇形発現率を研究した Dolovichi ら[4)] は，症例対照研究のメタ解析を行い，大奇形全体および口唇・口蓋裂の危険性は増加したが，コホート研究では両者とも奇形は認めなかったため現在では否定的としている．ただし，妊娠中に BZ 系抗不安薬・睡眠薬を服用していた母親から出生した児の発達は，18 ヵ月でようやく正常児に追いつくと報告されている．また BZ 系抗不安薬・睡眠薬は胎盤の通過性が高く，離脱症状として新生児に呼吸抑制，筋緊張低下，哺乳困難を起こすことがある．睡眠薬エスタゾラム estazolam やトリアゾラム triazolam は FDA（米国食品医薬品局 Food and Drug Administration）では妊婦に禁忌となっている．また日本では睡眠薬として使用されている抗ヒスタミン剤 hydroxyzine は禁忌である.

　抗てんかん薬を服用している妊婦は，服用していない人より明らかに奇形発現率が高い．特にトリメタジオン trimethadione は最も催奇性が高い．Kaneko ら[5]は，各抗てんかん薬の単剤投与での平均奇形発現率は，全体で 7.8%，プリミドン primidone が 14.3%，バルプロ酸ナトリウム sodium valproate が 11.1%，フェニトイン phenytoin が 9.1%，カルバマゼピン carbamazepine が 5.7%，フェノバルビタール phenobarbital が 5.1% と報告した．また，バルプロ酸ナトリウムやカルバマゼピンは二分脊椎との関連があるとされており，これらを使用している場合には，妊娠 16 週前後で α-フェトプロテイン測定，18 週でエコーを行う．抗てんかん薬の多剤併用によって催奇性が上がるという報告もあるため，可能であれば単剤でコントロールすべきである．新規抗てんかん薬でも同様に催奇性はあるようである[6]．

# *D.* 女性労働者に対する向精神薬の影響

## 1. 睡眠薬・抗不安薬

　BZ 系薬剤が最も多く使用されている．これらはアルコールと同様に中枢における抑制性伝達物質 γ-アミノ酪酸 γ-aminobutyric acid（GABA）の作用を強める働きがある．したがって，中枢神経系に抑制作用を有するため，眠気，ふらつき認知機能低下などの副作用が起こり，作業中の事故やミス，仕事の能率低下，生産性低下を起こす可能性がある．それぞれの薬剤の半減期は加齢によって延長するが，もし昼間にまで影響を及ぼすようであれば，半減期の短い薬剤を選択すべきである．

## 2. 抗うつ薬

　抗うつ薬は，最近抗コリン作用が少ない SSRI や SNRI が用いられる．しかし，抗うつ薬のすべてに運転時の意識低下に対する注意喚起が記載されており，エビデンスの集積が必要である．抗ヒスタミン作用や抗コリン作用を有する薬剤以外は実際には認知機能低下は少ないと考えられる．抗ヒスタミン作用を有する薬剤でも就寝前投与などの工夫をすれば就業可能なこともある．

## 3. 抗精神病薬

　多くの抗精神病薬は少量であれば，注意集中，実行機能などの認知機能低下を起こさない．したがって，用量や半減期などを考慮した指導が必要である．ただし，抗精神病薬の多くは抗プロラクチン作用を有しているために月経停止や骨粗鬆症を起こし，妊娠できない場合や，骨折を起こすことがある．

# E. 女性労働者と薬物療法の実際

　統合失調症やてんかんの治療のために薬剤服用中の女性労働者の場合，精神症状を安定させ，けいれん発作抑制を継続するためには，ある一定の血中濃度を維持する必要性がある．しかし，妊娠，出産のような女性特有の状況のときには，できるだけ単剤治療を継続すべきである．したがって，妊娠するまでに精神症状やけいれん発作の抑制が十分にできる薬物選択が治療の目標となる．

　そして，可能であれば，どの薬剤も母子の安全を考慮して妊娠中は中断すべきであろう．しかし，現実には薬剤の効果と副作用を十分患者と話しあって使用することになる．周産期の薬物療法に関してはリスク・ベネフィットをまず考える姿勢をもち，その知識を深め，個々の患者で適切に評価し，誤解なく説明し理解させる能力が医師側にも必要と考えられている[7]．

　なお，精神疾患治療における向精神薬の効果を過大に評価せずに，精神療法と薬物療法とのバランスを考慮しながら，女性労働者に対しては，特に妊娠の可能性を考慮して最小限度の使用を考える．また仕事のストレスは，妊娠の維持に影響を与える可能性があるため，仕事と家庭生活とのバランスへの配慮が企業側にも必要である．

　また，飲酒や喫煙，コーヒーなどの嗜好品の過量摂取も胎児に影響を与えるのでできるだけ控えるように指導する．

● 参考文献 ●
1) 三原一雄，中村明文，近藤　毅：抗精神病薬の代謝と相互作用．76-88，抗精神病薬プラクティカルガイド．中外医学社，2013.
2) Huang H, Colcman S, Bridgc JA, et al.：A meta-analysis of the relationship between antidepressant use in pregnancy and the risk of preterm birth and low birth weight. Gen Hosp Psychiatry, 36, 13-18, 2014.
3) Grigoriadis S, VonderPorten EH, Mamisashvili L, et al.：Antidepressant exposure during pregnancy and congenital malformations：Is there an association? A systematic review and meta-analysis of the best evidence. J Clin Psychiatry 74, e293-e308, 2013.
4) Dolovichi LR, Addis A, Vaillancourt JM, et al.：Benzodiazepine use in pregnancy and major malformation or oral cleft：meta-analysis of cohort and case-control studies. BMJ 317, 839-843, 1998.
5) Kaneko S, Battino D, Andermann E, et al.：Congenital malformations due to antiepileptic drugs. Epilepsia Res 33, 145-158, 1999.
6) Mølgaard-Nielsen D, Hviid A：Newer-generation antiepileptic drugs and the risk of major birth defects. JAMA 305, 1996-2002, 2011.
7) 鈴木利人：精神疾患－特にうつ病に注目して．薬事 57, 35-39, 2015.

# 2 認知行動療法

## A. 集団認知行動療法確立の経緯と女性プロフィールの特徴

この 10 年来，産業メンタルヘルスのさまざまな場面で認知行動療法 cognitive behavioral therapy（CBT）を見聞するようになった．気分障害は 2014（平成 26）年全国患者調査で約 112 万人であり，1996（平成 8）年の 43 万人に対し 2.6 倍という最高値に達しており，その中でもうつ病の増加は 3.5 倍と突出している．

筆者は，2005（平成 17）年 5 月に東京慈恵会医科大学柏病院精神科で古川ら[1] によって実施されていたうつ病に対する CBT を見学研修し，同年 8 月に精神保健福祉センターにおいて，集団認知行動療法 group-cognitive behavioral therapy（G-CBT）を中心としたうつ病デイケアを開設した．この CBT プログラムは Munoz RF によって提唱されたもの[2] である．これまで筆者は G-CBT の確立を目指して改訂を重ねており[3]，2016 年 8 月からうつ病ナイトケアに衣替えして，うつ病 G-CBT を当院において開設した．

これまで実施した G-CBT の 11 年間（年間 3 期，全 33 期）における全修了者数は 316 人であり，そのうち女性は 130 人（41.1％）であった．プロフィールをみると，女性平均年齢 40.3±8.8 歳（全平均年齢 41.1±8.6 歳），女性平均罹病期間 6.9±5.8 年（同 6.8±5.9 年），女性平均治療期間 5.8±5.1 年（同 5.4±4.9 年），女性平均不就労期間 2.9±3.1 年（同 2.3±2.3 年）である．平均年齢は女性が全体平均よりやや若く，罹病期間はほぼ同等，治療期間や不就労期間は女性がやや長いが，そのことが後述する女性の反応率や寛解率の低さに関連すると思われる（表 4-2-1）.

## B. うつ病 CBT の考え方と実践

うつ病治療における CBT の位置付けと役割を示した（図 4-2-1）.対人関係の中で人はそれぞれ特有な対処能力を示すが，CBT では個人の思考と行動，気分の三つが対処能力を構成すると考える．そしてマイナス思考を修正し，行動を前向きにすれば自ずと気分は向上する，すなわちうつ病はよくなると考えるのである．

脳内の神経シナプス受容体において，通常はセロトニンやノルアドレナリンが円滑に機能す

表 4-2-1　集団認知行動療法における全参加者と女性参加者の比較

| 全参加者の概要と新規修了者のプロィール | | |
|---|---|---|
| 初回参加時（第1期目）の転帰〔2005.8 ～ 2016.6 計 33 期〕 | ・開始時人数 | 390 人（100％） |
| | ・修了者人数 | 316 人（81.0％） |
| | ・中断者人数 | 69 人（17.7％, 出席数 5 割未満の者を含む） |
| | ・診断上の除外 | 5 人（1.3％） |
| | ・継続クール数 | 平均 2.1 ± 1.1 回 |
| 修了した 316 人のプロフィール | ・性　　別 | 男：女 ＝ 186：130 |
| | ・年　　齢 | 平均 41.1 ± 8.6 歳 |
| | ・罹病期間 | 平均 6.8 ± 5.9 年 |
| | ・治療期間 | 平均 5.4 ± 4.9 年 |
| | ・不就労期間 | 平均 2.3 ± 2.3 年 |
| 女性参加者の概要と新規修了者のプロィール | | |
| 初回参加時（第1期目）の転帰〔2005.8 ～ 2016.6 計 33 期〕 | ・開始時人数 | 162 人（100％） |
| | ・修了者人数 | 130 人（80.3％） |
| | ・中断者人数 | 31 人（19.1％, 出席数 5 割未満の者を含む） |
| | ・診断上の除外 | 1 人（0.6％） |
| | ・継続クール数 | 平均 2.2 ± 1.1 回 |
| 修了した 130 人のプロフィール | ・年　　齢 | 平均 40.3 ± 8.8 歳 |
| | ・罹病期間 | 平均 6.9 ± 5.8 年 |
| | ・治療期間 | 平均 5.8 ± 5.1 年 |
| | ・不就労期間 | 平均 2.9 ± 3.1 年 |

（2016 年 6 月 30 日現在の累計）

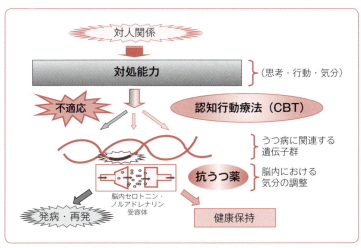

図 4-2-1　うつ病発症のメカニズムと治療の関係

ることで人は健康を維持している. うつ病ではその神経ホルモンの機能が低下すると想定され, それらを活性化するために抗うつ薬を使用する. 両者の役割の違いをキーワード的に言うと, 抗うつ薬は「生理機能（脳幹）に対する働きかけで, 内から作用する受動的効果」であり,

CBT は「理性（大脳皮質）に対する働きかけで，実践から入る意識的効果」といえよう．

G-CBT 実践から得られたうつ病の知見を以下にまとめる．

① 双極Ⅱ型が増えているが，うつ病相を何度も反復した後や，長期の重いうつ病相後に回復するときに軽躁が出現しやすい．

② 現代（新型）うつ病は，他罰的，自己中心的，非協調性，逃避的などの現代的社会病理性をもった人がうつ病を発症するときに前景となる．

③ うつ病の多様性[4] は，現代うつ病や双極Ⅱ型など従来のうつ病像の広がりだけではない．パニック障害や社交不安障害などの神経症圏，摂食障害，軽度の発達障害や人格障害，依存症，高次脳機能障害などの他精神障害が遷延化し改善しないとき，二次的にうつ病を併発する人が増えている．

④ うつ病心因について[5]，生来の素因やスキーマとしてうつ病特有の絶対的価値観をもった人のみがうつ病になるのではなく，もともと明朗闊達で積極的な人でも過重労働などで燃えつきるとうつ病になる．ましてや，季節性うつ病など，より生物的要因の強い人に心理的素因を想定するには無理がある，などが実践から得られた知見である．

こうした知見を CBT プログラムに反映していくのが，改訂の要となる．いわゆる現代うつ病や二次性うつ病は，教科書的な狭義の CBT では回復トレーニングのレールから逸脱しやすい．現代うつ病や発達障害などの対象者は集団ルールやマナーが身についていない場合も多く，G-CBT の中で集団性を学ぶ必要がある[6]．双極Ⅱ型の場合は気分を上げるだけでは軽躁になってしまうので，ホームワークの「気分グラフ」などで軽躁にならないための気分コントロールを学ぶ必要がある．

女性に関連したプログラムの大きな変更は，外側ストレス（困難な環境）と内側ストレス（受け止め方）の中心に「トラウマ」（心の傷）を位置づけたことである．現代人の特徴は程度の差はあれ，トラウマを抱えていることだと筆者は考えており，その克服をプログラムの中で意識化したが，この必要性は特に女性で大きいと考える．

## 事 例 紹 介

**34 歳の女性. G–CBT による就労支援を受けた事例.**

平成 X−13 年（21 歳）にＡ市役所に採用となった. 父のＤＶ（ドメスティックバイオレンス）から逃れるため父親と別居, 母親と同居していたが, 来所時は母親の過干渉を避けるため, アパートで一人暮らしをしていた.

### 1）経 過

[現病歴] 平成 X−5 年 4 月に異動があり, 業務の多忙さに加え, 前任者の大量の残務処理も行っていた. その頃父親とのトラブルが重なり, うつ状態となった. そのため平成 X−4 年 5 月より休みがちとなり, 同年 8 月 10 日にＢクリニックを受診して, 休職した. 1 年休職して復職したが, 平成 X−1 年 5 月から再休職となり, 職場の強い勧めにより平成 X 年 7 月 20 日にうつ病デイケアを受けるため来所した.

[初診時所見, 治療方針など] 初回面接では, 途中から涙ながらに話し, 小声でうつむいていた. 表情は沈んでおり, これまで大好きだった映画や編み物はこの数年まったくしていない. 幻覚妄想は認めず, 躁エピソードもなかった. 主治医意見書では, 症状は抑うつ気分, 意欲低下, 興味・関心の低下, 不安・焦燥感, 希死念慮とあり, 処方はデュロキセチン 60 mg ／日, マプロチリン 50 mg ／日であった. これらの意見書と面接で得られた所見から, 中等度うつ病エピソードと診断した. うつ病評価尺度では, 客観的評価の HAM-D（ハミルトンうつ病尺度 Hamilton Rating Scale for Depression）構造化面接（17 項目）では 18 点, Zung の SDS（うつ病自己評価尺度 Self-rating Depression Scale）では 56 点であった. 治療方針は, 薬物療法や個人精神療法は主治医のもとで継続し, G–CBT と作業療法によるうつ病デイケアに参加することとなった.

[治療経過] 週 1 回のうつ病デイケアに平成 X 年度第 2 期（8〜10 月）から参加し, 午前中は革細工や陶芸などの作業療法, 午後は G–CBT によるプログラムを受けた. グループワークでは消極的参加という面もあり, 休むことはないものの発表は表面的であり, 一方で涙ぐんで話す場面が多く, 母親に対する拒否感の表現も多かった. 第 3 期（12〜2 月）でも当初は発表時に小刻みに震えながら嗚咽する場面もあったが, 途中から母親の言動に対するネガティブな反応を修正する発表がみられ, 半年ぶりに美容院にも行った. 他メンバーの発表に挙手して発言する場面もみられた. 1 月から休職中の試し出勤が開始された. 主治医および職場の意向として復職後もしばらくはうつ病デイケアを続けることになり, 次年度第 1 期（4〜6 月）も継続した. 同年 4 月から復職となり, 勤務軽減を経て通常勤務となった.

### 2）解 説

この症例は消極的な参加態度だったが, 継続するなかで他メンバーの真面目な取り組みに影響され, あるいは改善する様子を目のあたりにして, 回復への動機づけがなされたと考えられる. ちなみに, この症例の 3 クール目終了時 6 月の HAM-D 構造化面接（17 項目）は 1 点, Zung の SDS では 40 点であり, 著明改善であった.

このように女性では特に児童虐待や DV などのトラウマを抱えたケースが増えているように思われる. 治療としては直接的に過去に介入するのではなく, 今を修正する, つまり日々マイナス思考を修正することが過去の見方を変えることになる, つまりトラウマを克服することに繋がるのである.

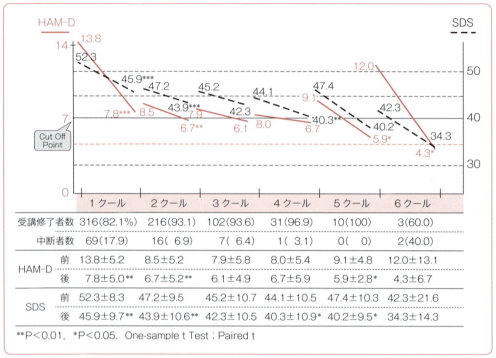

| | 1 クール | 2 クール | 3 クール | 4 クール | 5 クール | 6 クール |
|---|---|---|---|---|---|---|
| 受講修了者数 | 316(82.1%) | 216(93.1) | 102(93.6) | 31(96.9) | 10(100) | 3(60.0) |
| 中断者数 | 69(17.9) | 16( 6.9) | 7( 6.4) | 1( 3.1) | 0( 0) | 2(40.0) |
| HAM-D 前 | 13.8±5.2 | 8.5±5.2 | 7.9±5.8 | 8.0±5.4 | 9.1±4.8 | 12.0±13.1 |
| 後 | 7.8±5.0** | 6.7±5.2** | 6.1±4.9 | 6.7±5.9 | 5.9±2.8* | 4.3±6.7 |
| SDS 前 | 52.3±8.3 | 47.2±9.5 | 45.2±10.7 | 44.1±10.5 | 47.4±10.3 | 42.3±21.6 |
| 後 | 45.9±9.7** | 43.9±10.6** | 42.3±10.5 | 40.3±10.9* | 40.2±9.5* | 34.3±14.3 |

**P<0.01, *P<0.05, One-sample t Test；Paired t

(2005 年 8 月～ 2016 年 6 月までの累計, 計 33 期)

図 4-2-2　CBT プログラムの各クールごとの平均値推移の比較

## *C.* 11 年間のデータからみた就労支援

　CBT プログラムの各クールごとの平均値推移を比較した（図 4-2-2）. 実線は HAM-D,
破線は SDS であり, いずれも点数が低いほど改善を示している. ほぼ連続して参加している
1～3 クールはいずれも改善傾向である. 4 クール以降は断続的参加で, 多くは悪化による参
加なので再チャレンジ時点では高値だが, トレーニングで改善することがわかる. 各クールの
間隙で悪化しているのは, 休み中に CBT ホームワークを中止することが多いことによると思
われる.

　就労・復職支援についてはこれまでも発表しているが[7], 2010 年 4 月～2013 年 3 月の 3
年間における CBT 修了者の就労転帰を示した（図 4-2-3）. 調査時点の 2013 年 3 月では就
労中の者が 43 人 (58.1%), 求職中 5 人 (6.8%), 就労訓練中 6 人 (8.1% であり, これら
就労可能な者の合計は, 54 人で 73.0% であった. 終了時に無職の 32 人はうつ病のため仕事
をやめた人だが, 11 人が調査時点で就労しており, 求職中や就労訓練中を加えると 20 人で
無職者の 62.5% となる.

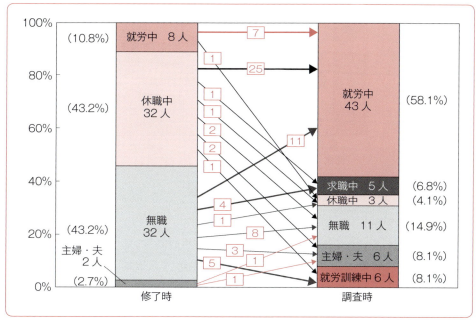

対象者：平成 22 年 4 月～平成 25 年 3 月の通所者 82 人
回収 74 人（90.2%）

**図 4-2-3　CBT 修了者の就労に関する転帰**

　一方で，休職や無職のため 2 年以上も実務を離れると，うつ病を回復しても職場のペースについていくのは困難な場合が多い．そこで労働・福祉系のリワーク訓練を併用する場合も多く，その必要性は Kersti Ejeby も指摘している[8]．

　反応率および寛解率を見ると，Keller MB は 52%および 48%[9]，Kocsis JH は 73%および 48%[10]，Little A は寛解率のみ 37%[11] であった．それぞれ条件設定は違うので厳密な比較はできないが，当プログラムの 11 年間における反応率および寛解率は，全修了者 316 人でみると 48.4%および 45.6%であり，すべて精神科医の紹介した回復困難ケースなので良好な成績といえよう．一方，表 4-2-1 で示した女性修了者 130 人の反応率および寛解率は 39.3%および 41.9%であり，全修了者に比べると低値であった．

# E. 職場における認知行動療法の課題

　2015（平成 27）年 12 月 1 日にストレスチェック制度が施行されたが，これは精神疾患が五大疾患になって以来最大のメンタルヘルス施策だと考えられる．わが国には約 6,000 万人の勤労者がいるが，50 人以上の事業所で働く労働者は約 4 割，すなわち約 2,400 万人が同制度を利用することになる．この制度は一次予防を主眼としており，職場メンタルヘルスが

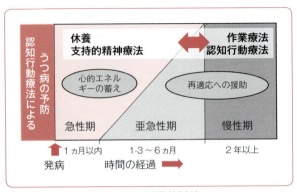

図 4-2-4　うつ病の心理・活動的援助

うつ病対策を要としていることから，国の施策として本格的にうつ病予防が始まったことを意味する．筆者はかねてから認知行動療法によるうつ病予防[12]を提案してきたが，同制度では保健指導の一つとして認知行動療法が挙げられている．そこで，うつ病における心理・活動的援助を図示した（図 4-2-4）．うつ病の急性期は従来から言われているように心的エネルギーの蓄えのため，休養と支持的精神療法を旨とする．亜急性期から慢性期にかけては再適応への援助が要となり，CBT と作業療法などがおもな援助手段となるが，予防における CBT 実践を数年前からワークショップなどで実施してきた．

　うつ病予防のための CBT を進めるためには，これまでのホームワーク演習の実践のみではなく，グループで CBT のケース演習に取り組むことも，多様な考え方を学べるという観点から有用と考えられるので，その普及を課題としたい[13]．また女性においては，当プログラムの経験でみるかぎり，CBT に繋がるまでの治療期間や不就労期間が男性に比べて長いことが反応率や寛解率の低さに影響していると考えられ，その短縮の取り組みも大切と思われる．

● **参考文献** ●

1) 古川はるこ，真鍋貴子，笠原洋勇 他：うつ病の治療と認知行動療法の活用．精神療法 30（6），631-638，2004.
2) Munoz RF, Ying YW：The prevention of depression. Johns Hopkins University Press, 1993.
3) 仲本晴男：沖縄県立総合精神保健福祉センターにおける認知行動療法を中心としたうつ病デイケアによる復職・就労支援：産業精神保健 19，47-53，2011.
4) 仲本晴男：多様化した慢性うつ病像に対する集団認知行動療法の技法と有効性：産業ストレス研究 20，295-302，2013.
5) 仲本晴男：慢性うつ病に対する集団認知行動療法の適応—スキーマに関する考察を中心に—．精神療法 39，91-95，2013.
6) 仲本晴男：うつ病デイケアにおける集団認知行動療法の治療効果を高める技法と有効性．デイケア実践研究 17，49-59，2013.
7) 仲本晴男：認知行動療法を中心とした就労・復職支援．地域保健 40，118-126，2009.
8) Kersti Ejeby, depression, anxiety, somatoform Disorder, etc：Scandinavian J Primary, 2014.
9) Keller MB, McCullough JP, Kiein DN et al：A comparison of nefazodone,the cognitive behavioral-analysis system of psychotherapy, and their combination for the treatment of chronic depression, N Engl J Med 342, 1462-1470, 2000.
10) Kocsis JH：New strategies for treating chronic depression，J Clin Psychiatry 61 Suppl 11，42-45，2000.
11) Little A：Ttreatment-resistant depression. Am Fam Physician 80, 167-172, 2009.
12) 仲本晴男：職場復帰に向けた認知行動療法（CBT）．Medico 39，288-292，2008.
13) 仲本晴男：集団認知行動療法と作業療法を併用したうつ病デイケアの 11 年間の実践〜主なプログラムと実績および将来展望〜．九州神経精神医学 61，2017（掲載予定）

# 3 対人関係療法（IPT）

## A. ストレスと対人関係

職場におけるメンタルヘルスが問題で休職・退職に至る人が増えているが，その上位を占めるのは対人関係である．上司とうまくいかない，同僚・後輩とうまくいかない，取引先とうまくいかない，など，その背景はさまざまである．

伝統的に，女性は職場において「細かく面倒をみる」「後始末をする」といった役割を期待されがちである．筆者もいろいろな女性と話してきたが，無責任な男性上司の後始末をさせられたり，未熟な若い部下（男性も女性も）の世話をしたりと女性達は「お母さん役」を期待されているようである．

また，女性の場合，ライフスタイルがさまざまであるので，そのストレスはさらに重いということになるだろう．子育て中の女性が子どものための短時間勤務，あるいは保育園からの「お迎え要請」のために中断した仕事は，子どものいない女性がカバーすることになる．そのことに不満を抱いていない女性は少数派ではないかと思われる．

これは双方にとってストレスをもたらす．仕事を押しつけられる女性たちはもちろん，仕事を中断させられる女性にとっても，職場にも家族にも不全感・罪悪感を抱くことが少なくないからである．

また，家庭においても，旧来型の「仕事はしてもかまわないが，家事は完璧に」などという価値観を押しつけられる人もいれば，そこまででなくても，子どもが不調のときの「お迎え」は当然女性がやるものという暗黙の了解があったりする．もちろんこれらは女性自らの望みでない場合も多く，それがストレス要因となる．

## B. 対人関係療法とは？

筆者が専門とする対人関係療法 interpersonal psychotherapy（IPT）は，期間限定の精神療法であり，もともとは非双極性・非精神病性の成人うつ病外来通院患者の治療法として1960 年代後半から Klerman や Weissman によって開発され，1984 年に出版されたマニュアル[1] の中で定義づけられた．

　IPT は臨床研究の中で開発された治療法であり，効果判定についてのデータは豊富である．米国国立精神保健研究所 National Institute of Mental Health（NIMH）による大規模共同臨床研究では，重度のうつ病に対して認知行動療法よりも効果的な傾向が示されており[2]，さまざまな研究のメタ解析では，支持的精神療法よりも統計学的に有意な効果があったのは IPT だけであった[3]．臨床研究の分野では早くから知られていたが，一般臨床家の間に普及し始めたのは 1992 年の Klerman の死後である．

　近年では，プライマリケア医師向けのうつ病治療ガイドラインや米国精神医学会 American Psychiatric Association（APA）のうつ病の治療ガイドライン，その他国際的なガイドラインでも有効な治療法として位置づけられている．さまざまな年齢層ならびに障害向けとしての修正版も作られている．わが国においても，大うつ病性障害，双極性障害，過食症において治療ガイドラインに含まれている．

　一昨年発表された，NIHM による 5 年がかりの心的外傷後ストレス障害 post traumatic stress disorder（PTSD）の研究においても，IPT は最も脱落率が低く，うつ病が併存する患者における脱落率も最も低く，治療効果が高いということが示されており[4]，いずれ治療ガイドラインに含まれることと思われる．性被害など，女性は多様なリスクにさらされている．PTSD についての研究は，女性に多くをもたらすと考えている．

　IPT の効果のエビデンスが豊富だということは，特に女性のうつ病を考える上では大きな意味をもつ．女性の場合，妊娠・授乳中には薬物療法をできるだけ避けることが望ましい．うつ病には再発可能性という大きな問題があるが，Frank ら[5]は，重度の反復うつ病の女性であっても，IPT のみで寛解に至った患者は，月 1 回の維持 IPT で，薬物療法なしに少なくとも 2 年間寛解を維持することができるということを示した．これは出産を希望する女性にとって大きな福音である．

## C. IPT の主要問題領域

　IPT の特徴はその治療戦略にある．治療戦略はマニュアル化されており，初期・中期・終結期それぞれの課題が規定され，医学モデルを採用している．患者には「病者の役割（Parsons）」が与えられる．これは病気についての患者の罪悪感を減じる効果があると同時に，決められた期間で対人関係に変化を起こしていくという動機づけにもなる．焦点を当てる対人関係については，四つの問題領域「悲哀」「対人関係上の役割をめぐる不和」「役割の変化」「対人関係の欠如」の一つか二つを選んで取り組む．

### 1）悲　哀

　「悲哀」は，重要な他者の死別後の喪の作業 mourning work がうまく進まずに異常な悲哀（遅延した悲哀，歪んだ悲哀）となっている場合に問題領域として選ばれる．

喪の作業を進め，現在の対人関係に心を開けるようになることを目標とする.

　患者が喪の作業をうまく進められていない場合の多くは，罪悪感や恐怖のために，喪失をめぐる自らの感情に向き合うことができていないということがその本質にある. まずは事実関係の詳細を聞き，患者を安心させながら，喪失における「当たり前の気持ち」を聞き出していくことが重要である.

### 2）対人関係上の役割をめぐる不和

「対人関係上の役割をめぐる不和」は，対人関係上の役割期待にずれがあって解決していない場合，そしてそれが人生全体の絶望感につながっている場合に選ばれる. ①〜③のいずれの段階にあるかを見極めて，それぞれに合った戦略を用いる.

① 再交渉（互いのずれに気づいて積極的に変化をもたらそうとしている段階）
② 行き詰まり（互いのずれに関する交渉をやめて沈黙している段階）
③ 離別（不和が取り返しのつかないところまできているが，別れるためには何らかのサポートが必要な段階）

### 3）役割の変化

「役割の変化」は，生活上の変化への適応困難が発症に明らかに関連している場合に選ばれる.

　新たな役割での熟達感を得ることを目標とし，本人にとって変化がどういう意味を持ったのかを明らかにするために，変化に伴う気持ちとソーシャルサポートの変化に注目し，離断されてしまったものをつなげていく作業をする.

### 4）対人関係の欠如

「対人関係の欠如」は，本来，孤独や社会的孤立がある場合に選ばれるが，特にうつ病の場合には，他の三つの問題領域が当てはまる場合は選ばない.「対人関係の欠如」と解釈できる人は少なくないが，直近の異動までその人がうつ病を発症していなかった，などという事実は大いに尊重すべきである.

　慢性うつ病の場合は，障害による結果としての孤独と考え，別のフォーミュレーションをする（医原性役割の変化と捉える）.

## ⅅ. IPT の技法，治療者の姿勢

　他の力動的精神療法と共通しているが，IPT の技法は戦略の一環として用いられる点に特徴がある. 探索的技法・感情の励まし・明確化・コミュニケーション分析・治療関係の利用・行動変化技法（決定分析，ロールプレイなど）などが用いられるが，治療の主眼はあくまでも患者が自らの力で問題を解決していくのを援助することにあるので，患者が有用な話をしたり望ましい変化を遂げたりしやすい環境を作るために，非指示的技法を中心に用いる. 全体的に，ライフイベントについての患者の気持ちを探索し，それを表現するための選択肢について考え，

表4-3-1　よくみられるコミュニケーションの問題

- 曖昧で間接的な非言語的コミュニケーション：ため息をつく，にらみつける，など
- 不必要に間接的な言語的コミュニケーション：いやみを言う，婉曲な物言いをする，など
- 自分がコミュニケーションしたという間違った憶測：自分の言いたいことをはっきりとさせなくても，他人は自分の必要としているものや自分の気持ちがわかっていると憶測する
- 自分が理解したという間違った憶測：相手のメッセージが不明確な場合にそれを確認しない
- 沈黙：コミュニケーションの打ち切り

伝え方が決まったらロールプレイをする，というような順番で進めていく．

　治療者は患者の代弁者としての温かさを保ち，対人関係の問題領域への焦点を維持するという点には積極的である．治療関係に対して患者がポジティブな期待を抱けるように，特に初期には注意深く努力する．治療の初めからつねに終結に焦点が当てられ，限定された期間で変化を起こすことが中心的な課題になるので，退行や依存は通常問題とならない．治療関係は転移や逆転移としては解釈されず，治療の妨げになる場合のみ，問題のある対人関係パターンを同定するためのツールとして利用される．

　以下に，技法の一つでありIPTにおいて広く有用なコミュニケーション分析について簡単に説明する．

　コミュニケーション分析は，より効果的なコミュニケーションができるように援助することを目的として，コミュニケーション方法を詳細に検討するものである．よくみられるコミュニケーションの問題を表4-3-1に示す．対人関係上の問題を話し合うような場合には，できるだけ直接的な言語的コミュニケーションを選ぶことが誤解を防ぐために有用である．なお，日本人は衝突よりも沈黙を選びたがる傾向があるが，沈黙は完全にコミュニケーションを打ち切るものであり，破壊的な可能性をもつものであると認識する必要がある．

　コミュニケーションに注目することは，特に女性のうつ病の場合には重要である．日本では，自己主張しない女性像が好まれるという社会背景もあり，表に示されるようなコミュニケーションを日常的に行っている女性も多い．また，男女の性別役割分業がいまだに根強い日本では，そもそも理解し合うためのコミュニケーションという可能性を考えてもいない人もいる．

　コミュニケーション分析を行うときには，患者の記憶が許すかぎり徹底的に行うことが必要であり，患者が抵抗したり退屈したりしても，特定の会話を最後まで追っていく．「十分に話し合った」と言っていても，実際に具体的な会話を尋ねるときちんと話し合えていないことも多い．

　たとえば，「自分の気持ちはちゃんと伝えたのに相手はそれを全くわかってくれない」という患者がいたとする．そういうときには，具体的にどういう言葉で自分の気持ちを伝えたのか，それに対して相手はどういう返事をしたのか，ということを一字一句に至るまでしっかりと聞き出す．その中で，患者の伝え方の問題（ため息などの非言語的な表現に頼っていないか，間接的で曖昧な言葉を使ったために相手が正確に理解できなかったのではないかなど）や，相手

の反応の受け止め方の問題（相手の言葉が曖昧である場合にきちんとそれを明確化したり確認したりしているか，相手の真意を確認しないままに一方的な結論を導いていないかなど）を明らかにしていく．その上で，貧弱なコミュニケーションに対して代案を提供し，患者に実際に試みてもらう．

## *E.* 女性が働くことと IPT

　女性が働くことは，さまざまな「役割期待のずれ」をもたらすことになるだろう．伝統的なことを重んじる男性は，女性が家庭を守ることを期待する．また，職場においても，男性は女性に，「女性的な役割」を期待する．しかし周知のように，多くの働く女性は，そういった役割をもつことにとどまらずに働きたいのである．このずれに直面することは重要である．もちろん，女性の希望だけでなく，そこにはある種の妥協が必要だろう．また，職場においては，女性の特性が状況を改善する可能性がある．自分が相手に何を期待するのか，よく話し合うことは IPT の鍵であるが，女性が働くということに関しては，ことさらこのことに集中する必要があるだろう．

## *F.* 夫婦同席面接（IPT–CM）

　働く女性が既婚者の場合，配偶者との間に「役割期待のずれ」が生じるケースも少なくない．IPT は本来個人精神療法であるが，必要に応じて重要な他者にも同席してもらってよい．治療全体を夫婦同席のもとに行う形の IPT–CM もある．問題領域として一番多いのは「対人関係上の役割をめぐる不和」，次に「役割の変化」である．うつ病の既婚女性の治療を，個人 IPT と夫婦同席 IPT で比較した米国のパイロット研究があるが，うつ病の症状については同様の改善を示したが，夫婦同席 IPT を受けた患者のほうが結婚への高い満足度を報告している．

　うつ病の夫婦同席 IPT についての重要な側面は，夫婦の両方を診断する必要性である．夫婦のどちらもがうつ病である可能性があるためである．治療者は，同席治療を始める前に，夫婦のそれぞれを別々に面接する．配偶者が，未治療の精神病性障害や双極性障害をもっている場合には夫婦同席 IPT の適応とならない可能性が高い．

　治療においては，コミュニケーション分析や，問題を部分的に解決するためのエクササイズなどを行っていく．コミュニケーション分析を行っていくと，女性に比べて男性は気持ちを表現することが苦手だということが多い．気持ちを表現するということは弱音を吐くことであるという文化の中で育てられたことも大きく影響しているのであろう．男性が気持ちを述べずに，一般論に転化させたり相手を決めつけたりすることが，夫婦間のずれを非常に大きくしている

こともある．この場合も，コミュニケーションパターンを修正すると同時に，相手への期待（自ら進んで感情を打ち明けてほしいという期待など）を修正していく，という IPT の通常のやり方を進めていく．

　IPT は現実的な変化を起こしていくための治療であるといえるが，夫婦不和が著しい場合には，うつ病の患者一人の力ですべての変化を起こしていくことは困難である．夫婦同席面接は，うつ病についての心理教育にも重きを置いており，夫婦が力を合わせて変化を起こしていくことを支えることにもつながっていく．

## G. 子育てと IPT

　働く女性が子どもを育てる場合，「役割期待」をきちんとしておかないと，罪悪感から夫婦関係の悪化，職場関係の悪化，育児の質の悪化のリスクが生じる．自分が母親としてすべきことのボトムラインを考えて，他人に期待できることは丁寧に伝え，抱え込み過ぎることがないようにすることが，愛情ある子育てにつながる．そのためにも，夫婦の話し合いは必須であり，時として専門家の助けも得るべきである．

　なお，学童期の子どものうつは，母親のうつの治療によって改善するということが示されている[6]．母親は，自らの心の健康を最優先に考えるべきであるという一つの根拠となるであろう．また，近年では，学童期の子どものうつについて，親が参加する対人関係療法プログラムによる改善が示されている[7]．

・・・●●・・・

　なお，IPT についてさらに知りたい方は，マニュアルなど[8]~[10] を参照願いたい．

　国際的なトレーニングやアップデートは *is*IPT（International Society of Interpersonal Psychotherapy）（web サイト：www.interpersonalpsychotyerapy.org）で，日本における研修については，その regional chapter である対人関係療法研究会（web サイト：www.ipt-japan.org）で行われている．

● **参考文献** ●

1）Klerman GL, Weissman MM, Rounsaville B, et al.：Interpersonal Psychotherapy of Depression. Basic Books, 1984.（水島広子，嶋田誠，大野裕訳：うつ病の対人関係療法. 岩崎学術出版社，1997）.

2）Elkin I, Shea MT, Watkins JT, et al.：National Institute of Mental Health Treatment of Depression Collaborative Research Program. General effectiveness of treatments. Arch Gen Psychiatry, 46, 971-982, 1989.

3）Barth J, Mundcr T, Gcrgcr H, et al.：Comparative efficacy of seven psychotherapeutic interventions for patients with depression：a network meta-analysis. PLoS Med 10, e1001454, 2013.

4）Markowitz JC, Petkova E, Neria Y, et al.：Is exposure necessary? A randomized clinical trial of interpersonal psychotherapy for PTSD. Am J Psychiatry 172, 430-440, 2015.

5）Frank E, Kupfer DJ, Thase ME, et al.：Two-year outcomes for interpersonal and social rhythm therapy in individuals with bipolar I disorder. Arch Gen Psychiatry 62, 996-1004, 2005.

6）Weissman MM, Wickramaratne P, Pilowsky DJ, et al.：Treatment of maternal depression in a medication clinical trial and its effect on children. Am J Psychiatry 172 (5), 450-459, 2015.

7）Dietz LJ, Weinberg RJ, Brent DA, et al.：Family-based interpersonal psychotherapy for depressed preadolescents：examining efficacy and potential treatment mechanisms. J Am Acad Child Adolesc Psychiatry 54, 191-199, 2015.

8）Weissman MM, Markowitz JC, Klerman GL：Comprehensive Guide to Interpersonal Psychotherapy. Basic Books. 2000：（水島広子訳：対人関係療法総合ガイド. 岩崎学術出版社，2009）.

9）Weissman MM, Markowitz JC, Klerman GL：Clinician's Quick Guide to Interpersonal Psychotherapy. Oxford University Press, 2007（水島広子訳：臨床家のための対人関係療法クイックガイド. 創元社，2008）.

10）水島広子：臨床家のための対人関係療法入門ガイド. 創元社，2009.

# 4 自律訓練法

## A. 働く女性のメンタルヘルスと自律訓練法

　男女雇用機会均等法や男女共同参画社会基本法の施行などにより，働く女性が増加し，職域も拡大している．女性の社会進出に伴い，働く女性のメンタルヘルスはますます重要な課題となっている．しかし，男性と比べると非正規雇用が多く，不安定な契約のもと，将来に対する不安を抱えている女性も多い．また，女性管理職の育成をしようとした結果，過剰な負担を与え，ストレス関連疾患に罹患する例も散見される．家庭と仕事の両立（ワーク・ライフバランス）による葛藤を抱える女性も多く，働く女性には多様なストレスがかかっていると考えられる．
　社会生活を送っている以上，ストレスのない状態でいることは難しいが，ストレスを軽減させたり，ストレスをうまく解消させたりなど，セルフコントロールをすることが重要となってくる．そのための一つの手段として，自律訓練法 autogenic therapy（AT）がある．自律訓練法は，さまざまなストレスを抱える働く女性にとって，生涯にわたり実施できるセルフコントロール法であると考えている．

## B. 自律訓練法とは？

　自律訓練法は，1932 年ドイツの精神科医シュルツ（JH Schultz）によって創始され，その後，シュルツの弟子ルーテ（W Luthe）が体系化したリラックス技法である．心療内科における心身医学療法の一つで，カウンセリングなど他の多くの心理療法が心に働きかけるのに対し，自律訓練法は，まず直接"身体"に働きかけて"心"を調整し心身をリラックスに導く．具体的には，受動的注意集中 passive concentration という特有の状態を目指し，心身の弛緩に伴う感覚を公式化した，自己暗示的課題を段階的に練習していく．心理的には受容的態度を，身体的には筋弛緩を獲得する心身の弛緩法である[1]．
　自律訓練法は，公式が標準化されており，適応の範囲が広く，副作用がきわめて少ないことなどから，心療内科の治療法としてだけではなく，教育，スポーツ，産業などの領域でも広く用いられている[2]．

# *C.* 自律訓練法の実際

自律訓練法には，標準練習のほか，黙想練習，特殊練習，自律性中和法などがある．ここでは，基盤となる標準練習について述べる．

## 1.　標準練習の公式

自律訓練法の標準練習の公式は，背景公式から第 6 公式までの 7 段階から構成されている．

これらの公式を表 4-4-1 に示す．公式の語句を反復暗唱し，公式の内容の感覚を体験する．自律訓練法の練習を行うと意識がぼんやりして，筋肉も弛緩するため，適度の意識水準や筋肉の緊張を取り戻すために練習の最後には必ず"消去動作"を行う．"消去動作"は基本的には両手の開閉運動，両肘の屈伸運動，背伸びをして，最後に眼を開けるという順で実施する[3]．

## 2.　練習環境の調整

練習を効果的に行うために，できるだけリラックスしやすい環境を整えるとよい．物音が気になる，暑すぎたり寒すぎたりする，明るすぎなど練習の妨げになるような外的な刺激を取り除くよう留意する．また，体を締めつける服装，空腹などの刺激も練習の妨げになる．初心者は特に，なるべく静かで，明るすぎず落ち着ける場所で練習するとよい．練習を続けていくことで，いつでも，どこでも自律訓練法をできるようになることが理想である．

## 3.　練習姿勢

基本の練習姿勢は，単純椅子姿勢，安楽椅子姿勢，仰臥姿勢の三つである．最も身体的なくつろぎが得られやすいのは仰臥姿勢であるが，場所を選ばずいつでも練習できるのは単純椅子姿勢である．場所や時間にかかわらず，自律訓練法の習得をするという点を考えれば，単純椅子姿勢での練習が勧められる．

表 4-4-1　**標準練習の公式**

| |
|---|
| 背景公式（安静練習）　　　　：「気持ちが落ち着いている」 |
| 第 1 公式（四肢重感練習）：「両腕・両脚が重たい」 |
| 第 2 公式（四肢温感練習）：「両腕・両脚が温かい」 |
| 第 3 公式（心臓調整練習）：「心臓が静かに規則正しく（自然に）打っている」 |
| 第 4 公式（呼吸調整練習）：「楽に呼吸をしている」 |
| 第 5 公式（腹部温感練習）：「お腹が温かい」 |
| 第 6 公式（額部涼感練習）：「額が心地よく涼しい」 |

［出典：文献 3）より引用］

## 4. 受動的注意集中・自律性変容状態

受動的注意集中とは，公式言語の意味内容に対して，受動的にさりげなく注意を向けることである．自律訓練法の練習中に自然に湧いてくるいろいろな雑念や外界からの雑音を，そのまま味わい，眺め，受け入れていくような状態である[4]．ぼんやりとさりげなく身体の各部位に意識を向け，そこに生じている感覚を眺めるような気持ちで，練習公式と関連した変化が自然に起こってくるのを待っている態度をとる．

## 5. 自律訓練法の効果

### 1）リラクセーション

緊張と弛緩のほどよいバランス状態がリラックスした状態である．そしてリラックスしているときは，副交感神経が優位となり，ストレス耐性が生じる時期ともいえよう．リラクセーションは精神的苦痛や身体的痛みを緩和し，怒りや不安の閾値を上げることとなる．自律訓練法は心身の緊張や凝り，不安を緩和し，あがり防止などに役に立つ．また，蓄積された疲労の回復やエネルギー蓄積的な状態が自律訓練法の練習によって得られる．

働く女性の中には，本人が気づかないうちにストレスによる精神的な緊張のために，疲労，不眠，肩こり，腰痛，頭痛，高血圧傾向，下痢・便秘などの諸症状を呈することがある．このような状態に対しても，自律訓練法による心身のリラックスは疾病の予防に役立つ[4]．

### 2）対人関係改善・能率向上の側面

心身の安定は心のゆとりをもたらし，対人関係によい影響を及ぼす．ひと呼吸する余裕がとれて間をおいた対応ができ，無駄な摩擦を回避でき，社会場面でのコミュニケーションを円滑にできるようになる．また，集中力がつくので，仕事の能率が上がるなどの効果も期待できる．

## 6. 自律訓練法の適応

自律訓練法の適応範囲は広いが，心療内科を受診するすべての症例に適用できるわけではない．適応のほかに，非適応，禁忌，準禁忌の対象が示されている[3),5),6]．非適応症とは自律訓練法を適用しても意味がない疾患である．たとえば動機がない，統合失調症など精神病の急性期，知的能力に大きく問題がある，5歳以下の子どもなどである．禁忌症とは，自律訓練法を行うことによって，副作用的反応や症状の増悪などを引き起こす可能性がある疾患のことで，急性心筋梗塞の患者，低血糖様状態の患者，退行期精神病反応，迫害妄想，誇大妄想を示す患者などである．自律訓練法は，うつ病やうつ状態の症例には原則的には禁忌とされている[4]が，当科では抗うつ薬をつねに投与できる環境にあるので，うつ病の寛解期に再発予防として用いている．準禁忌とは，自律訓練法の適用は可能だが，各練習段階で注意深く用いなければならない疾患や症状を有する場合である．

自律訓練法の練習中に血圧が上昇する場合や，自律訓練法の練習後に不安が増大する場合は，自律訓練法に習熟した治療者のもと，体調や心理面の急変に備える体制を整えて行う必要がある．

# D. 当科における自律訓練法の実際例

　筆者の在籍する診療科（当科）では，これまで不安・緊張を有する症例に対して 26 年間にわたり集団療法としての自律訓練法を導入してきた[8),9)].

　当科における自律訓練法の導入は，外来の中で担当医の判断によって行われる．導入を行う症例に対し，初めに外来にて自律訓練法のパンフレットを渡し，自律訓練法の効果や，症例に該当する疾患の治療成績などを事前に説明する．自律訓練法は継続的に練習することが必要であるため，動機づけは特に重要である．当科で症例に自律訓練法を勧めるタイミングとしては，症例が薬物の内服により症状が安定し向精神薬を減量する時期や，薬物の離脱が困難な時期などである．

　当科で集団自律訓練法への導入を行う際には医師間共通の以下の基準を設けている．

① 当科の初診時の契約（確実な内服，ドクターショッピングをしないなど）を把握，理解している．

② 2 週間に 1 回の外来受診を 3 ヵ月以上継続できている．

③ 集団療法の構造に適合する．

④ 1 時間以上椅子に座っていられる．

⑤ 薬物減量などを含め明確な目標がある．

　基本的には，上記の適応基準を満たす症例が導入される．これら 5 項目の注意点が欠けると集団自律訓練の効果は期待できない．

　また，集団療法として自律訓練法を導入することで，他の参加症例との交流によって行動変容や症状改善を期待している．集団での情報交換は一般に自律訓練習得に効果的であるが，他人との比較，集団の苦手さの程度などにより特定の患者には集団自律訓練法が重荷となることもある．また，集団自律訓練法のコースからの脱落が予想されることがあるため，一人ひとりに十分に目が行き届くように個別の配慮が必要なこともある．

　当科における集団自律訓練法の構造を 図 4-4-1 に示した．集団自律訓練法のスタッフは医師 1〜2 名，心理士数名で，参加症例は 10 名弱である．単純椅子姿勢で行い，1 クール 2 ヵ月間で 8 回を基本とし，週 1 回平日の午後に完全予約制にて行っている．希望により 2 クール 4 ヵ月まで延長することができる．

　1〜4 回目までは背景公式から第 1，第 2 公式までを実施し，5 回目以降に第 3〜第 6 公式まで 1 公式ずつ追加している．第 2 公式までの習得を目指し，第 3 公式以降は体験にとどめている．また，4 回目と 8 回目には自律訓練法の習得状況や疑問点などのディスカッションを行っている．この集団ディスカッションにおいて，治療者が患者さんの輪に入るという体験は筆者のみならず研修医や心理士にとっても貴重な体験である．

| 公式自律訓練法 | 1回目 | 2回目 | 3回目 | 4回目 | 5回目 | 6回目 | 7回目 | 8回目 |
|---|---|---|---|---|---|---|---|---|
| | 1・2 | | | | 1～3 | 1～4 | 1～5 | 1～6 |
| | オリエンテーション | 自己紹介 当科の治療成績の紹介 | 自律訓練法の理論の説明 ジェコブソンの筋弛緩法 | ディスカッション | (ショートスティッチ) | (空間感覚練習) | | ディスカッション |

[治療構造]
- スタッフ：医師 1～2 名，心理士数名
- 成　　員：10 名前後の集団療法
- 回　　数：週 1 回午後（月），午後 2～3 時
- 期　　間：1 クール 2 ヵ月間（希望により 2 クールまで延長）
- 姿　　勢：単純椅子姿勢

[内容]

図 4-4-1　当科集団自律訓練法の構造

## 1）集団自律訓練法の有効率

　施設や研究者により有効性の判断基準は異なるが，当科では向精神薬の離脱・減量という臨床的観点から次の 6 群に分けて効果判定を行っている.

　"著効群"は自律訓練法後に向精神薬を完全に離脱し自覚症状がまったく消失した症例，"有効群"は向精神薬を内服しているものの，自覚症状がまったく消失した症例，"やや有効群"は向精神薬を内服中で自覚症状が改善した症例，"不変群"は自覚症状に変化のない症例，"悪化群"は自覚症状の悪化が認められた症例，"脱落群"は 3 回以上の欠席がみられるか，当科の集団自律訓練法構造より脱落した症例である.

　図 4-4-2 は，1990 年 6 月～2005 年 5 月までの 15 年間に当科を受診し，集団自律訓練法に参加した 1,256 例（男性 462 例，女性 794 例）の効果判定の結果である[6]. 平均年齢は 41.6 ± 12.6 歳，男性 41.3 ± 11.8 歳，女性 42.8 ± 13.2 歳である. 導入疾患の内訳は心身症圏 557 例 44.3%，神経症圏 475 例 37.8%，うつ病圏 209 例 16.6%，その他 15 例 1.2%であった.

　自律訓練法の成績は "著効群" が 235 例で全体の 18.7%，"有効群" が 209 例で 16.6%，"やや有効群" が 461 例で 36.7%，"不変群" 121 例で 9.6%，"悪化群" 37 例で 2.9%，"脱落群" 193 例で 15.4%であった. 全体の有効率は 72.1%であった.

　疾患圏別の効果比較の抜粋を図 4-4-3 に示した. 過換気症候群，高血圧症などの心身症は

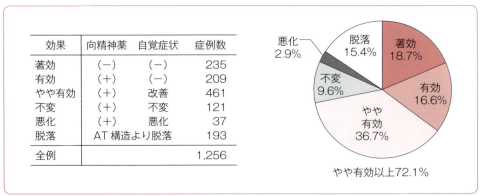

図 4-4-2　効果の判定基準と症例数

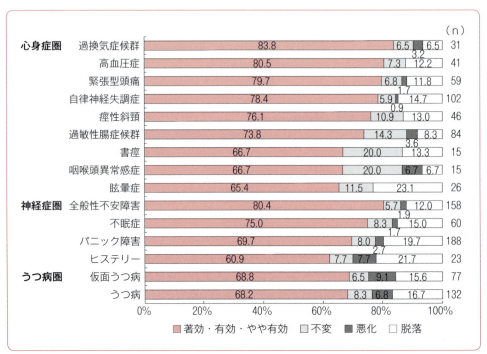

図 4-4-3　疾患圏別効果の比較（改善率 60％以上の疾患）

65.4〜83.8％，全般性不安障害などの神経症圏では 60.9〜80.4％，うつ病圏では 68％台の有効率であった．

　その後，2006 年 4 月〜2011 年 7 月までの 5 年の間に当科の集団自律訓練法に導入された 229 例について同様の検討を行った[8]．229 例全体の効果判定では，やや有効以上の何らかの効果を得られた群が 172 例であり，75.1％の有効率を示した．疾患圏別の効果判定での有効率は，心身症圏 79.6％，神経症圏で 73.9％，うつ病圏で 78.2％と，いずれの疾患圏で

も 70％以上の有効率を示した．先の 1,256 例の研究と比較しても，有効率は同程度で再現性が認められた．

これらが示す通り，自律訓練法は心療内科におけるさまざまな疾患に有効な技法であるといえよう．

### 2）集団自律訓練法からの脱落例

集団自律訓練法から脱落した症例の特徴として，症状に悩まされつつも社会生活はなんとかできている，治療意欲の乏しさ，効果を短絡的に追及，忍耐力の乏しさなどが挙げられる．当科では，動機不足，集団への不適応，症状の悪化などが脱落理由として認められた．なかには，不眠などの軽微な症状が改善したために通院する必要がなくなり，結果として脱落群に入った症例もみられた．

脱落例を増やさないためには，症例自身が確実に参加の目的を認識し，動機をもって集団自律訓練法に臨むことが重要となってくる．動機づけのポイントとして，① 治療構造と治療契約を明確にし，動機づけの再確認を行うこと，② 自律訓練法を実施する目標をそれぞれがもち，実施者が症例に対して適切なフィードバックを行うこと，③ 導入症例の選択をすることが挙げられる[9]．

・・・●・・・

自律訓練法についての概説と，当科で行っている集団自律訓練法の実際についてまとめた．これまで述べてきたように，自律訓練法は，練習を継続し習得できれば，いつでも，わずかな時間で実施できるセルフコントロール法である．また，向精神薬の離脱・減量が可能な心身医学療法である．

女性の生き方に関して選択の幅が広がり多様化している現代では，女性自身が少しでもストレスを軽減し，健康的な生活を送れるような対策をとっていく必要がある．働く女性のメンタルヘルス対策として自律訓練法は最も推奨される技法であると考える．

### ● 参考文献 ●

1）佐々木雄二：自律訓練法. 治療（増刊号）89，1433-1438，2007.
2）大平泰子，芦原　睦：セルフケアに有用なリラクセーション技法：自律訓練法. 産業ストレス研究 21，153-159，2014.
3）松岡洋一，松岡素子：自律訓練法改訂版. 日本評論社，2009.
4）日本自律訓練学会教育研修委員会編：標準自律訓練法テキスト. 日本自律訓練学会，2006.
5）松岡洋一：自律訓練法. 臨床精神医学 41（増刊号），169-176，2012.
6）松岡洋一：心身症における自律訓練法の適用. 心身医学 52，32-37，2012.
7）芦原　睦：当科における集団自律訓練法の実際―1256 例の自験例から. 自律訓練研究 27，1-9，2007.
8）松田史帆，芦原　睦：当科における集団自律訓練法について―最近 5 年間の 229 例の検討―. 自律訓練研究 32，2-9，2012.
9）小林志保，芦原　睦：集団自律訓練法の特徴と有効性. 心身医学，52，38-44，2012.

# 5 マインドフルネス

## A. マインドフルネスとは？

### 1. マインドフルネスの定義

　マインドフルネスとは、「今の瞬間の現実に常に気づきを向け、その現実をあるがままに知覚し、それに対する思考や感情にはとらわれないでいる心の持ち方」である[1]．我々は困難な状況に置かれたときに、しばしば過去に起きた出来事についてくよくよ思い悩んだり、原因究明をしようとしたり、未来に起こりうる最悪の事態についてあれこれと心配事を巡らせたり、頭の中で考えたことに没頭してしまい、「今の瞬間の現実」に起こっていることに目が向かなくなってしまいがちである．たとえば、「大事なプレゼンに失敗したらどうしよう」と考えた瞬間に、頭の中ではプレゼンに失敗をして恥をかいている自分の姿がありありと目に浮かび、現実的にはまだプレゼンまで日にちがあるにもかかわらずあたかもその場にいるかのように動悸がしたり、冷や汗をかいたりして、プレゼンの準備に手がつかない、といったときには、まさしく「今の瞬間の現実」から離れてしまっていると言える．または、物事のネガティブな側面を回避することを目的として、嫌な気持ちを忘れようとしたり、不安や落ち込みを別のことで紛らわせようとしたりする中で、かえってそれらのネガティブな体験にがんじがらめになっていくこともままある．たとえば、眠れない夜に、普段なら気にならないような小さな音が気になりだし、「気にしないで眠ろう」と強く思えば思うほどどんどん目が冴え、音が気になり、余計に眠れなくなってしまうときなどがある．このようなときには、現実に起こっている出来事を「あるがままに知覚」できておらず、物事の一側面だけに偏って知覚していたり、一つの感情や考えだけにとらわれてしまったりしている状態であると言える．マインドフルネスでは、このような悪循環に陥ってしまったときに、その状態に気がつき、自身の体験をなるべく広く偏りなく観察し、評価や判断は一時保留にしてそのままにしておくことを試みる．このような訓練の目的は、自動的で非機能的な物の見方から、より制御された物の見方へ転換することを手助けすることにある[2]．

### 2. マインドフルネスとリラクセーション

　マインドフルネスはしばしばストレスがない状態（リラクセーション）を作り出すための方法であると考えられがちであるが、マインドフルネスはリラクセーションとは別の軸にあ

160

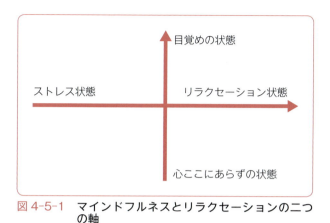

図 4-5-1　マインドフルネスとリラクセーションの二つの軸

［出典：文献 3）より引用］

る[3].「ストレス状態」の反対に「リラクセーション状態」があるとすると，マインドフルネスは，「心ここにあらずの状態」からハッと我に返った「目覚めの状態」を目指す軸にある（図4-5-1）. むろん，マインドフルネスの練習をしていく過程で，ある特定の思考や感情に気づきそのままにすることで，執着やこだわりが和らぎ，がんじがらめになっていた頃よりもリラックスが生じることがある. しかし，リラックスしようとすることや，不安や緊張，落ち込みをなくそうとすることはマインドフルネスの目的から逸れる. たとえば緊張していたなら，身体のどこがどのように強張っており，それに対しどう反応しているか（和らげようと躍起になっているのか，緊張を不快に思い感じないようにしているのか）に気づき，それをそのまま感じることがマインドフルネスの方略である. つまり，マインドフルネスはストレスやネガティブな体験を解消するための方法ではなく，それらとの付き合い方を変えるための方法なのである.

## *B.* マインドフルネス実践方法

　マインドフルネスを習得するための訓練方法として，しばしば瞑想が用いられる. 認知心理学の分野においては，瞑想法は大きく分けて集中力を高める瞑想（Focused Attention）と，広い範囲に気づきを向ける瞑想（Open Monitoring）とに分類されている[4]. 集中力を高める瞑想は，武道の精神統一や座禅のように，ある対象に注意を集中し，注意が逸れたらまた対象に注意を戻す瞑想法である. それに対し，広い範囲に気づきを向ける瞑想は，茶道やヨガのように，その時々の体験や空間に広く気を配るような瞑想法である. マインドフルネスは「目覚めの状態」を目指しているため，広い範囲に気づきを向ける瞑想が訓練方法として適しているが，気づきを維持し続けるためにはある程度の集中力も必要となる. そのため，マインドフルネスを習得するためには，二つの瞑想のどちらの要素も必要であると考えられる.

### 1.　座る瞑想

　座って呼吸と呼吸に伴う身体感覚に気づきを向ける瞑想（静座瞑想）は，マインドフルネスの訓練をするなかで一般的によく用いられる方法である．基本的な方法を以下に示す．

#### 1）座る姿勢を整える

　床に胡坐（あぐら）をかいて座るか，まっすぐな椅子に座るかして，一定時間安定して座れる姿勢を作る．このとき，床に座る場合にはお尻の下に座布団や毛布を畳んで敷き，お尻と両膝の 3 点で体を支えるようなつもりで座ると背筋を伸ばした姿勢を維持しやすい．また，椅子に座る場合には，両足の裏がしっかり床に着く程度の高さの椅子の 2/3〜1/2 あたりに腰掛け，背もたれはなるべく使わずに座るようにすると無理のない姿勢を保つことができる．リラックスすることが目的ではないが，瞑想をしている間中，姿勢のことを気にしすぎずにいられるように，最初に安定して座れる姿勢を見つけることが重要である．身体を前後左右に揺らしたり倒したり，両方の肩を一度ぐっと持ち上げてから落としたり，背筋を伸ばす以外の余計な力がすべて抜けた状態を作る．最初にとったこの姿勢が，注意が逸れたときに戻ってくる目安となる基本の姿勢となることを軽くイメージしておくとよい．両手は自然に膝の上に置くか，手持ち無沙汰に感じるときにはお腹の前で組んでもよい．最初のうちは目を閉じたほうが集中しやすいが，すぐに眠ってしまう場合や不安な場合には，斜め下のあたりをぼんやりと眺めるような半眼の状態で行ってもよい．

#### 2）呼吸に注意を向ける

　座る姿勢に慣れてきたところで，ゆっくりと穏やかに呼吸をしている身体感覚に注意を向ける．鼻腔の周りで空気が出たり入ったりしている様子や，胸やお腹のあたりが呼吸に伴い膨らんだり縮んだりしている様子など，観察しやすいポイントを一つ探し，なるべく細かく，つぶさに呼吸とそれに伴い変化する身体の様子を観察する．このとき，呼吸はなるべくコントロールしないようにし，深く吸いたいときには深く，浅く吸いたいときには浅く吸い，それぞれの呼吸に対する評価や判断は一時保留にしてそのままの呼吸を感じるようにする．たとえば，「浅い呼吸は体に悪いはずだ」「深く呼吸したいのにうまくいかない」などといった思考が生じたときには，「そのように考えた」ということに気がつき，そのまま呼吸を続けていく．

#### 3）体験に気づきを向ける

　しばらく呼吸の観察を続けていると，必ず別のことを考えたり感じたり，退屈に思ったり，眠気が生じたり，体のどこかが痛んだり気になったりし始める．心とはそのような特徴をもったものであるため，特段瞑想に失敗しているわけではない．むしろ注意が呼吸から離れたときに，それに気づき，あるがままに感じ，またそっと呼吸に注意を戻すことこそに練習のポイントがあると言ってもよい．注意が呼吸から逸れたことに気がついたら，何に注意を奪われたのかをまずは確認する．たとえば「雑念」「心配事」「痛み」「痒み」「眠気」「退屈」など，ぴったりの言葉が見つかりそうであれば言葉にして確認をしてもよい．次に，そのような呼吸ではない何かに注意を奪われたときに，身体の様子がどうなっているかを感じ取るようにする．姿

勢が歪んでいたり，体の一部に力が入っていたり，身体の感覚を拠り所にすることで，判断や分類などの思考から離れてその体験をありのままに感じるようにする．その後に，最初に作った基本の姿勢にもう一度身体を整えて，またそっと呼吸へと注意を戻していく．この一連の流れを，注意が呼吸から逸れるたびに何度でも繰り返し行う．

　最初は 1 日 5〜10 分程度，慣れてきたら 30〜60 分程度トレーニングを重ねていく．ある程度できるようになってきたら，注意のフォーカスを徐々に広げていき，身体全体の感覚，浮かんでくる思考，瞑想をしている部屋で生じているいろいろな刺激などにも同時に気を配るようにしていく．この練習を通して，考え事や感情など気になることは繰り返し浮かぶが，その過程に気づくことができれば，それ以上強くなることはなく，しばらくすると消えていく過程も徐々にわかるようになる[1]．

## 2. マインドフルに日常生活を送る

　マインドフルネスは心のもち方のことであるため，上述のような正式な訓練とは別に，日常生活でのさまざまな動作をマインドフルに行うことで訓練することもできる．たとえば，食事を摂るときに，食べ物の形状や色，においなどをつぶさに観察することを始め，口に入れたときにどこにどのような味や歯ごたえを感じているか，のどを通りお腹に収まるまでの感覚など，一つひとつを十分に味わい感じ取るようにしていく．また，それらに伴い湧いてくる思考や感情に気づき，そっと食べる感覚に注意を戻すことを繰り返す．通勤中や散歩の途中に，歩いている足の感覚に注意を向けることもできる．シャワーを浴びているとき，髪を乾かしているとき，歯を磨いているとき，お皿を洗ったり掃除機をかけているときなどに，その瞬間ごとの動作，思考，感情，身体感覚に気づく練習ができる．慣れてきたら，仕事をしている最中や人と会話をしているときなどでも，同様に瞬間ごとの体験への気づきと評価や判断を保留にしてそのまま感じ続けることを意識することで，日常生活におけるあらゆる場面でマインドフルに過ごす練習ができる．

　ポイントになるのは，第一にどのような体験をしていたとしてもまずはその状態に気がつくということである．日常生活を送っていると多くの場合，一つの反応がまた別の反応を呼び，どんどん反応が連鎖することが起こっていく．たとえば，同僚に挨拶をしたのに返してもらえなかったことなどをきっかけにして，「何か気を悪くするようなことをしたのかな」と考え始め，「そういえばあのときも怒らせてしまったし，自分はいつも人から嫌われてしまう」と考えが膨らんでいき，廊下をすれ違う人の目が冷やかに感じ始め，ぐるぐる考えこんでいるうちに仕事のミスをしてしまい，さらに周囲からの視線を強く感じるようになり……といったように，一つの刺激から反応が反応を呼び，雪だるま式にそれが膨らんでいくことが容易に起こる．さらに，そうしたことが繰り返されるうちに反応の連鎖が自動化されていき，なかなか悪循環の最中にいることそのものに気がつくことができなくなってしまう．反応が起きた瞬間にそのことに気がつくことができれば，少なくともそれ以上連鎖することはなくなる．最初は気がつく

までに時間がかかったとしても，うまくいかないと感じているとき，辛いとき，苦しいときなどに，まずは自分が何を感じ，考え，体験しているのかに目を向けてみることが重要である．第二のポイントは，反応の連鎖を止めるために身体の感覚を使うことである．反応の連鎖に目を向け気がつくようになると，それに対し「反応を止めなければ」「評価や判断を保留にせねば」という新たな評価や判断，連鎖が生じることがある．体験に目を向け気づいたときに，実際に身体に感じている感覚を拠り所として利用することで，その気づきを維持し続けることができるようになる．瞑想を含んだマインドフルネスのさまざまな練習は，気づくこと，気づきを維持すること，注意が逸れたら，また気づき，「今この瞬間」の身体の反応に戻ること，徐々に気づく範囲を増やしていくことが目的である．

## C. マインドフルネスの効果

マインドフルな状態を積極的に作り出すことを目的にして開発された，現代的なプログラムであるマインドフルネスストレス低減法 mindfulness-based stress reduction（MBSR）[5]や，マインドフルネス認知療法 mindfulness-based cognitive therapy（MBCT）[6] が，近年世界的に広く活用されるようになっている．そして，それらを用いた 100 件近くのランダム化比較試験（最も信頼性の高い治療研究）によって，心臓疾患，慢性疼痛，がんなどの身体疾患，うつ病や不安障害などの精神疾患，そして物質依存などの治療に大きな効果が示されている．それだけでなく，健常者の認知機能の向上，注意機能の改善，感情制御，理論的意思決定の向上などにも効果を示すことが報告されている．

## D. 女性のメンタルヘルスへの有用性

マインドフルネスの効果に性差が関連しているという報告は現在のところ見当たらないが，多くの心身症や精神疾患において，女性の有病率は男性よりも高いと言われている[7]．気分障害のうち双極性障害では性差は認められていないが，うつ病/大うつ病性障害では男性と比べて女性の罹患率は 2 倍と言われている．特に，月経前不快気分障害，産褥期うつ病（産後うつ病），閉経期に生じるうつ病などは，女性に特有のうつ症状である．また，パニック障害，全般性不安障害など不安に関わる疾患についても，女性の有病率は男性の約 2 倍と言われている．さらに，摂食障害に関しては青年期の女性の罹患率は約 3%と言われており，全体で比較したときには女性と男性の割合は 10：1 にもなると言われている．こうしたうつ病，不安障害，摂食障害（特に過食症）について，マインドフルネスは従来の認知行動療法による治療や薬物療法と比較しても同等程度の治療力をもつことが報告されている．それだけでなく，た

とえばうつ病の再発防止に特化した MBCT では，従来の認知行動療法と比較すると約 10％，薬物療法と比較してもおよそ 25％近く再発率が低く，うつ病の予防，再発予防にも大きな効果を有していることが示されている[8]．

　その他にも，女性に特有の疾患である月経前症候群，更年期障害，乳がんなどにも効果を有することが報告されている．たとえば，Lustyk ら[9] によると，月経に関する否定的な考えが月経前症候群の症状を高めるが，マインドフルネス傾向によりそれらの影響力が弱まることが示されている．本邦においても，マインドフルネスの特に「体験していることに注意が向いている」傾向は，月経前症候群の身体的症状と社会的症状の両方を軽減させる影響があることが示されている[10]．また，40～59 歳の女性 183 名を対象とした質問紙調査において，マインドフルネスの「自分の体験を評価したりせずにありのままに受け入れること」が抑うつ気分と更年期症状に，「体験から距離を取って反応しないこと」と「体験を適切な言葉で描写すること」が抑うつ気分に効果があることが示されている．さらに，乳がん患者においても，すでに手術，化学療法，放射線療法などを受けている早期がんを有する患者に 6～8 週間の MBSR の介入を進めたところ，日常生活におけるうつ症状，不安症状を含む精神的な健康度において大きな効果が示された[8]．

　上記のように，女性に多く発症しやすい疾患や，女性に特有の疾患において，マインドフルネスは予防，治療，再発予防などの多くの点で効果を有していることが報告されている．多様なストレスにさらされやすい女性労働者にとって，マインドフルネスは心身の健康維持，仕事パフォーマンスの質の維持などに非常に有用なスキルであると考えられる．

● 参考文献 ●
1) 熊野宏昭：新世代の認知行動療法．日本評論社，2011．
2) Segal ZV, Williams JMG, Teasdale JD：Mindfulness-based cognitive therapy for depression 2nd ed. Guilford Press, 2012.
3) 熊野宏昭：実践！マインドフルネス―今この瞬間に気づき青空を感じるレッスン―．サンガ，2016．
4) Lutz A, Slagter HA, Dunne JD, Davidson RJ：Attention regulation and monitoring in meditation. Trends Cogn Sci, 12, 163-169, 2008.
5) Kabat-Zinn J：Wherever you go, there you are：Mindfulness medication for every-day life. Hyperion, 1994.
6) Segal, Z.Y. Williams, J.M.G., & Teasdale, J.D. Mindfulness-based cognitive therapy for depression：A new approach to preventing relapse. New York：Guilford Press, 2001.
7) 佐々木直：女性と心のケア．日本産科婦人科学会関東連合地方部会会報，39（2），94-94，2002．
8) 林紀行：マインドフルネスとエビデンス．人間福祉学研究 7，63-79，2014．
9) Lustyk MKB, Gerrish WG, Douglas H, et al.：Relationships among premenstrual symptom reports, menstrual attitudes, and mindfulness. Mindfulness 2, 37-48, 2011.
10) 土井理美，戸田愛貴子，宮本あきら，他：女子大学生における月経観と月経前症候群との関連―マインドフルネス特性による緩衝効果―．北海道医療大学心理科学部研究紀要，11，35-49，2016．

# 6 森田療法

## A. 森田療法とは？

　森田療法とは慈恵医大精神科教授であった森田正馬（まさたけ，通称でしょうまとも言う）が，自らの神経質症状克服の体験から生まれた精神療法で，体系化されたのは 1920 年頃といわれる．わが国独自の精神療法という面が強調されるきらいがあるが，近年では中国，アメリカ，ヨーロッパなど海外でも普及している．

　神経症（森田神経質）の発症に関しては，森田自身がそうであったように思春期に好発するといわれる．その背景要因として性格傾向（未熟，神経質，完全主義），生育歴や家庭環境，慢性的なストレス状況などの背景基盤に，何らかの出来事（人前で恥をかく，電車の中で気持ち悪くなった，仲間とのいさかいなど）を契機に神経症が発症すると説明される．

　不安，恐怖といった感情に対して，森田は独自の見解をもっていた．「生の欲望」（よりよく生きたいという欲望）があるがゆえに，不安，恐怖を感じると主張したのである．これは，現代の働く女性が，「家庭と仕事を両立させ，よりよく生きたい．しかし，それをどう実現してよいかわからない」という葛藤と共通するものである．

　また，生き方に悩んでいる人は，不安や悩みを克服したい気持ちを過度にもつあまり，不安や悩みに注意が向きすぎて，かえって不安にとらわれてしまうことが少なくない．これを森田は「とらわれ」（悪循環）と理解し，不安や悩みを取り除くよりも受け入れることの重要性を指摘した．

　森田療法の原法は，入院療法（絶対臥褥期，軽作業期，中作業期，重作業期）である．特に，1 週間にわたる絶対臥褥期は，食事や洗面以外の楽しみを禁じ，不安と直面させるものであった．森田は自宅を開放し，治療者として父性性を強く打ち出す一方で，妻の久亥が寮母的な立場から母性性を発揮した．まさに，生活を共にしながらの治療共同体であった．しかしながら，最近では原法に忠実な入院森田療法を実施している医療施設は減少し，一部の大学附属病院などで実施されるのみである．

　そのため，従来からの森田療法のもつ入院治療システムに変化が生じ，外来森田療法もしくは外来での森田療法的アプローチが主流となってきた．精神科薬物療法の発展と相まって，治療対象の変遷と拡大が図られた．また，日記指導，講話や作業など集団精神療法が加味されるのも大きな特徴である．

　原則として，神経症（強迫性障害，対人恐怖，不安障害）やうつ病の遷延例，適応障害などが適用症として挙げられ，女性に多い摂食障害などにも活用されている．

　精神科薬物療法の併用が森田療法の対象拡大，危機介入の大きな力となっているのは間違いないが，薬物療法の使用は，自己の感情を自己のものとして受け止める「あるがまま」（苦は苦として，操作することなく受け止める）の体験を阻害する危険性を有することも忘れてはならない．

　最近では，疾患に対する治療法としてだけでなく，健康人を対象としたメンタルヘルス面での健康法，職場全体でメンタルヘルスを考えるヒントとしても注目されている．

## B. 職域におけるメンタルヘルス活動と森田療法

　政府が「1億総活躍社会の実現」を大きな政策目標に掲げている現在，職場への女性進出はますます加速されるだろう．しかしながら，格差社会の形成や非正規労働者の増加など，女性労働者を取り巻く職場環境は厳しいものがある．そのうえ，結婚，妊娠，育児，家事など女性労働者特有のライフステージの変化にともなうストレスなど，悩みは尽きない．

　精神疾患・精神障害が他の身体疾患と同様に取り扱われる原則がある一方で，職域でのメンタルヘルス対策に関しては，以下のような特殊性を考慮する必要がある．

　その第一が，精神疾患の多くが再発・再燃の危険性を有していることである．精神科領域では「寛解 remission」と表現されるように，「完治」もしくは「治癒」した状態での復職とは限らない．再発・再燃の危険性がある現実を，職場関係者に理解してもらう必要がある．この考え方は森田療法と共通する部分が少なくない．森田療法の治療目標は，症状の良し悪しにのみ注目するのではなく，症状や悩みを抱えつつも生活の質や活動性をいかに向上させるかにある点である．疾患や悩みを抱えながら，職業生活を充実させる努力の過程が，森田療法においては高く評価される．

　そもそも，職場で顕在化される多くの問題は（メンタルな面にかかわらず）疾患・障害に限定されるものではなく，性格の問題，社会性の欠如，私生活での問題など，複合的な要因がからんでいることが少なくない．森田療法の治療開始時点において，治療意欲や向上心は問われることはあっても，原因追求型ではないことは，複合的な要因がからむ職場での問題に関して，実践的な対応の道筋をつけやすい．

　さらに，職場でのカウンセリング技法の最近の傾向として，すぐに効果が認められるものや，具体的かつ指示的なカウンセリングが注目されている．その背景には，職場での不適応や問題行動に対し，従来の精神医学的・心理学的な対応方法では限界が感じられること，また，カウンセリングの短期的効果・効率化が強く求められるようになったことが要因としてある．したがって，職域では何らかの形で，ブリーフサイコセラピー的な考えが重用される．森田療法のもつ① 個人だけではなく集団における関係性を重視すること，② 密室的対応から生活の場で

ある家庭, 職場での具体的な対応の模索といったことは, 職域においての活用が十分期待される.

# *C.* 森田療法の言葉のヒント

　職場は治療施設ではないので, 治療的意味合いを前面に出すことに注意を要するが, 健康な一般労働者を対象とした健康維持やストレス解消法として, 森田思想を応用した森田療法的アプローチが浸透しつつある. たとえば, 以下のような「ことば」は, 森田理論のオリジナルに多少とも修飾が加えられているが, 職場での助言としてすぐに応用可能なものである.

　1)「悩みの存在は, 向上心の証」

　悩みやコンプレックスはいやなことかもしれないが, その存在があるからこそ向上心や克己心が生まれる. それらを克服する努力によって, その人の質や人間性が高まっていく.

　2)「気分本位から目的本位へ, 行動パターンを変化させる」

　感情や気分は天気と同じで, 好天に越したことはないが, 悪い日（雨の日, 風の日）もある. 雨の日は嫌いだと思うのは仕方がないことだが, 用事があれば出かけていくのが目的本位の考え方である. すなわち, 感情の良し悪しで行動を決めていく（気分本位）のではなく, たとえ気分が悪くても, やるべき仕事を片付けていく姿勢（目的本位）が求められるのである.

　3)「感情はコントロールできないが, 行動はコントロールできる」

　前者にやや似るが, われわれは悲しい, つらい, 不安といった感情に襲われるのは自然である. しかしながら, 悲しくても, 不安であっても, 無理すれば一定の行動は起こせるものである. 自信がないことは仕方がないことだが, 自信のないまま行動を起こすことは可能である. その積み重ねが, やがて自信を生み出していく.

　4)「実体験は忘れない」

　頭だけの理解ではなく, 体得重視も森田的発想の特徴である. 子どもの頃に覚えた自転車乗りや水泳は大人になっても忘れない. それは理屈ではなく体得したからである. ちょっとしたコツや工夫で仕事の壁を突き破ることができれば, それは貴重な体験となり, 次の困難に立ち向かうことができよう.

　5)「過去は変えられないが, 未来は変えられる」

　過去の体験や原因に拘泥するのではなく, 現在の努力の継続が将来を創りあげていくという発想である. 母子関係や養育歴に悩む女性が少なくないが, 必要以上に「とらわれて」いる事例も存在する. 過去は過去のものとして, いかに未来を切り拓くか, 一つの発想の転換である.

　6)「迷ったときはチャレンジする」

　判断力が低下している抑うつ状態などは言外だが, 自信がなかったり不安なときは, 消極的な判断や行動になりやすい. 森田思想では「恐怖突入」と表現されるが, 実践重視の立場から, チャレンジする行動パターンが励行される.

表 4-6-1　森田療法に関係する機関・団体

● 日本森田療法学会

　森田療法の普及，発展を促進し，同療法の研究とその実践家の育成に貢献するとともに，会員相互の連絡を図ることを目的として，1983 年に設立された学術学会である．医師やコメディカルだけでなく，当事者・家族など広く門戸を開放している．毎年秋に学会・総会を開催しており，現在，約 700 名の会員が所属する．また年に 2 回，学会機関誌「日本森田療法学会雑誌」を刊行している．
[http://www.jps-morita.jp]

● 「生活の発見会」

　森田療法を相互に学習しあう自助グループで，全国に約 2,000 名，120 ヵ所以上の支部組織をもつ NPO 法人．集談会・イベント開催，全国の活動拠点情報，森田療法関連書籍や DVD の紹介など，森田療法の知識や理論を学習するための活動内容や情報を提供している．
[http://www.hakkenkai.jp]

● （公財）メンタルヘルス岡本記念財団

　神経質症を克服した故岡本常男氏によって設立．「心と健康」に関する総合的な調査・研究，とりわけ森田療法の研究に資金援助，啓発活動を展開している．同所にはメンタルヘルス図書室が併設され，メンタルヘルス関係の書物が閲覧・貸し出しに供されている．また，森田療法に関する各種の情報提供や市民セミナーの開催，図書室の運営，電話や面談，インターネット相談室（会員制掲示板）など幅広い活動を実施している．
[http://www.mental-health.org]

## *D.* 働く女性のメンタルヘルスへの有用性

　産業保健関係者が森田療法を学んで実践すること以上に，森田療法に関する的確な情報を必要とする労働者に提供をすることが現実的対応と考えられる．職場で過度のあがり症の人，対人関係が下手な人，確認行為（何度も手を洗う，何度も数値を読み返すなど）がひどい人に対して森田療法が有効な治療法であることを伝えたい．また，多くの「ことば」のヒントは，女性労働者にとっても大いに役立つはずである．

　適当な医療機関を紹介したり，森田療法関係の図書を提供する際には，関係機関・団体に，電話やメールなどで問い合せるとよい（表 4-6-1）．

● 参考文献 ●

1) Onishi M, Moriyama N：Psychothérapie de Morita. Ann Méd-psychol 139, 986-992, 1981.
2) 大西守：職域における森田療法の実践と可能性．産業精神保健 16, 63-64, 2008.
3) 大西守：職域における森田療法の活用．日本森田療法学会雑誌 20, 45-48, 2009.
4) 大西守：森田療法．ここが知りたい職場のメンタルヘルスケア 精神医学の知識＆精神医療との連携法 改訂 2 版，日本産業精神保健学会編，83-85, 南山堂，2016.

# 7 緩和ケアの留意点

## A. がん患者の苦痛と緩和ケア

　2002 年に WHO の緩和ケアの定義が，それまでの「治癒を目指した治療が有効でなくなった患者に対するケア」から「生命を脅かす疾患による問題に直面している患者とその家族に対するケア」に改められた．日本でも 2007 年にがん対策推進基本計画が策定され，すべてのがん患者および家族の苦痛の軽減ならびに療養生活の質の維持向上が目標として掲げられた．

　がん患者の苦痛は全人的苦痛（total pain）ともいわれ，身体的，精神的苦痛，社会的苦痛，スピリチュアルな苦痛が存在し，相互に影響しあう（図 4-7-1）．女性特有の乳がん，婦人科がん（子宮頸がん，子宮体がん，卵巣がんなどの生殖器のがん）においても，身体面，心理面，社会面，機能面など多くの側面から生活の質（Quality of life；QOL）に影響が生じうる．特に妊孕性やボディイメージの変化，女性ホルモン欠乏などに関連した特有の問題が大きく影響するため，初期治療と並行して病態に合わせた早期の緩和ケア導入が重要である．

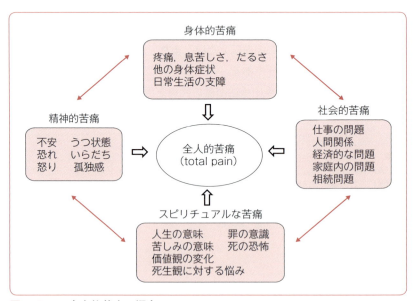

図 4-7-1　全人的苦痛の概念

# B. 身体症状の緩和ケア

## 1. 疼　痛

　乳がん，婦人科がんでは，原発巣や他の臓器への転移による内臓痛や，骨転移・皮膚転移に伴う体性痛，腫瘍の骨盤内進展や化学療法による神経障害性疼痛などさまざまなタイプの疼痛を生じうる（表4-7-1）[1]．疼痛緩和においてはQOLや日常生活動作なども含め総合的に検討し，鎮痛薬，抗がん剤などによる薬物療法，放射線療法，および外科療法などを用いた集学的アプローチが重要となる．鎮痛薬としては，内臓痛ではWHO方式がん疼痛治療法に沿った薬物療法が基本となる．神経障害性疼痛は通常の鎮痛薬では難治性のことがあり，鎮痛補助薬を組み合わせた対応が必要となることが多い．女性がん患者では仕事や家事を行っている患者も多いことから，鎮痛薬の選択の際も副作用で日常生活が妨げられないように注意が必要である．緩和的放射線治療の中では有痛性骨転移に対する対外照射が最もエビデンスが得られているが[1]，局所の腫瘍が疼痛の原因になっている場合にも適応が検討される．乳がんではストロンチウム89による非密封小線源治療は外照射と同様の鎮痛効果が報告されているが，臨床データの蓄積段階ではあるため，適応については十分な検討が必要である[1]．薬物抵抗性の痛みには，神経ブロックが使用されることもあり，子宮頸部・膣円蓋などの骨盤内臓器の内臓痛に対する上下腹神経叢ブロックや，横行結腸左半分より肛門側の消化管による内臓痛や大動脈リンパ節転移に対する下腸間膜動脈神経叢ブロックなどがある[1]．

**表4-7-1　痛みの神経学的分類と特徴**

| 分　類 | 侵害受容性疼痛 | | 神経障害性疼痛 |
|---|---|---|---|
| | 体性痛 | 内臓痛 | |
| 障害部位 | • 皮膚，骨，関節，結合組織などの体性組織 | • 食道，胃，小腸，大腸などの管腔臓器<br>• 肝臓，腎臓，子宮，卵巣などの被膜をもつ固形臓器 | • 末梢神経，脊髄神経，視床，大脳などの痛みの伝達路 |
| 例 | • 骨転移局所の痛み<br>• 術後の創部痛<br>• 筋・軟部組織の炎症に伴う痛み | • 消化管閉塞による腹痛<br>• 膵臓がんに伴う上腹部，背部痛<br>• 固形臓器の被膜伸展痛 | • 腕神経叢浸潤に伴う上肢の痛み<br>• 脊椎転移の硬膜外浸潤<br>• 化学療法後の手足の末梢神経障害 |
| 痛みの特徴 | • 局在が明確な持続痛<br>• 体動に伴い増悪 | • 局在が不明瞭<br>• 深く絞られるような，押されるような痛み | • 障害神経支配領域のしびれ感を伴う痛み<br>• 電気が走るような痛み |
| 治療における特徴 | • 突出痛に対するレスキュードーズの使用が重要 | • オピオイドが効きやすい | • 難治性で鎮痛補助薬が必要になることが多い |

[出典：文献1）より引用改変]

## 2.　嘔気・嘔吐

　がん患者の嘔気・嘔吐の原因としては，薬剤性，胃内容物停留，腸閉塞，化学的因子，頭蓋内圧亢進などがあり，原因は必ずしも 1 つではなく，複数の原因が存在することも多い．抗悪性腫瘍薬による嘔気・嘔吐は，特に女性，若年者で発現する頻度が高いことが知られている[2]．嘔気・嘔吐は，化学受容器引金帯 chemoreceptor trigger zone（CTZ），大脳皮質，末梢（腸管），前庭系の 4 つの経路から嘔吐中枢に刺激が伝達されることで出現する．嘔気・嘔吐のマネジメントでは，原因と関与が考えられる受容体・経路を推定することが重要である．嘔気・嘔吐の各原因と機序，病態に応じた薬物療法は表 4-7-2 の通りである[3]．

## 3.　腹　水

　特に卵巣がんでは腹水を合併することが多い．基礎疾患の治療が根本的な治療であるが，状況に応じて苦痛緩和のための対症療法（利尿剤投与や腹水穿刺，鎮痛薬の使用，輸液量の調整）を行う．腹水穿刺によるドレナージは症状緩和について即効性があるが根本的な原因の解除はされないため，繰り返しのドレナージによる低アルブミン血症の進行で腹水貯留の悪化をきた

表 4-7-2　嘔気の原因，機序に基づいた薬物療法

| 原　因 | | | 機　序 | 薬物療法 |
|---|---|---|---|---|
| 薬剤性 | オピオイド | | CTZ，前庭，末梢性 | 中枢性 $D_2$ 受容体拮抗薬 ±抗ヒスタミン薬 |
| | 抗悪性腫瘍薬 | 急性嘔気 | CTZ，末梢性 | 5-$HT_3$ 受容体拮抗薬 ＋コルチコステロイド （＋アプレピタント） |
| | | 遅発性嘔気 | CTZ，末梢性 | コルチコステロイド （＋アプレピタント） |
| | | 予期性嘔気 | 大脳皮質 | ベンゾジアゼピン系 |
| 胃内容物停留 | がん性腹膜炎，腹部腫瘍腹水 | | 末梢性 | 消化管運動促進薬 コルチコステロイド |
| 腸閉塞 | 腹部腫瘍など | | 末梢性 | オクトレオチド ムスカリン受容体拮抗薬 コルチコステロイド |
| | 便秘 | | 末梢性 | 下剤 |
| 化学的因子 | 高カルシウム血症，尿毒症，肝不全，ケトアシドーシス | | CTZ | 中枢性 $D_2$ 受容体拮抗薬 コルチコステロイド |
| 頭蓋内圧亢進 | 脳浮腫，頭蓋内病変 | | 前庭，大脳皮質 | 抗ヒスタミン薬 コルチコステロイド |
| その他 | 放射線治療 | | 末梢性 | 5-$HT_3$ 受容体拮抗薬 ±コルチコステロイド 中枢性 $D_2$ 受容体拮抗薬 |

＋：併用，±：病態にあわせ併用　　CTZ：化学受容体引金帯　　$D_2$：ドパミンタイプ 2　　5-$HT_3$：セロトニンタイプ 3
[出典：文献 3）より引用改変]

す可能性がある．腹水濾過濃縮再静注法 cell-free and concentrated ascites reinfusion therapy（CART）は腹水中の自己蛋白を濃縮し患者に静注することで再利用が可能なため，難治性腹水症で適応が検討される．

## 4. リンパ浮腫

　乳がんや婦人科がん領域では，腫瘍や転移巣による影響や，リンパ節郭清術や放射線治療後の影響でリンパ浮腫が出現する可能性がある．術後早期からの発症に加え 10 年以上経過して発症することもあり，リンパ浮腫のリスクの高い手術や放射線治療を行った際は，直後から長期にわたり予防のためのケアが必要なことを説明することが重要である．予防法としては，早期発見のための観察，スキンケア，食事・体重管理，過度の温熱刺激や荷重負荷の回避，浮腫が出やすい姿勢を避けるなどセルフケアが重要となる[4]．また，患側での点滴や血圧測定などの処置を避ける必要がある．リンパ浮腫を発症した場合は，① スキンケア，② 用手的リンパドレナージ manual lymphatic drainage（MLD），③ 弾性着衣（弾性スリーブ，弾性グローブ，弾性ストッキング）や弾性包帯による圧迫療法，④ 弾性着衣や弾性包帯で圧迫下の運動療法の 4 つを組み合わせた複合的理学療法が行われる[4]．また，近年は外科治療としてリンパ管細静脈吻合術が多くの施設で行われるようになった．

## 5. 更年期障害様症状

　婦人科がんに対する卵巣摘出，乳がんに対するホルモン療法〔LH-RH アゴニスト，抗エストロゲン剤（タモキシフェンなど），アロマターゼ阻害薬など〕を施行した患者では，女性ホルモン低下によるホットフラッシュ（ほてり，のぼせ），関節痛，性器の乾燥感，不眠，いらだち，抑うつ，発汗などの更年期障害様症状が出現することがある．タモキシフェンやアロマターゼ阻害薬によるホットフラッシュは，治療開始後数ヵ月を過ぎると軽減することも多く，症状が軽度であれば経過観察とする[3]．乳がん術後の患者を対象としたランダム化比較試験の結果から，ホルモン補充療法により乳がん再発が増加することが報告されたため，乳がん術後にはホルモン補充療法は行うべきではない．ホットフラッシュの軽減効果があることが認められている薬剤には，抗うつ薬である選択的セロトニン再取り込み阻害薬 selective serotonin reuptake inhibitor（SSRI）や，抗てんかん薬である GABA アナログ（ガバペンチン）があるが，いずれも保険適用外である[5]．また，タモキシフェンの代謝に関与する CYP2D6（シトクロム P4502D6）の単塩基多型がホットフラッシュの発現に関与し，タモキシフェンと SSRI（特にパロキセチン）とは薬物相互作用がある可能性もあるため，タモキシフェン投与中の患者における SSRI 投与に関しては慎重に判断すべきである．海外では催眠療法や認知行動療法，身体運動の有用性を示唆する報告があるが，国内では検討されていない[5]．女性ホルモン低下による関節痛に対しては，局部の温湿布や適度の運動に加え，疼痛が強い際には鎮痛薬が使用される．

# C. 精神症状の緩和ケア

　婦人科がんでは治療による妊孕性の喪失や性機能障害，治療に伴う更年期障害様症状など，女性特有の心理的な負荷を生じうる．また，乳がんにおいても，乳房は女性性，ボディイメージなど心理的にもさまざまな意味をもつ臓器であり，乳がんの罹患や外科療法による身体の変化は独自の強い心理的ストレスとなる．さらに，リンパ管閉塞により下肢，外陰部，下腹部にリンパ浮腫が生じることがあり，こうしたボディイメージの変化は自尊心の喪失をもたらす．化学療法は身体的な苦痛だけでなく，家族や家事・仕事，社会的活動への影響を及ぼす可能性があり，身体面のみではなく心理社会的な苦痛のケアも必要である．また，乳がんでは長期生存患者が比較的多いため，再発や転移などの不安を抱えることも多く，サバイバーとしての心理的負担も強い．

　婦人科がん患者において，抑うつは約 12～23％，不安は約 9～21％に認められると報告されている[6]．初発乳がんの術後 1 年以内の適応障害やうつ病の有病率は約 20％，再発後には約 40％にのぼるとの報告があり[7]，治療終了後に抑うつや不安，孤立感が増大することが知られている．

　がん患者では，うつ病でみられる食欲不振，体重減少，倦怠感，活動性低下といった症状ががん自体の影響や治療によっても起きうるため，うつ病が見逃されてしまう例も多い．早期発見のためにはうつ病などの可能性を念頭におきながら，心理面のスクリーニングを行うことが重要である．抑うつや不安のスクリーニングには，HADS（hospital anxiety and depression scale）やつらさと支障の寒暖計（図 4-7-2）[8] などが用いられる．うつ病や適応障害，不安障害の診断は，DSM-5 に基づくことが一般的である．うつ病をはじめとした精神疾患の既往がある場合や自殺企図歴や現在の希死念慮がある場合，アルコールや薬物依存の問題がある場合は，専門家のコンサルトを検討すべきである．

　がん患者の精神症状の対応の際は，精神療法に加え必要に応じて薬物療法を組み合わせる．精神療法として最も基本的となるのは支持的精神療法であり，患者の苦痛や感情の表出に対して傾聴，共感，支持，肯定などを用いながら苦痛を理解する姿勢で接する．強い不安のある患者では，不確実な知識によって脅威を過大に評価している可能性があるため，患者の認識を確認し理解が不十分な点や誤解があれば，適切な情報提供による心理教育的介入を行う．呼吸訓練，自律訓練法，漸進的筋弛緩法などのリラクセーション法は不安軽減に有用である．また，多様な考え方の獲得への援助を行うようなアプローチや，気分の改善につながるような活動を日常生活に組み入れるような認知行動療法を行うこともある．特に乳がん患者では，心理社会的サポートの 1 つとしてグループ療法が発展してきている．転移性乳がんにおいて認知行動療法・支持的感情表出型グループ療法による介入は，コントロール群と比較して 1 年後の高い生存率が報告されている[9]．

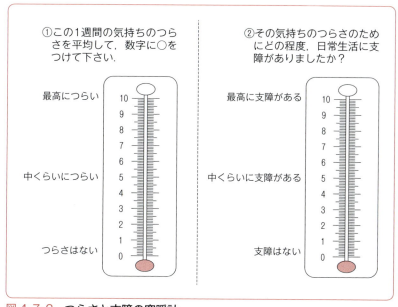

①この1週間の気持ちのつら
　さを平均して，数字に○を
　つけて下さい．

最高につらい　10 9 8 7 6
中くらいにつらい　5 4 3 2
つらさはない　1 0

②その気持ちのつらさのため
　にどの程度，日常生活に支
　障がありましたか？

最高に支障がある　10 9 8 7 6
中くらいに支障がある　5 4 3 2
支障はない　1 0

**図 4-7-2　つらさと支障の寒暖計**

［出典：文献 8) より引用］

　薬物療法を検討する際は，精神症状の重症度，身体症状の影響，推定予後，薬剤の投与経路（経口が可能か），併用薬剤を評価する．軽症の抑うつや適応障害に対しては，薬物療法は積極的には考慮されないが，本人の意向や苦痛の強さにより必要な場合は，まずは短時間作用型のベンゾジアゼピン系抗不安薬が検討される[7]．速効性が期待されるため，予後が限られている際にも有用である．ただし，作用時間の短い抗不安薬は長期連用による反跳性不安や退薬症状が出現する可能性があり，最低限の使用にとどめる．また，ベンゾジアゼピン系の薬剤は過鎮静や認知機能障害，せん妄，筋弛緩，呼吸抑制を生じうるため，高齢者や呼吸状態不良な患者への使用は注意が必要である．精神療法や抗不安薬が効果不十分の場合や中等症以上の抑うつの場合は抗うつ薬が検討され，副作用プロフィールや薬物相互作用を考慮した薬物選択を行う[10]．乳がん患者でタモキシフェンによるホルモン療法を行っている場合は，前述の通り抗うつ薬のうちパロキセチン（パキシル®）は肝臓の薬物代謝酵素 CYP2D6 を阻害することによりタモキシフェンの効果を減弱させるため，使用を避ける．いずれの抗うつ薬も効果発現までに数週間を要し，投与開始時には副作用のみが出現することが多いため，開始前に入念な説明が必要であり，副作用ががんの治療自体に悪影響を及ぼさないように注意が必要である．

● **参考文献** ●

1) 日本緩和医療学会編：がん疼痛の薬物療法に関するガイドライン 2014 年版 第 2 版. 金原出版，2014.
2) 日本癌治療学会編：制吐薬適正使用ガイドライン 2015 年 10 月 第 2 版. 金原出版，2015.
3) Mannix KA：Palliation of nausea and vomiting. Oxford textbook of palliative medicine 3rd ed, Doyle D, Hanks G, Cherny NI, et al. Eds, 459-468, Oxford University Press, 2005.
4) 日本リンパ浮腫研究会編：リンパ浮腫診療ガイドライン 2014 年版. 金原出版，2014.
5) 日本乳癌学会編：科学的根拠に基づく乳癌診療ガイドライン 1 治療編 2015 年版. 金原出版，2015.
6) Massie MJ：Prevalence of depression in patients with cancer. J Natl Cancer Inst Monogr 32, 57-71, 2004.
7) 明智龍男：乳がん通院患者の精神症状とそのケア. 乳がんの臨床 18, 212-219, 2003.
8) Akizuki N, Yamawaki S, Akechi T, et al：Development of an Impact Thermometer for use in combination with the Distress Thermometer as a brief screening tool for adjustment disorders and/or major depression in cancer patients. J Pain Symptom Manage 29, 91-99, 2005.
9) Mustafa M, Carson-Stevens A, Gillespie D, et al：Psychological interventions for women with metastatic breast cancer. Cochrane Database Syst Rev 4, CD004253, 2013.
10) Okamura M, Akizuki N, Nakano T, et al：Clinical experience of the use of a pharmacological treatment algorithm for major depressive disorder in patients with advanced cancer. Psychooncology 17, 154-160, 2008.

# 第5章

# 予防の最前線

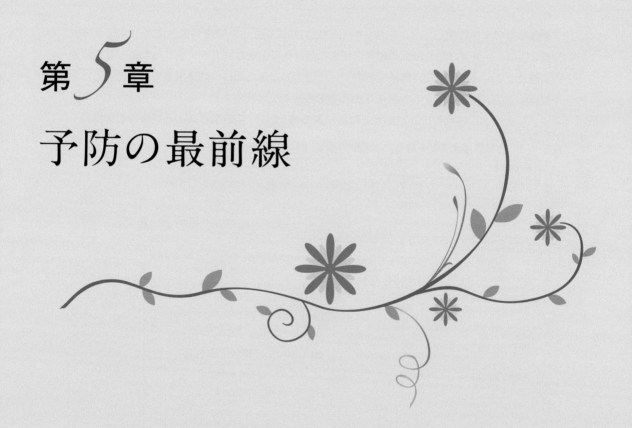

# 1 健康診査と健康教育

## A. 健康診査

　健康診査の実施に関しては，平成14（2002）年に成立した健康増進法の第9条に「厚生労働大臣は，生涯にわたる国民の健康の増進に向けた自主的な努力を促進するため，健康診査の実施及びその結果の通知，健康手帳の交付その他の措置に関し，健康増進事業実施者に対する健康診査の実施等に関する指針を定めるものとする」と規定されており，平成25（2013）年4月に全面改正された指針が施行された．**表5-1-1**に，この指針による健康診査実施の年

**表5-1-1　各健康増進事業実施者による健康診査（平成20年度以降）**

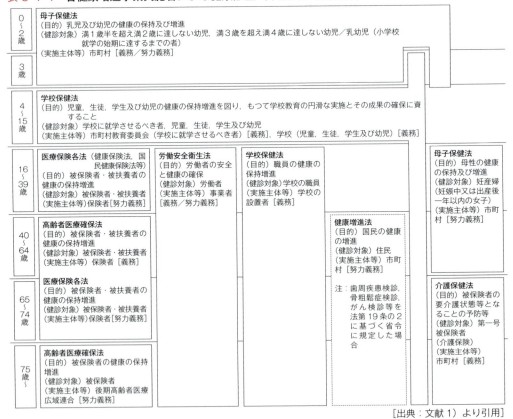

［出典：文献1）より引用］

齢区分ごとの一覧を示した[1]．0～3歳までは母子保健法，4歳から義務教育が終了する15歳までは学校保健法によってすべての子どもに対して同じ法律のもとに健康診査が実施される．一方16歳以上では，それぞれの置かれている状況により異なる法律のもとに健康診査が実施されている．働く人に対しては，主に労働安全衛生法に基づく健康診断が職場における安全と健康の保持増進を目的として実施されている．加えて40歳以上では高齢者医療確保法による特定健診が生活習慣病の予防と健康増進のために，さらに健康増進法に基づくがん検診が，がんの予防および早期発見のために実施されている．

# *B.* 職場における安全と健康の保持増進のための健康診断

## 1. 目的と規定

職場における健康診断は主に労働安全衛生法に基づいて実施されている．その労働安全衛生法の第1条には，「この法律は，労働基準法と相まつて，労働災害の防止のための危害防止基準の確立，責任体制の明確化及び自主的活動の促進の措置を講ずる等その防止に関する総合的計画的な対策を推進することにより職場における労働者の安全と健康を確保するとともに，快適な職場環境の形成を促進することを目的とする」と記載されている．また，同法は健康診断について，第66条に「事業者は，労働者に対し，厚生労働省令で定めるところにより，医師による健康診断を行わなければならない」とし，同条5項で「労働者は，前各項の規定により事業者が行なう健康診断を受けなければならない（略）」と，健康診断を事業者と労働者双方の義務としている．

## 2. 対象と項目

健康診断の種類と対象者を表5-1-2に示した[2]．常時使用する労働者に対しては雇い入れの際とその後1年に1回の健康診断を実施しなければならない．また，正社員の週所定労働時間の3/4以上働くパートタイム労働者に対しても実施義務があり，1/2以上3/4未満働くパートタイム労働者に対しては，「健康診断の実施が望ましい」とされている（表5-1-3）[3]．

健康診断の項目は①既往歴および業務歴の調査，②自覚症状および他覚症状の有無の検査，③身長，体重，視力および聴力の検査，④胸部エックス線検査および喀痰検査，⑤血圧の測定，⑥貧血検査，⑦肝機能検査（GOT，GPTおよびγ-GTPの検査），⑧血中脂質検査（血清総コレステロール，HDLコレステロール，トリグリセライド，⑨血糖検査，⑩尿検査，⑪心電図検査となっている（表5-1-4）[4]．この項目からわかるように，労働者の安全と健康の保持増進が目的である職場の健康診断では，女性特有の症状や女性のライフサイクルに配慮したものは含まれていない．

表 5-1-2　労働安全衛生法の一般健康診断の概要

| | 健康診断の種類 | 対象となる労働者 | 実施時期 |
|---|---|---|---|
| 一般健康診断 | 雇入時の健康診断<br>（安衛則第 43 条） | 常時使用する労働者 | 雇い入れの際 |
| | 定期健康診断<br>（安衛則第 44 条） | 常時使用する労働者（次項の特定業務従事者を除く） | 1 年以内ごとに 1 回 |
| | 特定業務従事者の健康診断<br>（安衛則第 45 条） | 労働安全衛生規則第 13 条第 1 項第 2 号[*1]に掲げる業務に常時従事する労働者 | 左記業務への配置替えの際，6 月以内ごとに 1 回 |
| | 海外派遣労働者の健康診断<br>（安衛則第 45 条の 2） | 海外に 6 ヵ月以上派遣する労働者 | 海外に 6 月以上派遣する際，帰国後国内業務に就かせる際 |
| | 給食従業員の検便<br>（安衛則第 47 条） | 事業に附属する食堂または炊事場における給食の業務に従事する労働者 | 雇い入れの際，配置替えの際 |

[*1]：労働安全衛生規則第 13 条第 1 項第 2 号の義務（深夜業を含む業務，重量物の取扱い等重激な業務，著しく暑熱な場所における業務，等）

[出典：文献 2）より引用]

表 5-1-3　パートタイム労働者に対する健康診断の実施義務等

| | 契約形態 | 正社員 | パートタイム労働者 | | | | | |
|---|---|---|---|---|---|---|---|---|
| | | | ・無期契約　・契約期間が 1 年以上の有期契約（契約更新により 1 年以上になる場合を含む） | | | ・契約期間が 6 月以上 1 年未満の有期契約（契約更新により 6 月以上となる場合を含む） | | |
| | 週所定労働時間（対正社員） | 1 | 3/4 以上 | 1/2 以上 3/4 未満 | 1/2 未満 | 3/4 以上 | 1/2 以上 3/4 未満 | 1/2 未満 |
| 一般健康診断 | 雇入時の健康診断 | ◎ | ◎ | ○ | △ | | | △ |
| | 定期健康診断 | | | | | | | |
| | 特定業務[*1]への配置替え時に行う健康診断 | | | | | ◎ | ○ | △ |
| | 特定業務従事者の定期健康診断 | | | | | | | |

◎：労働安全衛生法を根拠に実施する義務があるもの.
○：法令上の実施義務規定は無いが「短時間労働者の雇用管理の改善等に関する法律の施行について」（平成 5 年 12 月 1 日基発第 663 号）により実施が望ましいとされているもの.
△：実施根拠規定がないもの.
[*1]：労働安全衛生規則第 13 条第 1 項第 2 号の業務（深夜業を含む業務，重量物の取扱い等重激な業務，著しく暑熱な場所における業務，等）

[出典：文献 3）より引用]

表 5-1-4　特定健康診査と労働安全衛生法との比較

| | | | 特定健康診査 | 労働安全衛生法 |
|---|---|---|---|---|
| 診　察 | 質問項目（問診） | | ○ | ○*1 |
| | 計測 | 身長 | ○ | ●1 |
| | | 体重 | ○ | ○ |
| | | BMI | ○ | ○ |
| | | 腹囲 | ○ | ●2*2 |
| | 理学的所見（身体診察） | | ○ | |
| | 血圧 | | ○ | ○ |
| | 視力 | | | ○ |
| | 聴力 | | | ○ |
| | 自覚症状および他覚症状の有無の検査 | | | ○ |
| 脂　質 | 中性脂肪 | | ○ | ●2 |
| | HDL コレステロール | | ○ | ●2 |
| | LDL コレステロール | | ○ | ●2 |
| 肝機能 | AST（GOT） | | ○ | ●2 |
| | ALT（GPT） | | ○ | ●2 |
| | γ-GT（γ-GTP） | | ○ | ●2 |
| 代謝系 | 空腹時血糖 | | ◎ | ◎ |
| | HbA1c | | ◎ | ◎ |
| | 尿糖（半定量） | | ○ | ○ |
| 血液一般 | ヘマトクリット値 | | △ | |
| | 血色素量 | | △ | ●2 |
| | 赤血球数 | | △ | ●2 |
| 尿腎機能 | 尿蛋白（半定量） | | ○ | ○ |
| | 尿潜血 | | | |
| | 血清クレアチニン | | | |
| 12 誘導心電図 | | | △ | ●2 |
| 眼底検査 | | | △ | |
| 胸部エックス線検査 | | | | ●3 |
| 上部消化管エックス線検査 | | | | |
| 喀痰検査 | | | | △*3 |

○：必須項目
△：医師の診断に基づき選択的に実施する項目
◎：いずれかの項目の実施でも可
●1：20 歳以上の者については医師の判断に基づき省略可
●2：40 歳未満の者（35 歳の者を除く）については医師の診断に基づき省略可
●3：40 歳未満の者（20 歳，25 歳，30 歳及び 35 歳の者を除く）のうち，感染症法で結核に係る定期の健康診断の対象とされている施設等の労働者及びじん肺法で 3 年に 1 回のじん肺健康診断の対象の労働者のいずれにも該当しない者については，医師の判断に基づき省略可
*1：喫煙歴及び服薬歴については，問診等で聴取を徹底する旨通知（平成 20 年 1 月 17 日　基発第 697 号）
*2：以下の者については医師が必要でないと認めるものについては省略可
　　1．40 歳未満の者（35 歳の者を除く）
　　2．妊娠中の女性その他の者であって，その腹囲が内臓脂肪の蓄積を反映していないと診断されたもの
　　3．BMI が 20 未満である者　BMI（kg/m²）＝体重（kg）/［身長（m）］²
　　4．自ら腹囲を測定し，その値を申告した者（BMI が 22 未満である者に限る）
*3：胸部エックス線検査により病変及び結核発病のおそれがないと診断された者について医師の判断に基づき省略可

［出典：文献 4）より引用］

## *C.* 生活習慣病の予防と健康増進のための健康診査（特定健康診査）

### 1.　目的と規定

　特定健康診査は高齢者医療確保法で規定されており，その目的は第一条で「この法律は，国民の高齢期における適切な医療の確保を図るため，（中略）保険者による健康診査等の実施に関する措置を講ずるとともに，（中略）もつて国民保健の向上及び高齢者の福祉の増進を図ることを目的とする」と規定されている．そして，第 20 条に「保険者は，特定健康診査等実施計画に基づき，厚生労働省令で定めるところにより，40 歳以上の加入者に対し，特定健康診査を行うものとする．ただし，加入者が特定健康診査に相当する健康診査を受け，その結果を証明する書面の提出を受けたとき，又は第 26 条第 2 項の規定により特定健康診査に関する記録の送付を受けたときは，この限りでない」と規定されている．第 21 条には他の法令に基づく健康診断との関係が示され，加入者が労働安全衛生法等に基づいて特定健康診査に相当する健康診断を受けた場合や受けることができる場合は，特定健康診査の全部または一部を実施したものとできることなどが規定されている．

### 2.　対象と項目

　基本的な項目は，質問項目，身体計測〔身長，体重，BMI，腹囲（内臓脂肪面積）〕，理学的検査（身体診察），血圧測定，血液化学検査（中性脂肪，HDL コレステロール，LDL コレステロール），肝機能検査〔AST（GOT），ALT（GPT），γ-GT（γ-GTP）〕，血糖検査（空腹時血糖または HbA1c 検査），尿検査（尿糖，尿蛋白）となっている．その他，生活習慣病の重症化の進展を早期にチェックするため，詳細な健診として，心電図検査，眼底検査，貧血検査（赤血球数，ヘモグロビン値，ヘマトクリット値）のうち，一定の基準のもと，医師が必要と判断した場合に選択的に実施する（表 5-1-4）[4]．労働安全衛生法における健診と同様に，特定健康診査においても女性特有の症状や女性のライフサイクルに配慮した項目は含まれていない．

## *D.* がん検診など

### 1.　目的と規定

　健康増進法の第 1 条では「この法律は，我が国における急速な高齢化の進展及び疾病構造の変化に伴い，国民の健康の増進の重要性が著しく増大していることにかんがみ，国民の健康の増進の総合的な推進に関し基本的な事項を定めるとともに，国民の栄養の改善その他の国民の健康の増進を図るための措置を講じ，もって国民保健の向上を図ることを目的とする」とし

表 5-1-5　がん検診の概要

| 種　類 | 検査項目 | 対象者 | 受診間隔 |
|---|---|---|---|
| 胃がん検診 | 問診に加え，胃部エックス線検査または胃内視鏡検査のいずれか | 50 歳以上＊当分の間，胃部エックス線検査については 40 歳以上に対し実施可 | 2 年に 1 回＊当分の間，胃部エックス線検査については年 1 回実施可 |
| 子宮頸がん検診 | 問診，視診，子宮頸部の細胞診および内診 | 20 歳以上 | 2 年に 1 回 |
| 肺がん検診 | 質問（問診），胸部エックス線検査および喀痰細胞診 | 40 歳以上 | 年 1 回 |
| 乳がん検診 | 問診および乳房エックス線検査（マンモグラフィ）＊視診，触診は推奨しない | 40 歳以上 | 2 年に 1 回 |
| 大腸がん検診 | 問診および便潜血検査 | 40 歳以上 | 年 1 回 |

［出典：文献 5）より引用］

ている．その中でがん検診については，健康増進法第 19 条の 2 に基づく健康増進事業として市町村が実施し，厚生労働省では，「がん予防重点健康教育及びがん検診実施のための指針」を定め，同指針に基づく検診を推進している．また，健康増進法における健康増進指導の一環として「骨粗しょう症検診」が女性に特化したものとして実施されている．

## 2.　対象と項目

　上述のがん予防重点健康教育及びがん検診実施のための指針により，胃がん，子宮頸がん，肺がん，乳がん，大腸がんについて対象者や検査項目が定められている（表 5-1-5）[5]．がん検診についても子宮頸がんや乳がんなど女性に特化した取り組みが実施されている．

# E. 健康教育

## 1.　目　的

　健康教育の目的は，健康増進法の特定保健指導の教材として開発された食生活改善指導担当者テキスト[6] において，① 対象者が正しい知識や理解をもつこと（知識の習得，理解）② 健康行動を起こそうという気持ちになること，起こすこと（態度の変容）③ 日常生活での健康生活の実践と習慣化（行動変容とその維持）とされ，最終的な目標は，自分の体の状態がわかり，健康の保持・増進のためにどんなことをすればよいかがわかるセルフケア，セルフコントロールできる状態としている．

## 2.　女性の健康教育

　女性の健康については，内閣府男女共同参画局が策定した第 4 次男女共同参画基本計画[7]の第 6 分野「生涯を通じた女性の健康支援」において，ライフステージ別の取り組みの推進が図られている．まず幼少期・思春期に対して，① 学校・行政・地域・家庭が連携し，女性特有の症状や疾患の他，痩せ，たばこのリスクファクターなど性差による健康に関する事項について，医学的・科学的な知識をもとに，個人が将来のライフデザインを描き，多様な希望を実現することができるよう，総合的な教育・普及啓発を実施するとともに，相談体制を整備する，② 性感染症の予防方法や避妊方法等を含めた性に関する正しい知識に基づいた教育を推進する，としている．

　次に活動期・出産期に対しては，① 企業における健診の受診促進や妊娠・出産を含む女性の健康に関する相談体制の構築等を通じて，女性が仕事に打ち込める体力・気力を維持できる体制を整備する，② 子宮頸がん検診・乳がん検診の受診率の向上を図る，③ ＨＩＶ／エイズをはじめとする性感染症の予防から治療までの総合的な対策を推進する，④ 個人が将来のライフデザインを描き，妊娠・出産等についての希望を実現することができるよう，行政・企業・地域が連携し，各々のライフデザインやキャリアの形成に関する普及啓発や相談体制を整備する，⑤ 育児・介護の支援基盤の整備，妊娠・出産・子育てにわたる切れ目のない支援体制の構築，長時間労働の削減などワーク・ライフ・バランスおよびライフイベントに対応した多様で柔軟な働き方の実現等の環境整備を推進する，とした．

　さらに更年期に対しては，① がん検診の受診率および精密検査の受診率の向上を図る，② 更年期の男女の健康問題や不定愁訴，疾患に総合的に対応した治療を受けられる体制を整備する，③ 企業における知識の浸透や相談体制の構築を促進する，④ 受診率の低い被扶養者への働きかけなど，特定健康診査・特定保健指導の受診率向上を図り，生活習慣病の予防に取り組むこととしている．

　このように女性はライフステージによって健康課題が変化することから，生涯を通した継続的な健康教育を行う必要がある．

# F.　健康管理の具体策

　上述してきたように健康診断は職域での一般的な健康診断と，地域でのがん検診がそれぞれ実施されている．職域での健康診断は確実に受診できているが，行政から案内のあるがん検診については，受診率の低さから受診機会の確保が十分にできないことが推察される．また健康教育についても，職域での社員教育として実施されているものは容易に参加できるが，地域で住民向けに開催されているものについては，開催時間帯などにより参加機会が限られてしまう．また，職域で実施されているものでも雇用形態や入社時期が異なっている現在では，従来のよ

うに一括した教育の機会がもちにくい．そこで，職域と地域が連携して，地域で実施されているがん検診や健康教育を受けられるようにすべきである．

　具体的には，がん検診の受診や地域で実施される健康教育への参加のための休暇制度などを創設してはどうか．すでに職域では母性保護として妊産婦健診の受診や母親学級などへの参加のための時間が確保されている．同様に一般の健康管理においても地域で行われているものへの参加を可能にするのである．そしてこれは女性のみでなく男性も利用できる制度であり，労働者の平均年齢が上昇している中で，職場にとっても非常に有効なものと考えられる．一方，女性特有の症状や女性のライフステージに配慮した健康管理の方法については，新入社員研修などに健康教育を積極的に取り入れ自己管理を可能にすること，同時に管理職研修などで理解を深めることを勧めたい．20 代など若年期からの継続した健康管理により，ライフステージによる変化を受け止め，健康の保持・増進を誰もができるようになることを願っている．

● 参考文献 ●

1) 厚生労働省：健康診査の実施等に関する指針の概要．第 25 回厚生科学審議会地域保健健康増進栄養部会資料．
http：//www.mhlw.go.jp/shingi/2006/12/s1215-15b.html（2017 年 6 月 5 日アクセス）
2) 厚生労働省都道府県労働局労働基準監督署：労働安全衛生法に基づく健康診断を実施しましょう～労働者の健康確保のために～．
http：//www.mhlw.go.jp/file/06-Seisakujouhou-11200000-Roudoukijunkyoku/0000103900.pdf（2017 年 6 月 5 日アクセス）
3) 厚生労働省：事業者の皆様へ　パートタイム労働者の健康診断を実施しましょう．
http：//www.mhlw.go.jp/bunya/koyoukintou/pamphlet/pdf/150330-1.pdf（2017 年 6 月 5 日アクセス）
4) 厚生労働省健康局：標準的な健診・健康指導プログラム改訂版第 2 編健診．2013.
http：//www.mhlw.go.jp/seisakunitsuite/bunya/kenkou_iryou/kenkou/seikatsu/dl/hoken-program2.pdf（2017 年 6 月 5 日アクセス）
5) 厚生労働省：がん検診．
http：//www.mhlw.go.jp/stf/seisakunitsuite/bunya/0000059490.html（2017 年 6 月 5 日アクセス）
6) 厚生労働省健康局総務課保健指導室：食生活改善指導担当者テキスト．IV健康教育
http：//www.mhlw.go.jp/bunya/shakaihosho/iryouseido01/pdf/info03k-05.pdf（2017 年 6 月 5 日アクセス）
7) 内閣府男女共同参画局：第 4 次男女共同参画基本計画第 6 分野「生涯を通じた女性の健康支援」．
http：//www.gender.go.jp/about_danjo/basic_plans/4th/pdf/2-06.pdf（2017 年 6 月 5 日アクセス）

# 2 乳がん，子宮がんの疫学と予防・早期発見

## A. 罹患数・罹患率

　　わが国の全国のがんの罹患数は地域がん登録のデータより推計され，公表されている[1]．最新の2012年の全国罹患推計は28府県の地域がん登録データを用いて実施されている．これによると，罹患数は乳がんが73,997人，子宮頸がんが10,908人，子宮体がんが13,606人である．乳がんは上皮内がんを含むと82,773人になり，約11%が上皮内がんである．子宮頸がんは上皮内がんを含むと32,519人になり，約66%が上皮内がんである．年齢階級別の罹患率は乳がん，子宮頸がんは20歳代後半から，子宮体がんは30歳代から増加し始め，乳がんは40歳代後半〜60歳代前半，子宮頸がんは40歳代前半，子宮体がんは50歳代をピークに高齢になるにしたがい減少する．乳がんの上皮内がんは，30〜50歳代で上皮内を含むが

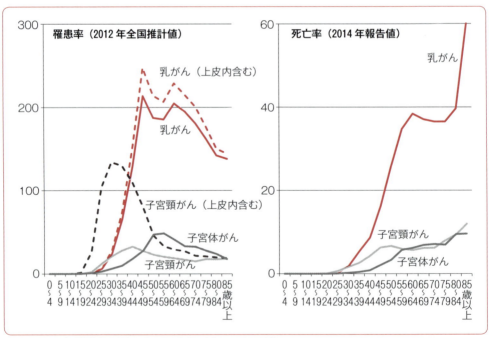

図 5-2-1　年齢階級別罹患率・死亡率（人口10万対）

[出典：国立がん研究センターがん情報サービス「がん登録・統計」1），3）より]

ん罹患数の10〜15%であるが, 75歳以上では10%未満になる. 一方, 子宮頸部がんでは20歳代では約90%が上皮内がんであり, 30歳代で約80%, 40歳代で約70%と, 若年層での上皮内がんが多い (図 5-2-1).

　罹患率の年次推移は, 地域がん登録の中でも特に長期的に精度が高く, 安定している3地域 (山形県, 福井県および長崎県) のデータで, 1985〜2010年まで公表されている[2]. 年齢分布の影響を除いた年齢調整罹患率 (基準人口は昭和60年モデル人口, 人口10万対) は1985〜2010年にかけて乳がんは28.5から73.7に大きく増加しており, 子宮体がんも4.5から13.6に増加しているが, 子宮頸がんは10〜15で大きな増減はみられない. しかし, 上皮内がんを含む子宮頸がんは2000年あたりまでは20程度であったのが急に増加し, 2010年には52.1まで増加している. 年齢階級別の年次推移をみると, 乳がん, 子宮体がんの増加は40歳以上で顕著である. 子宮頸がんは50歳以上において1985〜2000年にかけて減少している (図 5-2-2).

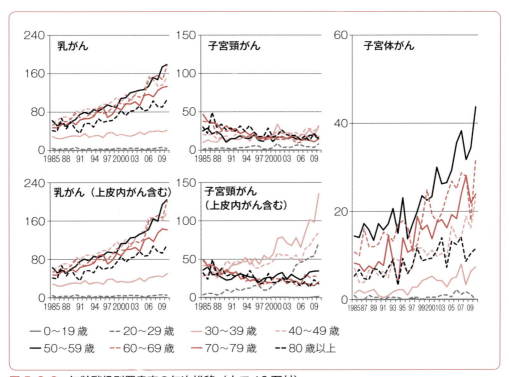

図 5-2-2　年齢階級別罹患率の年次推移 (人口10万対)

[出典：国立がん研究センターがん情報サービス「がん登録・統計」2) より]

# ℬ. 死亡数・死亡率

　全国の死亡数は厚生労働省の人口動態統計で公表されている[3]. 最新の 2014 年の死亡数は乳がんが 13,240 人, 子宮頸がんが 2,902 人, 子宮体がんが 2,243 人である. 年齢階級別の死亡率は乳がん, 子宮頸がんは 20 歳代後半から, 子宮体がんは 40 歳代から増加し始め, 乳がんは 60 歳代前半から 70 歳代, 子宮頸がんは 50 歳代前半から 70 歳代前半に一度ピークがあるが, 以降は高齢ほど高い. また子宮体がんは高齢になるにしたがい増加する（図 5-2-1 参照）.

　死亡率の年次推移をみると, 年齢分布の影響を除いた年齢調整死亡率（基準人口は昭和 60 年モデル人口, 人口 10 万対）は 1985〜2014 年にかけて乳がんは 7.6〜11.8 に大きく増加しており, 子宮体がんも 0.6〜1.9 に増加しているが, 子宮頸がんは 2.5〜3.0 で大きな増減はみられない. 年齢階級別の年次推移をみると, 乳がんは 60 歳以上では 1985 年以降増加し続けており, 特に 1990 年以降の 80 歳以上の増加が著しい. 一方, 50 歳代は 2000 年以降, 40 歳代は 1990 年代後半以降減少傾向に転じている. 子宮頸がんは 1985 年以降 30 歳代, 40 歳代は増加傾向である一方, 70 歳以上では減少傾向にある. 50 歳代は 1990 年代前半まで, 60 歳代は 2000 年代後半までは減少傾向にあるが, 近年増加に転じている. 子宮体がん

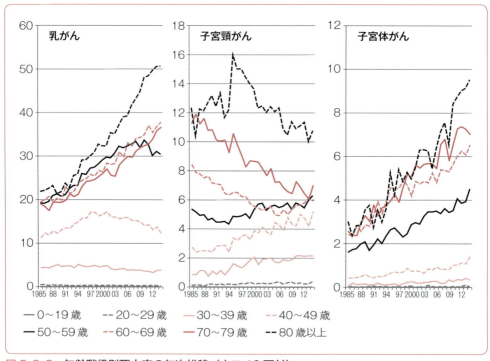

図 5-2-3　年齢階級別死亡率の年次推移（人口 10 万対）

［出典：国立がん研究センターがん情報サービス「がん登録・統計」3) より］

は 30 歳以上において増加傾向が続いている（図 5-2-3）.

## C. 臨床進行度割合

　地域がん登録では，臨床進行度を 3 分類しており，対象部位に限局している①「限局」，所属リンパ節転移または隣接臓器浸潤がみられる②「領域」，遠隔臓器，遠隔リンパ節などに転移・浸潤がみられる③「遠隔」，その 3 分類以外のものは「進行度不明」となっている．臨床進行度別の割合は 1993〜2002 年までは 6 府県（宮城県，山形県，新潟県，福井県，大阪府，長崎県）の地域がん登録から，2003〜2005 年は滋賀県を追加した 7 府県，2006〜2008 年はさらに 14 府県（福島県，茨城県，栃木県，群馬県，千葉県，神奈川県，山梨県，愛知県，鳥取県，島根県，岡山県，広島県，愛媛県，熊本県）が追加された 21 府県の地域がん登録から報告されている．1993〜1996 年，1997〜1999 年，2000〜2002 年，2003〜2005 年，2006〜2008 年の 5 期間に分けてみると，進行度不明は乳がんで 6〜14%，子宮頸がん，子宮体がんで 10〜14%，あるものの，これらを除いた進行度割合をみると，乳がんでは限局が 55.6% から 61.8% に増加し，領域が 39.1% から 32.8% に減少し，遠隔は 5% で変化はなく，子宮頸部では限局が 57.6% から 51.8% に減少し，領域が 31.6% から 32.1%，遠隔が 6.5% から 8.9% に少し増加しており，子宮体がんでは，限局が 72.3% から 66.0% に減少し，領域が 19.8% から 25.2%，遠隔が 7.9% から 8.7% に増加していた[4),5)].

## D. 生存率

　地域がん登録データより，1993〜2008 年に診断された患者の 5 年相対生存率が推計されている[4)].生存率集計の対象地域は「C. 臨床進行度割合」に記載した．1993〜1996 年に診断された患者では，乳がんで 84.4%，子宮頸がんで 73.4%，子宮体がんで 79.5% であったのが，2006〜2008 年では乳がんでは 91.1% に改善しており，子宮頸がん，体がんではそれぞれ 73.4%，81.1% と大きな改善はみられなかった．

　臨床進行度別の 5 年相対生存率（図 5-2-4）をみると，1993〜1996 年診断から 2006〜2008 年診断の罹患者について，乳がんは限局（96.6% から 98.9%），領域（78.3% から 88.4%），遠隔（25.3% から 33.7%）のすべての進行度において改善していた．子宮頸がんは限局では約 93% で改善はないものの，領域および遠隔では 2006〜2008 年に目立った改善がみられた．子宮体がんは，限局で 92.9% から 94.7% に改善傾向にあり，領域でも 1997〜1999 年で 53.7%〜71.2% に大きく改善していた．しかし，遠隔においては約 20% 程度で改善はみられなかった[4),5)].

# E. 予 防

　日本人の生活習慣におけるがん危険因子の総合的な評価は，「科学的根拠に基づく発がん性・がん予防効果の評価とがん予防ガイドライン提言に関する研究」研究班（研究代表者：津金昌一郎）において行われており，日本人を対象に主要な危険因子とがんとの関連を調べた疫学研究について科学的根拠としての信頼性に関する総合評価を行い，ウェブサイトで情報を公開している[6]．この評価は，収集した文献から個々の疫学研究についての危険因子とがんとの関連の強さを確認し，さらに動物モデルやメカニズムなど疫学研究以外からの科学的根拠を考慮しながら行われている．科学的根拠としての信頼性の評価は，「確実」，「ほぼ確実」，「可能性あり」，「データ不十分」の 4 段階にランク分けされている．乳がんについてはリスクを上げる「確実」なものとして肥満（閉経後の乳がんに対して），「可能性あり」のものとして，喫煙，受動喫煙，肥満（閉経前の乳がんに対して）が挙げられている．また，リスクを下げる「可能性あり」のものとして運動，授乳，食品として大豆，栄養素としてイソフラボンが挙げられている（表5-2-1 参照）．子宮頸がんについては，リスクを上げる「確実」なものとして喫煙とヒトパピローマウイルス human papillomavirus（HPV）の 16，18 型が挙げられており，リスクを

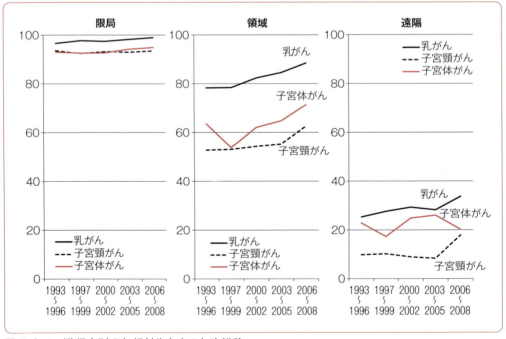

図 5-2-4　進行度別 5 年相対生存率の年次推移

[出典：国立がん研究センターがん情報サービス「がん登録・統計」4），5）より]

表5-2-1　日本人の生活習慣と乳がん，子宮頸がん，子宮体がんとの関連

| 対象部位 | 証拠のレベル | リスクを下げるもの | リスクを上げるもの |
|---|---|---|---|
| 乳がん | 確実 | — | 肥満（閉経後乳がんに対し） |
| | ほぼ確実 | — | — |
| | 可能性あり | 運動，授乳，大豆，イソフラボン | 喫煙，受動喫煙，肥満（BMI 30以上，閉経前乳がんに対し） |
| | データ不十分 | 野菜，果物，肉，穀類，牛乳・乳製品，食パターン，緑茶，葉酸，ビタミン，カロテノイド，魚 | 糖尿病と関連マーカー，社会心理学的要因 |
| 子宮頸がん | 確実 | — | 喫煙，HPV16,18型 |
| | ほぼ確実 | — | — |
| | 可能性あり | 魚 | — |
| | データ不十分 | 運動，授乳／服薬歴，野菜，果物，肉，穀類，牛乳・乳製品，食パターン，緑茶，葉酸，ビタミン，カロテノイド，コーヒー，イソフラボン | 受動喫煙，飲酒，肥満，HPV 33,52,58型，クラミジア，糖尿病と関連マーカー |
| 子宮体がん | 確実 | — | — |
| | ほぼ確実 | — | — |
| | 可能性あり | コーヒー | 肥満，糖尿病と関連マーカー |
| | データ不十分 | 運動，授乳／服薬歴，野菜，果物，肉，穀類，牛乳・乳製品，食パターン，緑茶，葉酸，ビタミン，カロテノイド，魚，イソフラボン | 喫煙，受動喫煙，飲酒 |

［出典；文献6）より引用改変］

下げる「可能性あり」のものとして魚が挙げられている．子宮体がんについては，リスクを上げる，または下げる「確実」，「ほぼ確実」なものはなく，リスクを上げる「可能性あり」のものとして肥満，糖尿病と関連マーカーが挙げられており，リスクを下げる「可能性あり」のものとしてコーヒーが挙げられている．

# F. がん検診

　がん検診については，国が「がん予防重点健康教育及びがん検診実施のための指針」において，死亡率減少効果が科学的に認められている検診として，乳がんは40歳以上を対象としたマンモグラフィ検査を2年に1度，子宮頸がんは20歳以上を対象とした子宮頸部擦過細胞診検査を2年に1度実施することが示されている．子宮体がんについては国際的にも死亡率減少効果を示す有効な検診方法は認められていない．検診の受診率は，年の国民生活基礎調査

によると，2013 年に過去 2 年間に受診した割合は，乳がん 34.8%（40 歳以上），子宮頸がん 35.4%（20 歳以上）と，かなり低い状況である．がん検診の精度管理状況を市区町村が主体となって実施されている検診データからみると，2013 年の地域保健・健康増進事業報告では，乳がん検診の精検受診率は 85.0%（マンモグラフィと視触診の併用），91.5%（マンモグラフィ単独）と 10% 以上の要精検者が精密検査を受診していない，または結果が把握できていない現状である．さらに，子宮頸がん検診の精検受診率は 70.4% とさらに低い．

## *G.* 女性に推奨するがん予防および早期発見

　乳がん，子宮頸がんについては，喫煙しないことおよび禁煙をすることが，予防の第一条件であり，肥満にならないことも予防となると考えられる．早期発見のためには乳がんは 40 歳，子宮頸がんは 20 歳になったら死亡率減少効果が認められているマンモグラフィおよび子宮頸部細胞診を 2 年に 1 回受診することが必要である．これらのがん検診が職場で提供されているかを確認し，されていない場合は，住んでいる市区町村のがん検診を受診すると良い．また，乳房のしこりや子宮からの不正出血などの症状がある場合は，がん検診ではなく，速やかに医療機関を受診し，医師の診察を受けることが大切である．特に就労中の女性は多忙で医療機関の受診をあとまわしにしがちであることも多いので，体調不良の際には，仕事を休んで受診しやすい環境作りを，産業医や産業保健スタッフを中心に進める必要がある．

● 参考文献 ●
1) Hori M, Matsuda T, Shibata A, et al. : Cancer incidence and incidence rates in Japan in 2009 : a study of 32 population-based cancer registries for the Monitoring of Cancer Incidence in Japan (MCIJ) project. Japanese Journal of Clinical Oucology. 2015 ; 45 (9) : 884-91.
2) Katanoda K, Sobue T, Tanaka H, Miyashiro I (eds.). 2016. JACR Monograph Supplement No.2. Tokyo : Japanese Association of Cancer Registries.
3) 人口動態統計（厚生労働省大臣官房統計情報部編）
4) 全国がん罹患モニタリング集計　2006 ～ 2008 年生存率報告，西本　寛，松田智大，柴田亜希子，他編：国立がん研究センターがん対策情報センター，2016.
5) 独立行政法人国立がん研究センターがん研究開発費「地域がん登録精度向上と活用に関する研究」平成 22 年度報告書.
6) 国立研究開発法人国立がん研究センター社会と健康研究センター予防研究グループウェブサイト（http://epi.ncc.go.jp/can_prev/）

# 3 自殺予防

## A. わが国の自殺問題の実状

　働く女性の自殺予防を検討する前に，日本全体の自殺問題の実状について解説をする．日本は自殺率が非常に高い国であり，その様相や背景を知ることは，女性の自殺予防を検討するために欠かせない．

　そもそも，日本の自殺率はかねてから非常に高く，国際的に最悪水準のまま推移している[1]（図 5-3-1）．近年では，1998 年に自殺者数が激増し，14 年間連続で 3 万人以上という状況が続いた．この高自殺率の真の原因については，自殺学に関しては社会心理学的研究が未発達であり，また国民総背番号制度が長く不存在で国民保健データが整備されてこなかったことなどから明らかではないが，欧米での先行研究により，自殺の危険因子というものはわかっている（表 5-3-1）．この他に，日本人における，「自殺を容認してしまいがちな国民性」や，「精神障害への偏見」，そしてこれらを含む，日本社会の「メンタルヘルス・リテラシーの低さ」なども関与しているものと考えられる．

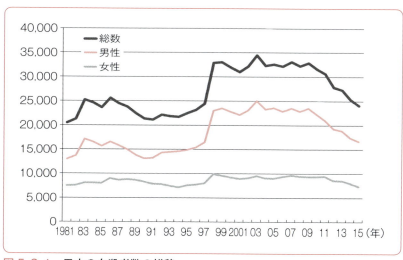

図 5-3-1　日本の自殺者数の推移

［出典：文献 1）より］

表 5-3-1　自殺のリスク因子

| 【表　出】 | 絶望感，無力感，自殺（希死）念慮 |
|---|---|
| 【出来事】 | 離別・死別・喪失，親族の自殺，経済的破綻，災害・虐待・犯罪などによる外傷体験 |
| 【健康面】 | 精神疾患，慢性・進行性の疾患，疼痛，アルコール・薬物乱用 |
| 【既　往】 | 自殺未遂，自傷行為 |
| 【環　境】 | 自殺を促す情報への曝露，孤立・支援者の不在 |

[出典：文献 3），6），8）より引用]

表 5-3-2　日本人の死因（平成 26 年，人口動態統計）

| 世代 | 1 位 | 2 位 | 3 位 |
|---|---|---|---|
| 10 代 | 自殺 | 不慮の事故 | がん |
| 20 代 | 自殺 | 不慮の事故 | がん |
| 30 代 | 自殺 | がん | 不慮の事故 |
| 40 代 | がん | 自殺 | 心疾患 |
| 50 代 | がん | 心疾患 | 自殺 |

＊自殺は全死亡の中で第 8 位に位置する（死亡者数・死亡率）

[出典：文献 2）より引用改変]

　この近年の自殺激増と高止まりを受け，2006（平成 18）年には国会で自殺対策基本法が成立し，2007（平成 19）年には自殺総合対策大綱が策定され，現在日本では，施策として国全体で自殺予防対策が実施されている．しかしそれでも今なお，50 代までの各世代において自殺が死因の 1〜3 位にランクインしており（表 5-3-2）[2]，日本人にとって，自殺は公衆衛生上の深刻，かつ最大課題であり続けている．

# B. 女性の自殺の実状

　女性の自殺の現状についてみてみよう．まず，わが国の自殺者数に占める女性の割合は，2013（平成 25）年には 31％，2014（平成 26）年には 32％，2015（平成 27）年には 31％となっている．女性の割合が非常に少ないと感じるかもしれないが，このような男女比は，わが国に特異的な現象ではなく，ほぼ世界各国で共通している．

　一方で，一見，女性の自殺率は低値にみえるものの，世界の国と地域における最新の自殺の実状データ（2012 年のデータに基づく，世界保健機関）を比較したものでみると[3]，わが国の女性の自殺率は粗死亡率で世界ワースト 7 位，年齢標準化死亡率ではワースト 17 位であり，順位だけでみると，国際的には日本の男性（それぞれ 14 位，20 位）よりも悪い順位に位置している．

　自殺対策白書[1] により 2015（平成 27）年中の自殺を職業別にみてみると，女性の自殺者総数 7,344 人のうち，被雇用者が 1,153 人，自営業・家族従業者が 183 人となっている．

無職者は 5,959 人で, そこには主婦 1,498 人, 失業者 113 人, 生徒·学生 226 人が含まれる.

被雇用者の業種は,「その他合計」を除くと,「サービス業従事者」(241 人),「事務員」(229 人),「専門·技術職」(215 人),「販売従事者」(108 人)と続く. また, 自営業·家族従事者の業種は,「その他合計」を除くと,「農林漁業」(54 人),「飲食店主」(24 人),「不動産業自営」(13 人),「販売店主」(12 人),「製造業自営」(9 人),「土木建築業自営」(9 人)と続く.

## $\mathcal{C}.$ 自殺の動機

警察庁が自殺死亡者の遺書を精査することで, 自殺企図動機を集計, 公表している[1]. 首位は, 毎年不同で, 2015 年中の自殺の動機調査でも男女共に「健康問題」が首位であった. 自殺に傾くきっかけとしては, 人間関係や債務問題など, それこそ個人個人で多種多様であることは間違いないが, 最終的には心身の健康が大きく関与していることが読みとれる. ちなみに, 女性の場合は, やはり首位は「健康問題」(5,023 人)で, 以下,「その他合計」を除くと,「家庭問題」(1,314 人),「経済·生活問題」(424 人),「男女問題」(287 人),「勤務問題」(253 人)の順となっている. なお, この動機分布は年代で異なり, 女性の場合,「健康問題」は年代が上がるにつれ増加し,「家庭問題」は 30〜80 代の幅広い世代で数多くみられ,「勤務問題」は 20〜40 代の世代に多く, また,「男女問題」は, 20 代·30 代に特に多く, 世相とそれぞれの世代における課題を反映している.

## $\mathcal{D}.$ メンタルヘルスからみた自殺

前項で,「健康問題」が自殺の動機の首位であると述べたが, その中身として, 自殺と精神疾患との密接な関連が数多の先行研究から明らかになっている. これは, psychological autopsy(邦訳すると心理学的剖検研究)という研究手法で明らかにされたものである. Bertolote ら[4] は, 自殺者の 85%が, 自殺企図時には精神疾患に罹患しており, パーソナリティ障害を含めると, 98%が診断可能な精神疾患に罹患していたと報告している (図 5-3-2). なお, 救命救急センターで救命しえた「重症自殺未遂者」についても, その少なくとも 80% が DSM-Ⅳ分類の I 軸の精神疾患に罹患していたことが著者らの研究により, 明らかにされている.

自殺未遂者や自傷行為者については, 自殺死亡者のそれと異なり男女比が逆転し, 少なくとも医療機関の救急医療部門に搬送される患者の男女比では, どこでも男性＜女性という男女比が示されている. 自殺死亡者は圧倒的に男性が多く女性が少ない理由については, 男性は女性に比して内在する攻撃性や衝動性特質が顕著であり, 致死的な自殺手段を選択する傾向がある

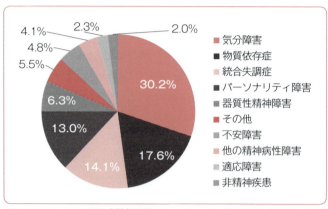

図 5-3-2　心理学的剖検研究の review に基づく自殺者の罹患
精神疾患分類

［出典：文献 4）より引用］

ことが指摘されている．女性のほうが，コミュニケーション能力が概して高く，援助希求能力が高いために自殺死亡が少ないといわれてもいるが，実際には，自殺意図の存在を明確に確認した上での自殺未遂者を対象とした研究において，女性の比率は決して少なくはない．このことをみれば，「女性のほうが援助希求能力が高いので自殺関連行動は少ない」とは必ずしもいえない．

　メンタルヘルスと自殺を考える上でもう一つ重要なことは，「家族の自殺により遺された遺族」の存在である．わが国のようにおびただしい数の自殺のある国では，それに比例して多くの家族，あるいは知人・友人が自殺の後に遺される．自殺は，偏見や誤解をもって語られることが多く，いまだタブー視される傾向がある．そのことから，自殺で遺された遺族は，適切なケアを受ける機会をもつことがなかなかできず，自殺により生じた悲嘆反応が遷延化してしまうことが少なくない．

# E. 勤労者の自殺予防

　日本では，1998（平成 10）年の自殺者の激増と高止まりを受ける形で，2006（平成 18）年に「自殺対策基本法」が成立し，2007（平成 19）年には「自殺総合対策大綱」が策定され，本格的な自殺対策が開始された．基本法の第 5 条には，「事業主は，国及び地方公共団体が実施する自殺対策に協力するとともに，その雇用する労働者の心の健康の保持を図るため必要な措置を講ずるように努めるものとする」とその責務が明確に記されている．大綱でも，「企業は，労働者を雇用し経済活動を営む社会的存在として，その雇用する労働者の心の健康の保持を図るよう努めることなどにより自殺対策において重要な役割を果たせることを認識し，積極的に

自殺対策に参画する」ものと定められている．大綱が特に重点課題とする9課題の一つに，「職場におけるメンタルヘルス対策」が掲げられている．そしてそこには，「労働者の心の健康の保持増進のための指針」の普及，管理・監督者などの教育，職場のストレス要因の把握と対応，メンタルヘルス不調者への対応，過労死・過労自殺の防止，ハラスメント対策などに言及がなされている．

　職場内で自殺死亡が生じることはまれではあるが，勤労者の自殺予防対策は重要である．なぜなら毎年，自殺全体の26〜29％が，勤労者で占められているからである[1]．世界保健機関（WHO）は，世界全体における自殺問題の深刻さに警告を発するとともに，適切なメンタルヘルス対策で自殺を予防しうることを提示し，自殺予防対策の例示や教育資材の提供などを行っている．その中には，「自殺予防：職場のための自殺予防の手引き」[7] も含まれている．

## F. 働く女性の自殺予防

　わが国では，労働安全衛生法の改正により，2015（平成27）年よりストレスチェック制度が導入された．これは，もともと自殺予防対策として勤労者に対してうつ病の早期発見・早期介入に関連して何か施策をうつべきということで俎上に上がったものが，その後，修正を受けて実体化されたものである．この制度においては，質問紙法により高ストレス者と判定された勤労者は，自ら申し出れば専門職の面接を受けることができるということになっている．しかし，メンタルヘルス不調者は，そもそも自ら援助希求行動を起こすことができないという特性があるからこそ，その対応やメンタルヘルス問題・自殺問題の解決が困難なわけであり，この制度の導入による自殺の抑止やメンタルヘルス問題の解決は困難と言わざるを得ない．課題は，わが国の企業・団体の職場風土や硬直化した就業制度の変革である．

　女性に特異的に効果のある自殺予防方略というものは確立されていない．しかし，そのヒントとなる研究がある．わが国で実施された，自殺未遂者の自殺再企図防止方略開発研究で，「自殺対策のための戦略研究・ACTION-J」というものがある[9]．ACTION-J研究は，全国17病院群で実施された多施設共同の無作為化比較試験で，救命救急センターに搬送，入院した自殺未遂者に対して，個別性の高いケース・マネジメント介入を実施すると，一定期間，自殺再企図が強力に抑止されることがわかった．この研究においては，対象者の属性に応じてサブ解析が実施されたが，介入効果は，若年者，自殺未遂を繰り返していたものと並んで，女性に対する効果が有意に高いことが示された．この介入手法では，精神科受療継続を軸に，その障害となるさまざまな生活上の問題に対してソーシャルワーク介入が実施された．誰も，哲学的に自殺を選ぶ人などいない．自殺を企図する人の多くは，何か生活上深刻な問題を抱え，また精神疾患が併存していることで自殺に引き寄せられるので，それらの問題に対して個別的に丁寧な介入を行うことで自殺企図行動が抑止されるということがわかったのである．

● **参考文献** ●

1）厚生労働省：自殺対策白書．http://www.mhlw.go.jp/wp/hakusyo/jisatsu/17/（2017 年 6 月 8 日アクセス）

2）厚生労働省：人口動態統計．http://www.mhlw.go.jp/toukei/saikin/hw/jinkou/kakutei14/（2016 年 6 月 8 日アクセス）

3）世界保健機関：自殺を予防する：世界の優先課題（独立行政法人国立精神・神経医療研究センター精神保健研究所自殺予防総合対策センター訳）．2014．

4）Bertolote JM, Fleischmann A, De Leo D, et al.：Psychiatric diagnoses and suicide：revisiting the evidence. Crisis 25, 147-155, 2004.

5）Yamada T, Kawanishi C, Hasegawa H, et al.：Psychiatric assessment of suicide attempters in Japan：a pilot study at a critical emergency unit in an urban area. BMC Psychiatry 7, 64, 2007.

6）河西千秋：自殺予防学（新潮選書）．新潮社，2009．

7）世界保健機関：自殺予防：職場のための自殺予防の手引き（河西千秋，平安良雄監訳）．横浜市立大学医学部精神医学教室，2007．

8）河西千秋：自殺の三次予防．臨床精神医学 39，1417-1422，2010．

9）河西千秋：科学的根拠を踏まえた新しい自殺未遂者ケアのアプローチ．こころの健康 31，22-25，2017．

# 第6章
# 女性と精神神経疾患

# *1* うつ病

## *A.* うつ病概念の変遷

うつ病の概念が歴史上最初に用いられたのは紀元前 5 世紀のヒポクラテスの「メランコリア melancholia」であり、それは黒胆汁が過剰になると元気がなくなり、身体愁訴が多くなるというものであった。20 世紀初頭には Kraepelin により、現代の気分障害の原形となる躁状態とうつ状態を一括した「躁うつ病」という一元論的疾患概念が確立された。1950 年代後半になると、躁と抑うつを繰り返す者とは別に、抑うつだけしか示さない者がいることや両者の経過が異なることなどから極性に基づく二分法（単極性 unipolar・双極性 bipolar）が注目され、単極性うつ病と躁うつ病の二元論がうつ病概念の主流となっていった。1980 年アメリカ精神医学会の『精神疾患の診断・統計マニュアル第 3 版（DSM-Ⅲ）』では、「気分障害 mood disorders」の一つのくくりの中に、「うつ病性障害 depressive disorders」と「双極性障害 bipolar disorders」（躁うつ病）の診断カテゴリーを設け、一元論的疾患概念を残しつつ下位診断カテゴリーの形で二元論的概念が取り入れられた。2013 年の DSM の改訂（DSM-5)[1] にて「気分障害」のくくりはなくなり、「抑うつ障害群 depressive disorders」と「双極性障害および関連障害群 bipolar and related disorders」の二つの独立した診断カテゴリーとして二元論的概念が踏襲された。

女性のうつ病に注目すると、DSM では「うつ病 / 大うつ病性障害」のサブカテゴリーとして、「周産期発症」が設けられており、また DSM-5 から「月経前不快気分障害 premenstrual dysphoric disorder（PMDD）」が「抑うつ障害群」の新たな下位診断カテゴリーの一つとして位置づけられた。一方で、現在のところ DSM において特定のサブカテゴリーとして位置づけられてはいないものの、更年期は「うつ病/大うつ病性障害」発症のリスクが高いことが知られており、「更年期うつ病」と臨床では総称されている。

本項では、うつ病 / 大うつ病性障害を概説した上で、女性のうつ病に焦点をあて、月経前不快気分障害、周産期発症うつ病（産後うつ病［産褥うつ病］を含む)、更年期うつ病の三つの診断カテゴリーを概観する。

# B. うつ病/大うつ病性障害

## 1. 概 念

　うつ病/大うつ病性障害 major depressive disorder は，疲労感・倦怠感などの不快な身体感情や悲哀・抑うつ気分などの心的感情といった感情の障害のみならず，食欲低下・不眠などの身体症状を含んだ多様な症状により職業的・社会的機能に支障が生じている病態である．わが国では典型的なうつ病像として，元来からの几帳面，責任感が強い，熱心であるといったメランコリー親和型性格により過剰適応の果てにうつ病を発症するモデルが従来から注目されてきたが，自己の理想を実現すべく男性に負けたくないという思いで仕事に邁進してきたキャリアウーマンが職業上の挫折からうつ病を発症する場合もある．一方で，神経症的気質を認める者も，ストレス負荷の高いライフイベントに反応してうつ病を発症する場合もある．

## 2. 診 断

　うつ病の診断では，病前性格や発症状況，症状の解釈や心理的な原因の探索に力点が置かれる伝統的診断の他に，操作的診断基準であるアメリカ精神医学会の精神疾患の診断・統計マニュアル第5版（DSM-5）や，国際疾病分類第10版（ICD-10）が使われる．うつ病の DSM-5 診断基準を示す（表6-1-1）[1]．

　わが国の地域疫学研究によればうつ病の12ヵ月有病率は2.9%，生涯有病率は6.7%（女性：8.3%，男性：2.7%）と報告され，女性のうつ病生涯有病率は男性より高い[2]．この傾向は全世界で共通し，女性において男性の約2倍多くうつ病がみられ，女性は男性よりもうつ病になりやすいといわれている[3]．その要因として，女性はエストロゲンなどの女性ホルモンの変動に大きく影響を受けること，また多様なライフイベントに伴う社会心理的な影響を受けやすいことが指摘されている．しかし，女性の社会進出が進み，男女の役割に差がなくなっていくに従い，うつ病の発症率の男女差は縮小すると WHO の国際比較調査において報告されている[4]．ちなみに，うつ病による医療機関への受療率は女性のほうが男性よりも高いが，自殺未遂者は女性のほうが男性より多く注意がいる（自殺既遂者は男性のほうが多い）．なお，うつへの対処行動として，男性は一般的にスポーツやアルコール，女性は一般的に情動の発散や宗教への指向が高くなると報告されている[5]．

## 3. 治 療

　うつ病の治療は，薬物療法，環境調整，精神療法が主であるが，身体的検索（血液検査，心電図，頭部画像，脳波など）と自殺リスクなどの評価の上，生物学的・心理学的・社会的な背景を踏まえながら発症した経緯とそれが持続する理由の包括的な理解に基づいて，重症度や病態に合わせて治療選択を行うことが重要である[6]．うつ病患者に十分な用量・期間，薬物療法

### 表 6-1-1　うつ病（DSM-5）/大うつ病性障害の診断基準

| | |
|---|---|
| A. | 以下の症状のうち五つ（またはそれ以上）が同じ 2 週間の間に存在し，病前の機能からの変化を起こしている．これらの症状のうち少なくとも一つは (1) 抑うつ気分，または (2) 興味または喜びの喪失である． |
| (1) | その人自身の言葉（例：悲しみ，空虚感，絶望）か，他者の観察（例：涙を流しているように見える）によって示される，ほとんど 1 日中，ほとんど毎日の抑うつ気分 |
| (2) | ほとんど 1 日中，ほとんど毎日の，すべて，またはほとんどすべての活動における興味または喜びの著しい減退（その人の説明，または他者の観察によって示される） |
| (3) | 食事療法をしていないのに，有意の体重減少，または体重増加（例：1 ヵ月で体重の 5% 以上の変化），またはほとんど毎日の食欲の減退または増加 |
| (4) | ほとんど毎日の不眠または過眠 |
| (5) | ほとんど毎日の精神運動焦燥または制止（他者によって観察可能で，ただ単に落ち着きがないとか，のろくなったという主観的感覚ではないもの） |
| (6) | ほとんど毎日の疲労感，または気力の減退 |
| (7) | ほとんど毎日の無価値観，または過剰であるか不適切な罪責感（妄想的であることもある．単に自分をとがめること，または病気になったことに対する罪悪感ではない） |
| (8) | 思考力や集中力の減退，または決断困難がほとんど毎日認められる（その人自身の言明による，または他者によって観察される） |
| (9) | 死についての反復思考（死の恐怖だけではない），特別な計画はないが反復的な自殺念慮，または自殺企図，または自殺するためのはっきりとした計画 |
| B. | その症状は，臨床的に意味のある苦痛，または社会的，職業的，または他の重要な領域における機能の障害を引き起こしている |
| C. | そのエピソードは物質の生理学的作用，または他の医学的疾患によるものではない |
| D. | 抑うつエピソードは，統合失調感情障害，統合失調症，統合失調症様障害，妄想性障害，または他の特定および特定不能の統合失調症スペクトラム障害および他の精神病性障害群によってはうまく説明されない |
| E. | 躁病エピソード，または軽躁病エピソードが存在したことがない |

[出典：文献1）より作成]

を行った場合，寛解率（うつ病症状がほぼ消失する率）は約 30% で，その後，変薬・併用や増強など治療工夫を変えると累積寛解率は 67% まで上がるが，1/3 の患者は寛解に至らず遷延化するといわれている[7]．なお，うつ病の治療経過や治療反応性に関して男女差はないと考えられている．

　日本うつ病学会治療ガイドラインでは，軽症の場合，まずは心理教育を行いながら，患者の抱える問題の解決を支持的な関わりの中で試みて，初期からの薬物療法導入には慎重であるべきとしている．必要に応じて，運動療法，薬物療法（忍容性の面から SSRI，SNRI，NaSSA など新規抗うつ薬からの選択を検討），また精神療法（認知行動療法，対人関係療法）を開始していくことを推奨している．中等症の場合は，症状に合わせた薬物療法が選択され（忍容性の面から新規抗うつ薬からの選択を検討），それに併用して精神療法が推奨されている．なお，抗不安薬を抗うつ薬に併用する場合，抗不安薬の常用量依存を起こさせないように一定期間の

後，漸減中止する．

　精神病性うつ病など重症の場合，抗うつ薬と抗精神病薬の併用，非定型抗精神病薬，気分安定薬や甲状腺ホルモンによる抗うつ薬の増強療法も行われる．また，自殺リスクや栄養摂取不良など生命危機が切迫している場合は，電気けいれん療法 electroconvulsive therapy（ECT）も検討される．

## C. 月経前不快気分障害（PMDD）

### 1. 概　念

　PMDD を一言で表現するならば山田は「月経の前ごとに（非定型）うつ病を呈する疾患」と説明している[8]．PMDD は，ほとんどの月経周期において，月経の前に，抑うつ，不安やいらいら（不快気分），易怒性，突然の変わりやすさといった気分の不安定さのみならず，エネルギーや興味の減退，そして睡眠過多や過食などさまざまな身体症状により，仕事や社会的機能に支障を生じる病態である．一方，月経が始まるとともに PMDD の症状は消退し始め，次の月経前までは質の高い生活ができる．なお，月経前症候群 premenstrual syndrome（PMS）でも抑うつを認めることはあるが，通常は軽症で一時的に月経周期の中で数回起こる程度で，日常生活に支障をきたすことは少なく，PMDD とこの点が異なる．

### 2. 診　断

　PMDD の DSM-5 診断基準に示されるように（表 6-1-2）では，少なくとも過去 1 年間，ほとんどの月経周期の月経前期から症状が出現し，月経開始前後に頂点に達し，以降消退するパターンを繰り返し，これら症状が仕事や社会的機能に影響を与えていなければならないとしている．PMDD の症状の強さは，プロゲステロン（黄体ホルモン）などの変化と関連すると考えられているが，患者の社会的役割や家族環境の変化など何らかのライフイベントとも密接に関連し，複合的な因子が関与していると考えられている．症状は，閉経に近づくにつれて症状が増悪することが多く，閉経後には症状が一般的には消失する．PMDD 長期転帰研究において自殺企図率は 15％と報告され，自殺リスクの観点からも軽んじてはならない診断カテゴリーの一つである[9]．

　PMDD はおおむね 20 代で発症し，12 ヵ月有病率は 1.8〜5.8％，40 ヵ月における新規症例の発症率は 2.5％と報告されている[1]．

### 3. 治　療

　PMDD に対してまずセルフケアとしては，適度な運動，十分な睡眠や食事療法がある程度有効であることがわかっている．薬物療法としては，多くの臨床試験データのメタアナリシス

表 6-1-2　DSM-5 月経前不快気分障害（PMDD）の診断基準

| | |
|---|---|
| A. | ほとんどの月経周期において，月経開始前最終週に少なくとも五つの症状が認められ，月経開始数日以内に軽快し始め，月経終了後の週には最小限になるか消失する． |
| B. | 以下の症状のうち，一つまたはそれ以上が存在する． |
| | （1）著しい感情の不安定性（例：気分変動，突然悲しくなる，または涙もろくなる，または拒絶に対する敏感さの亢進） |
| | （2）著しいいらだたしさ，怒り，または対人関係の摩擦の増加 |
| | （3）著しい抑うつ気分，絶望感，または自己批判的思考 |
| | （4）著しい不安，緊張，および / または "高ぶっている" とか "いらだっている" という感覚 |
| C. | さらに，以下の症状のうち一つ（またはそれ以上）が存在し，上記基準 B の症状と合わせると，症状は五つ以上になる． |
| | （1）通常の活動（例：仕事，学校，友人，趣味）における興味の減退 |
| | （2）集中困難の自覚 |
| | （3）倦怠感，易疲労性，または気力の著しい欠如 |
| | （4）食欲の激しい変化，過食，または特定の食物への渇望 |
| | （5）過眠または不眠 |
| | （6）圧倒される，または制御不能という感じ |
| | （7）他の身体症状，たとえば，乳房の圧痛または腫脹，関節痛または筋肉痛，"膨らんでいる" 感覚，体重増加 |
| D. | 症状は，臨床的に意味のある苦痛をもたらし，仕事，学校，通常の社会活動または他者との関係を妨げたりする（例：社会活動の回避，仕事，学校，または家庭における生産性や能率の低下）． |
| E. | この障害は，他の障害，たとえばうつ病，パニック症，持続性抑うつ障害（気分変調症），またはパーソナリティ障害の単なる症状の増悪ではない（これらの障害はいずれも併存する可能性はあるが）． |
| F. | 基準 A は，2 回以上の症状周期にわたり，前方視的に行われる毎日の評価により確認される． |

［出典：文献 1）より作成］

からファーストラインとしては，中等症以上の精神症状のみならず身体症状にも有効であることから SSRI（セルトラリン，パロキセチン，エスシタロプラム，フルボキサミン）が選択され，軽症であれば SSRI は半量投与でも効果が期待できる．SSRI の投与法としては 1 周期持続的投与法の有用性を示す報告が現在のところは多いが，PMDD の症状は黄体期の 2 週間程度しかないことから黄体期のみの間欠投与でも効果に差はないとする報告もある．セカンドライン治療としては，SNRI，三環系抗うつ薬（クロミプラミン），そして身体症状が顕著の場合には経口避妊薬 low estrogen progestin（LEP 製剤）〔ドロスピレノン・エチニルエストラジオール（ヤーズ®配合剤）〕が選択されうる．精神療法では，認知行動療法が有効であるという十分なエビデンスは現在のところ蓄積されていない．

# *D*. 周産期発症のうつ病（産後うつ病［産褥期うつ病］を含む）

## 1. 概　念

　周産期発症のうつ病は，産褥期の神経内分泌学的変化や生活環境の変化によるストレスに伴い妊娠中または産後 2～4 週から 2～3 ヵ月の間に発症するうつ病のサブカテゴリーの一つである．いわゆる産後うつ病［産褥期うつ病］に加え，産後に認められる抑うつの 50％は，出産前から始まっていることから，DSM では，産前・産後を含む「周産期発症」という名称を使用している．周産期にうつ病を発症する女性は 10％にも及ぶが，一般的に長期転帰は比較的良好である．しかし，0.1～0.2％と発症率は低いものの産後 2～3 週以内に精神病や興奮を呈する産褥精神病を発症し，子どもを殺すよう命令する幻聴や，子どもに憑きものがついたという妄想によって子殺しや自殺に至る例があることから注意が必要である．周産期発症のうつ病のリスク因子として過去の気分障害（特に双極性障害）の既往，気分障害の家族歴，妊娠・分娩の問題，胎児・新生児の健康問題，産褥期の予期しないライフイベント，夫婦仲や両親との問題，望まない妊娠・出産，退院後の育児・家事負担や不十分な社会支援などさまざまなストレス要因が挙げられている．

## 2. 診　断

　周産期発症のうつ病の診断は，DSM-5 のうつ病 / 大うつ病性障害の診断基準に従うが，抑うつ気分や興味の喪失より不安や焦燥が目立ち，睡眠障害や罪悪感が顕著な例も多い．スクリーニング法としてはエジンバラ産後うつ病自己評価票 Edinburgh postnatal depression scale（EPDS）が母子保健分野でよく使用され，13 点以上でうつ病の可能性があるカットオフとなっている．

## 3. 治　療

　周産期発症のうつ病の治療はうつ病 / 大うつ病性障害に準じる．妊娠中に中等症から重症のうつ病を発症した場合は，抗うつ薬を使用すべきである．なお，SSRI には重大な催奇形性はないと考えられており，セルトラリンが経胎盤曝露が最も少ないと考えられている[10]．ただし，SSRI は分娩後の出血リスクや，妊娠後期に使用すると新生児の持続性高血圧のリスクを一般人口と比較し上昇させるおそれがあるため注意をする必要がある．オメガ 3 脂肪酸が有効の可能性もある．精神療法では認知行動療法が選択されうる．

# E. 更年期うつ病

## 1. 概　念

　40歳代半ばから卵巣機能の低下によってエストロゲンの分泌減少し，更年期と呼ばれる生殖内分泌学的に不安定な時期を迎える．この閉経移行期（閉経の前後約5年の45〜55歳の期間）は，エストロゲンの分泌減少によってさまざまな精神症状や自律神経症状が生じるだけではなく，この時期は社会経済的地位や家庭内の役割の転換を迎えることが多く，うつ病の発症率は閉経移行期前と比べ2.5倍高い．なお，更年期うつ病の発症リスク因子としては，過去の気分障害の既往，産褥期うつの既往，経口避妊薬服用時の不機嫌の既往や，健康状態，子どもの独立や親の介護などさまざまなストレス要因が挙げられている．

## 2. 診　断

　DSM-5では更年期うつ病の診断基準はなく，うつ病／大うつ病性障害に準じる．症候学的に，閉経移行期のうつ病には特異的症状があるかどうかについて議論があるものの，不眠，抑うつ気分，体重増加，動悸が比較的多いといわれている．

## 3. 治　療

　更年期うつ病の治療はうつ病／大うつ病性障害に準じる．中等症から重症のうつ病を発症した場合は，抗うつ薬を使用すべきである．パロキセチンは，閉経後女性のホットフラッシュや寝汗に有効と報告されている．ホルモン補充療法は，更年期うつ病に対して効果があるという報告や，著しいホットフラッシュなどの症状にも奏功するという報告があるが，大規模なランダム比較試験が行われておらずその有効性に関して結論に至っていない．しかし，ホルモン補充療法は乳がんや心血管疾患のリスクを上げることがわかってきたので，その危険性を十分に理解した上で慎重に使用し，長期投与は避けることが好ましい．

# F. 働く女性とうつ病〜働く女性に向けて〜

　厚生労働省の国民生活基礎調査によると，約半数の国民が日常生活の中で悩みやストレスを抱えており，男女別にみると男性が43%，女性52.3%で女性のほうが悩みやストレスを抱えやすいことが報告されている[11]．悩みやストレスの内容は，男性は「仕事」が主であるが，女性は「育児」，「子どもの教育」，「家族の病気や介護」，「家族との人間関係」と悩みの種は多岐にわたり，各年代の悩みを抱える割合の男女比較でも，すべての年代において女性のほうが男性よりも高くなっている．これは，女性の不安を抱えやすい心理的特性を反映しているだけ

でなく，置かれている環境の多様さや抱えている問題の複雑さを反映したものといえる[12]．さらに厚生労働省の働く女性の実情によると，わが国では就労する女性は，25〜64歳まですべての年齢階級で増え続け，女性雇用者数は，1985年は1,548万人であったが，2015年には2,474万人となった[5]．働く女性の増加している現代において，ますます女性の悩みやストレスは複雑化，個別化してきているといえる．仕事に家庭に目まぐるしく変化する日々に追われる中でも，自身の健康に目を向け，その状態や変化を捉え，セルフケアを実践していくことがうつ病予防の第一歩となるであろう．

● 参考文献 ●

1) American Psychiatric Association : Diagnostic and statistical manual of mental disorders 5th ed. American Psychiatric Publishing, 2013.
2) Kawakami N, Takeshima T, Ono Y, et al. : Twelve-month prevalence, severity, and treatment of common mental disorders in communities in Japan : preliminary finding from the World Mental Health Japan Survey 2002-2003. Psychiatry Clin Neurosci 59, 441-452, 2005.
3) Kessler RC : Epidemiology of women and depression. J Affect Disord 74, 5-13, 2003.
4) Seedat S, Scott K, Angermeyer MC, et al : Cross-national associations between gender and mental disorders in the World Health Organization World Mental Health Surveys. Arch Gen Psychiatry 66, 785-795, 2009.
5) Angst J, Gamma A, Gastpar M, et al. : Gender differences in depression. Epidemiological findings from the European DEPRES I and II studies. Eur Arch Psychiatry Clin Neurosci 252, 201-209, 2002.
6) 日本うつ病学会気分障害の治療ガイドライン作成委員会：日本うつ病学会治療ガイドラインII．うつ病（DSM-5）/大うつ病性障害 2016. Available from：http://www.secretariat.ne.jp/jsmd/mood_disorder/img/160731.pdf（○年○月○日アクセス）
7) Rush AJ, Trivedi MH, Wisniewski SR, et al. : Acute and longer-term outcomes in depressed outpatients requiring one or several treatment steps : a STAR*D report. Am J Psychiatry 163, 1905-1917, 2006.
8) 山田和夫：月経前不快気分障害．女性医療とメンタルケア，久保田俊郎，松島英介，編，創造出版，2012.
9) Wittchen HU, Becker E, Lieb R, et al. : Prevalence, incidence and stability of premenstrual dysphoric disorder in the community. Psychol Med 32, 119-132, 2002.
10) Taylor D, Paton C, Kapur S；モーズレイ処方ガイドライン 第12版（内田裕之，鈴木健文，三村將訳），ワイリー・パブリッシング・ジャパン，2016.
11) 厚生労働省：平成25年国民生活基礎調査．2013. Available from：http://www.mhlw.go.jp/toukei/saikin/hw/k-tyosa/k-tyosa13/（2017年6月2日アクセス）
12) 松島英介，仙波純一編：女性のうつ病 ライフステージからみた理解と対応．メディカル・サイエンス・インターナショナル，2015.

# 2 双極性障害

## A. 双極性障害の症状と性差

　双極性障害は，抑うつエピソード（うつ状態）と躁病エピソード（躁状態）の二つの病相を繰り返す病気であり，躁状態の程度により躁病エピソードを有するⅠ型と軽躁病エピソードを有するⅡ型に分けられる．DSM-5 の診断基準では躁病エピソードでは気分異常の明らかな期間が少なくとも 1 週間持続すること（双極Ⅱ型は 4 日以内），抑うつエピソードでは 2 週間以上持続することとされている．躁状態では気分が高ぶり，眠らずに活動しても平気で，次々とアイデアが湧き，誇大的となる．一方で，考えが次々と移り集中できず，金銭を浪費したり，性的逸脱行動がみられたりする．うつ状態ではうつ病と同様の症状で億劫な気持ちになり何も楽しめず，気持ちの落ち込み，会話や思考の速度が遅くなる，自責感や希死念慮を認めるなどの症状がある．そして，これらの両エピソードが改善したときには上記の症状は消失する．

　双極性障害の生涯有病率は 1％未満である．うつ病では女性の有病率は男性の約 2 倍であるのに対して，双極性障害の有病率には明確な男女差はないとされている．しかし，双極性障害の様相には性差がある．711 名の双極性障害患者を前方視的に調査した多施設大規模調査[1]では，女性のほうが男性よりもうつ病相の経験数とうつ病相に伴う入院回数が多く，うつ病相の期間は長かった．また，急速交代型（過去 12 ヵ月間に 4 回以上の気分エピソードを認める）や不安障害の併存は女性に多い傾向であった．一方で，躁病相については男性のほうが生涯エピソード数は多い傾向であった．女性では男性に比べ躁病相よりもうつ病相のほうが問題となりやすいことがわかる．双極性障害患者では 23〜26％に自殺企図を認め，男女比は 1.7：1 と女性に比べ男性のほうが自殺の完遂は多く，全自殺の 3.4〜14％を占め[2]，双極性うつ病エピソードでの自殺は少なくない．

## B. 性差に配慮した治療

　治療は薬物療法が柱となるが，それを支え強化するために，当然，心理社会的療法は重要であり，以下に述べる薬物療法を行うと同時に，心理教育，疾患教育，支持的精神療法，認知行動療法，対人関係療法などを併用していく．双極性障害は慢性疾患であるために，単に薬物療

法を行うだけでは不十分である．疾患に正しい知識，疾患とのつきあい方，日常生活上注意することなどを繰り返し患者と確認する作業が必要不可欠である．

　日本うつ病学会の治療ガイドライン[3]では双極性障害（Ⅰ型とⅡ型は区別せず）の薬物療法に関して，躁病エピソード，大うつ病エピソード（抑うつエピソード），維持療法の三つの項目に分け解説がなされている．躁病相では最も推奨される治療が躁状態の程度によって分けられている．躁状態が中等度以上の場合にはリチウムと非定型抗精神病薬（オランザピン，クエチアピン，アリピプラゾール，リスペリドン）の併用で，躁状態が軽症の場合はリチウム単剤が最も推奨されている．うつ病相の薬物療法として最も推奨されているのはクエチアピン，オランザピン，リチウム，ラモトリギンによる単剤治療である．維持療法で最も推奨されているのはリチウムである．つまり，気分安定薬（リチウム，バルプロ酸，ラモトリギン，カルバマゼピン）と非定型抗精神病薬（オランザピン，クエチアピン，アリピプラゾール，リスペリドン）を単剤もしくは併用し，病期に合わせた治療を行っていく．

　女性に処方する場合は，年齢と今後起こりうるライフイベントを想定して処方計画を行う必要がある．特に，若い女性であれば，その後の内服期間が長期に及ぶことに加え，妊娠・出産・授乳期，年齢を重ねると更年期や閉経といったライフイベントが考えられる．双極性障害の産後の再発リスクは35%[4]であり，妊娠〜産褥期には再発を念頭に置き診療を行う．以前は周産期のエピソードは通常のエピソードと異なると考えられていたが，現在ではうつ病や双極性障害の既往を有することが多く治療反応などの点でも特に異なっていないため生物学的に異なった一群であるという証拠が乏しい．しかし，周産期発症のエピソードの場合，授乳の問題，育児の問題，児に与える影響など特に注意すべき点が多い．計画的な妊娠を促し，妊娠を希望した場合には，妊娠中や授乳期を考慮した薬物療法を選択し，妊娠までには病状を十分にコントロールする．双極性障害と産後の再発率は予防的に内服を継続した場合では23%であったのに比べ，妊娠期間に内服を行わなかった場合では66%と有意に高かった[5]．つまり，双極性障害をもつ女性では妊娠中の内服加療により産後にも安定した状態を維持できるということである．こういったデータも踏まえ，内服治療を行わない場合のリスクと内服治療に伴うリスクに関する説明を十分に行う．そして，妊娠時にそのままの投薬内容を継続するのか，投薬内容を変更するのか，薬を完全に中止するのか，一時的に中止して再開するのか，といったそれぞれの方法のリスクとベネフィットの情報を提供し，患者および配偶者，家族と十分に相談した上で選択を行う．

　双極性障害で用いられる各薬剤の妊娠，授乳期に関連した特徴を簡単にまとめておく[5),6)]．オランザピン，クエチアピン，リスペリドンについては奇形の危険性が増加するという確証はないと報告されている．アリピプラゾールについてはわずかな症例報告しかないが特異な奇形が多いということは示されていない．しかし非定型抗精神病薬を用いることによる体重増加リスクや妊娠糖尿病の症例報告がある．リチウムでは心血管奇形，特に Ebstein 奇形が多いといわれてきたが，最近の報告では絶対数は他の副作用に比べると少ないともいわれている．バ

ルプロ酸では口唇口蓋裂，心血管奇形，二分脊椎などの催奇形性のリスクがあり，また IQ への影響もあるという．血中濃度に依存して奇形発現率が上がるため高用量（1,000mg/day 以上）の使用は避けるべきである．カルバマゼピンも一般的な催奇形性に加え，二分脊椎のリスクがいわれている．ラモトリギンは奇形発現率が少ないといわれている．リチウム，バルプロ酸は妊娠の最初の 3 ヵ月に服用した場合には催奇形性の明確なリスクがあり，その点では他のラモトリギンや抗精神病薬も安全性は確立していない．授乳に関しては，抗精神病薬は非定型抗精神病薬の安全性に関するデータが少ないが，クエチアピンやリスペリドンよりもオランザピンは母乳移行が少ない[7]．リチウムはかなりの量が母乳移行し，乳児の血中濃度は母体の 1/2〜1/3 に達する．またラモトリギンは母体が内服した量の 10%以上が母乳移行したことから，リチウムとラモトリギンは授乳という点では推奨されない．バルプロ酸やカルバマゼピンは比較的母乳移行率が低いとされている．

　妊娠関連以外の各薬剤の使用上注意すべきことがいくつかある．非定型抗精神病薬では，長期的に内服する場合の脂質代謝系や体重増加などの副作用のリスクとベネフィットを十分に考慮する必要がある．体重増加の可能性が最も高いのはオランザピン，中等度がリスペリドンとクエチアピン，最も低いのがアリピプラゾールであるが，そのアリピプラゾールであってもプラセボと比較すると体重増加は有意に多い．また，抗精神病薬を処方する場合には高プロラクチン血症とそれによる月経への影響や，特に閉経前後の女性，高齢者には骨粗しょう症への配慮も必要である．リチウムは治療有効域が狭く，適切なモニタリングによるリチウム中毒を予防する必要がある．腎や甲状腺への副作用も知られている．バルプロ酸は体重増加，急性膵炎，高アンモニア血症性脳症に加え，NICE ガイドラインでは多嚢胞性卵巣症候群の懸念と計画外妊娠のリスクから 18 歳未満の女性患者に対するバルプロ酸の使用の回避が勧められている[8]．カルバマゼピンは低ナトリウム血症および皮膚粘膜症候群と関連している．また計画的な妊娠の方法として経口避妊薬があるが，カルバマゼピンでは肝 P450 酵素誘導によってその避妊効果を減弱させてしまう可能性があるので注意が必要である．ラモトリギンは皮膚粘膜症候群との関連がある．

## 事 例 紹 介

41 歳の女性．当初うつ病として治療を受けていたが，双極性障害と診断された事例．

### 1）生活歴と既往歴

同胞 7 人，第三子．地元の中学校・高校を卒業し，成績は中程度であった．卒業後は大阪の服飾関係の仕事をしていたが 23 歳で地元に戻った．その 1 年後東京へ移住し飲食店のアルバイト，学校の事務などをした．25 歳時に結婚し，3 人の子どもをもうけた．

遺伝負因としては，妹がうつ病で自殺していることと，母がうつ病を患っていたことが特筆すべきところである．また，既往歴としては，38 歳で糖尿病を罹患していることがあげられる．

### 2）現病歴と経過

31 歳時に第三子を出産した．三男は知的障害のある自閉症で，子育てに非常に苦慮していた．夫は仕事が忙しく，帰宅はいつも夜遅く育児のサポートはしてもらえなかった．三男出産後より，頭痛や動悸，不眠，気分の落ち込み，強い不安感を認めるようになった．37 歳時に 6 歳になる三男を知的障害者入所施設に預けてから寂しさや自責感が強く，希死念慮を認め，入水自殺を図った．うつ病と考えられパロキセチン単剤で治療が行われたところ，会話量が増え多弁となり，家族に対しても攻撃的な言動がみられた．気分の高揚した状態で，活動性の上昇，攻撃性を認めた．抗うつ薬中止後も躁状態が続き，双極性障害と診断されバルプロ酸にて治療を行い易刺激性，気分の高揚や過活動は改善した．その後の外来通院は不定期で精神症状は変動し，主剤はリチウムに変更した．42 歳時に夫が浮気し，離婚を切り出されたことを契機に抑うつ状態となった．不安感や抑うつ感も強く，支持的精神療法と支援してくれる家族との環境調整を行いつつ，リチウムからラモトリギンへと変更した．その後，徐々に気分は持ち上がり，仕事に就き，二人の子どもたちを育てている．通院も定期的に行い，体重が 8kg 減り，糖尿病も内服の必要はなくなった．離婚後についた仕事は食品加工工場の仕事であったが 3 年間続けた．その後，介護士の資格を取り，現在は介護の仕事を続けている．

### 3）解 説

本事例では当初はうつ病として治療されていたが，病歴を十分に聴取すると躁状態が隠れていた．双極性障害の診断がなされた後に，適切な治療を行うものの，定期通院はできていなかった．その時期は躁状態のときに仕事に就き 1 ヵ所で長く勤務することができず短期間で職場を変わっていたが，維持療法を継続的に続けることができ，症状安定した後は仕事も年単位で継続することができている．

# *C.* 双極性障害を有する働く女性への留意点

　就労を継続する上で最も重要な留意点は，再発予防であると考える．双極性障害では再発に伴い症状の重症化，病相の頻発化を引き起こし，社会機能が低下するといわれている．ストレスは再発の一因となるため，ストレスへの気づきを促し，ストレスに対処する術を身につけることは重要である．働く女性が増え，共働きの家庭が増える一方，家事や育児，介護などにおいては女性の担う役割が大きい．本疾患を有する働く女性を診療する際には，就労に伴う負荷はもちろんであるが，家庭内の負荷やサポート状況などの把握は重要であろう．

　双極Ⅰ型障害で症状が再発しないのはわずか 7％にしか過ぎず，患者が経験する平均躁病エピソード回数は 9 回と，再発の多い疾患である[9]．再発時には社会機能を失い，職場の信頼も失ってしまう．症状回復後に信頼を取り戻すことは，本人にとっては継続と根気を要し，また病状の安定なしには越えることが困難なハードルとなる．再発を予防する上で最も重要な要因は内服アドヒアランスであり，それを支える基礎となるのは心理社会的治療であると思われる．

●参考文献●

1) Altshuler LL, Kupka RW, Hellemann G, et al. : Gender and Depressive Symptoms in 711 Patients With Bipolar Disorder Evaluated Prospectively in the Stanley Foundation Bipolar Treatment Outcome Network. Am J Psychiatry 167, 708-715, 2010.

2) Schaffer A, Isometsä ET, Azorin JM, et al. : A review of factors associated with greater likelihood of suicide attempts and suicide deaths in bipolar disorder : PartⅡ of a report of the International Society for Bipolar Disorders Task Force on Suicide in Bipolar Disorder. Aust N Z J Psychiatry 49, 1006-1020, 2015.

3) 加藤忠史ら：日本うつ病学会治療ガイドライン Ⅰ. 双極性障害 2012.

4) Wesseloo R, Kamperman AM, Munk-Olsen T, et al. Risk of postpartum relapse in bipolar disorder and postpartum psychosis : A systematic review and meta-analysis. Am J Psychiatry 173, 117-127, 2016.

5) 松島英介：妊娠・出産・授乳における向精神薬の使い方. 精神科治療学, 28, 591-601, 2013.

6) 森川真子, 久保田智香, 尾崎紀夫：精神科ユーザーの妊娠出産②気分障害. 精神科治療学 28, 561-566, 2013.

7) Uguz, F : Second-Generation Antipsychotics During the Lactation Period : A Comparative Systematic review on Infant Safety. J Clin Psychopharmacol 36, 244-252, 2016.

8) National Institute for Health and Clinical Excellence (NICE) : Bipolar disorder : assessment and Management. NICE clinical guideline 184. 2014

9) Benjamin JS：カプラン臨床精神医学テキスト 第 3 版―DSM-5 診断基準の臨床への展開―（井上令一監修）, p.393-425, メディカル・サイエンス・インターナショナル, 2016.

# 3 統合失調症

## A. 統合失調症とメンタルヘルス

統合失調症の事例が職場のメンタルヘルスで問題になることは，うつ病などに比較するときわめて少数である．公務員や大企業では事例をまれに経験するが，ほとんどの方は職務の大幅な軽減を受けている．職場のメンタルヘルスに占める統合失調症の実態調査データを探したがみつけることができなかった．たとえば人事院の「2011年度国家公務員長期病休者実態調査」[1] にも障害名についての言及はない．ちなみに国家公務員の長期休業者は1.95％で，メンタルヘルス関連が64.6％を占め，男性より女性の発生率が高い．

職場のメンタルヘルスでの事例が少ないからといって，統合失調症の人が少ないわけではない．わが国の精神科入院患者の6割〔29.7万人のうち17.0万人（57.0％）〕，外来患者の2割〔290.0万人のうち53.9万人（18.6％）〕と，少なくない割合を占めている[2]．

職場のメンタルヘルスケアで統合失調症の事例がまれな背景には，仕事，対人関係，自己管理などの面で本来のレベルより低下するため就労の継続が困難なことがある．しかし，就労や社会的自立はQOLだけでなく自尊心，生きがいを支えている．統合失調症の方の就労にむけてさまざまな心理社会的治療が工夫されている．

## B. 概念と診断基準

統合失調症の症状は六つの領域に整理できる[3]．陽性症状（批判的内容の幻声と被害妄想など），陰性症状（ひきこもり），認知機能障害に加えて，解体症状（まとまりのない言動），気分障害（抑うつ症状など），緊張病性の行動である．

統合失調症の診断基準の代表例であるDSM-5（精神疾患の診断・統計マニュアル第5版 Diagnostic and Statistical Manual of Mental Disorders）（表6-3-1）[4] には，診断的な価値の高い，陽性症状，陰性症状，解体症状，緊張病性の行動が取り入れられている．認知機能障害，気分障害は含まれていない．

診断基準の（A）では中核的な症状として五つが挙げられており，二つ以上，ただし幻覚，妄想，解体症状のいずれかは含まれることが条件になっている．（B）では仕事，対人関係，

表 6-3-1　DSM-5 の統合失調症の診断基準

(A) 以下のうち二つ以上，各々が 1 ヵ月間（または治療が成功した際はより短い期間）ほとんどいつも存在する．これらのうち少なくとも一つは 1 か 2 か 3 である．
  1. 妄想
  2. 幻覚
  3. 解体した会話（例：頻繁な脱線または滅裂）
  4. ひどくまとまりのないまたは緊張病性の行動
  5. 陰性症状（例：感情表出の減少や意欲欠如）
(B) 障害の始まり以降の期間の大部分で，仕事，対人関係，自己管理などの面で一つ以上の機能の水準が病前に獲得していた水準より著しく低下している（あるいは，小児期や青年期の発症の場合，対人的，学業的または職業的な期待される水準に達することができずにいる）．
(C) 障害の持続的な徴候が少なくとも 6 ヵ月間存在する．

注）C 項目の一部と鑑別診断の DEF を省略　　　　　　　　　　　　　　［出典：文献 4) より引用改変］

自己管理などの機能の水準が病前に獲得していた水準より著しく低下し，学業や就労に大きな障害があることが必要とされている．見方を変えると社会的能力が保たれている場合は，後述する統合失調症の近縁の障害の可能性がある．(C) では持続期間が半年以上であることと規定されており，近縁障害と区別する臨床指標となっている．

## C. 近縁疾患

統合失調症に類似するが社会適応が比較的保たれる障害がある．エピソード期間が短いものに，短期精神病性障害（1 ヵ月未満）と統合失調症様障害（6 ヵ月未満）がある．症状が妄想に限局するものに妄想性障害がある．

DSM-5 ではこれらの近縁疾患と統合失調症を，連続した病的状態を形成しているものと考え，統合失調症スペクトラムという概念でまとめている．パーソナリティ障害の一つである統合失調症型パーソナリティ障害もここに含めている．

## D. 主要な症状

統合失調症の主要な三つの症状について，以下に触れる．

### 1. 陽性症状

幻聴は批判的な内容の幻声であることが多い．「道ですれ違う人々が組織の一員で，自分を襲う準備をしている」など被害妄想が生じることがある．患者は病識が失われ孤立するために，社会的な機能を維持することが困難になる．説得ではなく安全の保証をしながら，薬物療法（抗

精神病作用）が必須となる．

## 2. 陰性症状

　①意欲低下，②感情の障害（快楽追及行動の消失，制限された感情），③行動（社会性障害，会話の貧困）の3領域五つの症状がある．そのため，家族や知人との交流を避けたり，会話や行動が貧困になる．自己管理，対人関係，社会性が障害される．治療には薬物の精神賦活作用を利用するだけでなく，心理社会的治療を併用する．

## 3. 認知機能障害

　社会機能への影響は，認知機能障害が陽性症状や陰性症状より大きいので，認知機能訓練が社会復帰の治療ターゲットとなっている．神経心理学的検査で健常群より，−1標準偏差程度の低下が報告されている．認知機能の全般で低下するが，エピソード記憶，処理速度，言語流暢性，注意，実行機能とワーキングメモリの低下が報告されている．精神病症状の発現前から低下しており（健常群との差は効果量で0.5），慢性に持続するが進行性ではないとされる．長期的な不良予後の指標には，認知機能障害の他に男性，若年発症，長い未治療期間，強い陰性症状がある[3]．

　抗精神病薬が認知機能を改善する効果を，中等度（効果量0.5）とする研究もあるが，検査を反復した練習効果であると否定的な意見もある．第二世代治療薬が第一世代より有効であると期待されたが，錐体外路症状などの副作用の影響を除外すると優位性は否定された[3]．

# E. 疫　学

　生涯発症率は約0.7％で国や文化圏による発症率の違いや，性差などはないとされてきたが，海外の研究では男性に多く，加えて都会生活者や，移民に多いことが指摘されている．男性は女性の1.4倍の相対リスクが報告されている[3]．ただし，性差が事実だとすれば心理社会的要因の影響も考えられるが，一方で診断基準が変化したための見せかけであるとする意見もある．女性は男性より予後が良好とされる．その他の予後良好な指標としては，急性発症，発症前の生活・社会機能が高いこと，認知機能が保たれていること，発症年齢が遅いことがある．一方，予後不良の指標はこれらの逆になるが，追加すべきは未治療期間が長いこと，陰性症状が強いことがある．

　発症年齢は15〜35歳頃に集中するが女性では45〜55歳のいわゆる閉経期にも発症の二つ目のピークがあり（二峰性），また発症が男性より5歳程度遅い（図6-3-1）[5]．青年期には進学や社会的自立など人生の重要な通過課題があるので，この時期での挫折は患者の人生に長い影響を残すことになる．

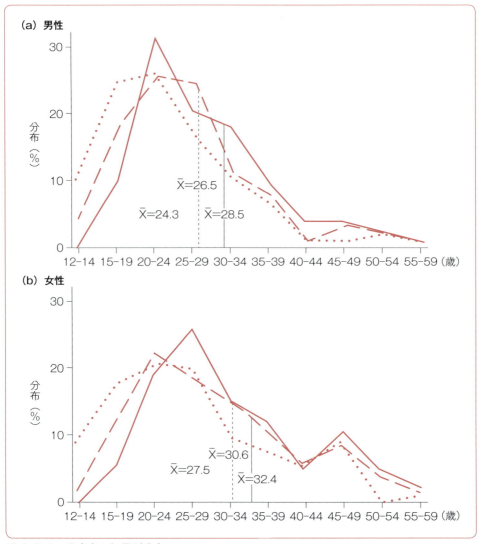

図6-3-1　発症率の年代別分布

点線は精神障害の初発年齢（男性117名，女性131名），破線は精神病症状の初発年齢（男性125名，女性139名），実線は精神症状での初回の入院年齢（男性131名，女性143名）．図中の三つの数字は，左から順に上記三つの指標の平均年齢を示しており，いずれの指標も女性が男性より5歳程度遅い．

[出典：文献5) より引用]

## *F.* 治　療

　この20年間で統合失調症の治療目標が幻覚妄想の治療から社会予後の改善に変化してきた．統合失調症の治療は，薬物療法と心理社会的治療を組み合わせて行う（表6-3-2）が，

2 年程度の観察期間では治療効果が実証されているが，長期的な効果の実証はこれからの課題である．

　急性期の治療ゴールは精神病症状の寛解 remission で，抗精神病薬治療が中心になる．抗精神病薬の副作用（アパシー，錐体外路症状，体重増加，性的機能不全など）を回避することが治療の継続に必要である．

　寛解期の治療課題に，再燃・再発防止と回復がある．服薬遵守が再発・再燃を防止し回復に役立つ．たとえば初発寛解患者で服薬を止めると再発率は 5 倍になる．複数回の再発歴のある患者では，継続服用群が間欠的服用群より再発が少ない．ただ，7 年間の長期で症状寛解と機能寛解から回復を評価すると，意外なことに維持群より漸減中止群のほうが 2 倍多かったとする報告がある[6]．発症後 2，3 年は服薬維持を前提にした服薬遵守が望ましいが，5 年以上になり回復を目指すときには病期に応じた服薬量の調整が今後の課題であることを示唆している．

　服薬遵守は実際には難しい課題である．米国では 3/4 の患者が 18 ヵ月以内に服薬を中断するとされる[7]．服薬に否定的に傾きがちな患者心理の中には，副作用への懸念，障害の受容の難しさなどに加えて将来の希望を喪失した思いもある．寛解し生活に戻る中で失ったものと直面することになる．就学，就職あるいは人生の夢や目標の軌道修正を多かれ少なかれ迫られる．このような患者心理を視野にいれ，自尊心，自己効力感の回復支援の一つとして服薬遵守の指導もなされてきた．

　安定した慢性期には薬物療法と心理社会的治療（表 6-3-2）が併用される．陰性症状の進行予防に加えて QOL の改善と社会復帰（回復 recovery）が課題である．長期にわたる治療の基礎には患者につねに希望を与える医師患者関係が必須であり，患者に備わっている能力を気づかせて伸ばし，自尊心を回復させ，治療や生活で自己効力感を保てる生き方を実現させることが理想である．心理社会的療法の中で認知行動療法，認知矯制療法はそれぞれ 0.35〜0.65，0.11〜0.98 と中度から高度の効果量（エフェクト・サイズ）が報告されており期待が大きい[8]．

表 6-3-2　心理社会的治療

- 心理教育
- 家族療法
- 生活技能訓練 social skills training：認知行動療法の原理に基づき社会復帰に向けて身辺自立，対人関係，コミュニケーションを訓練する
- 作業療法：仕事や職業における集中力・持続力や作業能力の回復を目指す個人療法
- デイケア：社会機能を伸ばす集団療法
- 作業所（就労移行支援・就労継続支援事業所）：就労準備
- 認知行動療法：PANSS，妄想に効果
- 認知矯正療法 cognitive remediation：認知機能障害を改善

[出典：文献 8) より引用改変]

# G. 働く統合失調症の女性のメンタルヘルスケアのあり方

　正規職員としての就労者は少ないが，パートタイム就労，あるいは作業所でトレーニングを受けている統合失調症の方は多い．患者一人ひとりに個別性があり，周囲が気づかないストレスに悩んでいることがある．再発あるいは自殺のリスクへの留意が必要である．

　再燃・再発の家族要因として，高い感情表出 high expressed emotion（HEE）がある．HEE とは家族が患者に向ける，批判，敵意，感情的な過度の巻き込みを指す．批判でなく寄り添い，敵意ではなく共感，冷静さを保てる距離感があると，患者の再発率は HEE のある家族の 1/5 になる．HEE に関する家族教育に加えて，家族メンバーが障害を受容しているのかについても注目する必要がある．

　統合失調症の人は自殺のリスクが一般の人より高いので，本人を孤立させないように家族や支援者とつながり続けることが必要である．1/3 の人に自殺企図歴があり 5% が既遂する．自殺のリスクが高いのは，認知機能の障害がなく，病前の社会機能が高い方で，病識が出現した時期に重なり，病歴の早期と遅い時期とされる[4]．自殺は抑うつ気分と関係が強い．陽性症状，陰性症状，解体症状に比べて気分症状は診断基準に含まれていないこともあって，見過ごされがちであるが，大うつ病の頻度は一般の人の 14 倍とする報告もあり，医療者が積極的に評価すべき症状である[3]．

● 参考文献 ●

1) 人事院：平成 23 年度国家公務員長期病休者実態調査結果の概要．平成 25 年 3 月 12 日．http://www.jinji.go.jp/kisya/1303/23tyouki.pdf（2017 年 1 月 1 日アクセス）
2) 福田正人：統合失調症．精神医学事典．https://bsd.neuroinf.jp/wiki/% E7% B5% B1% E5% 90% 88% E5% A4% B1% E8% AA% BF% E7% 97% 87（2017 年 1 月 1 日アクセス）
3) Tandon R, Nasrallah HA, Keshavan MS：Schizophrenia, "just the facts"4. Clinical features and conceptualization. Schizophr Res, 110, 1-23, 2009.
4) 日本精神神経学会（日本語版用語監修），髙橋三郎，大野裕（監訳）：DSM-5 精神疾患の診断・統計マニュアル．p.99，医学書院，2014．
5) Jones PB：Adult mental health disorders and their age at onset. Br J Psychiatry 202, s5-s10, 2013.
6) Wunderink L, Nieboer RM, Wiersma D, et al.：Recovery in remitted first-episode psychosis at 7 years of follow-up of an early dose reduction/discontinuation or maintenance treatment strategy：long-term follow-up of a 2-year randomized clinical trial. JAMA Psychiatry 70, 913-920, 2013.
7) Lieberman JA, Stroup S, McEvoy JP, et al.：Effectiveness of antipsychotic drugs in patients with chronic schizophrenia. N Engl J Med 353, 1209-1223, 2005.
8) Tandon R, Nasrallah HA, Keshavan MS：Schizophrenia, "just the facts" 5. Treatment and prevention. Past, present, and future. Schizophr Res, 122, 1-23, 2010.

# 4 ASR（ASD）・PTSD

## A. トラウマと精神疾患（心の病気）との関係

　人はあまりにも大きなショックを受けるとその直後は受け止めようと思う反面，現実を否定したり，拒否したりする．その場から逃げ出したくなったり，心配でおろおろする人，なかには冷静で驚かないようにみえる人，あるいは，妙に不自然にはしゃいでいる人，未曾有の災害が心に引き起こす影響は，個人個人で異なる．これらの反応は急性ストレス反応（ASR）や急性ストレス障害（ASD）と言われ，災害時にはよくみられる反応である．ASR（ICD-10）は極度な精神的または身体的ストレスに暴露された直後から始まり，ASD（DSM-5）は危うく死ぬまたは重症を負うような出来事の後に始まり，ASD・PTSD は DSM-5 では「心的外傷およびストレス因関連障害群」にまとめられた．

　しかし，事件や災害から 1 ヵ月以上経過しても神経の高ぶりがおさまらず過覚醒となり，そのときの生々しい惨状の現場が頭に焼き付いていて自分の意思に反して頭の中に思い出され（侵入），再体験されるようになり，このようになかなか心の整理がつかない状態に起こるのが心的外傷後ストレス障害 post traumatic stress disorder（PTSD）である．しかし，PTSD は強烈で凄まじい体験に起因した精神症状であるため，交通事故の追突事故のような心的ストレスが弱い場合は出現しない．症状の持続期間は 1 ヵ月以上で，3 ヵ月以内に約半数は完全に回復すると DSM-5（米国精神医学会の基準）には記載されている．PTSD は反応性精神疾患の一つと認識することが重要である．

　また，人が悲惨な事件に遭遇したために強烈な精神的衝撃を受けた場合，現実をすぐには心の中に受け入れられず，自分では気がつかないうちに嫌な感情や耐え難い苦しみを意識下に押し込んでしまい，その抑圧された心の葛藤が身体症状や精神症状を引き起こすことがある．ショックがあまりにも大きいために，身体には異常がないのに声を失ったり（失声），立てなくなったり（失立）する場合や，幼児の言葉で話し始めたり（退行現象），意識がもうろうとしたりすることがある．このような状態が解離障害である．

　一般に災害は人の神経をひどくすり減らし，身体的，精神的疲労が続くことや環境の変化がうつ病の引き金になる．2 週間以上抑うつ気分，興味や意欲の低下，食欲低下が続いたり，何をしても楽しくなく，自分を責め，生きていても仕方がないと思うようになる場合，うつ病の発症が疑われる．

　突然の大災害などで不幸にも愛する者を失った場合においても，落ち込みや憂うつな気分が続き，なぜこのようなことが起こったのか，怒りをどこにも向けられず自分を責めたり，悲しみからなかなか抜け出せないことがある．なかには後追いしようと考える人もあるかもしれない．死別反応は心の正常な反応であるが，6 ヵ月以上，このような気持ちが続く場合は，別の精神疾患を疑う必要がある．

## *B.* ASR（ASD）・PTSD の診断基準

### 1.　急性ストレス反応（ASR・ASD）[1]~[5]

　急性ストレス反応（ASR・ASD）[1]~[5]の診断基準を以下に示す．

> A.　極度な精神的または身体的ストレスに曝露されていること
>
> B.　ストレスへの曝露からすぐに症状は始まること（1 時間以内）
>
> C.　その症状は，1）全般性不安障害（F41.1）の基準 B・C・D と，2）（a）対人関係からのひきこもり，（b）注意の狭窄，（c）明白な失見当識，（d）怒りや言語的攻撃性，（e）絶望や失望，（f）不適切または無目的な過活動性，（g）制御できない過度の悲嘆の 2 群に分類され，軽度〜重度に分類される
>
> D.　ストレス因が持続するものであっても，その症状は 48 時間以内に鎮静化しはじめること
>
> E.　主要な除外基準：この反応は，ICD-10 の他の精神または行動の障害の終了した後，3 ヵ月以内ではないこと

　DSM-5[6],[7]では危うく死ぬまたは重症を負うような出来事の後，症状が 1 ヵ月以上持続している場合には PTSD，1 ヵ月未満の場合には ASD（急性ストレス障害）と診断される．また同様に急性ストレス障害（DSM-5）の反応様式の持続期間は心的外傷体験曝露後 3 日間〜1 ヵ月である[9]．

　一般的に ASR，ASD は 1 ヵ月以内に症状が消失すると考えるのが臨床的には妥当と考える．また DSM-5 の ASD の A 基準は，PTSD を引き起こす A 基準と同一である．

### 2.　心的外傷後ストレス障害（PTSD）[1]~[4]

　PTSD の診断基準を以下に示す．

#### 1）現在，使用されている PTSD を引き起こす A 基準

#### ① ICD-10（WHO 世界保健機関）[2]~[4]

　ほとんど誰にでも大きな苦悩を引き起こすような例外的に著しく脅威的，破局的な性質

を持ったストレスの多い出来事.

### ② DSM-5 の診断基準（米国精神医学会 APA）[6),7)]

　実際にまたは危うく死ぬ，あるいは，重傷を負うような出来事であるか，性的暴行であり，そのことを，一度以上，以下のような形で体験したもの．（1）外傷的出来事の直接体験，（2）他人に起こった出来事を直に目撃，（3）近親者または親しい友人に起こった心的外傷的出来事を知った（家族や友人が実際に死んだあるいは死の脅威に曝された）場合は，その出来事は暴力あるいは事故でなくてはならない），（4）外傷的出来事の有害な詳細を繰り返し，あるいは究極的な形で曝される経験（例：遺体を収集する緊急対応要員，児童虐待の詳細に繰り返し曝露される警官）．（注：基準A4は，仕事に関連するものでないかぎり，電子媒体，テレビ，映像，または写真による曝露には適用されない．）

　DSM-5 では DSM-Ⅳ の ASD・PTSD は心的外傷後ストレス障害（PTSD）と急性ストレス障害（ASD）を含めた「心的外傷およびストレス因関連障害群」にまとめられている．PTSD 診断基準の主要な変更点は，基準 A に該当する外傷的出来事をより具体的に明記し，A2（主観的反応）が削除された点である．

## 2）PTSD の発症と持続時間[6),7)]

### ① 発症に関して

　診断基準を満たすまでに数ヵ月，または何年もの遅れが存在することもあるが，症状は通常，3ヵ月以内に始まる．DSM-Ⅳ の「発症遅延」，現在は「遅延顕症」と呼ぶものについては，いくつかの症状は典型的にはすぐ現れるものであり，その遅延は基準を完全に満たすものという認識である．

### ② 症状の出現と持続時間

　DSM-5 では心的外傷体験から 1ヵ月以上経過してから発症すると記載されており，症状の持続時間は 1ヵ月以上である．

### ③ 回復

　症状の期間はさまざまで，成人の約半数では発症後 3ヵ月以内に回復するが，一方，12ヵ月以上，ときに 50 年以上の間，症状が残存する人もいる．

## 2）PTSD の診断で重要な症状[8)]

### ① 侵入（再体験）症状群

　反復，非自発的で侵入的な記憶，悪夢，解離，トラウマに引き起こされる苦悩や身体反応など

### ② 回避

　トラウマに関連した考えや気持ち，人や場所の回避など

### ③ 認知や気分の異常

　トラウマに対する否定的感情（恐怖や怒り，罪責感，恥辱感）など

④ **過覚醒**

過剰な警戒心，集中困難，睡眠障害，驚愕反応など

以上四つのカテゴリーの症状が 1 ヵ月以上持続し，その人に大きな苦痛や職業・家庭生活などへの影響をもたらす．

### 3）PTSD の有病率[6],[7]

米国における 75 歳の DSM-Ⅳ診断基準を用いた生涯有病率は 8.7％であり，米国の成人の 12 ヵ月有病率は 3.5％，欧州，アジア，アフリカ，ラテンアメリカでは 0.5〜1％程度である．強姦，戦闘における捕虜，民族的・政治的理由による抑留や虐殺の生存者では 1/3〜1/2 の人に発症すると DSM-5 に記載されている．この有病率の大きな差は PTSD 概念の捉え方に差があるためであろうと大野[12] は述べている．

### 4）PTSD の鑑別

適応障害，急性ストレス障害，解離障害，パーソナリティ障害，統合失調症，短期精神病性障害，他の精神病性障害，精神病性の特徴を伴う双極性障害やうつ病性障害，せん妄，物質誘発性障害，および他の医学的疾患による精神病性障害で起こりうる幻覚，錯覚，他の知覚異常と区別する．

---

**事 例 紹 介 ①**

**40 代の女性．上肢を切断した事例．**

**1）経　過**

平成 X 年春頃，食品の製造作業中，機械に左手を巻き込まれ，左手首を切断したものである．受傷（左手切断）時点では呆然として錯乱状態を呈し，救急受診して整形外科的な手当と精神科を受診し，ASR と診断された．1 ヵ月過ぎてからも手を巻き込まれた状況が頭に浮かび打ち消すことができなくなった．その後，うつ気分，希死感，外出恐怖，対人恐怖症状を認め「うつ状態」へと移行した．すなわち ASR → PTSD →うつ状態と状態の変遷が認められた．主治医は「発症の時期から考えて外傷に伴う精神的ショックとの関連が疑われる」と述べ，「病名：外傷後ストレス障害，受傷後抑うつを含む精神症状」と判断された．

**2）解　説**

「心理的負荷による精神障害の認定基準について」に例示された具体的出来事に当てはめて考えれば「大きな病気やケガをしたに該当し，平均的な心理的負荷の強度は「強」である．被災状況，後遺障害の程度，社会復帰の困難性などを評価すれば，心理的負荷の強度は総合評価して「強」と判断され，労災認定された．

**事 例 紹 介 ②**

**30 代の女性．暴漢に襲われた事例．**

**1）経　過**

　景品交換所において，業務に一人従事していたところ若い男が押し入り，粘着テープで目，口，両手，両足を縛った上，胸を刃物で刺し，現金（数千万円）などを奪って逃走するという強盗・傷害事件に遭った．患者は縛られた手で警察に通報し，その後，A 病院救命救急センターに搬送され傷病名「胸部・上腕刺創，血気胸」との診断により入院治療を受けることになる．主治医は「身動きできない状態で失血死に対する強い恐怖感が続き，事件被害直後より睡眠障害，不安，神経過敏の急性ストレス症状が出現し，その後，PTSD に発展した」などを述べている．

**2）解　説**

　強盗・傷害事件にあった後，精神障害を発病したことは明らかであり，前述した事例と同様，「認定基準」に例示された具体的出来事に当てはめると「大きな病気やケガをした」に該当し，平均的な心理的負荷の強度は「Ⅲ」である．また，目隠しされ身動きできない状態で 5 ヵ所も刺され出血，死に対する強い恐怖を感じたことは容易に理解できるので，特別な出来事の「生死に関わる事故への遭遇等心理的負荷が極度のもの」に該当するものと判断できる．したがって，本件による心理的負荷の総合評価は「強」と判断され，労災認定された．

# *C.* 働く女性の業務に起因した病態の特徴と留意点

　総務省「労働力調査」によると 1980 年以降，就業者全体に占める女性の割合はほぼ一貫して増加，2012 年は 42.3％，女性の晩婚化だけでなく未婚化も進み，1980〜2000 年にかけては就業率の水準が高い未婚女性が増加し，25〜34 歳の就業率が大幅に上昇，女性は男性と比べて非正規雇用比率の水準が高く，女性にとって出産や子育てといった以前に，「結婚」というライフイベントが就労意識に大きな影響を与えていると思われる．

　2013（平成 25）年度に労災認定された精神障害[9] は 436 件であり，そのうち女性は 147 例（33.7％）である．特別な出来事に遭遇した事例は 71 例（全体の出来事の 16.3％）であり，セクシュアルハラスメントを受けた女性は 28 例（全体の 6.4％）で，これは女性の労災認定された全事例の 19.0％を占めた．また，強姦被害に遭遇した事例（本人の意思を抑圧して行われたわいせつ行為を含む）などは 12 例であり，特別な出来事全体の 16.9％を占めた．また，2014（平成 26）年度に労災認定された事案の業種で女性で最も多いのは医療・福祉 44（29.3％），女性全体（60）の中で医療福祉は 73.3％を占めた．地方公務員災害補償基金によると 2013（平成 25）年度における精神疾患[10]（自殺を含む）の公務上とされた件数 24 件のうち，女性の件数は 13 件で割合は 54.1％を占めた．地方公務員の特徴として，住民な

表 6-4-1　女性国家公務員が公務上災害と認められた出来事

| |
|---|
| ・機器の障害対応に当たる中，同僚職員から殴りかかられる（専門職）<br>・津波災害に伴う被害不明者捜索活動（事務職）　　　　　　　　　　・児童に暴行（教育職）<br>・セクシュアル・ハラスメント（事務・看護職）　・暴行（看護職）　・被災地域救助活動（看護職）<br>・刃物を持った者が職場に侵入（事務職） |

どの職場外の方への対応が多いことがある．たとえば，看護師であれば，患者から凶器による暴行・脅迫を受けるケース，教師であれば，生徒または保護者から凶器による暴行・脅迫を受けるケースなどである．人事院補償課によると 2009（平成 21）年から 5 年間に女性の国家公務員が公務上災害と認められた出来事は，表 6-4-1 に示したとおりである．

精神科診断も ASD，適応障害，PTSD，抑うつ状態，神経症などであり，15 人が公務上と認定されていた．

今後，25〜44 歳女性人口は減少が進む見通しであり，就業率の上昇による女性労働力の増加には限界があるといわれているものの，女性が働く職場では，女性労働者がライフイベント上抱える問題は大きく，働く女性が罹患しやすい疾病の背景因子に留意し，職種，就業形態も含めて十分，業務上の配慮が必要であると思われる．

● 参考文献 ●

1) American Psychiatric Association：DSM-Ⅳ-PC プライマリケアのための精神疾患の診断・統計マニュアル ICD-10 コード対応（武市昌士，佐藤武訳）. p.80-83，医学書院，1998.
2) American Psychiatric Association 高橋三郎，大野裕，染谷俊之訳：Diagnostic and Statistical Manual of Mental Disorders 4th ed, American Psychiatric Association, 1994.
3) World Health Organization（融道夫，中根允文，小宮山実訳）：The ICD-10 Classification of Mental and Behavioural Disorders—Diagnostic criteria for research—. 1993.
4) World Health Organization（中根密允文，岡崎裕士，藤原妙子訳）：The ICD-10 Classification of Mental and Behavioural Disorders—Clinical descriptions and diagnostic guidelines—. 1994.
5) PTSD 認定事案：67 〜 73，交通事故における「心因性事案」判例特集，自動車保険ジャーナル，2000，6.
6) First MB: 心的外傷およびストレス因関連障害群．DSM-5 鑑別診断ハンドブック（高橋三郎監訳）. p.193-194，医学書院，2015.
7) 日本精神神経学会（日本語版用語監修），髙橋三郎・大野裕（監訳）：DSM-5 精神疾患の診断・統計マニュアル. 医学書院，2014.
8) 日本トラウマティック・ストレス学会：PTSD の薬物療法ガイドライン：プライマリケア医のために. 2013.
9) 労働省労働基準局補償課職業病認定対策室：心理的負荷による精神障害等に係わる業務上外の判断指針について. 1999.
10) 黒木宣夫，桂川修一：女性労働者の労災・公務災害について，働く女性のメタルヘルス. 産業精神保健 23 巻特別号，11-16，2013.

# 5 適応障害

## A. 適応障害の概念

　「適応」は日常生活でも使用される言葉で，何らかの状態や状況に合っていることを示している．うまく適応できない（適応が障害されている）ことがいわゆる適応障害ともいえる．労働者が仕事とうまく付きあっていければ素晴らしいことだと思うが，仕事にはさまざまなストレスがありその関係がうまくいかない（適応できない）こともあるだろう．まず仕事やそれに関わるストレスについて考え，そしてどのようなときに適応が困難になるのかを考えてみたいと思う．

　仕事におけるさまざまな職業性ストレスと病気の関係が，アメリカ国立職業安全保健研究所 National Institute of Occupational Safety and Health（NIOSH）の研究により示されている．それによると，職業性ストレスは数多くあるがそれらのみではなく，他にも職場外の要因，個人要因，緩衝要因などがストレス関連疾患およびその前段階と考えられるストレス反応に関連するとしている[1]．残業が月 100 時間以上でそれが継続するとか，職場で陰湿ないじめを受けるなどの強いストレスであればほとんどの人が心身に不調を生じるであろう．ではストレスが強度でなければ心身に不調をきたさないのであろうか．同じ職場で同じ職業性ストレスが存在していても，それを受ける労働者が新入社員か管理職かなど，年齢や立場でストレスの感じ方（いかに強く感じるか）は異なる．また，元来の性格が楽観主義者か悲観主義者かなど性格傾向によってもストレスの感じ方は異なる．職場以外で家族の世話をしているなどのストレスがあるのかなど個人をとりまく環境要因によっても職業性ストレスの感じ方は異なるであろう．小さなストレスであっても個人の性格やおかれた状況などが複雑に関連して適応が困難になることはある．

　ここまで述べたうまく適応できないという意味での適応障害は，医学的診断としての適応障害（病名）よりも大きな概念になる．では，どのようなときに適応障害という病気と診断されるのかについて，以下に述べたい．

# B. 診　断

　多くのストレスが複雑に関与して病気の前段階（一時的な抑うつや血圧上昇など）になったり，実際に病気になったりする．病気には胃潰瘍や高血圧のような身体的不調もあれば，うつ病やアルコール依存症などのように心の不調もある．精神障害の診断基準である DSM-5 にはストレスに関連して「心的外傷およびストレス因関連障害群」があり[2]，その中に心的外傷後ストレス障害,急性ストレス障害,適応障害などが区別されている．医学的な病名としての「適応障害」の診断基準は表 6-5-1 のようになる．よく似た症状を起こすものにうつ病，心的外傷後ストレス障害や急性ストレス障害などがあるが，うつ病など他の精神障害の基準を満たしている場合には適応障害とは診断されない．また，心的外傷後ストレス障害や急性ストレス障害とは時間的関係や症状などから区別される．親しい人が亡くなったときの正常範囲内の死別反応は適応障害に含まれない．それ以外にも区別すべき診断は多く，精神科医による正しい診断が必要で，それが正しい対応に結びつく．適応障害の診断は難しく，ストレス要因から離しても症状が改善しないなどの理由から時間とともにうつ病など他の精神障害病名に診断名が変わることもある．外来で精神科治療を受けている人のうち適応障害を主診断とする人が 5〜20％であるともいわれているが，有病率は研究対象や評価方法によって大きく異なる[3]．

　ではどのような症状を認める病気なのであろうか．適応障害は，適応に失敗した結果症状が出現していることを表しているため，症状そのものに特徴的なものはない．精神的症状として不安，抑うつ，焦燥などが，身体的症状として不眠，食欲の変化，全身倦怠感，頭痛，肩こりなどが，行動の変化として飲酒パターンの変化，勤怠状況の変化などが生じる．死にたいなど衝動的な感情が浮かぶこともあり,適応障害は自殺の危険の増加と関連しているとされている．

　適応障害は自然に軽快することも多く，治療には精神療法が推奨されている．つらいときには話を聞く余裕がないため薬物療法が行われることも多いが，精神的に少し落ち着いたときに

---

表 6-5-1　適応障害の診断基準概略（DSM-5）

A．はっきりと確認できるストレス因に反応して，そのストレス因の始まりから 3 ヵ月以内に情動面または行動面の症状が出現

B．これらの症状や行動は臨床的に意味のあるもので，それは以下のうち一つまたは両方の証拠がある．
　（1）症状の重症度や表現型に影響を与えうる外的文脈や文化的要因を考慮に入れても，そのストレス因に不釣り合いな程度や強度をもつ著しい苦痛
　（2）社会的，職業的，または他の重要な領域における機能の重大な障害

C．そのストレス関連障害は他の精神疾患の基準を満たしていないし，すでに存在している精神疾患の単なる悪化でもない

D．その症状は正常の死別反応を示すものではない

E．そのストレス因，またはその結果がひとたび終結すると，症状がその後さらに 6 ヵ月以上持続することはない

[出典：文献 2 より引用]

は，認知行動療法を中心とした精神療法が行われる．これはストレスの受け止め方や考え方を変える，本人の適応力を上げて症状を改善することが目標になる．環境調整も重要で，ストレスを受ける状況が改善できるのであれば望ましいが，それができないのであればストレスをいかに避けるのかを考えることも必要である．

## 事 例 紹 介

### Aさん：20代の女性.

学生時代はクラブなどには入らず友達と旅行などを楽しんでいた．就職セミナーでたまたま立ち寄ったIT関連企業ブースの社員と話が合い，その自由な雰囲気にあこがれ，旅行に行く時間も取れそうだと就職を決意した．

いざ就職してみると，職場では一日中電話対応や事務作業を行い，家でも持ち帰った会社のノートパソコンで与えられた作業を行うことが求められた．それでも上司の期待する仕事の量や質には達していないということで，同僚の前で叱責されることがよくあった．半数以上の同期職員は1年以内に仕事を辞めており，本人も将来に展望が持てない状況であった．いつの頃からかパソコンの画面を見ただけで吐き気を感じトイレにこもる時間が増え，そのためさらに上司に叱責される悪循環が生じた．友人の勧めもありメンタルクリニックを受診したところ適応障害の疑いといわれ，家族と相談して会社を辞め，定時で終わる事務職として再就職をしたが，そこでは症状は現れていなかった．

・・・・●●●・・・・

### Bさん：30代の女性.

元来まじめで完璧主義．高校を卒業し販売業に就職し，まじめに働き高い評価を得ていた．同僚と結婚し子どもができるまでと仕事を続けたが，子どもができても責任感から仕事を続けていた．

子どもが幼稚園に入る頃に夫の親が急に病気になり，そのため週末は実家を手伝いに行くようになった．気がつけば食欲がなくなり，頭痛も生じていたが，仕事に迷惑をかけられない，よい妻，よい母，よい娘でありたいという強い思いから我慢して日々頑張っていたが，ある日電車で過呼吸が生じ，それ以来職場に行けなくなり，メンタルクリニックを受診した．適応障害の疑いといわれ休職となり，家庭で症状は速やかに軽減した．頑張り過ぎずに生活に優先順位をつけるように指導を受け，すべてを「いい加減」にすることで復職に至った．

#### 解 説

Aさんは周囲環境に「不適応状態」に，Bさんは「過剰適応状態（合わせ過ぎた）」になり，その結果としてさまざまな心身の症状を呈したと考えられる．われわれを取りまくストレスとして本当にさまざまな要因を検討する必要があるが，ここでは年齢によるもの，性格傾向，そして周囲環境の状況について考える．

まず年齢によるストレスとして，入社以降早期は，自由な学生時代から社会常識に合わせて行動する時代に入ることによる精神的苦痛，大人になれない自分への悩み，自分の選んだ職種が本

当に正しかったかどうかなどに悩み，落ち込んだり早期に職場を離脱するいわゆる「五月病」が生じる．30~40歳代では，仕事をするのであれば人より出世したい，認められたいという気持ちから「燃え尽き」てしまったり，女性として労働者，妻，母親，娘など複数の役割を完璧にこなそうとして燃え尽きる「スーパーウーマン症候群」などがある．また40~50歳代で昇進した場合，新たな立場にふさわしい働きをしようとしてもすぐにはできない自分に自信をなくすような「昇進うつ病」，昇進した後に期待をかけてくる上司と思い通りに動いてくれない後輩の間に挟まる「サンドウィッチ症候群」など，さまざまな年齢や立場によるストレスがあることを理解する必要がある．

## C. 労働者のストレスとそれに関連する疾患

　性格傾向とストレスの関係で有名なものとしてタイプA行動パターンがある[4]．タイプA行動パターンとは，性格的には競争的，攻撃的，野心的で，行動的には機敏で常に多くの仕事をしているような猛烈型社員のことをいう．こうした人はそうではない社員に比べて狭心症など循環器系障害の発症率が高いとされている．この性格傾向を「悪い性格」と言っているのではない．逆に，このような性格傾向の人のほうが出世しやすいとも考えられる．しかし，性格傾向については，あまりに極端であれば心身に不調をきたす可能性があることを理解しておく必要がある．

　周囲環境からのストレスに関する考え方として，1960年代にHolmesらが行った研究がある[5]．これは，多くの人に依頼し日常生活のさまざまなストレスに点数をつけ，一番ストレスの高かった配偶者との死別を100点，結婚を50点として並べたもので，日本でも同様の傾向があることが示されている（表6-5-2）．社会的再適応評価尺度 social readjustment rating score（SRRS）として示されており，1年間に体験した生活上の変化の合計点が高いほど翌年深刻な健康障害の起きる確率が上がるとしている（200点なら50%，300点以上なら80%以上など）．この表をみると，強いストレスには仕事要因よりも個人要因が多く並んでおり，ストレスを考えるときに個人要因を十分に検討する必要があることが理解できる．

　労働者のストレス状態やそれに関連する疾患を考えるときには，職業性ストレス（対人関係，経済的不満など）のみならず，個人要因（性格，ライフスタイルなど），家庭環境（夫婦関係や親子関係，家庭生活環境など），社会環境（気候や風土，文化の違いなど）などを総合的に理解し，全人的に対応することが必要である．

表6-5-2　社会的再適応評価尺度（SRRS）

| 出来事 | ストレス値 | 出来事 | ストレス値 |
|---|---|---|---|
| 配偶者の死 | 100 | 親密な友人の死 | 37 |
| 離婚 | 73 | 仕事・職業上の方針の変更 | 36 |
| 配偶者との別れ | 65 | 配偶者とのトラブル | 35 |
| 拘禁 | 63 | 借金が1万ドル以上に及ぶ | 31 |
| 親密な家族メンバーの死 | 63 | 借金やローンのトラブル | 30 |
| けがや病気 | 53 | 仕事上の責任の変化 | 29 |
| 結婚 | 50 | 息子や娘が家を離れる | 29 |
| 職を失う | 47 | 法律上のトラブル | 28 |
| 婚姻関係の調停 | 45 | 特別な成功 | 28 |
| 引退 | 45 | 妻が働き始めるか止める | 26 |
| 家族メンバーの健康状態の変化 | 44 | 学校に行き始めるか止める | 26 |
| 妊娠 | 40 | 生活条件の変化 | 25 |
| 性的な障害 | 39 | 個人的な習慣の変更 | 24 |
| 新しい家族メンバーの獲得 | 39 | 職場の上役とのトラブル | 23 |
| 職業上の再適応 | 39 | 労働時間や労働条件の変化 | 20 |
| 経済上の変化 | 38 | 住居の変化 | 20 |

［出典：文献5）を一部改変］

# E. 働く女性への留意点

　国は，女性が働くことを支援する体制を整えつつあるが，「家事は女性がするものだ」などのようにそれと反する古い考えの残った環境も存在する．そのような環境では新しい考えと古い考えに挟まれて適応に困難をきたすことも多いようである．働く男性に比べ女性にはストレスが多く，その結果病気としての適応障害につながることもある．自分を取りまくさまざまなストレスを理解し，柔軟な考え方をすることが大切である．

● 参考文献 ●
1）Hurrell JJ Jr, McLaney MA：Exposure to job stress—A new psychometric instrument. Scand J Work Environ Health 14（Suppl 1），27-28，1988.
2）日本精神神経学会（日本語版用語監修），髙橋三郎，大野裕（監訳）：DSM-5 精神疾患の診断・統計マニュアル．p.284-285，医学書院．2014.
3）Sadock BJ, Sadock VA, Kaplan HI, eds：Kaplan & Sadock's Pocket Handbook of Clinical Psychiatry, 3rd ed. p.221-223, Lippincott Williams & Wilkins, 2001.
4）Friedman M, Rosenman RH：Type A Behavior Pattern：its association with coronary heart disease. Ann Clin Res 3, 300-312, 1971.
5）Holmes TH：Rahe RH：The Social Readjustment Rating Scale. J Psychosom Res 11, 213-218, 1967.

# 6 社交不安症

## A. 概念（歴史的背景）

　社交不安症は，対人関係の中で，人前での発表や集団の中へ入る場面などに，強い不安を感じ，学校や仕事での生活に大きな影響が出てしまう病気である．伝統的診断の観点から，笠原は，"Taijin-kyoufu-shou（対人恐怖症）の研究がわが国で森田正馬によって始められたのは1920年代である．ニューヨークの Liebowitz, Schneier らが社会不安障害 social anxiety disorder（SAD）（DSM-Ⅳ）の前身である social phobia（DSM-Ⅲ）を新しく作ったのは1970年代である．social phobia のもとになったのはイギリスの Marks で，1950年代だった"と述べている[1]．筆者は，日本人によって発見され，概念が確立された精神疾患という意味で，「社交不安症」あるいは「対人恐怖症」という疾患についての研究の知見を日本から世界へプライドをもって発信したいと考えている．

　一方，筆者は，日本不安症学会の一員として，社交不安障害から，DSM-5[2] の social anxiety disorder に，「社交不安症」という翻訳名を提案した立場にある．本来，social anxiety disorder の social という英語の日本語訳は，「社交（あるいは社会）」という言葉よりも，「対人」という言葉がぴったりくるように思っている．「社交」という言葉の日本語での日常使いのニュアンスは，「社交ダンス」，「社交辞令」，「社交的」のように，少し華やかで堅苦しい人間関係である「社交場面」をイメージするので，それはそれで，華やかで堅苦しい人間関係への不安という意味では，間違いではないと思う．しかし，より日常的に使用される言葉である「対人関係」，「対人スキル」での「対人場面」をイメージできるように，social を「対人」と訳したほうがよいと思う．また，およそ100年前に始められた伝統的診断である「対人恐怖症」への尊敬の念をこめるという観点からも，将来的には，social anxiety disorder は，「社交不安症」よりも，むしろ，「対人不安症」と訳語をあてるべきであろう（同様に，social phobia は，社交恐怖症」よりも，むしろ，「対人恐怖症」とすべきであろう）．

## B. 診断（経過・予後）

　DSM-5 の診断を参考すべきだが，筆者なりに簡略化すると，「① 人前で質問に答えたり，

発表や演技をしたりという注目される状況がこわい，② グループ活動に参加したり，他の人がすでに座っている場所（たとえば宴席，会議室，教室）へ行ったりする状況がこわい，③ 人前で恥ずかしいことを自分がしてしまい，他人から否定的に評価されてしまうことがこわい，④ 以上の①〜③のこわさは，度を超えていて，その状況を避けるために，あなたの生活が妨げられていたり，その状況を耐え忍んで，ひどいつらさを感じることが6ヵ月以上続く」，をすべて満たす疾患といえる．④の6ヵ月以上持続する日常機能障害が特に重要である．

## 1. 海外の疫学調査からみる社交不安症の特徴

海外の疫学調査のデータによると，"うつ病，不安症群，PTSD（心的外傷後ストレス障害）は，有病率が男性よりも女性のほうが2倍程度高いという精神疾患である[3]．パニック症，広場恐怖症，限局恐怖症，全般不安症はすべて女性が男性の2倍有病率が高いのに，不安症群の中で社交不安症に限って，男性11%，女性15%と顕著な男女差がみられない"[4]となっている．

ドイツの研究で，コミュニティの若者3,021人（14〜24歳）のうち，209人（6.6%）（70人が男性，139人が女性なので，ここでも女性が男性の2倍になっている）がDSM-IVのSAD（社交不安症）を有する若者であったが，7.3〜10.6年後に2,210人までフォローしたところ，10年後に「精神科診断なし」は，わずか15.1%（10年後の自然寛解率）であった[5]．以上から，社交不安症は，児童期に好発（平均13歳）し，慢性化しやすく，生活障害度が大きく，不登校，ひきこもり，NEETなど，年間約1兆5千億円の労働損失額が見積もられている[6]．

## 2. 有病率の国別比較

国内の4千人規模の地域住民を対象とした疫学調査を行った川上が，2004〜2006（平成16〜18）年度厚生労働科学研究の「こころの健康についての疫学調査に関する研究」報告書において，DSM-IV診断の12ヵ月有病率を国別に比較しているが，社会恐怖は，日本が0.7%，米国が6.8%，欧州が7.7%，中国が0.2%，メキシコが1.7%と国による大きな違いを報告している[7]．ちなみに，大うつ病性障害でも日本が2.1%，米国が6.7%，欧州が3.9%，中国が2.0%，メキシコが3.7%であった．社交不安症では，各国によって，有病率が10倍差という大きく異なることが理解しづらい点がある．やや飛躍した論かもしれないが，日本文化のいわゆる「恥の文化」の中では，「人前で恥ずかしい思いをすることは，死ぬと同じくらい，あるいはそれよりもつらいことだ」ということを共感，受容，傾聴してもらいやすいため，日常機能障害を欧米と比べると比較的感じることが少ない一方，欧米の「人前で主張することが当たり前」の文化の中では社交不安症の人が日常機能障害を感じやすいというような，和と洋の文化的背景を考察することもできるであろう．加えて，DSM-IVの社会恐怖の診断基準が不十分であったことも各国の差に関連すると思われる．DSM-IVからDSM-5に変更され，「社交不安症」の診断基準に，「日常機能障害（耐え忍んで，ひどいつらさを感じることを含む）

が6ヵ月以上」という期間に関する基準が追加された．これによって，住民を対象にした疫学調査でも，苦痛の表現が6ヵ月毎日続くほどのレベルという形で一つの基準に収束でき，世界的な社交不安症の有病率の違いが解消され，社交不安症の疫学に関する理解がよりいっそう進むものと期待する．

### 3. 国内の患者調査

　レセプトベースの2014（平成26）年患者調査（年間の総患者数）から，気分障害（F3の合計）111.7万人，神経症性障害（F4の合計）72.8万人．詳細の傷病名では，うつ病は，86.9万人に対して，社交不安障害3.4万人〔ちなみに，パニック障害（広場恐怖を含む）7.5万人，強迫性障害3.3万人，PTSD 0.3万人〕である．この数字をどうみるかも解釈が分かれるところであろう．

## *C.* 治療（薬物療法と認知行動療法）

　日本で社交不安症の保険適用を有している薬剤は，選択的セロトニン再取り込み阻害薬 selective serotonin reuptake inhibitor（SSRI）のパロキセチンとフルボキサミン，エスシタロプラムである．英国のClarkらは，ランダム化比較試験 randomized controlled trial（RCT）によって，認知行動療法が薬物療法（フルオキセチン）およびプラセボより有意に優れていることを示した[8]．

　101報のRCTのネットワーク・メタ解析で，社交不安症の個人認知行動療法は，薬物療法よりも副作用のリスクが小さく，最も大きな効果量を示した[9]．

　社交不安症についての英国NICEガイドライン[10]では，個人認知行動療法が治療の第一選択として推奨されている．認知行動療法を望まず，薬物療法を希望する人には，その理由について話し合うこと，それでも，薬物療法を希望する場合は，SSRI（エスシタロプラムあるいはセルトラリン）が推奨されている．

　筆者らは，抗うつ薬SSRIで改善しない社交不安症の患者を対象に，通常診療群を対照群として，個人認知行動療法の併用群の効果を検証するRCT（42症例を2群に）を行い，通常診療群では寛解基準に至った患者がいなかった（0%，治療反応率で10%）のに対し，認知行動療法併用群では47.6%が寛解（治療反応率で86%）したことを世界で初めて示し[11]，2016年度から，厚労省のWEB上で認知行動療法のマニュアルを公表し，日本での公的医療保険点数適用の根拠とすることができた．

　なお，認知行動療法では，最初にアセスメント（診断）を1〜3時間行い，構造化面接や症状評価尺度にて適応を判定し，その後に週1回50分程度の連続16回程度のセッションを行い，① ケース・フォーミュレーション（図6-6-1），② 安全行動，③ ビデオ・フィードバック，

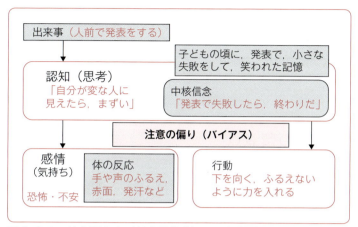

図 6-6-1　社交不安症（対人恐怖症）の認知行動モデル

④ 注意のシフト，⑤ 行動実験のような課題に，患者がセラピストと取り組んでいくことで，改善を目指す．

## 事例紹介 ①

**22 歳の女性．新入社員として入社したときに，社交不安の問題が起こった事例．**

　新入社員として 4 月から勤務を始めたところ，男性の上司と話すことに非常な苦痛を感じるようになった．高校，大学時代にも，何となく男性に苦手感はあったが，女子のグループの中で過ごす時間が多いので，何とか乗り越えてきていた．

　新しい職場なのでわからないことだらけのため，そのたびに男性上司に質問したいと思うのだが，質問しようとする前に「世間知らずで常識なしの，できないやつ」と思われてしまうのではないかと，ネガティブな考えがいろいろと頭に浮かんでしまう．大学時代の女性の友達からは「考え過ぎだ」と言われており，自分でもわかっているが，人間関係で失敗したくないので，ついつい慎重になり過ぎてしまう．

## 事例紹介 ②

**30 代の女性．昇進をしたときに，社交不安の問題が起こった事例．**

　営業部員として 10 年以上勤め，最近，営業のグループ・リーダーとなった．マンツーマンで話すのは大丈夫なのだが，研修会での全体討論やプレゼンテーションなど，大勢の人の前で話す機会が増えて，それが強いストレスになっている．人前で話さなければならない予定が入ると，数日前から，緊張して落ち着かなくなる．「当日，うまく話せなかったら，後輩たちにどう思わ

れてしまうんだろう」「ここまで築き上げてきた自分のキャリアが台無しになる」などと，自分
の失敗するところが頭に浮かび，不安で仕方なくなる．休日にくつろぐこともできず，念入りに
準備をしても，不安がとれることがない．

# E. 働く女性への留意点

　認知行動療法の考え方では，女性があまりに完璧主義的，理想主義的な対人関係を構築しよ
うという考え方をもっている場合，対人関係への不安が高まり，職場での人間関係をストレス
フルなものに感じてしまう．むしろ，完璧なロボットではないのだから，ちょっとした失敗が
あるくらいが人間らしいのであるし，失敗を許し合えるのが本当の人間関係だと思ってほしい．
失敗を楽しみながら，仕事をする精神をもつことがメンタルヘルスを良好に保つことにつなが
ると思われる．

● 参考文献 ●

1) 笠原嘉：対人恐怖症と社会不安障害：伝統的診断から社会不安障害を考える．分子精神医学 6，343-346，
  2006.
2) 日本精神神経学会（日本語版用語監修），髙橋三郎・大野裕（監訳）：DSM-5 精神疾患の診断・統計マニュアル．
  医学書院，2014.
3) Kessler RC, McGonagle KA, Zhao S, et al. : Lifetime and 12-month prevalence of DSM-III-R psychiatric
  disorders in the United States. Results from the National Comorbidity Survey. Arch Gen Psychiatry
  51, 8-19, 1994.
4) 清水栄司：社交不安症と脳の性差の進化生物学．不安症研究 7，64-71，2015.
5) Beesdo-Baum K, Knappe S, Fehm L, et al. : The natural course of social anxiety disorder among
  adolescents and young adults. Acta Psychiatr Scand 126, 411-425, 2012.
6) 亀井美和子：社会不安障害（SAD）の社会的コスト—労働損失額の推計と薬物治療の経済性について．医薬ジャー
  ナル 45，105-110，2009.
7) 川上憲人：平成 16 ～ 18 年度厚生労働科学研究費補助金（こころの健康科学研究事業）「こころの健康についての
  疫学調査に関する研究」総括研究報告書．2005.
8) Clark DM, Ehlers A, McManus F, et al. : Cognitive Therapy Versus Fluoxetine in Generalized Social
  Phobia : A Randomized Placebo-Controlled Trial. J Consult Clin Psychol 71, 1058-1067, 2003.
9) Mayo-Wilson E, Dias S, Mavranezouli I, et al. : Psychological and pharmacological interventions for
  social anxiety disorder in adults : a systematic review and network meta-analysis. Lancet Psychiatry
  1, 368-376, 2014.
10) National Institute for Health and Clinical Excellence (NICE) . Social anxiety disorder : recognition,
  assessment and treatment (CG159). 2013. http://www.nice.org.uk/guidance/cg159/resources/
  social-anxiety-disorder-recognition-assessment-and-treatment-351096396999397（2017 年 7 月 28 日
  アクセス）
11) Yoshinaga N, Matsuki S, Niitsu T, et al. : Cognitive Behavioral Therapy for Patients with Social
  Anxiety Disorder Who Remain Symptomatic following Antidepressant Treatment : A Randomized,
  Assessor-Blinded, Controlled Trial. Psychother Psychosom 85, 208-217, 2016.

# 7 パニック症/パニック障害

## A. パニック障害の概念

### 1. パニック障害の性差に関する有病率の現状

　不安症／不安障害群に含まれる疾患の多くは大規模研究の結果から，女性に多いことが報告されている．パニック障害においても男性よりも女性に発症率が高いことが，これまでの疫学調査で示されている．米国で行われた 9,000 名強を対象とした National Comorbidity Survey Replication（NCS-R）と呼ばれる大規模な面接調査の結果では，パニック障害の生涯有病率は男性で 3.1％，女性で 6.2％と倍近い差異を認めている[1]．また，米国，欧州，韓国など 10 ヵ国のデータから算出された生涯有病率は，女性は男性の 1.3～5.8 倍との報告がなされている[2]．一方，わが国で行われた地域住民を対象とした調査では，男性で 0.7％，女性で 1.1％という結果も報告されている．また，パニック障害診断だけではなく症状レベルでの評価でも，息切れ，気を失いそうな感覚といった症状などは，女性に多いという性差が認められている[3]．

　上記のようにパニック障害の発症率は女性で高いという報告が多い一方で，パニック障害の診断に至らないパニック発作（非臨床的パニック発作）も含めると，パニック発作の頻度に性差はみられなかったとする報告もある[4]．

### 2. パニック障害の要因と病態

　職域におけるパニック障害を考えた場合，ストレスや過労が発症に先立つことが多く，出張や徹夜続きなどで生活リズムが乱れたり，大きなプロジェクトがひと段落したときなどは発症のタイミングとして要注意と考えられる．また性差という視点で考えた場合には，生物学的・医学的な範疇での男女差を指すものとしての sex difference（sexuality），および心理社会的・文化的な男女の性役割や性格づけを含めた性差概念を指す gender difference という二つの相違点から要因が検討されうる．前者の要因としては性ホルモンの差異が中心となり，後者は男女のライフスタイルとライフサイクルの差異が大きな要因として存在する．

　パニック障害は以前は「心因性」の代表的な疾患と考えられていたが，パニック発作を誘発する物質や生理的な条件などが研究され，またパニック発作を引き起こす直接の誘因が必ずしもないことも多く，現在パニック発作は情動の中枢である扁桃体を中心とした神経ネットワー

ク回路の機能異常から生じているということが病態として考えられている．さらに，扁桃体および脳幹部の過剰興奮と前頭前野の過剰興奮・抑制不全が，パニック障害の病態維持に関わっていると，脳機能画像の所見などから報告されている．

　パニック障害は，このように他の不安障害圏の疾患同様に bio-psycho-social な理解が求められる疾患であるといえる．

## *B.* 症状と予後

### 1.　パニック障害の症状と経過

　パニック障害は，予期せぬパニック発作の反復，さらなる発作の心配，発作またはその結果がもつ意味についての心配，発作と関連する行動の変化などによって特徴づけられる障害である．発作は一般的に特別なきっかけもなく，突然，動悸，呼吸困難，胸痛，めまい，吐き気など多彩な身体症状が出現し，激しい不安に襲われるといった発作形態を示す．身体的な精査をしても，どこも異常なところは発見されず，自律神経失調症，心臓神経症，過換気症候群，上室性頻脈，狭心症，メニエール症候群，などと診断されてしまうことが多い．このような急性の症状発現を示すため，初回発作時には一般救急や身体科を受診する患者が多いと考えられる．患者自身も当初は上記の身体症状のため，頻回に医療機関を受診することとなり，職場での遅刻や欠勤を繰り返すことになりかねない．

### 2.　パニック障害の予後

　パニック障害は以下で述べる治療を行っても寛解率は 30％程度と低く[5]，エピソードの平均期間 6〜8 年とも報告される慢性疾患でもある．特に性差で比較したところ，女性のほうが慢性化しやすいことが示されている[6]．また，患者の半数が 14.5 週間以内に再発するというデータが示すように[7]，パニック障害は再発しやすく，治療が長期間となることが多い疾患である．さらにうつ病やアルコール依存，他の不安障害を合併することが多く，これにより重症化し，治療反応性が低下する．

## *C.* 治　療

　パニック障害の治療の導入として，まず，疾患への十分な理解を促す必要がある．患者は発作時の恐怖体験から，非常に重篤な（発作で死に至るような）疾患を患っていると思い込んでいることも多い．このため，発作が生じた原因を丁寧に説明する必要があり，パニック発作で死ぬことはないことを繰り返し説明することが大切である．発作の特徴として短時間でおさま

ることも多く，ストレス状況下で起こりやすいことも今後の対応のため丁寧に説明する．患者の最近の状況を尋ねて，誘因になりそうな出来事や状況があった場合には今回の発作との関係が十分に考えられることを説明し，理由なく起こっているのではなく，ストレスへの反応で起こっていることだと理解したほうが，患者にとって安心感につながる．明らかな誘因が見いだせない場合は，まったく偶然にも起こりうることを説明するが，この際にも特殊な身体疾患・症状ではなく，何らかの反応として生じている旨を理解してもらう．

このような疾病理解の上で，おもなパニック障害の治療として，薬物療法と精神療法があることを説明し，施行可能な場合には認知行動療法 cognitive behavioral therapy（CBT）の適応も考慮する．また，治療を開始しても，並行してストレス状況の緩和をはかり，無理のない生活ペースを維持することを指導する．就業上のストレスに加え，業務外の心理的負荷となるような家族関係の問題があれば検討する必要がある．特にドメスティック・バイオレンス domestic violence（DV）被害など，女性に特に多いトラウマ体験やストレスにも留意する必要がある．

パニック障害の薬物療法としては，通常選択的セロトニン再取り込み阻害薬 selective serotonin reuptake inhibitor（SSRI）およびベンゾジアゼピン系抗不安薬が単剤ないし併用して用いられることが多いが，効果，副作用，維持療法や予防のあり方すべてにおいて性差に配慮した目配りが必要になる．特に副作用への配慮が重要であり，複雑な病態を示すパニック障害患者で抗精神病薬をどうしても用いる必要性がある場合などには，薬剤性高プロラクチン血症から生じる月経不順や無月経，あるいは体重増加といった副作用は，女性の場合，服薬アドビアランスに大きく影響するので注意が必要である．

また，服薬に際して妊娠や授乳と服薬に関する情報は先入見の問題もあり本人や家族に十分理解されていない場合も多い．未婚女性やごく近い将来に妊娠を望む女性の向精神薬の服薬は，とりわけデリケートな問題を呈するため十分な話し合いが必要である．

## 事 例 紹 介

**30 歳の女性．会社員のパニック障害の事例．**

**1）背　景**

生育歴に大きな問題なし．もともとの家族については，2 人同胞中，第 2 子．結婚するまで父母と兄と同居していた．父親が糖尿病で加療中であった．病前性格は内向的，完璧主義であった．既往歴としては，アトピー性皮膚炎がある．29 歳時に結婚し夫と二人暮らしとなった．結婚にともない実家を出て，夫の会社に近いマンションに引越しとなり，直近 1 年間ほどは通勤時間が 1 時間半強と長くなっていた．

**2）現病歴と経過**

22 歳時に 4 年制大学を卒業後，現在の IT 企業に入社．当初はプログラミング作業が主体で比

較的自分に合っている仕事と感じていたが，経験を積むとともにサブリーダーとして次第にシステム開発プロジェクトの企画・プレゼンを任されるようになり，プレッシャーを感じることが多くなった．

X年5月の連休中に映画館で上映中に突然動悸と手足のしびれ，冷汗が出現し，一緒にいた夫とともに劇場から出て休息し症状は改善する．その日の帰宅中にも電車内で軽い動悸と冷汗が出現したため，近隣の総合病院救急外来を受診した．診察，心電図，血液検査などでも特に異常を認めず経過観察となる．

その後，翌日より数日間，朝の通勤電車の中で同様の動悸と冷汗，嘔気を感じ，「映画館のときのような症状がまた出て死んでしまうのではないか」との恐怖感が湧き起こり，途中下車後すぐに家に戻り，欠勤し家から出ることができなくなる．このため再び内科受診後，検査上異常を認めず身体疾患は否定的なため精神科に紹介受診となる．精神科主治医の診察からパニック障害と診断され，疾患の説明とSSRI・ベンゾジアゼピン系抗不安薬による薬物療法が開始となった．

本人の発作出現に対する不安感が非常に強く，家から出ることができないためその後5ヵ月間にわたり休職となる．この間，薬物療法とともに別途認知行動療法を受け，次第に外出と公共交通機関の利用が少しずつできるようになり，復職にあたり産業医面談がX年9月に設定された．

産業医との面談の中で今回のエピソードについて確認すると，初回の映画館での大きな発作の前となる，1年ほど前から通勤電車内や就業中に何となく息苦しく感じることがあったと自覚され，予兆はあったと話す．映画館で大きな発作が起こった際には，上映されていた映画の内容が刺激的なものであったことや，暗い場所，上映中で逃げ場がない感じのため，強い不安と恐怖感に襲われたと理解している．発症前はプロジェクトが重なり残業が多く多忙であったが，夫も仕事で忙しいため家事もすべて自分で両立させようと睡眠時間を削って，何とか生活を回している状態であった．現在の職場での立場や周りからの期待，慢性的な人手不足もあり，求められた成果は期限までに自分が完成させなければと完璧主義で取り組み，家庭生活でも妻としての完璧さを求めていたと，内省できるようになっている．

パニック障害の症状自体は日常生活ではSSRI服薬下で安定しており，主治医から処方されているアルプラゾラムを常に携帯して電車などに乗っている．復職にあたっては，引き続きSSRIの規則的な服用とベンゾジアゼピン系抗不安薬頓服の携帯をしつつ，上司と業務負担の調整を行い，サポート役として徐々に再開することの提案にも納得している．ストレスと疲労の蓄積がパニック障害の再燃につながることが予想されるため，生活リズムを整え睡眠時間の確保を優先させ，家事に完璧を求め過ぎず，家事分担についても夫と話し合い，サポートを受けられることとなった．上記枠組みの中で，順調に復職に至っている．

### 3）解　説

わが国では共働きでも女性が家事や育児を担う割合が高く，仕事と家庭の両立のため，睡眠時間を過度に削るなど，本症例のように無理な対処をしていることがしばしばみうけられる．パニック障害の遷延化を防ぐためにも，仕事量の負荷や日常生活ペースの調節が必要であり，患者本人の気づきとともに職場や家族の理解・配慮が重要と考えられたケースである．

# *D.* 働く女性への留意点

　パニック障害の性差を考慮する場合にも他の精神疾患同様，①生物学的・医学的性差，②心理社会的・文化的性差，③およびこれら二者からなるライフコースの差異という，3点への着目が重要である[8]．

　パニック障害の再燃予防や治療を進めるにあたって，就業上の配慮を要する点としては，個々の家庭生活の状況を勘案しつつ，長時間労働や会議でのプレゼン，重複する期限の設定など，パニック発作のリスクとなりうる状況を避け，就業にあたって心理的な余裕をもたせる配慮が必要となる．特に仕事と家事，育児を完璧にこなそうとする女性の就労者は実際に多く，複合過労により生活の中に著しいひずみをきたしやすい．パニック障害に罹患しながらも両立可能な仕事量・家事分担を十分話し合い再設定しつつ，生活上のセルフケアとして，空腹，睡眠不足，感情的となる場面などを避け，規則的な生活習慣を維持するよう指導することも主治医・産業保健スタッフの役割として重要である．

　パニック障害はそもそも経過が慢性的で，再燃が多い疾患であることから，就業上の配慮が長期にわたることも多い．特に女性は月経，妊娠出産，閉経といった生物学的なホルモン変化に伴うストレス感受性の問題や，育児負担などの日本における文化的背景から，ライフコースに合わせた就業調整を行いやすい職場づくりが大切である．このようなシステムづくりは個別性の大きい面もあり，産業保健スタッフの密な事業場への関わりが求められる．

● **参考文献** ●

1) National Comorbidity Survey（NCS）：http://www.hcp.med.harvard.edu/ncs/（2017年6月8日アクセス）
2) Weissman MM, Bland RC, Canino GJ, et al. : The cross-national epidemiology of panic disorder. Arch Gen Psychiatry 54, 305-309, 1997.
3) Sheikh JI, Leskin GA, Klein DF. : Gender differences in panic disorder : Findings from the National Comorbidity Survey. Am J Psychiatry 159, 55-58, 2002.
4) Telch MJ, Lucas JA, Nelson P : Nonclinical panic in college students : An investigation of prevalence and symptomatology. J Abnorm Psychol 98, 300-306, 1989.
5) Andersch S, Hetta J. : A 15-year follow-up study of patients with panic disorder. Eur Psychiatry 18, 401-408, 2003.
6) Yonkers KA, Zlotnick C, Allsworth J, et al. : Is the course of panic disorder the same in women and men? Am J Psychiatry 155, 596-602, 1998.
7) Perugi G, Frare E, Toni C : Diagnosis and treatment of agoraphobia with panic disorder. CNS Drugs 21, 741-764, 2007.
8) 加茂登志子：女性のメンタルヘルス．臨牀と研究 93, 657-662, 2016.

# 8 強迫症/強迫性障害（OCD）

## A. OCDの診断および鑑別診断

　強迫症 obsessive-compulsive disorder（OCD）は，一般人口中の生涯有病率は1〜2%程度，男女比はほぼ同等で，平均発症年齢は20歳前後とされている．これはDSM-Ⅳ-TRまで，不安障害の一型とされてきた．しかし2013年に改訂されたDSM-5[1]では，不安障害の範疇に変更が加えられ，OCDはパニック症や社交不安症などを含む不安症群から分離された．そして「とらわれ」，あるいは「繰り返し行為」を共有する「強迫症および関連症群 obsessive-compulsive and related disorders（OCRD）」という新たなカテゴリーの中核に位置付けられている．

　OCDの診断では，まず強迫観念，あるいは強迫行為といった強迫症状の存在が必須である．この中の強迫観念とは，繰り返される持続的な思考，衝動，またはイメージで，それは経過中のある時期において，侵入的で不適切なものと体験され，多くの場合，強い不安や苦痛を伴い，これを無視したり，抑制しようとしたり，あるいは他の思考や強迫行為などの行動によって中和が試みられるものである．一方の強迫行為とは，強迫観念に応じて，あるいは厳密に適応しなければならないルールに従って，駆り立てられるように行う繰り返しの行為（例：手を洗う，確認する）または心の中の行為（例：祈る，数える，呪文を唱える）のことをいう．これらは不安や苦痛を避けるか，緩和すること，あるいは何か恐ろしい出来事や状況を避けることを目的とし出現するが，現実的には無意味で，明らかに過剰なものである．診断には，これらが強い苦痛を生じて時間を浪費（1日1時間以上）させ，日常や社会的，職業的機能に著しい障害をきたしている必要がある[1]．

## B. OCDの典型的臨床像と経過

　OCDの中核的症状である強迫観念および強迫行為について，それぞれの内容を**表6-8-1**に示す．

　通常両者は併存し，多くの場合，ある観念にはそれと特異的に対応する行為がある（例：汚染に関する心配―繰り返される洗浄行為）．このような症状構造は，文化や民族差に関わらず

表 6-8-1　強迫観念とそれに対応する強迫行為

| ［強迫観念］ | ［強迫行為］ |
| --- | --- |
| • 汚染に関する不安 ――――――― | • 掃除と洗浄行為 |
| • 人や自分を傷つける心配（攻撃性）―― | • 確認行為 |
| • 物事の正確性に関する不安 ――――― | • 確認行為，繰り返しの儀式 |
| • 対称性へのこだわり（魔術的思考）―― | • 繰り返しの儀式行為 |
| • 整理整頓 ―――――――――― | • 整理整頓 |
| • 無用なもの，無意味なものへの執着 ―― | • ものをためこむ（保存） |
| • 数字へのこだわり ――――――― | • 数を数える |

安定的であることが示されている[2),3)].

　DSM-5 で定義されているように，強迫行為の多くは観念やそれに伴う認知的プロセスにより増大した不安の軽減，あるいは中和，苦痛の予防などを目的とし[1)]，不安増大とともに，次第にそれに要する時間や回数を増しつつ，また嫌悪や恐怖する対象，あるいは状況を避けるという回避行動を拡大しつつ重症化し，慢性化してしまう[4)]．一般的に OCD 患者は，このような観念・行為の無意味さや不合理性，過剰性を十分に認識し，何とか制御しようと抵抗を試みているものの，不安や苦痛に圧倒され思うようにならず，この点からも大きな葛藤やストレスが生じている．さらに，安全と考える空間や手順に執着し，これを次第にせばめ厳密にして安心感を得ようとしたり，家族を巻き込んだりしながら，支障が生活空間全体に拡大する[4)]．一方，強迫行為や回避，巻き込みなどの行動的反応（安全探求行動）は，（それらの行動により危機回避がなされたという誤った認識に基づいて）きっかけとなった嫌悪（恐怖）刺激の脅威，あるいは重大性をより強く意識させ，反応閾値が下がるとともに，それらの行動が合理化され，必要性が正当化されるという悪循環に陥ってしまう[4)]．また発病当初の強迫行為には，不安を中和化するという能動的で目的志向的行動 goal-directed behavior といった特性がみられるが，徐々に不安に関わらず強迫行為が繰り返されるという習慣的行動 habitual behavior へと変遷することが少なくない[5)]．

　さて OCD の男女差について成田によれば，女性では男性に比し，① 発症年齢が高齢，② 既婚者の割合が高率，③ 結婚や出産，夫や子どもとの関係など，親密な人間関係に関連した明確な発症契機を認めることが多い，④ 巻き込みを伴いやすい，などの特徴がみられるという[6)]．本項では，女性にみられる OCD の特徴について，発症状況や症候学的特徴を中心に論じてみたい．

## *C.* 女性 OCD 患者の特徴的臨床像

### 1.　OCD の発症状況　〜妊娠・出産と OCD との関係〜

　OCD は男性でより早発の傾向であり，男性の約 1/4 は 10 歳以前に発症するとされる[1)]．

一方，女性では，成人期以降の結婚や出産に関わる時期の発症が比較的多い[1]．出産あるいは出産後（12 ヵ月以内）の女性において，OCD の出現が高率であることはしばしば指摘されている．たとえば後方視的非対照研究のシステマティックレビューでは，出産した外来 OCD 患者において，40％は妊娠中に，そして 30％は産褥期に，それぞれ OCD が発症していたとされる[7]．また Russell らのメタアナリシスによれば，OCD を経験するものの割合は，妊娠中が 2.07％，産褥期が 2.43％であり，一般人口女性（1.08％）に比してより高率で，そのリスク比は 1.79 とされている[8]．また Forray ら[9] によれば，18〜69 歳の 126 例の OCD 患者を後方視的に調査したところ，妊娠の経験がある 76 例中 25 例（32％）は，周産期に OCD の発症を経験しており，その内訳は妊娠中と出産後が各々 15.4％であった．また妊娠前から OCD に罹病していた患者中，34％では症状の増悪を，22％には改善がみられ，約半数では重症度の変化を認めなかった．そして周産期に発症したもの，あるいは周産期に増悪を認めたものでは，妊娠の経験がない OCD 患者に比して，強迫症状の重症度が性周期により変動し月経前に増悪を認めた割合が有意に高率であった．しかしながら妊娠経験の有無による強迫症状の相違は，汚染／洗浄に関するものを除き，子どもへの危害の心配などを含め有意な群間差は認められなかったという[9]．

　このような妊娠や出産と OCD との関連性について，妊娠中あるいは産褥期におけるエストロゲンやプロゲステロンなど性腺ホルモンの急激な変動によるセロトニンないしドパミン系機能異常が，OCD の出現や増悪に関わる可能性が指摘されてきた[10]．しかしながら，上述した Forray らの報告と同様に，20〜49％の女性 OCD 患者では月経前に強迫症状の悪化を認めるとされる[8]．このような傾向は，ホルモン関連性 OCD というサブタイプの存在を示唆するものであり，遺伝学的メカニズムを介した性腺ホルモンの変動に対する感受性の高さ，あるいは OCD の出現に関わる脆弱性を有している可能性がある[8]．またオキシトシンの病因的関与を示唆する報告もあるが，実際新生児の安全や感染に関する心配，そしてこれに関連した確認，洗浄行為などの強迫症状は，正常な母性行動と連続的なものと考えられる[7, 11]．たとえば，子どもを傷つけるという心配は，子どもを守ろうとする本能的，適応的側面を反映し，半数以上の健常者にも認め異常とは言いがたい．しかしこれが時に OCD 発症に関わる遺伝学的，認知的な脆弱性要因にもなりうるため，注意が必要である．またこの症状の背景に産褥期うつ病が存在する場合もあり，鑑別が重要となる[7]．

　一方，周産期に出現・増悪する OCD は，健全で安定的な母子関係の構築や維持，育児などの機能，さらに子どもの認知行動的発達に重大な悪影響を及ぼす[11]．さらには元来 OCD を有していたもの，あるいは産褥期に発症したものでは，強迫症状出現の約 2〜3 週後に産褥期うつ病の出現リスクが高まるという[12]．このため，周産期の女性では，強迫症状や OCD の出現，あるいは増悪に注意を払うべきであり，必要に応じてスクリーニングを行うとともに，適切な治療介入を検討する必要がある．治療では認知行動療法 cognitive-behavioral therapy（CBT）といった非薬物療法的な介入をまずは検討する．薬物療法としては，フルボキサミン，

パロキセチンなどの選択的セロトニン再取り込み阻害薬 Selective Serotonin Reuptake Inhibitor（SSRI）が OCD の適用を有している。これらの妊婦における胎児リスク，あるいは授乳を介した新生児リスクはいくつか報告が散見されるものの，催奇性リスクはおおむね低レベルであるという見解が一般的である[11]。しかしながら，治療では個別性への配慮が不可欠であり，これを周産期に用いる場合，有益性と危険性について患者や家族と十分に話し合い，shared decision making のプロセスの中で，インフォームドコンセントを取得することが望ましい。

## 2. 女性における症候学的特徴

### 1）強迫症状

上述したように，OCD 患者では汚染/洗浄，確認や儀式行為などの強迫症状が高率にみられる。これに関連し，Yale-Brown Obsessive-Compulsive Scale（Y-BOCS）の標的症状評価リストで特定された強迫症状を因子分析して，関係性が強い強迫観念 - 行為症状軸を抽出したものを symptom dimension という[2),3)]。このような因子構造のメタアナリシスでは，① 汚染/洗浄，② 禁断的思考（誰かを傷つけてしまうのではといった攻撃的，性的，あるいは宗教的なものなど）/確認，③ 対称性/整理整頓，④ 溜め込みといった四つの dimension が特定され，このような症状構造が，わが国の OCD 患者を含め社会文化的背景や民族の相違に関わらず安定的なものであり，さらには各 dimension の出現に関連する脳部位や神経回路，遺伝学的要因といった生物学的特異性なども検証されている[2),3),13)]（図 6-8-1）。

symptom dimension に関する性差について，女性では汚染/洗浄に関するものが，男性では禁断的思考あるいは対称性に関するものが，それぞれ異性に比しより高率である傾向が指摘されている[1)]。これは 343 例の OCD 患者を，最も優勢な symptom dimension によって群別し比較した我々の結果とも一致している[14)]。すなわち汚染/洗浄を主とするものの女性の割

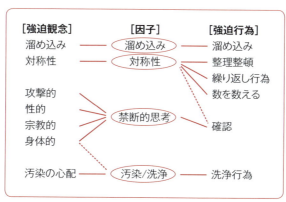

図 6-8-1 　強迫症状の因子構造
（注：⋯⋯⋯は子どもでのみ関連がみられるもの）
[出典：文献 2）より改変]

合は 82% であり，これは禁断的思考/確認（42%），対称性/整理整頓（40%），溜め込み（0%）などに比し有意に高率であった．また汚染/洗浄を有する OCD 患者について，過剰な手洗いや入浴など洗浄行為に最も関わる汚染の対象を，Y-BOCS の標的症状評価リストにより 3 群に分け比較したところ，「汚れやばい菌に関する過剰な心配」，「身体から出る老廃物や排泄物への心配や嫌悪」は女性でより高率にみられたが，「汚染され病気になるのでは，あるいは他人を病気にするのではという心配」の出現頻度は男女ほぼ同等であった．

### 2）巻き込み症状

OCD 患者が家族など周囲の人を巻き込む症状は半数近くに認められ，① 人に繰り返し大丈夫であることの保証を求めるもの（保証の要求），② 人に行為あるいはルールを強制するもの（行為の強要），③ 就寝や外出前の鍵の確認などを，自分の代わりに人にさせるもの（行為の代行）が含まれる[16]．著者らが 256 例の OCD 患者を対象に行った調査では，108 例（42%）に巻き込み症状を認め，保証の要求（72%），行為の強要（52%），行為の代行（33%）の順で高率であった．また 11% には三つすべてが認められるなど，複数を有したものの割合は 55% であった[16]．

この症状は女性 OCD 患者に多くみられ，これを伴うものでは不安や抑うつが有意に高度であり，長期化するほどに自宅内の習慣や細部にまでわたるルールとして頑なとなり極端化しやすい．これに女性で高率にみられる境界型や依存性パーソナリティ障害といった対人関係における人格的病理が絡めば，しばしば操作的で暴力行為を伴うため，巻き込み構造に家族は抵抗できず順応を余儀なくされやすく，これが日常化する中で患者自身が認識する変化の必要性や治療的モチベーションはさらに低下する．結果として，患者は OCD との共存を持続してしまい，家族はそれを支えることとなりやすい．実際，巻き込み症状は，OCD の長期予後不良の予測因子と考えられる[16]．

## 𝐷．働く女性の OCD に関する留意点

以上，女性の OCD 患者における特徴的な臨床像を概説した．女性は男性に比し晩発で，妊娠や出産など周産期に OCD の発症・増悪を認める場合が少なくない．また症候学的には，汚染/洗浄などの強迫症状，あるいは他者の巻き込み症状などをより高率に認める．女性 OCD 患者がこのような特徴を示す背景には，女性特有の性格特性や，家事や育児を含む社会的機能あるいは対人関係様式といった社会文化的背景のみならず，遺伝学的機序や女性ホルモンの関与なども疑われ，bio-psycho-social といった多因子モデルとして捉えることの重要性が考えられた．

また働いている女性で注意すべき点として，強迫症状の出現にはストレス状況や過労などがしばしば関わる．そして汚染/洗浄などの OCD を発症すれば，さらに苦痛や支障が高まり，

時間やエネルギーが消耗されるといった悪循環に陥ってしまうが，この状態に至れば自身での修正はきわめて難しい．この点，発症後より早期の受療行動が，寛解，改善などより良好な予後に関わることは間違いなく，強迫症状を自覚すれば，あるいは周囲が気づけば，できるだけ早い段階に専門医療機関を受診することが望まれる．

付記：本稿には，平成27〜28年度科学研究費補助金（No.15K09845）を一部用いた．

## ● 参考文献 ●

1) American Psychiatric Association : Diagnostic and Statistical Manual of Mental Disorders 5th edition (DSM-5). APA 2013.
2) Bloch MH, Landeros-Weisenberger A, Rosario MC, et al. : Meta-Analysis of the symptom structure of obsessive-compulsive disorder. Am J Psychiatry 165, 1532-1542, 2008.
3) Matsunaga H, Maebayashi K, Hayashida K, et al. : Symptom structure in Japanese patients with obsessive-compulsive disorder. Am J Psychiatry, 165, 251-253, 2008.
4) 松永寿人，三戸宏典，山西恭輔，他：強迫性障害の典型例．精神科治療学 27, 929-934, 2012.
5) van den Heuvel OA, van Wingen G, Soriano-Mas C, et al. : Brain circuitry of compulsivity. Eur Neuropsychopharmacol 26, 810-827, 2016.
6) 成田善弘：女性の強迫症．強迫症の臨床研究．p.138-158, 金剛出版，1994.
7) Ross LE McLean LM : Anxiety disorders during pregnancy and the postpartum period : a systematic review. J Clin Psychiatry 67, 1285-1298, 2006.
8) Russell EJ, Fawcett JM, Mazmanian D : Risk of obsessive-compulsive disorder in pregnant and postpartum women ; a meta-analysis. J Clin Psychiatry 74, 377-385, 2013.
9) Forray A, Focseneanu M, Pittman B, et al. : Onset and exacerbation of obsessive-compulsive disorder in pregnancy and the postpartum period. J Clin Psychiatry 71, 1061-1068, 2010.
10) Abramowitz JS, Schwartz SA, Moore KM, et al. : Obsessive compulsive symptoms in pregnancy and the puerperium : a review of the literature. J Anxiety Disord 17, 461-78, 2003.
11) Namouz-Haddad S, Nulman I. : Safety of treatment of obsessive compulsive disorder in pregnancy and puerperium. Can Fam Physician 60, 133-136, 2014.
12) Brandes M, Soares CN, Cohen LS, et al. : Postpartum onset obsessive-compulsive disorder : diagnosis and management. Arch Womens Ment Health 7, 99-110, 2004.
13) Pauls DL, Abramovitch A, Rauch SL, et al. : Obsessive-compulsive disorder : an integrative genetic and neurobiological perspective. Nat Rev Neurosci 15, 410-424, 2014.
14) Matsunaga H, Hayashida K, Kiriike N, et al. : The clinical utility of symptom dimensions in obsessive-compulsive disorder. Psychiatr Res 180, 25-29, 2010.
15) 松永寿人，松井徳造，大矢健造，他：汚染に関する強迫観念の内容を分類基準とした汚染/洗浄強迫の均質性に関する検討．精神医学 44, 885-892, 2002.
16) Yanagisawa Y, Matsuura N, Mukai K, et al. : Clinically related or predictive factors and impacts on long-term treatment outcomes of involvement behaviors in patients with obsessive-compulsive disorder. Compr Psychiatry 60, 105-113, 2015.

# 9 解離性（転換性）障害

## A. 解離性（転換性）障害の概念

　解離性（転換性）障害には種々の病型，つまり症状の表れ方の違いがあるが，共通するのは「過去の記憶，同一性と直接的感覚，および身体運動のコントロールの間の正常な統合が部分的あるいは完全に失われることである」[1] とされている．以前は「ヒステリー」と呼ばれていた病気に相当する．これはギリシャ語の子宮 hystera に由来し，ヒポクラテスの時代には，子宮が体の中を動き回るために起こる女性の病気であると考えられていた．医学的に捉えなおされたのが 19 世紀後半で，精神的なストレスや葛藤とそれに伴う不安によって生じる疾患と考えられるようになった．古くいわれていたような女性固有の疾患ではなく，男性にもみられる．一方，ヒステリーという言葉は日常会話などでは，感情が不安定で，わざとらしい態度，演劇的な人，ことにそうした女性やその言動に対して使われることも多かった．否定的なニュアンス，さらには揶揄や軽蔑，非難を伴なってもいた．これは医学的な意味でも正しくない．このようなこともあり，20 世紀後半には精神医学でもヒステリーという概念はなくなり，より病態を明確に表現する解離性障害，転換性障害という診断名を用いるようになった．

　それでは「解離」とはどのようなことをいうのであろうか．今日現在ここにいる「私」は，昨日の私と違うものではない．子どもの頃の私は，もちろん現在の私とは身体の大きさやいろいろなものの見方や考え方も違っていた．しかし，連続してつながっている「私」という一人の人間という存在として感得されるものである．このように時間を隔てても自分が同じ自分であると感じられるのであるが，これを「同一性」といっている．

　また，私たちは何かを感じたり，考えたりしながらさまざまな行動を行っている．たとえば，のどが渇いたと感じると，水を飲む．自分が渇きを感じたので，自分で水を飲んだのである．この行動は，他人がしているのでも，他人にさせられているのでもない．このように自分自身が行っている意識のことを「能動性」という．

　このような同一性，能動性が保たれていてはじめて，人間は自分は自分であると意識でき，さまざまな行動をしながらまとまりのある生活をすることができる．ところが解離性障害では，この「私」というまとまりが保てなくなっている．「私」の意識，知覚，記憶，思考，感情，運動がばらばらになって正しい働きができなくなってしまう．それが解離である．解離が生じると，たとえば過去の記憶の一部が抜け落ちたり（健忘），自分が自分ではないように感じたり，

映画でも見ているように周りが非現実的な感じがしたり（離人症），自分が自分の身体を抜け出して自分の身体を見ていると感じたり（体外離脱体験）といったことが起こる.

一方，転換性障害では，立つことや歩くことができなくなったり，声が出せなくなったり，目が見えなくなったりといった身体症状が起こる. 足の機能の異常や，発声器官の障害や目の病気があるわけではない. 精神的なストレスや葛藤などによる心理的負荷が，身体症状として表現されると考えられるのである. つまり心の症状が身体の症状に置き換えられているのである.「転換」されるのである. 運動機能の障害や感覚機能の障害がみられ，てんかん発作と紛らわしいようなけいれんや意識を失うような発作性の症状がみられることもある.

## *B.* 要　因

解離性（転換性）障害は，精神的なストレスや心の葛藤，心的外傷（トラウマ）が原因となって生じると考えられる. 心と身体が別々の行動をしたり，記憶をなくすことで現在の苦しい状況やつらい体験，それから生じる強い不安を回避しようとする現象と考えられる. それは本人が意識的にしている行動ではなく，症状としての表れは無意識に起こるいわば自己防衛の現象といえる. 解離性（転換性）障害の出現頻度や有病率について正確な統計資料はない. 地域や医療機関の違いにもよるが，都心の総合病院で 1998 年頃から解離性障害での入院が増加したとするもの[2] がある. 時代状況や社会情勢，生活環境がこの疾患の出現やその様相に影響すると考えられる.

## *C.* 病　態

多様な症状の表れ方，すなわち病型があり，種々の分類が行われてきている. 診断名や表記についても歴史的な変遷があるが，ここでは世界保健機構 World Health Organization（WHO）による国際疾病分類（ICD-10）[1] に従って記載する.

### 1. 解離性健忘

精神的ストレス，本人にとって強いショッキングな出来事をきっかけに，主に苦痛となる出来事に関連する記憶を喪失するものである. 心的外傷体験（トラウマ）や，強い精神的負荷を与えた出来事に関した記憶が思い出せない場合が多い. まれには自分の名前，住所，家族，経歴，生活のすべてが思い出せないといったものもある. 全生活史健忘という.

## 2. 解離性遁走

自分が誰であるかという記憶が失われ（全生活史健忘），家庭や職場から離れて失踪する．その旅の間には自己の身辺管理や買い物など日常生活のための行動は保たれている．2，3日の旅に終わることが多いが，ときには数ヵ月，数年の長期にわたることもある．旅は以前から知っていて本人にとって情緒的な意味をもつ場所である場合もある．「記憶喪失」といわれて，ときにドラマなどに取り上げられることのあるものである．

## 3. 解離性混迷

身体を動かすこと，さらに光，音，接触などの外的刺激に対する反応がなくなる．長時間，ほとんど同じ姿勢で座っていたり横たわったまま動かない．しかし，筋緊張，姿勢，呼吸，眼球運動などの観察からは睡眠や意識障害によるものであることは否定される．

## 4. トランスおよび憑依障害

同一性の感覚と十分な状況認識がともに一時的に失われる．他の人格，霊魂，神，あるいは何らかの力に取りつかれているようにみえる場合もある．一定の運動，姿勢，発語が繰り返されることもある．

## 5. 解離性運動障害

四肢の全体あるいは一部を動かせなくなる．麻痺や協調運動障害（失調）がみられることがあり，下肢の場合には奇妙な歩行になったり，支えられないと立てなくなったりする．これは失立失歩と呼ばれる．声が出せなくなることもある（失声）．脳・神経症状として生じる運動失調，失行，無動，構音障害，運動障害，けいれん，麻痺などと類似のさまざまな状態が起こりうる．

## 6. 解離性けいれん

てんかん発作のようにみえるが，咬舌，転倒による負傷，尿失禁はまれで，意識消失はないか混迷やトランス状態を伴っている．しかし診断のためには，てんかんとの鑑別に脳波検査が必須である．

## 7. 解離性知覚麻痺および感覚脱失

皮膚の感覚脱失がみられるが，生理学的，神経学的にはあり得ない部位や範囲で症状が訴えられる．知覚異常の訴えを伴うこともある．視覚障害では「筒状視野」であることが多い．

## 8. 混合性解離性（転換性）障害

上記の種々の障害が混合してみられることもある．実際にはこうした例が多い．

### 9. 他の解離性（転換性）障害

#### 1）ガンザー症候群

ふつう他の解離症状を伴い，「的はずれ応答」が特徴的である．これはたとえば，「2＋3は？」と聞くと，即座に「6」と答えるようなもので，正しい答を知っていると思われるものである．ドイツの精神科医 Ganser が拘禁中の未決囚にみたものを報告したことからこの名がある．

#### 2）多重人格障害

二つ以上の別個の人格が同一個人にはっきりと存在し，ある時点ではそのうちの一つだけが明らかであるといったものである．各々は独立した記憶，行動，好みを持った全く別の人格である．精神的なストレス，特にトラウマとなる出来事，さらには幼少期の虐待，ことに性的虐待と関連していることが多いとされている．解離性同一性障害ともいわれている．リラクセーション，催眠，治療者との面接に際して，一つの人格から他の人格への変化が起こることも多い．

## *D.* 診　断

診断は，精神的なストレス性の問題や出来事を明らかにして，心理的原因を追求することによる．一方では，身体疾患や脳神経の障害による疾患を除外することが重要で，身体医学的および心理学的な検査，検索は慎重に行われなければならない．

## *E.* 治　療

原因は心理的な要因であるので，治療は精神療法が中心となる．症状出現の背景にある環境を調整していく必要がある．家庭や職場などでの環境を整え，そこでの人間関係にも注意深い修正が求められる．何よりも安全な環境が求められる．比較的簡単な働きかけで症状が消えることもあるが，多くの場合長期間の忍耐を要する治療になる．信頼できる治療者とともに時間をかけて治療を続けることになる．

上記のようにそもそも解離には自己防衛の要素があり，転換症状があることで精神的ストレスや葛藤を意識しないでいられるという側面もある．したがって無理に思い出させたり，人格の統合を急いだり，症状をなくすことにばかり努力することは適切ではない．気持ちの安定を図り，環境の改善について話し合いながら，原因となった状況や出来事を治療者とともに検討していくことが治療となる．

精神療法に合わせて，必要に応じ薬物療法も行われる．感情が不安定であったり，不安が強い場合には，抗不安薬，抗うつ薬，睡眠薬などが処方される．リラクセーションや催眠，トラウマに対する治療が行われることもある．

# $\mathcal{F}.$ 働く女性への留意点

　解離性（転換性）障害の治療には，家族や周囲の協力が重要である．

　まずこの障害では，自己の状態を病気の症状として自覚しにくかったり，病気としての認識がもちにくいことが少なくない．そのこと自体が一つの特徴ともいえる．こうしたことから，詐病，あるいは仮病，演技と誤られるおそれもある．適切な治療に結びつけるためには，専門医，すなわち精神科医への受診が必要である．

　解離性障害と疑われる従業員への職場での対応を以下に記す．

| |
|---|
| ① 専門医受診を勧める |
| ② 本人に受診の状況や主治医の指示を確かめる |
| ③ 職場の対応について本人から意見を聴取する |
| ④ 職場の対応について主治医から助言を得させる |
| ⑤ 可能なら専門医受診に同伴し，対応について助言を得る |

　職場としては，受診しているかどうか治療が適正に行われているかどうかを本人に確認することが求められる．職場では，症状発現の事態に対して，対応に戸惑うことが多い．この疾患に限ったことではないが，「職場にどうしてほしいか」，「症状出現時にどうすればよいか」を本人に尋ねてみることである．こうしたことが意外になされていない．明確な意見や要望が得られない場合には，受診時に主治医との相談を行い，職場の対応方法を聞いてみることを勧めるのである．転換性障害ではことに，周囲の対応やそのあり方が治療の成否や経過にも影響するからである．解離性けいれんでは，転倒発作が職場で生じた場合など，同僚の驚愕や不安は大きい．作業環境における周囲の動揺を抑えるためにも適切な対処が行われることが重要である．さらに可能なら，本人の同意を得て，受診時に同伴し，職場としての対応方法の適否を確認して主治医の助言を得ておくことが望ましい．それに基づいて，衛生管理者等から上司や同僚への適切な説明や助言が行われるとよい．本人への非難や嘲笑あるいはいじめなどが生じない配慮が必要である．前述したような「ヒステリー」という語がたどった誤解や誤用，偏見を防がねばならない．

● 参考文献 ●
 1) WHO : The ICD-10 Classification of Mental and Behavioural Disorders. WHO, 1992（融道男，中根允文，小宮山実，他監訳：ICD-10 精神および行動の障害─臨床記述と診断ガイドライン─新訂版．医学書院，2005.
 2) 柴山雅俊：解離性障害─「うしろに誰かいる」の精神病理．p.9，筑摩書房，2007.

# *10* 身体症状症および関連症群（身体表現性障害）

## *A.* 身体表現性障害とは？

　「身体表現性障害 Somatoform Disorders」は，米国精神医学会 American Psychiatric Association（APA）による DSM-Ⅲ で登場し，DSM-Ⅳ-TR および ICD-10 で踏襲されている診断カテゴリーであるが，2013年5月に19年ぶりに DSM が全面改訂され，DSM-5 では「身体表現性障害」はなくなり，代わりに「身体症状症および関連症群 somatic symptom and related disorders」が登場し，これまでの身体表現性障害の下位診断名の多くが，名称を変えてこのカテゴリーの中に分類されている．

　この疾患は一般に男性より女性に多いといわれるので，女性のメンタルヘルスでは注目すべき疾患である．

---

### 事例紹介

**60歳の女性．2年間耳閉塞感，右耳から後頭部，頬部にかけての痛みを訴え，身体表現性障害と診断された事例．**

- **主訴**：右耳から後頭部，頬部にかけての痛み，痛みがひどくて憂うつになる．
- **既往歴**：40歳時乳がんの手術．
- **学歴・職歴**：短大卒業後，会社の事務として働き，55歳時退職．
- **家族歴**：子ども3人は独立し，家庭を持っている．現在夫との2人暮らし．
- **現病歴**：40歳時に乳がんで手術を受けるが経過もよく，仕事・家庭生活ともに忙しくしていた．

　54歳時に子どもも独立したので，夫と2人の生活．57歳時頃から両側の耳閉塞感を自覚するようになり，K病院脳外科で頭蓋底の良性腫瘍を指摘され，手術を受け，一時的には耳閉塞感は軽快した．しかし，すぐに症状は再燃し，その後は徐々に悪化した．同年に夫が脳梗塞になり，介護に追われている間は症状の変化はなかったが，夫がよくなるにつれ，耳閉塞感はひどくなり，神経内科などで投薬を受けたが効果なく，服薬も中断する．夫は脳梗塞の経過もよく，その後，復職し無事定年退職し，以後は再就職はせず自宅での生活．夫は麻痺などの後遺症もないが，家

では趣味以外は何もせず，すべて本人に任せきりの生活．症状は頑固に続いていて，脳外科，神経内科，耳鼻科など 10 数ヵ所の医療機関を転々としているが，どこも器質的には問題ないといわれてきた．しかし，症状は増強し，頬部のひきつり，後頭部もしめつけられるようになり，家事も十分できない日が出てきた．腫瘍の再発と思い，K 病院を再診し諸検査を受けるが，異常なしと診断されている（異常なしといわれ，本人ががっくりしたとのこと）．心因性と説明され，当院精神科を紹介され初診する．最近はほとんど外出もなく，食事作りもときどき夫が手伝っている．診断は身体表現性障害であった．

## B. 身体症状症および関連症群

ここでは新たになった DSM-5 の「身体症状症および関連症群」について DSM-5[1] から概略を抜き出しながら説明する．

DSM-5 で登場してきた「身体症状症および関連症群」には，DSM-Ⅳ-TR の「身体表現性障害」と重なる部分も多い．DSM-Ⅳ-TR の身体化障害，鑑別不能型身体表現性障害，疼痛性障害は DSM-5 の身体症状症に含まれる．DSM-Ⅳ-TR の心気症は，その約 25％は DSM-5 では病気不安症に，残りは身体症状症に含まれる．DSM-Ⅳ-TR の転換性障害の疾患概念はおおむね同じであるが，DSM-5 では変換症と名称が変わっている．DSM-Ⅳ-TR でみられていた身体醜形障害は，DSM-5 ではカテゴリーが変わり「強迫症および関連症群」に移動している．DSM-Ⅳ-TR の特定不能の身体表現性障害は，DSM-5 では他の特定される身体症状症および関連症と特定不能の身体症状症および関連症の二つに分かれている．DSM-Ⅳ-TR の身体表現性障害の下位分類になかったもので，DSM-5 では他のカテゴリーから移動してきたものとして，他の医学的疾患に影響する心理的要因と作為症／虚偽性障害がある．DSM-Ⅳ-TR，DSM-5 および ICD-10 の関連性を表 6-10-1 に示しておく．

### 1. 身体症状症

DSM-Ⅲ，DSM-Ⅳ-TR では「身体化」という症状概念が用いられていて，医学的に説明できない身体症状が身体化症状として用いられ，身体表現性障害はこの身体化症状を主症状としている精神疾患であったが，身体表現性障害という用語は曖昧なため，DSM-5 では「身体症状」という用語が用いられ，身体疾患の有無に関係なく，身体症状を主症状とする精神疾患群が「身体症状症および関連症群」である．身体症状症 Somatic Symptom Disorder 300.82(F45.11) はこのカテゴリーの下位診断の一つである疾患概念（診断名）である．

身体症状症は，身体疾患の有無にこだわらず，① 一つまたは複数の苦痛に感じている身体症状で，② 病気に対し強い心配傾向があり，身体症状に対して重篤に考えたり，強い不安を感じていたり，とらわれている．③ 症状が 6 ヵ月以上続いている状態が特徴である．DSM-

表 6-10-1 ICD-10，DSM-Ⅳ-TR，DSM-5 の関連性

| ICD-10<br>身体表現性障害 | DSM-Ⅳ-TR<br>身体表現性障害 | DSM-5<br>身体症状症および関連症群 |
|---|---|---|
| F45.0 身体化障害<br>F45.1 鑑別不能型［分類困難な］身体表現性障害 | 300.81 身体化障害 | 300.82（F45.1）身体症状症 |
| F45.8 他の身体表現性障害 | 300.82 鑑別不能型身体表現性障害 | |
| F45.4 持続性身体表現性疼痛障害 | 307.80,307.89 疼痛性障害 | |
| F45.2 心気障害 | 300.7 心気症 | |
| | | 300.7（45.21）病気不安症 |
| | 300.7 身体醜形障害 | →強迫症および関連症群 |
| F45.3 身体表現性自律神経機能不全 | 300.11 転換性障害 | 300.11（F44.4, F44.5, F44.6, F44.7）<br>変換症 / 転換性障害（機能性神経症状症） |
| F45.9 身体表現性，特定不能のもの | 300.82 特定不能の身体表現性障害 | 300.89（F45.8）他の特定される身体症状症および関連症<br>300.82（45.9）特定不能の身体症状症および関連症 |
| | | 300.19（F68.10）作為症/虚偽性障害 |
| | | 316（F54）他の医学的疾患に影響する心理的要因 |

［文献 1)〜3) を参考に作成］

Ⅳ-TR の疼痛性障害は，身体症状がおもに痛みである場合は疼痛が主症状として（従来の疼痛障害）ここに含まれている．身体症状症の人は多彩な身体愁訴の訴えで，日常生活にも支障をきたし，医療を求めて多くの医療機関を受診しているが，精神科受診までには数年かかっていることもある．

　身体症状症の有病率は不明としているが，身体化障害の有病率よりは高く，鑑別不能型身体化障害よりは少なく，成人ではおよそ 5〜7％といわれている．身体愁訴は一般に男性より女性のほうに多くみられることもあって，女性の有病率がはるかに高い．

　身体症状症になりやすい気質としては神経症的特質が挙げられる．不安または抑うつの併存は一般的で，症状や機能障害を悪化させることがある．環境要因として直近のストレスの多い人生の出来事を経験した人に多く発症がみられるとしている．また高齢者や慢性疾患をもっている人にも発症しやすい．

## 2.　病気不安症

　病気不安症 Illness Anxiety Disorder 300.7（F45.21）は DSM-5 で初めて登場してきた病名である．DSM-Ⅳ-TR で診断されていた心気症の大半は DSM-5 では身体症状症に分類され，少数が病気不安症の診断が適用される．身体症状症と病気不安症との主な鑑別点は身体症状の有無である．

　病気不安症の特徴は，① 重い病気にかかってしまった．または重い病気にかかっているという頑固なとらわれが中心である．重篤な身体的疾患があると執拗に主張し，医師の説明や保証を受け入れない．② 身体症状は存在しないか，あってもごく軽度である．また，身体疾患があってもその症状へのとらわれが過剰であったり，不釣り合いの場合はこの診断が考えられる．③ 健康に対して強い不安が存在し，かつ健康状態に容易に恐怖を感じる．④ 病気の徴候が出ていないかと繰り返し調べたり，自分の健康を危険に曝すような状況や活動を避ける，⑤ 病気についてのとらわれは少なくとも 6 ヵ月以上続く，である．

　病気不安症には頻回に医師を受診し，繰り返し検査を受ける医療を求めるタイプと反対に受診や医療を避けるタイプがある．

　病気不安症の有病率は DSM-Ⅲ，DSM-Ⅳの心気症の推計で，地域調査および一般人口の 1〜2 年有病率は 1.3〜10％である．病気不安症の人は精神科以外の一般科を受診していることが多い．身体症状症と異なり，明らかな性差はみられない．子どもの発症はまれで，健康に対する不安は年齢とともに増加し，中年になって発症してくることが多いが，明らかに身体症状を持っている場合は前述の身体症状症に診断される可能性が高い．

　病気不安症は大きな生活のストレスが引き金になったり，重篤な病気が疑われて諸検査を受けたところ，その結果は良性であったと判明するが，その間健康に対するかなりの恐怖・脅威を感じていてそれを契機に突然に発症することがある．病気不安症は症状のために対人関係を妨げ，社会生活や家庭生活にも支障をきたしている．

## 3.　変換症/転換性障害（機能性神経症状症）

　Conversion Disorder は DSM-Ⅳ-TR では転換性障害と訳されていたが，DSM-5 では変換症と訳され，機能性神経症状症 Functional Neurological Symptom Disorder 300.11 が付記されている．

　DSM-Ⅰや DSM-Ⅱでみられていたヒステリー神経症は，DSM-Ⅲ以降は主として身体症状を示すものは転換型，精神症状を示すものは解離型に分けられ，転換型は転換性障害として身体表現性障害に，解離型は解離性障害の大項目に入れられている．DSM-5 もこれを踏襲している．ICD-10 では同じカテゴリーの中で扱われている．

　変換症の症状の特徴は一つまたは複数の神経学的愁訴で，運動症状としては脱力，麻痺，失声，振戦，失立・失歩など，感覚症状として知覚麻痺や感覚脱失，管状視野，難聴，ヒステリー球など，その他心因性発作・けいれんなどの症状がみられ，症状は多くは突然に発症する．そ

の症状は神経学的所見や諸検査では説明できない．症状の発症や増悪に心理的要因がみられるが，DSM-5 では心理的要因がはっきりしなくとも診断は可能としている．

変換症と診断する際には隠れている神経疾患や身体疾患を見逃さないことが重要である．

作為症または詐病との鑑別が求められている．詐病との鑑別としてフーバー徴候（股関節の伸展時みられる脱力が，対側の抵抗に対する屈曲に伴って正常の力に戻る）や振戦同調試験の陽性などの鑑別法が，具体的に挙げられている．

この疾患も男性より女性に 2〜3 倍多いとされている．

## 4. 他の医学的疾患に影響する心理的要因

Psychological Factors Affecting Other Medical Conditions 316（F54）は，心理的または行動的要因が医学的疾患（精神疾患以外）に好ましくない影響を与えている場合に診断される．これは心身症に近い概念であるが，心身症は精神疾患でなく身体疾患の診断が確定されていることが必要である．心身症と思われる身体疾患はおもに心療内科など一般科で治療を受けている．

心理的・行動的要因に医療上の危険性を増加させる低いアドヒアランス，喘息を悪化させる不安，心臓発作の治療の必要性の否認などを挙げている．これらの要因はパニック症，うつ病などの精神疾患では説明できないものである．

## 5. 作為症／虚偽性障害

Factitious Disorder 300.19（F68.10）は DSM-TR-Ⅳでは虚偽性障害として一つのカテゴリーとして扱われていたが，DSM-5 では作為症と訳され，身体症状症および関連症群のカテゴリーの下位診断に入ってきた．

DSM-5 の診断基準では自らに負わせる作為症と他者に負わせる作為症（従来の，代理人による虚偽性障害）に分類している．作為症の特徴は，身体的または心理的徴候・症状を自分自身や他者においてねつ造し，そのための治療を求めることである．ねつ造の方法には，誇張，つくり話，擬態，および誘発がみられる．発症は通常成人早期であり，身体疾患や精神疾患で入院した直後であることが多い．

詐病との鑑別点は詐病では個人的な利益（金銭，休暇など）のために意図的に症状を訴えるのであって，報酬がなくても症状を訴える作為症とは明らかに異なる．

## 6. 他の特定される身体症状症および関連症

Other Specified Somatic Symptom and Related Disorder 300.89（F45.8）は，身体症状症および関連症群の診断分類の症状の持続期間などが完全には満たされない場合に適用される．想像妊娠がここに含まれている．

### 7.　特定不能の身体症状症および関連症

このカテゴリー Other Specified Symptom and Related Disorder 300.89（F45.8）は，上記のカテゴリー同様身体症状症および関連症群の診断分類のいずれも完全には満たされない場合に適用される.

## C.　身体症状症の治療

治療には，支持的な精神療法，生活技能訓練，認知行動療法，薬物療法などが試みられている. 症状が身体疾患と思っている患者はなかなか精神科治療の必要性を認めない. 医者もそんな患者に陰性感情をもってしまうことがあるが，身体症状症の治療の原則は，まず患者—医者との関係が良好に保たれることである. つまり，患者の身体愁訴を時間をかけて傾聴し，患者の苦しみに共感を示すことである. 症状を十分に説明し，症状の基盤になっている不安や葛藤を取り除くこととともに，症状の出現する心的過程を患者自身が気づき，理解するように支援して行く. その他，隠れている神経疾患や身体疾患を見逃さないことも求められる.

薬物療法としては抗うつ薬，抗不安薬が有効なことがあるが，多剤併用をできるだけ避け，また眠気，だるさなどの副作用に注意する. 長期にわたる服用継続で依存となることには特に注意を要する.

これまで述べてきたように身体症状症とその関連疾患はもともと女性に多いと言われてきた. また，この疾患は心的ストレスが引き金となって持続的で，多様な症状を呈する疾患でもある. 一億総活躍社会の実現をめざし，女性の職場進出が増えていく中，働き方の多様性（ダイバーシティ）が浸透してきてはいるが，職場の人間関係，能力発揮の機会の少なさ，種々の雇用問題など女性にとっての新たな，複雑な職場ストレスがメンタルヘルス不調，心身の不調の誘因となっている. 仕事と家庭の両立支援（ワークライフバランス）と男女雇用均等支援が連動して押しすすめられ，女性にとってもいきいきと働ける職場作り，女性の職場のメンタルヘルス対策は大きな課題である.

● 参考文献 ●
1) 日本精神神経学会（日本語版用語監修），髙橋三郎，大野裕（監訳）：DSM-5 精神疾患の診断・統計マニュアル. p.305，医学書院，2014.
2) 日本精神神経学会（日本語版用語監修），髙橋三郎，大野裕，染谷俊幸（監訳）：DSM-Ⅳ-TR 精神疾患の分類と診断の手引 新訂版. p.187，医学書院，2014.
3) WHO：F45 身体表現性障害. ICD-10 精神および行動の障害　臨床記述と診断ガイドライン（融道男，中根允文，小見山実，他監訳）. p.170，医学書院，1993.

# 11 不眠症

## A. 女性の不眠症

　女性の睡眠時間は，30代以降のほとんどの年代で男性よりも短い[1]．仕事と家事の両立に加え，育児や介護の負担もまだ女性に比重が大きく[2]，十分な睡眠時間が確保できない女性が多いのが現状である．さらに女性の睡眠は性ホルモンの影響を受けるため，月経周期や妊娠期，更年期における睡眠障害では特徴的な病態がみられる．また加齢に伴って睡眠の質は変化していくため，女性のライフステージによって頻度の高い睡眠障害を知っておく必要がある．

### 1. 不眠の頻度

　不眠が男性と比べて女性で頻度が高いことについては，世界の疫学調査において一致している．不眠は女性では18.2%，男性では12.4%という頻度が得られている[3]．日本における一般成人を対象とした疫学調査で不眠の頻度は，男性で20.5%，女性では22.3%と女性で高かった[4]．別の国内調査において，過去1ヵ月の睡眠薬使用については，男性の3.5%に対し女性で5.4%と高いことが報告されている[5]．不眠が女性で多いことに関して，日本の疫学データでは，生物学的な性差よりも生活習慣の違いが大きいことが示唆されている[4]．

### 2. 不眠の症状

　日本において行われた28,714人の一般成人人口を対象とした大規模疫学調査から，不眠の症状別でみると，入眠障害，中途覚醒では女性で明らかに頻度が高いことがわかった[6]．早朝覚醒については男性で頻度が高く，これは男性では中年以降に急速に朝型化傾向が強まることと関連すると考えられる．

### 3. 性差のある睡眠障害

　性差のある睡眠障害として，むずむず脚症候群と睡眠時無呼吸症候群が挙げられる．日本における疫学調査においては，むずむず脚症候群は男性2.5%に対し女性では3.5%であり[7]，世界的にも，女性で男性の1.5〜2倍多いことが指摘されている．睡眠時無呼吸症候群は，世界的に男性で頻度が高く，成人男性で4%，成人女性で2%と約2：1の男女比を示す[8]．この性差は，女性において閉経後に頻度の上昇がみられることから，睡眠時無呼吸症候群には

黄体ホルモンとの関連が考えられている.

## 4.　不眠症の診断と治療

　女性の不眠症の診断と治療の一般的な流れにおいて，男性との大きな違いはない．まず問診で把握したいのは，どのような睡眠の変化があるか（寝つきが悪い，途中でたびたび目が覚める，朝早く目が覚める，熟眠感がない），睡眠中のその他の特徴（無呼吸，寝言，行動異常など）があるか，日中の眠気はどの程度か，睡眠リズムの変化があるか，ということである．さらに，その睡眠の変化の原因を鑑別し，原疾患が判明したときはその治療を優先する．治療としては，まずは睡眠衛生指導を行い，改善が得られない場合に薬物療法を検討する.

　一方で女性の睡眠障害の診断，治療については男性と異なる生理学的基盤をもつと考えられる睡眠障害が存在する．以下に，女性の各ライフステージに特異的な睡眠障害について述べる.

# *B.* 月経に伴う睡眠障害

　月経周期に伴いさまざまな不定愁訴や気分の変調がみられることは一般的にもよく知られている．月経前症候群 premenstrual syndrome（PMS）は，月経前 10 日くらいから始まり，月経開始後 2〜3 日で消退するさまざまな心身の症状群である．身体症状としては乳房のはり，下腹部痛，便秘，食欲不振あるいは過食，頭痛，浮腫などがあり，精神症状としては抑うつやいらいら，易怒性などが挙げられる.

　睡眠障害としては，不眠よりも過眠が多くみられ，2005 年の国際睡眠障害分類第 2 版においても，月経関連過眠症のみが取り上げられている．石束ら[9] は，18〜24 歳の女子学生217 名に OSA 睡眠質問票を用いて睡眠調査をしたところ，月経に関連して睡眠に変化があるものは 41％であり，その内訳は「月経前に眠気増大」が 43％，「月経とともに眠気増大」が51％とほとんどが過眠症状であった．さらに，月経開始前である黄体期後期では他の時期に比べて睡眠時間が長くなることも報告している．深部体温や睡眠脳波などの客観的指標を用いた研究においても，月経前のレム睡眠量の増加[10] やレム潜時（入眠してから最初のレム睡眠がでるまでの時間）の短縮（Lee 1990）[11] あるいは黄体期の睡眠紡錘波の高周波化[12]，徐波睡眠の減少[13] などの報告があり，月経前の睡眠の質の悪化と関連すると推測されている.

　また，著者らが行った女子大学生 899 名に対するアンケート調査によると，PMS のより重症型である月経前不快気分障害の診断基準をみたすものは 5.4％であり，その有病率は精神科受診歴や神経質傾向と関連がみられた[13].

　月経周期に伴う睡眠障害の治療では，まず睡眠衛生に関する助言が必要である．自分自身の月経周期に伴う睡眠や気分の変化に自分の生活を合わせる，といった提案が有効な場合もある．妊娠の可能性を考慮し，睡眠薬などの薬物療法を開始する前には十分にリスクを説明する必要

がある．当帰芍薬散や加味逍遥散などの漢方薬を検討することもある．PMS については経口避妊薬などによる排卵抑制療法や，抗うつ薬であるセロトニン再取り込み阻害薬 selective serotonin reuptake inhibitor（SSRI）や炭酸リチウムが治療薬として有効であるといわれているが，月経に伴う睡眠障害そのものに対する効果は明らかではない．季節性うつ病や概日リズム障害に用いられる 2,500 lux 以上の高照度光療法や携帯式ブルーライト，メラトニン受容体作薬[14] なども注目されている．

## *C.* 妊娠期の睡眠障害

　妊娠期において睡眠の変化がみられることは経験的に知られている．妊娠前期には過眠が多く，後期には不眠が多くなる[15]．近年，むずむず脚症候群や睡眠時無呼吸症候群がみられることが報告され，注目を集めている．

　分娩前の妊婦では，胎児の発育や体内水分量の増大による身体的な変化が睡眠に影響を与えていると考えられる．終夜ポリグラフ検査を用いた研究において，非妊婦と比較して中途覚醒が多く，深睡眠が少ないことが報告されている[16]．これらの睡眠障害と妊娠中のホルモン動態との関連については不明なことが多い．

　むずむず脚症候群は，白人においては一般人口の 5 ～ 10%，東洋人では 1 ～ 3%と頻度に人種差がみられるが，妊娠中には白人，東洋人ともに 20%にみられることが報告され注目されている．日本における妊婦を対象とした大規模疫学調査では，19.9%にむずむず脚症候群がみられ，妊娠の進行に伴って有病率が増加したという[17]．これらについては，妊娠期の葉酸欠乏や鉄欠乏，女性ホルモンの影響，妊娠の進行に伴う下肢の血流不全などが関連していることが考えられている[15]．妊娠に随伴して出現するむずむず脚症候群は出産後に軽快ないし消失する場合が多く，経過は比較的良好と考えられている．

　睡眠時無呼吸症候群は，一般には男性において有病率が高いが，妊娠中，特に肥満女性においてみられることが報告されている．妊娠中の高血圧，子癇前症の原因となるばかりでなく，子宮内胎児発育遅延との関連で注目されている．このことは，睡眠時無呼吸症候群による母体低酸素性胎盤機能不全が関与すると考えられている[16]．こうした場合，的確な診断が行われ経鼻的持続陽圧呼吸療法などが行われれば，子宮内胎児発育遅延を予防できる可能性が高い．妊婦で睡眠時無呼吸症候群が生じるメカニズムとしては，肥満や浮腫による上気道の狭小化が考えられている[15], [16]．

　妊娠中の睡眠障害については，精神療法や睡眠衛生の指導が優先される．器官形成期を過ぎた 16 週以降では非ベンゾジアゼピン系睡眠薬（ゾピクロン，ゾルピデム）を使用することも多くなっているが，催奇形性などデータは多くないためベンゾジアゼピン系睡眠薬に準じて考えておくのが妥当であろう．また，分娩直前のベンゾジアゼピン系睡眠薬の服用では，新生児

に呼吸抑制，筋緊張低下，哺乳困難などの症状が起こりうるので注意が必要である．

## *D.* 産褥期の睡眠障害

　産褥期に睡眠障害（入眠困難，夜間の中途覚醒など）が多い．分娩 12 週後頃までの期間には，入眠障害と中途覚醒が多くみられるが，その頻度やホルモンの変化や授乳状況との関連については詳しい検討がなされていない．一般的には，新生児の睡眠覚醒リズムが確立していない時期でもあり，夜間の児の泣き声や動きによって容易に覚醒あるいは睡眠深度が低下することと関連すると考えられており[18]，褥婦の睡眠障害が多いのは分娩 12 週後頃までであることなどから（この時期になると乳児のメラトニン分泌が確立し日内リズムがついてくる）この時期の睡眠障害は新生児の睡眠覚醒リズムと関係するという指摘もある[19]．いずれにしてもこの時期は睡眠障害の頻度が高いことに加え，しばしば重症化する産褥期のうつ状態の原因を母親の睡眠障害に帰する説もあり[20]，何らかの対策が必要である．ベンゾジアゼピン系睡眠薬などの投与は不眠に対して有効である．しかし，乳汁中には微量ながら薬物が移行しており，乳児に母親の使用している向精神薬が悪影響を与えるという明らかなデータはないとはいえ，危険性も踏まえて使用するべきである．母子を別室にすることや，先に述べた高照度光療法も産褥期の睡眠衛生上は利点があると考えられ，検討に値すると思われる．

　分娩後の不眠を診た場合，注意しなければならないのは，産後うつ病と産後精神病である．前者の産後うつ病は分娩後 1〜2 週間後から 2〜3 ヵ月後に起こり，70%前後の女性が経験する分娩後の一時的な軽度の気分変調（いわゆるマタニティーブルー）とは異なり，不眠だけでなく抑うつ気分，意欲低下，思考・運動制止，希死念慮などのうつ病症状を認める．抗うつ薬の投与が必要であり，自殺企図のリスクもあるため精神科医への速やかなコンサルトが必要である．第一子分娩後に産後うつ病を発症した場合は，第二子以降の出産後も再燃する可能性が高い．後者の産後精神病は分娩 3〜5 日後から 1 ヵ月後に多く，家族歴や既往に精神病症状のない女性に，幻覚・妄想などの精神病症状が急性に出現する．意識障害を疑わせるような激しい病像もあるが，一般に予後は良好である．治療には抗精神病薬を使用する．

　また，躁病やうつ病などの気分障害，統合失調症の既往がある場合は，産後に再発症するリスクはきわめて高い．このときも不眠を主訴に身体科を受診する可能性があり，疑ったら精神科医へコンサルトすることが望ましい．

## *E.* 更年期に伴う睡眠障害

　更年期には，月経異常，自律神経症状，精神症状など多彩な愁訴が出現する．この中でも睡

眠障害は重要な位置を占めている．Kravitz らの 12,603 名を対象とした大規模研究において[21]，閉経期女性で睡眠障害を有する割合は 38% と報告されている．閉経期にはそれ以前に比べて睡眠に関する愁訴が増え，なかでも閉経後期には入眠障害や中途覚醒，熟眠障害が増加する[22]．特にホットフラッシュがあると不眠の訴えの頻度はより高くなる．このような場合には，女性ホルモン補充療法が不眠を改善させる可能性が高い．

また，更年期における睡眠障害を診る際につねに忘れてならないのがうつ病に起因する睡眠障害である．この時期のうつ病は退行期うつ病とも呼ばれ，不安焦燥が強く自殺率も高いことで知られている．うつ病の睡眠障害の典型は早朝覚醒とされているが，入眠困難や中途覚醒のいずれも高率に出現する．睡眠障害が憂うつ感，億劫感などを伴って出現している場合，睡眠薬投与によっても症状が改善しない場合はうつ病の存在を疑ってみることが必要となる．

## *F.* 睡眠衛生指導について

一般的な睡眠衛生指導についてはいくつかの指針が公開されている．最新のものとして厚生労働省が 2014 年に発表した「健康づくりのための睡眠指針 2014」[23] を示す（表 6-11-1）．解説およびエビデンスレビューが一体となっていて臨床医の使用に耐えるものとなっている．夜に十分な睡眠時間が確保できない働く女性には，休憩時間の 15 分の午睡が作業効率をあげるために有用なことがある．夜の睡眠を浅くしないためには，午睡は午後 3 時までにしておくこと，ベッドに入って長時間寝てしまわないこと，がコツである．

表 6-11-1　健康づくりのための睡眠指針 2014 ～睡眠 12 箇条～

第 1 条.　良い睡眠で，からだもこころも健康に.
　　　　　良い睡眠で，からだの健康づくり
　　　　　良い睡眠で，こころの健康づくり
　　　　　良い睡眠で，事故防止

第 2 条.　適度な運動，しっかり朝食，ねむりとめざめのメリハリを.
　　　　　定期的な運動や規則正しい食生活は良い睡眠をもたらす
　　　　　朝食はからだとこころのめざめに重要
　　　　　睡眠薬代わりの寝酒は睡眠を悪くする
　　　　　就寝前の喫煙やカフェイン摂取を避ける

第 3 条.　良い睡眠は，生活習慣病予防につながります.
　　　　　睡眠不足や不眠は生活習慣病の危険を高める
　　　　　睡眠時無呼吸は生活習慣病の原因になる
　　　　　肥満は睡眠時無呼吸のもと

第 4 条.　睡眠による休養感は，こころの健康に重要です.
　　　　　眠れない，睡眠による休養感が得られない場合，こころの SOS の場合あり
　　　　　睡眠による休養感がなく，日中もつらい場合，うつ病の可能性も

第 5 条.　年齢や季節に応じて，昼間の眠気で困らない程度の睡眠を.
　　　　　必要な睡眠時間は人それぞれ
　　　　　睡眠時間は加齢で徐々に短縮
　　　　　年をとると朝型化 男性でより顕著
　　　　　日中の眠気で困らない程度の自然な睡眠が一番

第 6 条.　良い睡眠のためには，環境づくりも重要です.
　　　　　自分にあったリラックス法が眠りへの心身の準備となる
　　　　　自分の睡眠に適した環境づくり

第 7 条.　若年世代は夜更かし避けて，体内時計のリズムを保つ.
　　　　　子どもには規則正しい生活を
　　　　　休日に遅くまで寝床で過ごすと夜型化を促進
　　　　　朝目が覚めたら日光を採り入れる
　　　　　夜更かしは睡眠を悪くする

第 8 条.　勤労世代の疲労回復・能率アップに，毎日十分な睡眠を.
　　　　　日中の眠気が睡眠不足のサイン
　　　　　睡眠不足は結果的に仕事の能率を低下させる
　　　　　睡眠不足が蓄積すると回復に時間がかかる
　　　　　午後の短い昼寝で眠気をやり過ごし能率改善

第 9 条.　熟年世代は朝晩メリハリ，昼間に適度な運動で良い睡眠.
　　　　　寝床で長く過ごしすぎると熟睡感が減る
　　　　　年齢にあった睡眠時間を大きく超えない習慣を
　　　　　適度な運動は睡眠を促進

第 10 条.　眠くなってから寝床に入り，起きる時刻は遅らせない.
　　　　　 眠たくなってから寝床に就く，就床時刻にこだわりすぎない
　　　　　 眠ろうとする意気込みが頭を冴えさせ寝つきを悪くする
　　　　　 眠りが浅いときは，むしろ積極的に遅寝・早起きに

第 11 条.　いつもと違う睡眠には，要注意.
　　　　　 睡眠中の激しいいびき・呼吸停止，手足のぴくつき・むずむず感や歯ぎしりは要注意
　　　　　 眠っても日中の眠気や居眠りで困っている場合は専門家に相談

第 12 条.　眠れない，その苦しみをかかえずに，専門家に相談を.
　　　　　 専門家に相談することが第一歩
　　　　　 薬剤は専門家の指示で使用

［出典：文献 23）より引用］

● 参考文献 ●

1）厚生労働省：休養等に関する状況．平成 23 年．国民健康・栄養調査結果．2013.
2）尾崎章子．女性介護者の睡眠障害．睡眠医療 6，465-471，2012.
3）Lichstein KL, et al.：Insomnia：Epidemiology and risk factors. Principles and practice of sleep medicine 5th ed, Kryger MH, Thomas R, Dement W, et al., eds. p.827-837,Elsevier Saunders, 2011.
4）Kim K, Uchiyama M, Okawa M, et al.：An epidemiological study of insomnia among the Japanese general population. Sleep 23, 41-47, 2000.
5）Doi Y, Minowa M, Okawa M, et al.：Prevalence of sleep disturbance and hypnotic medication use in relation to sociodemographic factors in the general Japanese adult population. Epidemiol 10, 79-86, 2000.
6）Kaneita Y, Ohida T, Uchiyama M, et al.：Excessive daytime sleepiness among Japanese general population. Epidemiol 15, 1-8, 2005.
7）Enomoto M, Li L, Aritake S, et al.：Restless legs syndrome and its correlation with other sleep problems in the general adult population of Japan. Sleep Biol Rhythms 4, 153-159, 2006.
8）米国睡眠医学会：睡眠障害国際分類第 2 版（日本睡眠学会診断分類委員会訳）．日本睡眠学会，2010.
9）石束嘉和 ほか：女性の睡眠の問題．眠りのバイオロジー「われわれはなぜ眠るのか」，井上昌次郎（監），Lisa 増刊，15-17，メディカル・サイエンス・インターナショナル，1998.
10）Hartmann E：Dreaming Sleep（The D-state）and The Menstrual Cycle. J Nerv Ment Dis 143, 406-416, 1966.
11）Lee KA, Shaver JF, Giblin EC, et al.：Sleep patterns related to menstrual cycle phase and premenstrual affective symptoms. Sleep 13, 403-409, 1990.
12）Driver HS, Di jk DJ, Werth E, et al.：Sleep and the sleep electroencephalogram across the menstrual cycle in young healthy women. J Clin Endocrinol Metab 81, 728-735, 1996.
13）横瀬宏美，鈴木正泰，金野倫子，他：女子大学生における月経前不快気分障害の有病率と関連要因．女性心身医学，19，310-321，2015.
14）内山真：不眠症薬物療法の今日的問題点．臨床精神薬理 9，1971-1983，2006.
15）鈴木健修，他：睡眠と妊娠．睡眠学，日本睡眠学会編，p.382-386，朝倉書店，2009.
16）Baker FC, et al.：Sleep disturbances and sleep-related disorders in pregnancy. Principles and practice of sleep medicine 5th ed, Kryger MH, Thomas R, Dement W, et al., eds. p.1572-1586, Elsevier Saunders, 2011.
17）Suzuki K, Ohida T, Sone T, et al.：The prevalence of restless legs syndrome among pregnant women in Japan and the relationship between restless legs syndrome and sleep problems. Sleep 26, 673-677, 2003.
18）Horiuchi S, Nishihara K：Analyses of mothers' sleep logs in postpartum periods. Psychiatry Clin Neurosci 53, 137-139, 1999.
19）Parry BL, Martinez LF, Maurer EL, et al.：Sleep, rhythms and women's mood. PartⅠ. Menstrual cycle, pregnancy and postpartum. Sleep Med Rev 10, 129-144, 2006.
20）Errante J：Sleep deprivation or postpartum blues？Top Clin Nurse 6, 9-18, 1985.
21）Kravitz HM, Ganz PA, Bromberger J, et al.：Sleep difficulty in women at midlife：a community survey of sleep and the menopausal transition. Menopause 10, 19-28, 2003.
22）Young T, Rabago D, Zgierska A, et al.：Objective and subjective sleep quality in premenopausal, perimenopausal, and postmenopausal women in the Wisconsin Sleep Cohort Study. Sleep 26, 667-672, 2003.
23）健康づくりのための睡眠指針の改定に関する検討会委員：健康づくりのための睡眠指針 2014. 厚生労働省健康局，2014.
http://www.mhlw.go.jp/file/06-Seisakujouhou-10900000-Kenkoukyoku/0000047221.pdf（2017 年 6 月 10 日アクセス）

# 12 アルコール依存症・薬物依存症

## A. アルコール依存症とは？

### 1. アルコール依存症の現状

　国民健康・栄養調査では週3日以上1日1合以上飲酒する者の割合は女性より男性が高いが，男性は低下，女性は横ばいであり（図6-12-1），1日純アルコール摂取量が男性40 g以上女性20 g以上の生活習慣病のリスクを高める量を飲酒する者の割合は男性が横ばいであるのに対し女性は有意に増加している．未成年者の飲酒実態調査では男女差がなくなっている[1]．

　世界保健機関（WHO）の疾病分類第10版（ICD-10）[2] によるアルコール依存症の生涯推計数は男性94万人，女性13万人，計107万人とされる[3]．患者調査で1996（平成8）年

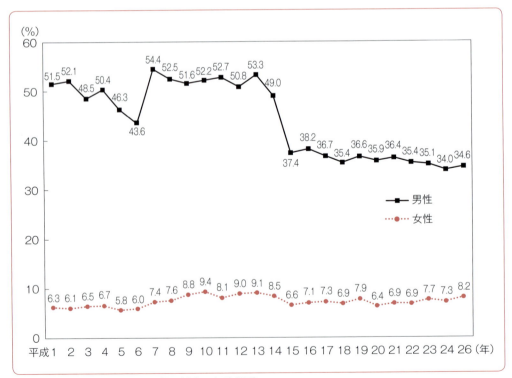

図6-12-1　飲酒習慣のある者の割合の年次推移

は男性 5.0 万人，女性 0.5 万人，2014（平成 26）年には男性 4.8 万人，女性 1.2 万人と男性は減少，女性は増加している．アルコール依存症専門病院の初診女性患者も 1972（昭和 47）年から 1999（平成 11）年までの 28 年間に約 9 倍に増加，男女比も 3 倍ほど女性が増加しているという[4]．

## 2. アルコール依存症の診断とスクリーニング

ICD-10 による依存症候群の診断には通常過去 1 年間のある期間，次の項目のうち三つ以上がともに存在することが必要である．

> （a）物質を摂取したいという強い欲望あるいは強迫感
> （b）物質使用の開始，終了，あるいは使用量に関して，その物質摂取行動を統制することが困難
> （c）物質使用を中止もしくは減量したときの生理学的離脱状態
> （d）はじめはより少量で得られたその精神作用物質の効果を得るために使用量を増やさなければならないような耐性の証拠
> （e）精神作用物質使用のために，それに代わる楽しみや興味を次第に無視するようになり，その物質を摂取せざるをえない時間や，その効果からの回復に要する時間が延長する
> （f）明らかに有害な結果が起きているにもかかわらず，依然として物質を使用する

米国精神医学会の精神疾患の診断・統計マニュアル第 4 版テキスト改訂版（DSM-IV-TR）[5]ではアルコール依存とアルコール乱用に分けていたが，2013 年の第 5 版（DSM-5）では両者を合わせた診断名としてアルコール使用障害となり，診断基準が示されている（表 6-12-1）．

問題飲酒のスクリーニングには独立行政法人国立病院機構久里浜医療センターの新久里浜式アルコール症スクリーニングテスト Kurihama Alcoholism Screening Test（KAST），質問が 4 項目のみで簡便な CAGE（cut down, annoyed by criticism, guilty feeling, eye-opener），世界中で最もよく使用されている WHO の問題飲酒指標 alcohol use disorders identification test（AUDIT）[6]（表 6-12-2）などが用いられる．AUDIT は 40 点満点で 15 点以上は高度のアルコール問題者，20 点以上はアルコール依存症疑いとなり，15 点以上は男性 256 万人，女性 36 万人の計 292 万人，20 点以上は男性 101 万人，女性 11 万人の計 112 万人と推計される[7]．

## 3. アルコール依存症の経過と予後，併存精神疾患

アルコール依存症専門病院の症例では習慣飲酒が始まってから初回入院までの期間が男性で平均約 20 年，女性で平均約 8 年と報告され[8]，以前には女性は男性に比べ短期間でアルコール依存症を発症するとされていたが，最近の調査になるほど男女間の差は少なくなっている．予後も女性は男性に比べて不良であるとされてきたが，近年の報告では男性と同程度で 3 ～

表6-12-1　アルコール使用障害（DSM-5）診断基準

A．アルコールの問題となる使用様式で，臨床的に意味のある障害や苦痛が生じ，以下のうち少なくとも二つが，12ヵ月以内に起こることにより示される.
（1）アルコールを意図していたよりもしばしば大量に，または長期間にわたって使用する.
（2）アルコールの使用を減量または制限することに対する，持続的な欲求または努力の不成功がある.
（3）アルコールを得るために必要な活動，その使用，またはその作用から回復するのに多くの時間が費やされる.
（4）渇望，つまりアルコール使用への強い欲求，または衝動
（5）アルコールの反復的な使用の結果，職場，学校，または家庭における重要な役割の責任を果たすことができなくなる.
（6）アルコールの使用により，持続的，または反復的に社会的，対人的問題が起こり，悪化しているにもかかわらず，その使用を続ける.
（7）アルコールの使用のために，重要な社会的，職業的，または娯楽的活動を放棄，または縮小している.
（8）身体的に危険な状況においてもアルコールの使用を反復する.
（9）身体的または精神的問題が，持続的または反復的に起こり，悪化しているらしいと知っているにもかかわらず，アルコールの使用を続ける.
（10）耐性，以下のいずれかによって定義されるもの：
　（a）中毒または期待する効果に達するために，著しく増大した量のアルコールが必要
　（b）同じ量のアルコールの持続使用で効果が著しく減弱
（11）離脱，以下のいずれかによって明らかとなるもの：
　（a）特徴的なアルコール離脱症候群がある
　　A．大量かつ長期間にわたっていたアルコール使用の中止（または減量）
　　B．以下のうち二つ（またはそれ以上）が，基準Aに記載されたアルコール使用の中止（または減量）の後，数時間〜数日以内に発現する.
　　（1）自律神経系過活動（例：発汗または100/分以上の脈拍数）
　　（2）手指振戦の増加
　　（3）不眠
　　（4）嘔気または嘔吐
　　（5）一過性の視覚性，触覚性，または聴覚性の幻覚または錯覚
　　（6）精神運動興奮
　　（7）不安
　　（8）全般性強直間代発作
　（b）離脱照応を軽減または回避するために，アルコール（またはベンゾジアゼピンのような密接に関連した物質）を摂取する.

［出典：文献5）より引用］

4割とする報告が多い．死亡率は男女ともに19.9％であるが，女性は男性に比べて死亡率が低いため一般女性と比較すると13.6倍と高くなる[9]．

　アルコール依存症にはうつ病や摂食障害などの併存精神疾患が少なくない．米国の研究では12ヵ月有病率でアルコール依存とアルコール乱用における大うつ病性障害の併存は各々20.48％と8.15％であり，うつ病が併存する場合は治療効果の低下，再発や自殺リスクの増加につながる[10]．専門病院のアルコール依存症女性患者337名の摂食障害併存率は12％，20代では72％で，併存する場合には死亡率と自殺率が高くなり予後が悪い[11]．摂食障害は食行動へのコントロール喪失，食物への強い渇望感，強迫観念としてのやせ願望，強迫的過食行動，自己破壊的な自己誘発的嘔吐や下剤乱用などアルコール依存症と類似したアディクショ

**表6-12-2　問題飲酒指標 AUDIT 調査票**

1. あなたはアルコール含有飲料をどのくらいの頻度で飲みますか？
   [0. 飲まない　1.1ヵ月に1度以下　2.1ヵ月に2～4度　3.1週に2～3度　4.1週に4度以上]

2. 飲酒するときには通常どのくらいの量を飲みますか？
   ただし, 日本酒1合＝2単位, ビール大瓶1本＝2.5単位, ウイスキー水割りダブル1杯＝2単位,
   焼酎お湯割り1杯＝1単位, ワイングラス1杯＝1.5単位, 梅酒小コップ1杯＝1単位
   （1単位＝純アルコール9～12グラム）
   [0.1～2単位　1.3～4単位　2.5～6単位　3.7～9単位　4.10単位以上]

3. 1度に6単位以上飲酒することがどのくらいの頻度でありますか？
   [0. ない　1.1ヵ月に1度未満　2.1ヵ月に1度　3.1週に1度　4. 毎日あるいはほとんど毎日]

4. 過去1年間に, 飲み始めると止められなくなったことが, どのくらいの頻度でありましたか？
   [0. ない　1.1ヵ月に1度未満　2.1ヵ月に1度　3.1週に1度　4. 毎日あるいはほとんど毎日]

5. 過去1年間に, 普通だと行なえることを飲酒していたためにできなかったことが, どのくらいの
   頻度でありましたか？
   [0. ない　1.1ヵ月に1度未満　2.1ヵ月に1度　3.1週に1度　4. 毎日あるいはほとんど毎日]

6. 過去1年間に, 深酒の後体調を整えるために, 朝迎え酒をせねばならなかったことが, どのくらい
   の頻度でありましたか？
   [0. ない　1.1ヵ月に1度未満　2.1ヵ月に1度　3.1週に1度　4. 毎日あるいはほとんど毎日]

7. 過去1年間に, 飲酒後罪悪感や自責の念にかられたことが, どのくらいの頻度でありましたか？
   [0. ない　1.1ヵ月に1度未満　2.1ヵ月に1度　3.1週に1度　4. 毎日あるいはほとんど毎日]

8. 過去1年間に, 飲酒のため前夜の出来事を思い出せなかったことが, どのくらいの頻度でありまし
   たか？
   [0. ない　1.1ヵ月に1度未満　2.1ヵ月に1度　3.1週に1度　4. 毎日あるいはほとんど毎日]

9. あなたの飲酒のために, あなた自身か他の誰かがけがをしたことがありますか？
   [0. ない　1. あるが, 過去1年にはなし　2. 過去1年間にあり]

10. 肉親や親戚, 友人, 医師, あるいは他の健康管理にたずさわる人が, あなたの飲酒について心配し
    たり, 飲酒量を減らすように勧めたりしたことがありますか？
    [0. ない　1. あるが, 過去1年にはなし　2. 過去1年間にあり]

[出典：文献6）より引用]

ンの性質を兼ね備えている.

## 4.　アルコール依存症の治療と対策

　精神療法は通常の個人精神療法とともに久里浜方式などの集団精神療法, 断酒会や Alcoholics Anonymous（AA）などの自助グループ活動がある. 女性は少数のため安心できる環境になっていないこと, 男性に多い否認よりも女性は自責感が強い傾向があり, 問題の直面化より支持的, 受容的な接し方が必要で, 女性に特化したプログラムが望ましい. 薬物療法は従来アルデヒド脱水素酵素を阻害し, アセトアルデヒドの代謝を抑制するシアナミドやジス

ルフィラムという抗酒薬のみであったが，グルタミン酸作動性神経活動を抑制し飲酒欲求を抑えるアカンプロサートが導入された．なお，職場で対応することがない離脱症状に対する治療は割愛する．

　職場でのアルコール依存症は健診時の肝機能障害など併存する臓器障害による事例化が多く，産業医との連携が重要である．アルコール依存症に対する包括的な取り組みの推進を目指し，2013（平成25）年12月アルコール健康障害対策基本法が成立，推進基本計画が2016（平成28）年5月に策定された．

## 5.　働く女性への留意点

　アルコール分解能力は肝臓容積に比例し，女性は男性に比べて体格が小さいため消退速度が遅く，脂肪が多い反面，体内の水分が少ないため血中濃度が高くなりやすい．女性は男性と比べるとアルコール性肝障害をきたしやすく，肝硬変の年齢を比較すると男性より11歳若く，乳がんのリスクは飲酒量と直線的な関係にある[9]．妊娠中の母親の飲酒による成長障害，知能障害，奇形などを主症状とする胎児性アルコール・スペクトラム障害は非遺伝性の精神遅滞の最多の原因であり，妊娠可能年齢の女性の飲酒率は高く，注意が必要である．

# $\mathcal{B}.$ アルコール以外の薬物依存症

## 1.　薬物依存症の現状

　職場においてはアルコールに比べ，他の薬物依存症に遭遇する機会は少ないため簡単に述べる．警察庁によると2015（平成27）年に薬物事犯で検挙された人数は13,524人，覚せい剤は11,022人，大麻は2,101人と増加，若年層における乱用傾向の増大が認められた．2014（平成26）年の有床精神科医療機関に対する調査で薬物関連精神疾患の主たる薬物として最も多かったのは覚醒剤42.2%，次いで危険ドラッグ23.7%，処方薬（睡眠薬・抗不安薬）13.1%，有機溶剤5.7%，大麻2.4%であった[12]．従来，薬物依存といえば覚醒剤や大麻，有機溶剤などの違法薬物が代表であったが，最近では危険ドラッグや処方薬など司法当局が取り締まることが困難な薬物が中心となっている．

## 2.　薬物依存症の診断と治療，経過と予後，対策

　薬物依存症の診断はアルコール依存症と同様の診断基準が使用される．治療は医療施設のみではなくアルコール依存症と同様，ダルク（DARC；drug addiction rehabilitation center）などの自助グループ活動が有効とされている．2015（平成27）年の覚せい剤事犯の再犯率は64.8%と高く，予後は不良である．2013（平成25）年3月に再犯防止を目指し円滑な社会復帰をはかるため薬物使用等の罪を犯した者に対する刑の一部執行猶予に関する法律と改正

刑法が成立，2016（平成28）年6月に施行されている．抗不安薬のエチゾラム，睡眠薬のゾピクロンは2016（平成28）年10月向精神薬に指定され，処方日数に制限が加えられた．

## 3. 働く女性への留意点

　覚せい剤は密売ルートが携帯電話やインターネットへ変化し，静脈注射より加熱吸煙が多くなり，若い女性の使用が増加している．大麻は自然なものというイメージなどから，よりハードな薬剤への入門薬として若年層で使用される．危険ドラッグによる交通事故や傷害事件などが急増したが，類似構造を有する化合物を一括で規制する包括指定や，販売店への捜査など取り締まりの強化により減少傾向にある．処方薬は精神科，心療内科のみではなく内科などでも広く投与されるようになり，過量服薬による自殺企図や臨床用量依存，違法入手などの問題があり，女性と若年層に多い．指示された用法，用量を遵守して服用し，その変更に際しては本人の判断のみではなく，医師とよく相談して決定することが重要である．また臨床用量依存の観点から漫然とした長期間にわたる服用には留意する必要がある．

● 参考文献 ●
1）大井田隆：厚生労働科学研究費補助金「未成年者の喫煙・飲酒状況に関する実態調査研究」平成24年度分担研究報告書，2013.
2）融道男，中根允文，小宮山実他監訳：ICD-10 精神および行動の障害―臨床記述と診断ガイドライン―新訂版．87-88，医学書院，2005.
3）尾﨑米厚：厚生労働科学研究費補助金「日本成人における飲酒関連問題の頻度と潜在患者」平成25年度分担研究報告書，2014.
4）鈴木健二：女性のアルコール依存症．脳とこころのプライマリケア8 依存，福居顯二編，171-182，シナジー，2011.
5）日本精神神経学会（日本語版用語監修），髙橋三郎，大野裕（監訳）：DSM-5 精神疾患の診断・統計マニュアル．p.483，医学書院，2014.
6）廣尚典，島悟：問題飲酒指標AUDIT 日本語版の有用性に関する検討．日本アルコール・薬物医学会雑誌31，437-450，1996.
7）尾﨑米厚：アルコールの疫学―わが国の飲酒行動の実態とアルコール関連問題による社会的損失．医学のあゆみ254，896-900，2015.
8）斎藤学：女性とアルコール依存症．39-40，海鳴社，1983.
9）真栄里仁，松下幸生，樋口進：女性のアルコール依存症．日医雑誌140，1890-1894，2011.
10）松原良次：精神疾患の併存例へどう対応するか？ 日本産業精神保健学会編，ここが知りたい職場のメンタルヘルスケア改訂2版，168-176，南山堂，2011.
11）岩原千絵，樋口進：アルコール依存症と摂食障害．Frontiers in Alcoholism，4，31-35，2016.
12）松本俊彦：厚生労働科学研究費補助金「全国の精神科医療施設における薬物関連精神疾患の実態調査」平成26年度分担研究報告書．2015.

# 13 パーソナリティ障害

## A. パーソナリティ障害とは？

　パーソナリティとは，人がさまざまな状況で物事をどのように捉え，感じ，考え，行動するかに現れる，持続的で個人に特徴的な体験・行動様式を指す構成概念である（細かなニュアンスの相違はあるが，性格や人格とほぼ同義としてここでは扱う）．パーソナリティが，認知，情動性，対人関係，衝動制御などの領域で，その人の属する文化・社会の標準から著しく偏っており，柔軟性を欠き，個人的・社会的状況の広い範囲にわたって不適応（主観的苦悩ないし職業的・対人的機能低下）を持続的に（疾患エピソードの間だけでなく）きたしている場合，パーソナリティ障害と呼ばれ，中心となる特徴によって特定のパーソナリティ障害が区別される（表6-13-1）[1]．これらは相互に重なりがあり，一人の人に複数の障害の特徴がみられることはよくある．また，障害間で若干重症度（病態水準）の違いがあり（例：演技性や強迫性パーソナリティ障害は比較的軽症，反社会性や境界性パーソナリティ障害は比較的重症），同じ障害内でも重症度（病態水準）の幅は大きい（例：軽度の自己愛性パーソナリティ障害から薬物や知的犯罪に手を染める反社会的な自己愛性パーソナリティ障害まで）[2]．なお，Schneider はパーソナリティが平均範囲から逸脱した場合を平均概念である異常人格，その異常性のために本人が悩むか社会が悩む場合を価値概念である精神病質（パーソナリティ障害）と呼んで区別し，後者の純粋心理学的使用は不可能とした[3]．

　特定のパーソナリティ障害では，境界性，演技性，依存性パーソナリティ障害は女性に多く，反社会性パーソナリティ障害は男性に多い[4]（妄想性，スキゾイド，統合失調型，自己愛性，強迫性も男性に多い[5]）．ただし，評価者によるバイアスを除いても，これには真の性差（性ホルモンの影響，危険因子の男女差，パーソナリティの男女差など）と，診断基準や診断ツール（構造化面接，チェックリスト，質問紙など）によるバイアスの両者が反映されている[6]（例：DSM の演技性パーソナリティ障害の診断基準や診断ツールの項目は，肉体美を誇る男性のいわゆる"マッチョタイプ"の行動を十分捉えていないため，男性では過少診断につながる）．パーソナリティ障害に限らないが，身体病理による裏付けのない症候学診断は，概念や操作的診断基準に大きく依存する．

表6-13-1　特定のパーソナリティ障害の特徴

| ICD-10 | DSM-5 | 特徴 |
|---|---|---|
| 妄想性 | 猜疑性/妄想性 | 疑い深く他人を信用しない態度，他者の言動に悪意を感じやすく，攻撃されたと邪推して反撃する |
| 統合失調質 | シゾイド/スキゾイド | 非社交的で感情表出に乏しい，よそよそしく対人的に不器用 |
| （統合失調型障害*） | 統合失調型 | 外見・思考・会話などが奇妙で風変り |
| 非社会性 | 反社会性 | 社会規範に従わず良心の呵責に乏しい，平気で嘘をつき冷酷で攻撃的（表面的には人当たりがよいこともある），衝動性 |
| 情緒不安定性衝動型 | ― | 衝動性 |
| 境界型 | 境界性 | 不安定で強烈な対人関係，曖昧な自己像，慢性の怒り・不快気分・空虚感，易変的な情動，衝動性，自傷行為，強い見捨てられ不安 |
| 演技性 | 演技性 | 誇張された情動表出，注目されることへの強い欲求，外見への強いこだわり，芝居がかった態度 |
| ― | 自己愛性 | 自己の能力や才能への誇大感（ないし強い劣等感），傲慢な態度や特権意識，共感性の欠如 |
| 不安性（回避性） | 回避性 | 他人からの評価や批判に敏感，対人希求性はあるが劣等感が強く引っ込み思案 |
| 依存性 | 依存性 | 自立せず依存的で従属的，常に助言や保証を求める |
| 強迫性 | 強迫性 | 完全主義と融通のなさ，秩序や形式にとらわれ堅苦しい態度 |
| その他（器質性など） | その他 | ― |

*パーソナリティ障害ではなく「統合失調症，統合失調型障害および妄想性障害」に含まれる

[出典：文献1より引用改変]

# B. 診　断

　パーソナリティ障害は青年期～成人期に対人関係の中で顕在化する．狭義の疾患のような寛解や再発はないが，治療，人生経験，加齢により特徴の軽減や機能の改善がみられ，診断基準を満たさなくなることはある．

　診断では生活歴（生育歴・親子関係，教育歴，職歴，婚姻歴・家族関係，交友関係など）や価値観，本人の長所・強みや資源を知ることが大切で，また，本人だけでなく周囲の者からの情報は貴重である．面接場面での実際の言動も診断を裏付ける情報となるが，その特徴が普段どの程度広範な状況でみられるかには注意を要する．逆転移感情（後述）は有用でもあり誤診にもつながる[7]．

　臨床診断には他の精神疾患同様，診断基準を満たすか否かだけではなく，年齢，性別に始ま

るあらゆる臨床データを用いるが，疾患の診断以上に微妙で困難な判断を要する．パーソナリティ障害の特徴は，疾患の症状のようにあるかないかではなく，大半が多かれ少なかれ健常者にもみられるものであり，また，診断に必須の時間的持続性，状況的一貫性，対人的・職業的機能障害はいずれも量的な概念（程度問題）だからである．

　職場で実際にみられるのは，特定のパーソナリティ障害というよりも，いつも不機嫌で不平不満が多い人，自分勝手で自己主張が強い人，責任感のない人や責任を人のせいにする人，消極的で自信がない人，といったことが多い．援助目的でない安易なレッテル張りは慎むべきである．

## *C.* 臨　床

### 1）パーソナリティ障害は周囲を悩ませる

　不安やうつの症状は本人にとって不快なため，通常，本人自らが改善を求めて受診する．一方，パーソナリティ障害では，その特徴に本人は無自覚なことが多いため，本人自らパーソナリティの問題そのもので受診することは少なく，周囲の者が困って悩むことが多い．もちろん，パーソナリティ障害に起因する適応上の問題が生じ，不安やうつのために自ら受診することはあるし，パーソナリティ障害が絡んだアルコール・薬物問題や食行動異常などで受診することはあるが，こうした場合でも，本人同様ないし本人以上に周囲が悩む，ということが多い．

### 2）パーソナリティ障害は治療者に強い逆転移をひき起こす

　パーソナリティ障害の者では情愛や攻撃感情が未分化，未成熟で激しい現れ方をすることが多い．なかには，幼少期における重要な他者（通常，養育者である親）に対する気持ちが，成長してから別の者（ここでは治療者）に向けられる現象（転移）が働いたり，パーソナリティ障害の者が独り相撲をして，治療者を悪意や攻撃性のある者に仕立て上げる現象（投影性同一視と呼ばれる防衛機制）が働いて，治療者にすれば思いもよらない事態という場合もありうる．

　一方，こうした気持ちを向けられた治療者にはさまざまな気持ちが喚起される（怖い，腹が立つ，やってられない，自責感，変に気がかり，面接が楽しみなど）．こうした現象（逆転移）は，パーソナリティ障害の人に接する際には必発である．必発ではあるが，逆転移を上手にコントロールしないと治療関係が維持できないし，治療者の精神的健康が損なわれる．

### 3）パーソナリティ障害は伝染する

　ときには，治療者の言動も子どもじみたものになり，パーソナリティ障害があたかも伝染したかのごとくなることがある．こうなると，攻撃性を向けられて言わなくてもよいことまで言ったり，売り言葉に買い言葉になる，あるいは，気になって仕事の範囲を超えて肩入れしたり，情愛の誘惑に治療者─患者関係を踏み外す，といったことも起こりかねない．

### 4）パーソナリティ障害には特効薬がない

パーソナリティ障害に対する薬物療法として，感情の不安定さを鎮めたり，攻撃性や衝動性を抑えるために少量の抗精神病薬，抗てんかん薬，気分安定薬を用いることはあるが（ただし保険適用外），特異的な治療効果をもつものではない．うつ病や不安障害が併存する場合はそれらの薬物療法を行うが，それでパーソナリティ障害が"寛解"すれば，それはそもそもパーソナリティ障害といえるのか，という疑問が生じる．パーソナリティ障害が改善するのはパーソナリティの変化や成熟に負うところが大で,これには時間と労力（および偶然や運）を要する．

## $\mathcal{D}.$ 職場におけるパーソナリティ障害

これまで記したように，通常パーソナリティ障害では，本人が苦しむ以上に周囲が多大な迷惑を被る．言い換えれば，パーソナリティ障害は対人関係の中でその病理が展開するため，つねに「事例性」が問題となる．また，本人はパーソナリティ障害が関与する二次的な適応障害やうつ状態に悩んで受診することはあるが，自己のパーソナリティそのものは「自我親和的」なため，パーソナリティ障害そのものを治療しようとはなかなか思わない（その典型は，反社会性パーソナリティ障害）．このため，「うつ病のように，疾患モデルに沿って治療を勧めることで治療に導入する」のは困難なことが多い．本人ではなく周囲が困っており，本人は自分の問題とは考えていないため受診の動機づけに乏しい，という状況が一般的である．かといって，いくら周囲が困っていても，本人の同意なしに診断や治療をできるわけではない．

このときよくみられる対応は，刺激しないで長年そっとしておくことや，数年ごとに次々と異動させる（職場をたらいまわしにする）ことである．もちろん，より悪い状況にしないことは大切であるが，一方では就業規定に則り，まずはマネジメント（労務管理）の問題として職場や人事・総務が対応することはあってもよい．幸か不幸かパーソナリティ障害では，発達障害に対するような支援が周囲に期待されているわけではなく，問題行動も免責にはならない．また，軽症化や改善はあるが「狭義の疾患」のような治り方はしないので，少なくとも産業医や産業保健スタッフは（本来は主治医も），先の見通しのないまま問題をいたずらに医療化して疾患モデルで対応するのは避けたほうがよいと，筆者は考えている．ただし，援助は必要で，一般社会常識に照らした対応を第一とし，本人が適応上の問題を自分の問題として捉えたら相談にのるというスタンスがよいと思う．（これには，社会文化的背景が関係する．米国のように，現行の精神科臨床や医療保険制度も違えば，個人の自立―依存のありようや雇用制度も日本とは異なる文化では，別のスタンダードがあろう）．

# E. パーソナリティ障害への実際の対応

　産業保健スタッフが対応をする上では，周囲の困り具合とともに，① 本人に病識がなく治療意欲もない，② 不安や抑うつなどの症状への治療意欲がある，③ パーソナリティの問題として捉えている，のどの段階かの見極めが重要となる．① であれば，いたずらに本人を変えようとせずに，まずは「そのような人」と考えて，お互いに嫌な思いをしなくて済むような対応を心掛ける．つかず離れずの微妙な距離を維持し，巻き込まれないように気をつける．② であれば，症状を糸口に援助関係を築き，中立的な表現で本人のパーソナリティの特徴を捉えて共通認識とする（厳密な診断よりも，本人が自分のパーソナリティの特徴をわかることが重要）．もし抗うつ薬や気分安定薬の確実な適応があれば，薬物療法に導入する．② で，その特徴がゆえに不適応が起こっていることに共通理解が進めば③になる（が，実際には難しいことも多い）．③の場合であっても，パーソナリティ障害を「治そう」と無理はせず，具体的な問題を本人が解決するのを気長に支えるようにする．またパーソナリティの有効利用も考慮する．

　関わり方としては，原則的にはドライかつソフトな対応がよく[8]，逆転移の制御が鍵となる[9]．軽症で，不安・緊張を抱きやすい人には支持的に接し，萎縮させないように気をつけ，建設的な自己主張を強化する．基本は傾聴で，安心できると障害の特徴（回避性，依存性，強迫性）は和らぐ．心理的な距離の遠い人（妄想性，スキゾイド，統合失調型）にはプライバシーを尊重して本人が安心できる距離を保ち，依存的な人（依存性，演技性，境界性）には面接時間をあらかじめ決めるなどして治療の枠組みと面接の目標を明確にしつつ（面接自体が目的ではない），ある程度柔軟に対応する．攻撃的な人（反社会性，自己愛性，境界性，妄想性）にはプライドを傷つけず，怒りの火に油を注がないように用心し，かといって媚びたり迎合したりしないように接する．むやみに理解しようとするよりも，まずは適度な心理的距離を探る．丁寧な言葉遣いは一人の人として相手を尊重する現れであるとともに，心理的距離を保つ上で役に立つ．

　女性に多い境界性パーソナリティ障害では，周囲を巻き込み悩ませると同時に，本人も苦しみの中にある．こうした，攻撃的かつ依存的ではあるが「病感」のある人では，「パーソナリティのハンディキャップのために不適応から不安や抑うつを起こしやすい」ことを共通認識とすることも可能で，積極的に診断を告知することもある．面接ではつねに第三者が見ているつもりで発言したり行動し，バランス感覚を重視し，本人から見える世界と，周囲から見える世界の両方を理解するよう努める．何が何でも何とかしてあげたいと思うのも（救済者願望），もう関わりたくないと思うのも，逆転移の現れである．治療困難な境界性パーソナリティ障害ではあるが[10]，長期的には改善がみられ[11]，しかも特殊な訓練を要する精神療法ではなく，心理教育的なマネジメントとマニュアルにより品質管理された支持的な対応でも，ある程度の改善が見込めることがわかってきている[12]．

パーソナリティ障害では周囲の人をサポートすることも重要である．同時に，本人を悪者にしたりスケープゴートにせずに，本人と周囲とで折り合いをつけてもらうように促進もしなければならない（"触媒"のような働き）．言うは易し，行うは難しではあるが．

● 参考文献 ●

1) 中尾和久：パーソナリティ障害，行動障害．精神医学マイテキスト 改訂2版，武田雅俊監修，西川隆，中尾和久，三上章良編，103-108，金芳堂，2016.
2) Nakao K, Gunderson JG, Phillips KA, et al.：Functional impairment in personality disorders. J of Personality disorders 6, 24-33, 1993.
3) Schneider K：臨床精神病理学（平井静也，鹿子木敏範訳）18，文光堂，1986.
4) 日本精神神経学会（日本語版用語監修），髙橋三郎，大野裕（監訳）：DSM-5 精神疾患の診断・統計マニュアル．p.635-676，医学書院，2014.
5) カプラン臨床精神医学テキスト—DSM-5 診断基準の臨床への展開—第3版（井上令一監修）．メディカルサイエンスインターナショナル，2016.
6) 中尾和久：パーソナリティ障害の性差．臨床精神医学，40，197-203，2011.
7) 中尾和久：診断をつけるために H. 疾患別診断の進め方 9. パーソナリティ障害．精神科専門医のためのプラクティカル精神医学 山内俊雄総編集，岡崎祐士，神庭重信，小山司，他編，中山書店，2009.
8) 春日武彦：パーソナリティ障害．はじめての精神科 第2版．107-125，医学書院，2011.
9) Vaillant G.E.：The beginning of wisdom is never calling a patient a borderline；or, the clinical management of immature defenses in the treatment of individuals with personality disorders. J Psychother Pract Res 1, 117-134, 1992.
10) 中尾和久，頼藤和寛：境界性人格障害の薬物療法と精神療法的対応．思春期青年期精神医学 6，107-125，1996.
11) Zanarini MC, Frankenburg FR, Reich DB, Fitzmaurice G：Attainment and stability of sustained symptomatic remission and recovery among patients with borderline personality disorder and Axis Ⅱ comparison subjects：a 16-year prospective follow-up study. Am J Psychiatry 169, 476-483, 2012.
12) Gunderson JG：The emergence of a generalist model to meet public health needs for patients with borderline personality disorder. Am J Psychiatry 173, 452-458, 2016.

# *14* 性同一性障害/性別違和 (GID/GD)

## *A.* 性差，性同一性障害の概念，GID とは？

　男女の性別の違いに留意し配慮することが，よいメンタルヘルスを維持し向上させるために必要であると考えられるが，性別の違いはさまざまな次元でみられる．すなわち，染色体・遺伝子，生殖器・体型や脳など身体の解剖学，ホルモン，代謝など，生物学的次元であるセックスにおける違いのみならず，心理・社会的次元の性差であるジェンダーにおける違いがある．このジェンダー次元の性差は，自己の性自認を中核とした心理学的性差，社会文化的性役割行動上の違い，法律上の性別などによって構成されていると考えられる．しかし，セックスの発達に障害や多様性がみられるようにジェンダーの発達にも多様性や障害がみられ，セックスに対する著しい違和・嫌悪やセックスとジェンダーの不一致がある場合，WHO の診断基準 ICD-10[1] や米国精神医学会 American Psychiatric Association (APA) の診断基準 DSM-ⅢやⅣでは，gender identity disorder (GID，性同一性障害) と呼称してきた．しかし，診断概念は流動的であり APA は DSM-5 に改訂する際，gender identity disorder から gender dysphoria へと改称し，DSM-5 の日本語版[2] が 2014 年に発刊されるにあたり，わが国では「性別違和」と呼称することとなった．今後 ICD-11 が発刊される際にも，病名の見直しが行われる予定である．本項においては，性同一性障害と性別違和を併記し，両者を含めて広く GID と略記することとする．

　女性のメンタルヘルスについて考えるとき，GID の場合，性別違和や性別不一致に苦しみ，程度の差はあれ社会的に，そして身体的にも元の性別から他の性別に移行することがあり，不調和がみられるため，性別の扱いについて，より細やかな留意と配慮が求められる．GID においては，法律上の性別のいかんにかかわらず，身体が女性である者，心のありようが女性である者，そして男女の性別を越境する者として現れ，社会制度や文化の矛盾を露わにすることがある．本項が単に性同一性障害や性別違和の理解にとどまらず，女性のメンタルヘルスを広く，そして深く理解する上で役立つのであれば幸いである．

# B. GID の成因，疫学

　性別への違和，異なる性別になりたいという願望にとらわれることは，2〜3歳頃から始まり，人生のあらゆる時期に生じると言われている．GID の成因については，男性ホルモンの影響，脳の解剖学的差異などの生物学的要因や，兄弟の数，性役割に対する父母の養育態度など，心理社会的要因も指摘されてきたが，まだ確実なことは不明である．また，GID の有病率も正確なことは明らかでないが，DSM-IV では出生時の男女別の有病率が，それぞれ 30,000 人と 100,000 人に 1 人と言われていた．近年の研究報告ほど有病率が高くなっており，DSM-5 では出生時男性の成人では 0.005〜0.014%，出生時が女性の成人では 0.002〜0.003% であるとされており，男性と女性の比は成人では 1:1〜6.1:1 であり男性が多く，日本（1:2.2）とポーランド（1:3.4）では，反対に女性が高いとされている．なお，筆者らのクリニックの GID 受診患者数は，毎年 40〜50 人新規に受診し 2017 年 6 月末で 564 人に達した．受診率の高い年齢層から推定すると，GID は女性の出生 508 人に 1 人（0.2%），男性の 4,877 人に 1 人（0.02%）と推定され，性比が 1:6.5 と女性の有病率がきわめて高かった[3]．

# C. わが国における GID をめぐる出来事

　性別違和や性別不一致に悩んだ者は，古くは平安時代の『とりかへばや物語』でも知られる所であるが，通称ブルーボーイ事件と呼ばれる 1969 年の裁判の判決により，性別適合手術 sex reassignment surgery（SRS と略記）そのものが違法なものであるかのように誤解され，GID の治療が正当な医学・医療の対象から離れ，闇の手術やホルモン投与に委ねられていた．その後ようやく日本精神神経学会（JSPN）から「性同一性障害の診断と治療のガイドライン（以下，JSPN ガイドライン）（第 1 版）」が 1997（平成 9）年 5 月に公表され，翌年 10 月に公的な SRS が埼玉医科大学で実施されて，大きく社会的な注目を浴び，医学界でも知られるようになった．

　その後，「性同一性障害者の性別の取り扱いの特例に関する法律」（いわゆる特例法）が 2003（平成 15）年に成立し，一定の要件を満たせば，戸籍の性別変更を認められるようになった[4]．すなわち，① 20 歳以上であること．② 現に婚姻していないこと．③ 現に未成年の子がいないこと．④ 生殖腺がないことまたは生殖腺の機能を永続的に欠く状態にあること．⑤ その身体について他の性別に係る身体の性器に係る部分に近似する外観を備えていること．これらのいずれにも該当する性同一性障害者は家庭裁判所の審判を受けることができる．翌 2004（平成 16）年 7 月の施行以来，2016（平成 28）年末までに 6,906 人の戸籍の性別変更が認容されている．このような社会状況の中で，学校，教育の現場においては，2010（平

成 22) 年に文部科学省が通知を出し，GID を抱える児童生徒へのきめ細やかな相談対応を求め，さらに 2014（平成 26）年には全国の学校の対応状況を調査した上で，2015（平成 27）年に通知を出して，必要な情報提供，指導・助言，具体的な配慮事項などを示している．JSPN もこの間，ガイドラインの改訂を続け，当事者の立場を尊重し実臨床に沿った，より柔軟なものにして，現在用いられている第 4 版[5] を 2012（平成 24）年に公表し，2014（平成 26）年に小改訂を行っている．

# *D.* GID の診断と治療

## 1.　診　断

　JSPN ガイドライン第 4 版[5] によれば，診断は自認する性の判定や身体的性への違和の持続など① ジェンダー・アイデンティティ（性自認）の判定，そして② 身体的性別の判定，また重い精神障害の鑑別や文化的社会的理由による性役割の忌避・職業的利得の除外などの③ 除外診断の流れに沿って行われる．十分な理解と経験をもつ精神科医 2 人の意見が一致した場合に，診断が確定する．

　なお，ICD-10[1] では，成人の GID は主に以下のように二つに分けて，定義されている．

---

- F64.0　性転換症（Transsexualism）

　異性の一員として暮らし，受け入れられたいという願望であり，通常，自分の解剖学上の性についての不快感や不適当という意識，およびホルモン療法や外科的治療を受けて，自分の身体を自分の好む性と可能な限り一致させようとする願望を伴っている．

　ホルモン療法や手術を受けて，戸籍の性別変更が可能である．

- F64.1 両性役割服装倒錯症（Dual-role transvestism）

　異性の一員であるという一時的な体験を享受するために，生活の一部で異性の服装を着用しているが，より永続的な性転換あるいはそれに関連する外科的な変化を欲することは決してないもの．本障害は，服装を交換するに際して性的興奮を伴っておらず，フェティシズム的服装倒錯症（F65.1）と区別されなければいけない．

---

　以上が ICD-10 で示されている診断基準であるが，少し補足して説明を加える．まず，異性の服装により性的興奮が起こるフェティシズム的服装倒錯症などの性嗜好障害と GID は区別される必要があることに，注意を喚起しておきたい．また，ホルモン療法や外科治療などにより限りなく望む性に近づこうとする者をトランスセクシュアル，あるいは GID 中核群と呼称する一方で，必ずしも，そこまで望まない者をトランスジェンダー（狭義），あるいは GID 辺縁群と呼称することが多い．しかし，トランスジェンダー（広義）は，体の性や割り当てられた性と自認する性の不一致や性別違和を感じるすべての者を含む概念でもあるので，トラン

スセクシュアルを含める場合が多いが，トランスセクシュアルとは違うとの意識でトランスジェンダー（狭義）と呼称している場合もあり，留意する必要がある．GID の診断は，自ら行うことも可能で，容易であると言われることもあるが，結婚して子どもをもったりした後に性別違和を強く自覚して治療を求める事例もあり，性別移行の時期によっては治療の適応をめぐる倫理的判断が複雑な場合がある．

## 2. 治療

治療は大きく精神科領域の治療・支援と身体的治療に分かれる．本人の性自認と反対の性への移行の試みは無効であるばかりか有害であるため，本人の性自認に沿って精神的サポートを行っていく．

### 1）精神科領域の治療と社会的支援

当事者の悩みについて支持的に傾聴しながら，家族や友人，周囲の者へのカムアウトの時期や方法について一緒になって検討し，精神的安定などを確認しつつ，実生活体験 real life experience（RLE）の実践を通して，性別移行の目標・時期・方法を明確にできるように支援・指導していく．また精神疾患が併存する場合には，その治療を行う．

### 2）身体的治療

身体的治療は，ホルモン療法と手術療法であるが，現在のガイドラインでは必ずしも段階を踏む必要はなく，本人の選択と責任によって身体的治療が行われる．

#### ① ホルモン療法

性ホルモンの直接的効果と視床下部・下垂体系抑制による性腺刺激ホルモン分泌低下を介した効果による．体が女性で心が男性〔トランス男性，female to male（FTM）〕の場合，月経の停止，クリトリスの肥大，声の変化などが期待でき，効果も大きい．また体が男性で心が女性〔トランス女性，male to female（MTF）〕の場合，乳腺組織の増大，脂肪の沈着，体毛の変化，精巣の萎縮などが期待できるが，血栓症など致命的な副作用もあり注意が必要である．なお，未成年者でも 18 歳以上で親権者からの同意があれば，ホルモン療法が受けられる．また，条件付きではあるが，15 歳以上でホルモン療法が受けられ，12 歳以上で第二次性徴抑制ホルモン療法を受けることができる．

#### ② 手術療法

手術療法は FTM の場合，子宮・卵巣切除，陰茎形成術などの SRS や乳房切除，MTF の場合，陰茎・精巣切除術，造膣術などの SRS や豊胸術，顔面整容的女性化手術，音声手術などである．SRS は違法阻却性を担保するため倫理委員会での個別承認が必要であったが，ガイドラインの改訂により適応判定会議での承認で実施可能となった．ただし 20 歳以上に制限される．SRS は埼玉医科大学病院で開始された後，岡山大学病院および札幌医科大学病院，東京大学病院，山梨大学病院，一部の民間クリニックなどで取り組まれているだけに過ぎない．2014 年から沖縄県立中部病院でも実施されるようになったものの，実施できる

医療機関が国内では限られる上，ホルモン療法も含めて医療保険の対象となっておらず，経済的負担も大きいため，いまだに多くの患者が海外で手術を受けていると考えられる．

## E. GID の社会的不利と支援の必要性，働く女性への留意点

　GID においては，幼い頃からのいじめや嫌がらせ，不登校や中途退学，悩みや苦痛を誰にも相談できない孤独，内なる偏見，自尊心の低下などから，精神疾患の合併が増え，自傷・自殺企図に及ぶ者も多い．また性別を強く意識した学校生活への不適応から就学期間が短く，職を転々としたり，十分な経済状態でない者も少なくない．性別の不一致から医療保険が使いづらく，医療機関や学校，職場などにおける経験不足，画一的な対処によって，これらの出来事が増悪する場合もあると考えられ，適切な理解と支援が求められる．しかし，産業・労働行政においては，GID などの性自認や性的指向の異なる性的マイノリティー（いわゆる LGBT，p.29）への適切な対応についての通知や指針は示されておらず，本人のジェンダーに沿った着衣やトイレ・更衣室の利用などをめぐって現場での混乱した対応の中で，訴訟が提起されるに至っている．わが国では，性同一性障害をもつ 40 代の経済産業省の職員が，戸籍上は男性であることを理由に女性用トイレの使用を禁じられたり，人事上の不利益を被ったりしたとして，国に損害賠償と処遇改善を求める訴えを起こしているが[6]，本人のジェンダーに沿った着衣・容姿で出社した職員の解雇を否定した判例がすでに出ている[7]．また，米国では，出生証明書の性別と異なる公衆トイレの使用を認めた市の条例を，否定する法律（通称 HB2 法）をノース・カロライナ州議会が制定し知事が認めたことに対して，オバマ大統領や連邦政府が憲法侵害と非難して訴訟合戦に至り，スポーツ大会や音楽イベントの開催拒否，社員の出張禁止命令なども次々と起こり，大きな社会・経済問題に発展している[8]．そして，トランプ大統領の登場により，状況はさらに複雑さを増している．

　これまで男女雇用機会均等法は働く女性と母性を尊重してきたが，性的少数者には適用されてこなかった．しかし，性別を理由とした差別的取り扱い，不利益取り扱い，ハラスメントを防止し，個々人の意欲，能力，適性に基づく公正な取り扱いにより，女性と男性がともにその能力が十分発揮できる職場づくりをすることが法の趣旨であることを改めて考え直していただきたい．すなわち，男性から女性への性別移行を目指すトランスジェンダー／トランスセクシュアルも，女性から男性への性別移行を目指すトランスジェンダー／トランスセクシュアルも，差別的取り扱いによっていじめられ不利益を被らないように，働く女性の一員として尊重されることが求められる．

　なお，性別移行について，体が女性の FTM においては性別違和の出現時期が早く，明確な目標を持ち，短期間に実現していく一方で，性自認・移行後の性別が女性である MTF は，出現時期が遅い者も少なかならずあり，目標が多様・曖昧で実現までの期間が長いという性差が

ある[9]．また FTM が美少年，男勝りなどと受け入れられる一方で，MTF を女性として受け入れることに抵抗を示すことが少なからずみられる．GID の中でも性別の違いによる差別を感じざるを得ない．わが国で FTM が，MTF より多い要因の一つであるかもしれない．職場での性別移行について，ホルモン療法や SRS，戸籍変更の前後を問わず，MTF いわゆるトランス女性の場合に，より細やかな配慮と支援が求められるであろう．

## *F.* GID のこれから

　SRS などの GID の身体的治療が可能な国内の医療機関や専門医の数は限られており，GID への医療および社会的支援は地域による差が大きい．さらには医学的支援を必要としないトランスジェンダーの活動が活発になり，トランスジェンダー自体を脱（精神）病理化していく運動，医学的診断への異議申し立ても国の内外であり，ICD-11 診断基準の改訂にも影響を及ぼしている．DSM から GID が消えたように，ICD-11 では，GID に代わって gender incongruence（性別不一致）へ呼称変更されることが議論されている．またトランスジェンダー／トランスセクシュアルなどの性的マイノリティの人を示す表現として，LGBT がよく用いられてきたが，性的指向や性同一性は，すべての人に関わるという考え方から，最近は LGBT よりも広い概念である SOGI（sexual orientation & gender identity）という表現が使用されることも多くなってきた．

　沖縄県においては活発な社会的啓発，当事者らの活動，マスコミの積極的関与などにより，地元の医療機関で SRS も可能となり，当事者や家族，学校関係者のさまざまなニーズに応えることが可能となりつつある．しかし一方で，職場での理解や支援の取組みはまだ不十分であり，大きな課題として残されている．性別不一致や性別違和を抱え，伝統的な男女の性別役割に調和しない労働者は，多くはないものの少なからず存在し，性別移行や支援の方法を巡ってコンフリクトをもたらす機会が増えると考えられる．産業現場での適切な理解と専門医療機関との積極的な連携が求められている．

● **参考文献** ●

1）World Health Organization：The ICD-10 Classification of Mental and Behavioural Disorders：Clinical descriptions and diagnostic guidelines, 1992（融道男，中根允文，小見山実，他監訳：ICD-10 精神および行動の障害　臨床記述と診断ガイドライン 新訂版. 224-227, 医学書院, 2005）.

2）日本精神神経学会（日本語版用語監修），髙橋三郎，大野裕（監訳）：DSM-5 精神疾患の診断・統計マニュアル. p.444-452, 医学書院, 2014.

3）山本和儀，青山桜，石原綾子：沖縄県における性同一性障害（GID）患者の疫学と医療・社会的支援の課題. 沖縄県医師会報 50, 344-347, 2014.

4）川﨑政司：性同一性障害者性別取扱特例法の解説. 性同一性障害の医療と法律―医療・看護・法律・教育・行政関係者が知っておきたい課題と対応. 213-247, メディカ出版, 2013.

5）日本精神神経学会・性同一性障害に関する委員会：性同一性障害に関する診断と治療のガイドライン（第 4 版）. 精神神経学雑誌 114, 1250-1266, 2012.

6）「女子トイレ使用禁止は差別」 性同一性障害の経産省職員が国など提訴　東京地裁. http://www.sankei.com/affairs/news/151113/afr1511130031-n1.html（2016 年 11 月 23 日アクセス）

7）清水弥生：別性容姿で就労することの申し出と企業秩序―S 社性同一性障害者解雇事件. 性的マイノリティ判例解説, 谷口洋幸, 齋藤笑美子, 大島梨紗編著, 112-116, 信山社, 2011.

8）Public Facilities Privacy & Security Act. Wikipedia. https://en.wikipedia.org/wiki/Public_Facilities_Privacy_%26_Security_Act（2016 年 12 月 5 日アクセス）

9）山本和儀：性同一性障害（GID）の受療行動の疫学と社会的支援の必要性―性差に注目して―. GID（性同一性障害）学会雑誌 8（1）, 100-102, 2015.

# 15 自閉スペクトラム症（ASD）・ADHD

## A. 発達障害，ASD をとりまく現状

　近年，発達障害という言葉に触れることが日常生活においても急速に増えており，著名人でも自らをそれと公表する者も出てきた．発達障害は従来，児童期が注目されていたが，今や筆者の所属する昭和大学附属烏山病院においても児童期には見過ごされ，就職などを機に不適応をきたし，自ら困難を感じて，あるいは上司などに勧められて受診に至る当事者が顕著に増加している．初診予約の電話回線は大変混雑し，なかなか予約が取れない状況が続いている．

　発達障害は生来脳に何らか機能障害があり，発達過程で行動やコミュニケーションの障害が明らかになる先天性の精神障害である．2005（平成 17）年に施行された発達障害者支援法では，自閉症，アスペルガー症候群，その他の PDDs（広汎性発達障害 pervasive developmental disorders），学習障害，ADHD（注意欠如多動性障害 attention deficit hyperactivity disorder），その他これに類する脳機能の障害（レット障害，小児期崩壊性障害）が発達障害と定義されている．いわゆる「大人の発達障害」とは，単身生活や就労などの開始を機に，家族などの手助けがあった保護的な環境を離れることで，ようやく問題が顕在化した者で，臨床的にはアスペルガー症候群と ADHD が多い．2013 年に改訂された DSM-5 以降，アスペルガー症候群という疾患名は診断基準に採用されなくなり，現在は ASD（自閉スペクトラム症 autism spectrum disorder）に含まれている．

## B. ASD の概念

　ASD は従来の自閉症，高機能自閉症，アスペルガー症候群を含んだ幅広い診断名で，かつての PDDs に相当する概念である．「自閉（autism）」とは，他者の反応や外的世界に関心を示さないことであるが，典型的な自閉症として知られるカナー型自閉症では，母親も含め他者に関心を示さず，言語発達に遅れがあり，言葉以外のコミュニケーションにも困難がある（社会性の障害）．特定の物や行為に強いこだわり（興味の限局性・常同性），感覚過敏などの特性をもち，高率に精神遅滞を伴う．

　自閉症の中で精神遅滞を伴わない者は高機能自閉症と呼ばれ，自閉症の約 2 割にみられる．

高機能自閉症の事例では「幼少期より視線は合わず 3 歳まで全く話さなかった. 3 歳でアルファベットの文字 "A" を指差して『エー』と話したのが始まりで，その後は急速に言葉の遅れが解消されて，むしろおしゃべりとなった」など，始語の遅れがあってもその後は言語能力を獲得していく者が多い.

アスペルガー症候群は，自閉症と類似した対人関係や社会性の障害を持つが，言語発達の遅れや精神遅滞を伴わないことが特徴である. 1944 年に小児科医ハンス・アスペルガーが自閉症的傾向を有しながらも精神遅滞のない 4 名の小児の特徴を記した論文を発表したことにちなんでこの疾患名が命名された. その後 1981 年に児童精神科医ローナ・ウィングが「社会性の障害」「コミュニケーション能力の障害」「想像力の障害」を "三つ組障害" と記し（米国では三つ目を「こだわり」とする），自閉症，高機能自閉症，アスペルガー症候群を一つの連続体（スペクトラム）として捉え直し，「自閉スペクトラム症（ASD）」と総称されるようになった. さらに DSM-5 では診断基準も「社会コミュニケーションおよび相互関係における持続的障害」「限定された反復する様式の行動，興味，活動」という 2 つの徴候にまとめられ，感覚過敏性や鈍感性といった知覚異常も新たに診断基準に追加された.

ASD の原因はいまだ明確に特定されていないが，遺伝的な要因は大きい. ASD の有病率は年齢によらず約 1％弱という報告が多く，性差としては 4：1 で男性に多い. この原因としては究極男性脳仮説やオキシトシン系の関連が言われている. 男性では症状がより典型的で重篤となる傾向がある一方で，女性の ASD では特性が目立たず診断が困難となるケースも多い.

## 事例紹介①

**23 歳の女性. 会社の産業医に「アスペルガー症候群ではないか」と指摘され，精神科の専門外来を受診した事例.**

### 1）背景

大学卒業後，デザイン会社に就職し，プログラミングを任されていたが，月ごとの予定表の提出がいつも間に合わず（想像力・見通しの障害），総務にいく度に繰り返し注意を受けてきた. つねに同じような服装をしており（常同性），色眼鏡や耳栓をしていることもしばしばだった（感覚過敏）. ミーティングでは話の流れについていけず（選択的注意の困難），比喩や冗談が通じず，言葉を文字通りに捉えてしまうため，「会話がかみ合わない」「話の通じない人だ」と敬遠されていた.

視線は相手をじっと見すぎることが多く，話し方は平板で感情がこもっていない印象であった. 同僚の顔と名前が長らく一致せず，飲み会に誘われても「見たい番組があるので失礼します」と斬って捨てるような物言いをして参加しようとしなかった. 周囲が介入をしないようにすると，勤務態度はきわめて真面目で，同じ作業を飽きずに長時間続けることができたが（常同性），こだわりや秩序に厳しく，細かいことに捉われるあまり作業が捗らないこともみられた. 進捗状況を問われても，すべての情報を伝えようとするあまり要点を伝えられず（全体把握の困難），混

乱した内容となることも多かった．提出物について上司に指導を受けたが，話の途中で突然キレて地団駄を踏み，そのまま無断欠勤を続けることとなった．

その後しばらくして，「会社でいじめられた」「辞めてやる」などと被害的となっている，と母親から会社へ謝罪と事実確認の電話があった．精神科を受診し，詳細な生活歴の聴取，心理精査の結果，アスペルガー症候群と診断された．その後，CBTを含む集団療法に参加し，「わからないことの聞き方」「飲み会の断り方」などをテーマにそって当事者間で共有し，社会適応の向上を目指している．

### 2）解　説

この事例は，幼少期から「自分はどこか周りと違う」と長年生きづらさを感じていたが，自分なりに「変な人と思われないように」努力をしてきた．学生時代までは重大な不適応はなかったが，就労直後よりさまざまな困難に直面することで，初めて本人・周囲ともに単なる性格の問題ではなく障害があることに気がつくこととなった．ASDの治療としては，薬物治療を行うこともあるが，これらは本質的な治療ではなく，疾患の中核的な症状そのものを軽減するわけではない．治療の中心はCBTなどの認知行動療法的介入による社会性スキルの獲得である．たとえば筆者の所属する昭和大学附属烏山病院では，集団療法として，ASDの当事者同士で集まり，あるテーマにそって具体的に困ったことを述べ合って討論を行い，治療スタッフからのアドバイスを受けながら，社会生活を送る上での円滑な身のこなし方を学び，実生活において実践できるよう練習を行っている．

## *C.* ADHDの概念

ADHDは不注意，多動性，衝動性の症状が幼少期から生活の複数場面で存在し，社会生活上の困難を抱える発達障害である．有病率は子どもで約5%，成人で約2.5%と言われ，双生児研究では76%の遺伝率があるとも報告されているほど生物学的な背景が大きな疾患である．脳の部位として前頭前野，大脳基底核の報酬系，小脳の3系統の機能不全が示唆されており，前頭前野の障害により抑制不全や実行機能障害が，報酬系の障害により目先の利益に飛びついてしまう「待てなさ」（遅延報酬）の問題が，さらに小脳の障害により時間感覚や時間処理障害が生じていることが推測されてはいるものの，いまだ原因は明らかになっていない．ADHDのサブタイプとして，衝動性・多動性が目立つもの，不注意が目立つもの，これらを併せ持つものといった3群に分けられるが，相互の移行も報告されている．

ADHDでも集団行動が始まる時期から，幼稚園を抜け出したり，他の子どもに手が出やすかったり，忘れ物や紛失物が多かったりという症状が目立ち始める．性差としては3〜5：1で男性に多いといわれているが，実は女性にもADHDは多くおり，幼少期の症状が男女で異なるために女性例が見逃されているのではという見解が出てきている．特に女性ではADHDの特性はおしゃべりに出やすいとされ，授業中に席を立つことはなくても「人の話に割り込む」「話が長い」などに多動性が現れやすい．

## 事 例 紹 介 ②

**35 歳の女性．インターネットで ADHD を知り，当てはまることが
あまりに多いと自ら受診してきた事例．**

### 1）背　景

　高学歴で，華々しい経歴をもっており，はつらつとして明るく，にこにことしているが，感情の起伏が激しく（衝動性），過去に離婚歴もある．幼少期から活発で疲れ知らずな子どもで，男児と遊び，怪我が多かった（多動性）．授業中の離席はなかったが，白昼夢に没頭していることもあり，紛失物や忘れ物が多く（不注意），誰もいない場所では人の物でも持っていってしまう癖があった（衝動性）．また，非常におしゃべりで，つい他の人の話を遮ってしまったり，些細な嘘で話を大げさにしてしまったりすることが度々あり（衝動性），あとになって自己嫌悪に陥ることもあった．朝起きることが極端に苦手で（過眠），親元を離れると朝の身支度でついのんびりしてしまい，結局いつも遅刻ぎりぎりで登校していた（段取りの困難）．一つ所にとどまらず，さまざまなことに次々と興味が移り変わっていくので（新奇求性），何かをやり遂げることは苦手で，周囲からすると信頼しづらいところがあった．課題を与えられると後先考えず（見通しの困難），即答で引き受けてしまうが（衝動性），努力を要することは苦手であるため，課題は先延ばしにしてしまう．期限ぎりぎりになってようやく取り組むことが多いが，ここぞというときの集中力には一目を置かれてきた．部屋は散らかっており，行く先々で傘や携帯電話を置き忘れるため，近所の交番では「次は何をなくしたの？」と顔を憶えられている．「忘れ物がないようにしよう」とつねに大荷物で，不安も強く，外出時の施錠確認は過剰なほどだが，先日は車の上に財布を乗せたまま発進して落とし，財布の中身は盗られてしまった（不注意）．コーヒーを常飲し，眠気覚ましにカフェインの錠剤も常用していた．

### 2）解　説

　このように，一般に ADHD ではコミュニケーションの障害は少なく，接触は良好なケースが多い．特性を活かして成功する者もいる一方で，「おっちょこちょいな性格」で済まされていたことがいつしか「失礼」「自己中心的」と受け取られるようになり次第に孤立し，失敗を重ねる中で自己肯定感が低下してしまう当事者が非常に多い．依存症に陥ったり，本人や家族の生活が破綻したりしてしまうような重篤なケースもある．ADHD も ASD と同様に，他の精神疾患が併存する比率が高く，特に，不安障害と気分障害の併存率は高率である．実際の臨床においては抑うつ状態で精神科を受診することが多い．また，衝動性や脱抑制的な様子，強いストレス下で一過性の幻覚妄想状態を示すことなどからパーソナリティ障害，統合失調症と診断されているケースもあり，注意が必要である．ADHD には疾患と 1：1 対応をするような有効な薬物治療があり，現在わが国においては，アトモキセチンとメチルフェニデート徐放剤が認可されており，ともに有効性は高い．また ADHD に対しても，ASD と同様に，CBT が有効であるが，一般への普及はこれからである．

## *D.* 就労と発達障害

　これまで ASD，ADHD と分けて記述をしたが，実臨床には ASD ＋ ADHD のように両者の症状を同時に有する当事者も少なからずおり，当事者の就労場面では表6-15-1 に示したような訴えが時に混在して聞かれる．特に頻度の高いものは〇で示した．当事者は職場において生来の特性からできない，あるいは極端に苦手なことを求められて，自らの努力不足だと自責的になり，自己肯定感が低下して徐々に追い込まれてしまう者が多いように思う．精神疾患は概して外見からは障害を抱えていると窺い知ることは困難であり，特に発達障害においては時に大学も卒業し，修士，博士を有して留学経験すらあるような者が，生来の能力の偏りによる生きづらさを有しているとは理解され難いようだ．むしろ，他の知的機能水準の高さにそぐわない「できないこと」との落差に，本人のみならず同僚，上司も戸惑いを覚えることだろう．さまざまな発達特性を「そのくらいは誰にでもある」と理解されないことも多い．

　具体的な困難例として頻度の高い「相談をせずに思い込みで判断する」「会議に耳栓をして出席する」「突然の離席」などの行動は，これまで述べたような障害特性に由来している．そしてこれら「問題行動」の背景には，さまざまな生きづらさを抱えながら懸命に適応しようとした当事者なりの自助努力があったことを忘れてはならない．

　対応方法には，「準備する」「整理する」などと記載したが，その行為にこそ困難さを抱えており，スタートラインに立つ段階から支援者を要することに注意をしたい．厚生労働省では近年，職場適応援助者（ジョブコーチ）支援事業も行っているため，就労をこれから開始するような場合には医療機関や保健センターの精神保健福祉士，保健師などに相談をしてもよいだろう．

　女性においては性ホルモンが与える周期的な気分の揺らぎも考慮しなければならない．特にASD では感覚過敏から身体的変化に圧倒されやすく，さらに「怠い，イライラする，眠れない，食欲が出る」などの身体・精神的な違和感を情報統合も困難であるため不調を来しやすい．この場合，月経前症候群として抗不安薬や，ピルなどの投与で症状が改善しうる．また当事者には月経周期に伴う気分や情緒の揺らぎを生理的な現象として説明しておくと混乱が緩和される．

　当事者が職場に適応し定着するためには，職場における理解者の存在は必要不可欠といってよい．これまで述べてきた発達障害の特性は先天的な機能障害であり，それを消し去ることは現在のところ不可能であるが，正しい障害特性の理解と多様性を尊重する姿勢をもち，当事者の自助努力がより適応的な方向へ進むよう導いていけるような温かな支援が必要とされている．

## *E.* 働く女性と発達障害

　ASD，ADHD ともまれな疾患ではなく，出現頻度は高率であるが，症状が軽症のケースでは，

表 6-15-1　就労場面で発達障害当事者が訴える困難例とその対応方法

| 具体的な困難例 | 対応方法 | ASD | ADHD |
|---|---|:---:|:---:|
| ・臨機応変と言われても何をすべきかわからない | ・具体的な指示をひとつずつ出してもらう | ○ | |
| ・聴覚過敏で疲れやすい<br>・会話に背景雑音が混ざる | ・ノイズキャンセリングイヤフォン，耳栓の使用，ホワイトノイズの活用 | ○ | |
| ・じっとしていることでかえって集中できない | ・作業場所などのフレックス化，・バランスボールなど身体感覚の調整，・構造的な休憩を取り身体を動かす | | ○ |
| ・思い込みで判断し作業が正しい方向に進まない | ・正しいかどうかを上司などに確認・相談する癖をつける | ○ | |
| ・ケアレスミスが多い | ・デスクなどの目につくところに注意喚起の張り紙をする | | ○ |
| ・優先順位がつけられない | ・するべきことを "To Do List" として書き出してみる，その中でさらに優先すべきものをピックアップする | | ○ |
| ・作業の段取りがつけられない<br>・同時並行作業が苦手 | ・写真やボイスレコーダーの活用<br>・作業の全体像をフローチャートなどで図式化する | ○ | |
| ・すべきことを忘れてしまう | ・朝・昼・夕に To Do List を作成し，目に付く場所に置く | | ○ |
| ・疲労を意識しづらい<br>・過度な集中と急激な疲れ | ・こまめで構造的な休憩の管理<br>・身体感覚へ意識を向ける | ○ | |
| ・過敏性や緊張から疲れやすくトイレなどにこもる | ・一人になれる場の確保（感覚調整室など） | ○ | |
| ・雑談ができない | ・「こう言われたらこう返す」などパターンとして対応できる引き出しを増やす<br>・一方的に話しすぎないよう意識する | ○ | |
| ・眠気がつよい | ・軽い散歩や 10 分程度の仮眠，コーヒーなどの活用 | | ○ |
| ・時間管理ができず，遅刻や忘れ物をする | ・15 分前行動，翌日の 1 日の流れを書き出し可視化して脳内シミュレーションを行い必要な準備をする | | ○ |
| ・紛失物が多い | ・重要書類はすぐ写真を撮る　・色やタグをつけて整理する　・カギや携帯電話はストラップやバンジーコイルで服や鞄と連結する | | ○ |

　当事者本人も，周囲も認識がないことは珍しくない．発達障害の当事者は，優秀な面をもちながらも特有の障害があるために生きづらさを抱えながら生きていることが多い．この点は，いまだ社会全体に認められているとは言えない状況である．

　特に女性の発達障害においては，結婚後，仕事に加えて，家事と育児の負担が重なり，障害が露呈し不適応となることが珍しくない．発達障害の当事者は，単一業務はこなせても，同時並行処理が必要な状況では，極端にパフォーマンスが低下することが多いので，職場において

は注意が必要である．さらに家庭においても，当事者のパートナーは，本人の特性をよく理解して当人の生きづらさを軽減することが必要である．

● **参考文献** ●
1）加藤進昌：あの人はなぜ相手の気持ちがわからないのか—もしかしてアスペルガー症候群—　もしかしてアスペルガー症候群！？，PHP 研究所.
2）American Psychiatric Association. 2013. Diagnostic and Statistical Manual of Mental Disorders, 5<sup>th</sup> ed.（DSM-5）
3）American Psychiatric Association. 2000. Diagnostic and Statistical Manual of Mental Disorders, 4<sup>th</sup> ed.（DSM-Ⅳ）.
4）加藤進昌．PHP 研究所，あの人はなぜ相手の気持ちがわからないのか—もしかしてアスペルガー症候群！？—
5）宮尾益知．講談社，女性の ADHD どんぐり発達クリニック.

# 16 アルツハイマー病

## A. 就労女性におけるアルツハイマー病

高齢化が進むわが国において，認知症高齢者の数は 2012 年で 462 万人と推計されており，2025 年には約 700 万人（65 歳以上の高齢者の約 5 人に 1 人）に達することが見込まれている[1]．認知症の原因疾患の中で最も多いのはアルツハイマー病であり，認知症全体の 50〜75％程度を占める．アルツハイマー病は進行性の神経変性疾患であり，最も特徴的な症状はもの忘れである．アルツハイマー病のもの忘れは，人の名前が思い出しづらいというような加齢に伴う生理的なもの忘れとは異なり，つい最近の出来事（エピソード）をすっかり忘れてしまい思い出せないという近時記憶の障害が比較的初期からみられる．それ以外にも，料理や仕事の段取りが悪くなるというような実行機能の障害や，日付や今いる場所がわからなくなるという見当識障害もアルツハイマー病に特徴的な症状である．これらの症状は「認知機能障害」と呼ばれるが，それに加えて日常生活動作 activities of daily living（ADL）の低下や精神症状・行動症状 behavioral and psychological symptoms of dementia（BPSD）も多くの患者に出現する．

アルツハイマー病は加齢が最大の発症リスク要因であるため，高齢者に特有の疾患であると考えられがちである．しかし，比較的若くして発症する者も一定の割合で存在し，なかには 30 代や 40 代で発症する人もおり，勤労世代に無縁の疾患ではない．2006〜2008（平成 18〜20）年に実施された厚生労働省の調査によると，わが国における 18〜64 歳の若年性認知症者数は推定で 3.78 万人であり，そのうちの 25.4％がアルツハイマー病であった[2]．若年性アルツハイマー病は，社会や家庭で重要な役割を担う「働き盛り」の世代での発症であるため，社会的に影響が大きく，家庭内においてもさまざまな支障が生じやすい．若年性アルツハイマー病は，若さゆえに本人や家族がアルツハイマー病に気づかずに受診が遅れたり，うつ病と症状が似ていたりするために，発見や診断までに時間がかかることがある．一般にアルツハイマー病の発症率は男性よりも女性で高いが，若年性アルツハイマー病における性差については一致した見解が得られていない．わが国の調査では高齢発症のアルツハイマー病に比べて男性の割合が高いことが示されている[3]．

勤労者にとって，アルツハイマー病は自分自身というよりはむしろ親世代の介護に関わる問題として身近に感じるかもしれない．両親や義両親などがアルツハイマー病に罹患し介護が必

要な状況になったとき，勤労者は育児・介護休業法に従い介護のために介護休業を取得することができるが，介護の期間や負担は要介護者の状態や環境によって多様であり，介護を理由にやむをえず離職する人も少なくない．厚生労働省の調査では，2007（平成 19）年 10 月〜2012（平成 24）年 9 月までの 5 年間で介護を理由に前職を離転職した雇用者は男性85,500 人，女性 353,800 人であり[4]，女性が圧倒的に多い．女性のほうが非正規雇用の割合が高く離転職しやすいという背景もあるだろうが，それと同時に，介護は女性の役割であるという社会の根強い意識も影響しているかもしれない．

　介護は，その人の役に立てるという充足感や自己成長などの肯定的な感情をもたらすものであるが，現実問題として，仕事や家庭生活との両立，認知症による行動障害や精神症状への対応，経済的問題などが介護者の負担となることも多い．筆者らの調査では，認知症患者を介護する 65 歳未満の介護者は介護をしていない同世代の一般地域住民と比べて精神的 QOL が低く，不眠などの睡眠の問題をもつ人の割合が高かった．また，高齢の女性介護者は，高齢の男性介護者に比べて精神的 QOL が低かった[5]．

# *B.* 診　断

## 1.　臨床症状

　アルツハイマー病は，臨床症状や画像検査，神経心理検査などを総合して診断する．アルツハイマー病の主訴はほとんどの場合もの忘れであるが，本人が訴えることは少なく，なかにはもの忘れを「歳のせい」などと言って否認する人もいるため，家族や周囲の人からの情報が参考になる．アルツハイマー病では，数日前の出来事を忘れる（エピソード記憶の障害），物の置き場所を忘れるなどの記憶障害に加えて，摂食や着替えなどの基本的な ADL の低下や，電話，買い物，家事，金銭管理などの手段的 ADL（Instrumental ADL）の低下が徐々に出現する．女性では，調理や買い物における変化（段取りが悪くなる，鍋こがし，メニューがワンパターンになる，味付けが変わる，同じものばかり買ってくるなど）や，整容への無頓着などが比較的初期から出現する．また，BPSD は多くの患者にみられるが，なかでも不安や抑うつ，妄想などは病初期から出現しやすい．身近な人物に財布や通帳を盗まれたという物とられ妄想は女性に多い症状である[6]．ただし，若年性アルツハイマー病では，妄想，幻覚，興奮，脱抑制，異常行動などの BPSD の出現頻度は低く，抑うつやアパシーの頻度が高いという報告がある[3]．アルツハイマー病を含む認知症に特徴的な BPSD を**表 6-16-1** に示す．

　職場においては，単純ミスや約束事を忘れることが増え，これまで問題なく行えていたルーチン業務ができなくなるなどの変化がみられる．またそのような際に，上司や同僚に報告したり相談したりするといった適切な対処行動が取れなくなり，一人で抱え込んでしまう．これらの症状はうつ病と間違われやすいが，うつ病と異なりひどく自責的になることは少なく，深刻

図 6-16-1　認知症の BPSD

| 心理症状 | 行動症状 |
|---|---|
| • 妄想 | • 身体的攻撃性 |
| • 幻覚 | • 徘徊 |
| • 抑うつ | • 不穏 |
| • 不眠 | • 焦燥 |
| • 不安 | • 逸脱行動・性的脱抑制 |
| • 誤認 | • 落ち着きのなさ |
| | • 叫声 |

[出典：文献 7) より引用]

さに欠けるといった特徴がある.

## 2.　画像検査

　CT や MRI の脳形態画像は，アルツハイマー病の補助診断として有効である. アルツハイマー病では，側頭葉内側領域である海馬や海馬傍回の萎縮が特徴的にみられる. SPECT や PET などを用いた脳機能画像検査では，アルツハイマー病に特徴的な頭頂・側頭葉，後部帯状回の血流低下がみられる.

## 3.　神経心理検査

　わが国でしばしば用いられる認知機能検査は，Mini-Mental State Examination（MMSE）[8] と改訂長谷川式簡易知能評価スケール Hasegawa's Dementia Scale for Revised（HDR-S）[9] である. いずれも 10 分程度で施行できる簡便な検査である. より詳細な認知機能の評価のためには，Alzheimer's disease assessment scale 日本語版（ADAS-J cog）[10] やリバーミード行動記憶検査 Rivermead bnehavioural memory test（RBMT）[11] などが施行される.

## 4.　鑑　別

　アルツハイマー病の診断のためには，血管性認知症，レビー小体型認知症や前頭側頭葉変性症などの他の原因疾患による認知症や，うつ病，せん妄などとの鑑別が必要である. 若年性アルツハイマー病では，注意障害や実行機能の障害が目立ち記憶障害は軽度である場合があり，抑うつ気分をしばしば伴うので，うつ病との鑑別が難しい場合がある. また，前頭側頭葉変性症の一類型である前頭側頭型認知症は，アルツハイマー病に比べると有病率は低いものの，50～60 代の就労世代で発症することが多い疾患である. 認知機能は比較的保たれるが，性格変化や自発性の低下，常同行動（常同的周遊など），万引きなどの反社会的行動，食行動異常（特定の食べ物への固執）などが特徴的にみられる.

# *C.* 治療（薬物療法と非薬物療法）

　アルツハイマー病の治療薬として，わが国では現在ドネペジル，ガランタミン，リバスチグミン，メマンチンの4種類が認可されており，服用により認知機能や注意障害，ADL の改善がいくらか期待できる．また，興奮や妄想など介護者の負担が大きい精神症状に対して抗精神病薬が処方されることもある．

　しかしながら，これらの薬剤はアルツハイマー病の根本治療のためのものではない．また，アルツハイマー病患者には高齢者が多いため，薬の副作用や他の薬剤との相互作用が問題になりやすい．そのため，薬物療法に先立って，あるいは薬物療法と同時に検討しなければならないのは，適切な環境調整やケア，リハビリなどの非薬物療法である．できるかぎり社会との接点や家庭内での役割を持ち続け，規則正しい生活を送ることは，進行を遅らせる効果があると考えられている．また，介護者の適切な関わりで BPSD が軽減することもある．たとえば，興奮や易刺激性は意思に反するやり方を押し付けられたり失敗を責められたりしたと感じたことによる反応であるかもしれないし，家族にとって困った問題である徘徊も患者本人にとっては目的をもった行動であるかもしれない．介護者が患者のこうした行動の意味や心情を理解したうえで患者に接することで，これらの症状や行動が改善される可能性がある．

## 事例紹介

**50 代の女性．アルツハイマー病と診断された事例．**

### 1）背　景

　未成年の子どもとの二人暮らしで，正社員として勤務．別居するきょうだいのもとに職場から連絡があり，本人の仕事上でのミスが増えていることが発覚したのをきっかけに，認知症専門外来を受診．専門医により軽度の若年性アルツハイマー病と診断され，薬物治療が開始された．患者および家族の同意のもと，担当医から職場の上司に対して定期的に病状や就労上の注意点について説明を行い，職場の上司からはその都度患者の職場での様子についての報告があった．職場ではルーチン業務の単純ミスや勤務日と休日の間違い，整容の乱れなどが徐々に目立つようになった．業務内容の変更や配置換えにより，しばらくの間は業務を継続することができたが，症状の進行による業務継続の困難さや患者のストレス軽減のため，初診から約2年後に早期退職となった．退職後はすみやかに障害年金や障害者手帳の申請を行い，また介護保険によるデイサービスやホームヘルプサービスの利用を開始した．同居する子どもには，アルツハイマー病の特徴や予後，支援のポイントを慎重に説明し，患者のきょうだいとともに家事や服薬を見守る体制を整えた．

### 2）解　説

　この事例のように，特に若年性認知症では，職場との調整や福祉サービスの導入など多岐にわたる支援が必要である．この事例では，結果的に早期退職に至ったが，本人の病状や業務の内容等によっては就労を継続することが可能な場合もあり，個別の対応が必要である．

# *D.* アルツハイマー病と上手につきあうために

　アルツハイマー病は進行性の疾患であるが，薬物療法と，環境調整などの非薬物療法によって，生きがいや役割をもちながらその人らしく暮らすことが可能である．昨今，アルツハイマー病に対する社会の認識は急速に高まっており，さまざまな支援制度が整いつつある．若年性アルツハイマー病患者への支援は高齢患者に比べて乏しいのが現状であるが，介護保険や経済的支援（障害年金など）制度を活用し，患者・家族ともに生活の質を維持することが重要である．

# *E.* 働く女性への留意点

　アルツハイマー病は早期からの適切な治療（薬物療法・非薬物療法）によって進行を遅らせ，生活の質を維持することがある程度可能な疾患である．早期発見・早期治療のためには，若い世代でも発症する可能性があるという認識をもつことが重要である．業務上のミスが増える，家事の段取りがわからなくなるなどの異変を感じたら，仕事による疲れや更年期の体調不良のせいなどと安易に考えずに，早めに専門の医療機関を受診することが望ましい．また，介護者の立場になった場合には，最寄りの地域包括支援センター，認知症疾患医療センター，認知症の人と家族の会などに積極的に相談し，的確な情報を得て，十分な社会的サービスを利用することが，質の高い介護を継続することに役立つと思われる．

● 参考文献 ●
1）厚生労働科学研究費補助金（認知症対策総合研究事業）「都市部における認知症有病率と認知症の生活機能障害への対応」平成 23 年度〜 24 年度総合研究報告書（研究代表者　朝田隆）．2013.
2）厚生労働科学研究費補助金（長寿科学総合研究事業）「若年性認知症の実態と対応の基盤整備に関する研究」平成 18 年度〜 20 年度総合研究報告書（研究代表者　朝田隆）．2009.
3）Toyota Y, Ikeda M, Shinagawa S, et al.：Comparison of behavioral and psychological symptoms in early-onset and late-onset Alzheimer's disease. Int J Geriatr Psychiatry 22, 896-901, 2007.
4）総務省統計局：平成 24 年就業構造基本調査.
5）Koyama A, Matsushita M, Hashimoto M, et al.：Mental health among younger and older caregivers of dementia patients. Psychogeriatrics 17, 108-114, 2017.
6）Ikeda M, Shigenobu K, Fukuhara R, et al.：Delusions of Japanese patients with Alzheimer's disease. Int J Geriatr Psychiatry 18, 527-532, 2003.
7）池田学：認知症の治療とケアの原則．認知症　臨床の最前線，池田 学 編，159，医歯薬出版，2012.
8）Folstein M-F, Folstein S-E, McHugh P-R："Mini-mental state". A practical method for grading the cognitive state of patients for the clinician. J Psychiatr Res 12, 189-198, 1975.
9）加藤伸司，他：改訂長谷川式簡易知能評価スケール（HDS-R）の作成．老年精神医学 2：1339-1347，1991.
10）本間昭，他：Alzheimer's Disease Assessment Scale（ADAS）日本版の作成．老年精神医学雑誌 3：647-655，1992.
11）綿森淑子，他：日本版リバーミード行動記憶検査（RBMT）．千葉テストセンター，2002.

# 17 血管性認知症

認知症はわが国の高齢化に伴って，国策として，あるいは国民自身の身近な問題として注目されつつある．この状況下で認知症性疾患に関する知識は，働く女性にとっても，おそらく二つあるいは三つの立場で活用できる，重要な情報であろう．一つは，家族など身近な人が認知症性疾患に罹患し，その家族とともに暮らしながら，働くための知識としてである．もう一つは，認知症性疾患の方への各サービスに関連する職業に就いた際に必要な知識としてである．また認知症症状が比較的軽微な場合には，働く女性自身の疾患理解のためにも有用であろう．本項では種々の認知症疾患のうち，血管障害によって生じる認知症について述べる．

## A. 血管性認知症の定義

「認知症」とは，いったん獲得した日常生活動作能力（あるいは知能）が，脳の損傷によって全般的に低下した状態である．そして血管性認知症は認知症の中で，特に脳血管障害によってもたらされたものを指す．すなわち血管性認知症は，血管障害という側面と，認知症という側面の両方の特徴を有する．意識障害による症状は含めない．血管性認知症自体は，女性より男性に多いとされる．

認知症と似た概念で，認知症と混同しやすい概念として，高次脳機能障害がある．たとえば言語を聞いて理解し話すための言語機能，眼前にある物が何かを認識するための対象認知の機能，適切に動作を遂行するための動作機能，これらの言語，認知，動作を円滑に遂行していくための遂行機能，そしてさまざまな情報を記憶する記憶能力は，それぞれ担当する脳の機能領域が決まっており，その領域で営まれている．そのためそれぞれの機能領域が損傷されると，その機能に対応した，特定の症状が出現する．このように特定の部位，あるいは神経回路（ネットワーク）が損傷されることで出現する症状が，高次脳機能障害である．高次脳機能障害は，失語，失認，失行，遂行機能障害，記憶障害などと分類されている．これはいわば機能ごとの縦割りでの選択的障害である．一方，認知症と呼ばれる状態は，全般的な能力低下を指す慣習的概念である．ある一定の水準以上の能力を必要とするような課題を遂行できないといった，言語や対象認知など複数の機能障害が同時に出現する結果生じる，いわば横割りの能力障害である．したがって，たとえば失語は言葉を司る領域，ネットワークの損傷で，言葉のみが障害されているが，言語以外の機能は保たれている．この場合，言語以外の他の認知機能は保たれ

ているので，認知症とは区別される.

　血管障害は，特定の領域の（局所の）損傷をきたす疾患であるので，本来縦割りの障害である高次脳機能障害をもたらすが，大きな病巣によって，あるいは多くの小病巣によって高次脳機能障害が重複することで，その結果，大脳の能力全般が横断的に障害されたとみなされた場合に，血管性認知症と呼ばれる病態を呈する.

## *B.* 大脳症状が出現する機序〜血管障害に限定せずにみる〜

　大脳は，主に大脳皮質ならびに（大脳基底核や視床などの）皮質下核が担う「機能領域」と，これらの各機能領域を連結し，神経ネットワークや神経回路網を構成しているそれ以外の領域（皮質以外，すなわち白質）からなる. 大脳症状は，機能領域そのものが直接障害されて出現する場合（巣症状と呼ばれる）と，これらの機能領域を結ぶ，ネットワークの重要な連結部分が切断されることで生じる場合（離断症状と呼ばれる）がある. 既述のように，大脳の機能領域は言語，行為，認知など部位ごとに機能がおおむね決まっている. そのため，どの領域が損傷されたかで，症状の内容は異なってくる. 症状は，基本的に損傷領域によって規定され，疾患の性質はそれを修飾する因子とみなしうる.

　ただし大脳は，ある程度の予備能があり，そのため機能領域への侵襲規模が小さい場合には，症状は出現しない. 損傷領域が比較的大きい場合や，あるいは小さな病巣でも，それが複数生じ，蓄積されていくことで予備能を失い，時間を経て症状が出現する. 特に白質部分については，こうした特徴がよくみられる.

## *C.* 分　類

　血管性認知症においてよく使われている分類（NINDS-AIREN）を表 6-17-1 に挙げた[1].
　NINDS-AIREN では，血管障害を，脳梗塞，動脈狭窄，出血でまず区分し，さらに梗塞の場合には，梗塞の生じた血管の太さで規定している. 血管の太さは，たとえば皮質，皮質下核，皮質下白質の，どの大脳構造にある血管かをおおむね規定している. そして太い血管が障害されて生じる血管性認知症と細い血管が障害されて生じる血管性認知症の発現機序は，大きく異なる.

　次にその診断手順である[1]. 血管性認知症は，① 認知症症状がある，② 脳血管障害がある，③ 認知症症状の出現と脳血管障害の間に因果関係があることを確認する，これらの手順を踏むことで，診断される.

　最もわかりやすいのは，脳卒中に伴って，認知症と呼びうるような状態をきたした場合であ

表 6-17-1　NINDS-AIREN の分類

① 多発梗塞性認知症（大血管の梗塞による，皮質あるいは皮質下損傷によるもの）
② 単一の小梗塞だが，重要な機能を有する皮質あるいは皮質下損傷による認知症
③ 小血管性認知症（多発性ラクナ梗塞含む）
④ 低灌流性認知症（心停止など，過去の脳虚血状態によるもの）
⑤ 脳出血性認知症
⑥ その他（上記の組み合わせや，未知の機序による血管性認知症）

NINDS-AIREN の分類に，その分類で説明されていた内容も加えて示した．

［出典：文献 1）より］

る．たとえば，ある日突然，道に迷ったり，話している内容が飛躍するなど，普段と違う言動がみられるようになり，日常のことができなくなった場合を想定してみよう．症状の出現は突発的であり，単一である．そこで家族が病院を受診させると，検査の結果，単一の脳梗塞が生じていたと判明したとする．こうした場合，医療機関では次の手続きをもって血管性認知症と診断している．すなわち，ⅰ）認知症症状がすでに存在することを病歴や検査から確認する．症状評価には，スクリーニングテストとして，改訂版長谷川式簡易認知症検査 Hasegawa's Dementia Scale for Revised（HDS-R）などいくつか知られている．さらに詳しい症状評価には WAB 失語症検査や，その他，高次脳機能障害ごとに種々の検査法が準備されているので，こうした検査結果を複合的に照合することで，認知症とみなすかどうかの判断がなされる．

　次に，ⅱ）症状出現とほぼ同時に，脳梗塞などの血管障害を発症したことを確認する．血管障害の診断には MRI，CT や脳血流 SPECT といった画像装置が活用されることが多い．

　さらにこの場合には，ⅲ）症状の出現と同じ時期に脳梗塞を発症したという時間的因果関係を特定できるため，脳梗塞によって認知症状態をきたした，すなわち血管性認知症と診断できる．さらにこの場合，血管障害により損傷された領域と，その領域損傷時に生じると予測される症状が，実際に出現していること（機能領域の損傷—対応する症状の出現）を確認できれば，機能領域と症状との因果関係をも確認できたことになり，診断の精度を上げることができる．このように，診断はこのⅰ），ⅱ），ⅲ）の三つの手順でなされるが，ここに例として挙げた単発の脳梗塞で，かつ単一部位の脳梗塞で認知症症状をきたすのは，大脳の中でも重要な役割を担っている領域に脳梗塞をきたした場合である（② 単一の小梗塞だが，重要な機能を有する皮質あるいは皮質下損傷による認知症）．同様に，梗塞が多発する場合でも，大血管の梗塞の場合には，因果関係は比較的特定しやすい〔① 多発梗塞性認知症（大血管の梗塞による，皮質あるいは皮質下損傷によるもの）〕．脳梗塞ではなく，脳出血による場合（⑤ 脳出血性認知症）もあるが，この場合の診断も比較的容易であろう．その他 ④ 低灌流性認知症（心停止など，過去の脳虚血状態によるもの）もある．これらの場合は，血管障害のエピソードがもし新たに生じなければ，症状の進行はみられない．

　血管性認知症と呼ばれる病態には，このように突然症状が出現するのではなく，潜行性，進行性に出現し増悪していくタイプもある〔③ 小血管性認知症（多発性ラクナ梗塞含む）〕．こ

の場合の多くは，不可避的に進行性であり，認知症症状の出現と，血管障害との因果関係の確認は必ずしも容易ではなく，そのため診断も容易ではないこともある．古くからビンスワンガー病と呼ばれる病態もここに含まれ，その発現機序については今なお意見が分かれている[2),3)]．

## D. 鑑別すべき疾患や症状，認知症症状とそれが出現する機転

### 1. 鑑別すべき疾患や症候

うつ病は，抑うつ気分などのために物事に集中できない結果，見かけの物忘れ，日常生活でミスが目立つなどが生じることもある．認知症疾患の鑑別疾患として，うつ病は念頭に置いておく必要がある．本人とよく会話し，日常の様子を観察すれば，ある程度鑑別は可能である．

またもし眼前にいる，比較的年齢の高い人（家族）が突然，普段と異なる，非合理的，あるいは矛盾のある会話や行動をし始めた場合，まず最初に頭に浮かぶのは，血管性認知症かもしれない．しかしこうした症状がみられた場合，それだけでは認知症とは限らない．別の疾患や症候である可能性も十分ある．そのためすぐに医療機関での診察と診断を受け，必要があれば対処を受ける必要がある．それは認知症のようにみえるものの，実際には認知症とは言えない病態も多いためである．その代表がせん妄である．せん妄は，せん妄自体が単独で，あるいは血管障害も含めた脳疾患あるいは身体疾患を誘因として生じる症候である．1日のうちでも変動性があり，一過性の病態であるが，せん妄状態にある際には，辻褄の合わない言動，幻覚妄想様の体験など，あらゆる精神症状をきたしうる．認知症性疾患に関わる診療科は，精神科，神経（内）科，脳外科などであるが，こうした精神症状から認知症を疑う場合でも，変性疾患に代表される認知症の治療だけでなく，脳卒中も含めた血管障害の治療も可能な診療施設を優先して受診し，診断を受けた上で，対策を講じるのがよいと考えられる．

### 2. 血管障害による症状

#### 1）認知症症状

既述のように血管障害によって，複数の機能が重度に障害された結果，認知症症状をきたす．そしてどの脳機能が障害されたのかによって症状は規定される．そしてその症状は，巣症状と離断症状という二つのいずれかの機序で生じる．

認知症症状あるいは高次脳機能障害のいくつかを，代表例として **図 6-17-1** に示した．前頭葉症状としては，前頭葉の底面や底面近傍の損傷で「性格の変化，記憶障害」，内側面損傷で「自発性の低下」，そして外側面損傷で「遂行機能障害」などが概して生じることが知られている．前頭葉と頭頂葉の境界領域では，手指が不器用になったり，特に左半球では発語の障害をきたす．頭頂葉から後頭葉にかけての損傷では，見当識の障害，手を使っての空間的操作などの障害，左半球の場合には，読み書きの障害，計算障害や，道具使用障害がみられる．左

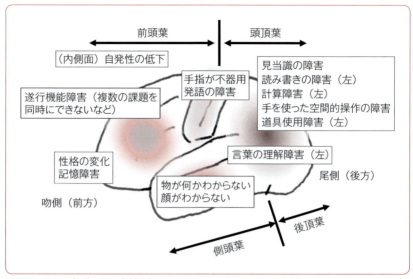

前頭葉　頭頂葉

（内側面）自発性の低下

遂行機能障害（複数の課題を同時にできないなど）

手指が不器用発語の障害

見当識の障害
読み書きの障害（左）
計算障害（左）
手を使った空間的操作の障害
道具使用障害（左）

性格の変化
記憶障害

言葉の理解障害（左）

物が何かわからない
顔がわからない

尾側（後方）

吻側（前方）

後頂葉

側頭葉

図 6-17-1　損傷時の症状例

半球側頭葉損傷では言葉の理解の障害，物が何かわからないといった症状が，右半球損傷では顔がわからないなどの症状がみられる．視床では記憶障害がしばしばみられる．この他にも，多くの重要な機能領域，さらには記憶や情動を担う神経回路としてパペッツの回路などがあり，こうした領域や回路が損傷されたり，離断されることで種々の症状が生じる．病識は保たれる場合と，欠如する場合のいずれの場合もありうる．

　たとえば，くも膜下出血（前交通動脈瘤の破裂とクリップ術施行）後の血管性認知症例（図6-17-2）では，左前頭葉の底面，内側面，外側面に脳損傷がみられ，それに伴い，それぞれの脳領域に対応する「性格の変化，記憶障害」，「自発性の低下」，そして「柔軟な思考の障害，一つ一つの課題は指示に基づいて可能な場合でも，課題が複数同時になるとできなくなる（遂行機能障害）」といった前頭葉症状が出現した．一方，本例では頭頂葉に明らかな病巣はなく，頭頂葉損傷時などに障害がみられるレーブン色彩マトリックス検査は36/36と良好であった．

### 2）認知症症状以外の症状

　血管障害では，アルツハイマー病とは異なり，（随意運動の情報を伝達する）錐体路や，大脳基底核を損傷することも多く，そのため麻痺やパーキンソン類似の歩行障害，運動障害などを伴いやすい．また摂食，嚥下，発声発語など，あるいは尿失禁などもみられることも少なくない[4]．また脳損傷のために痙攣発作が合併症状として出現することもある．こうした随伴症状が，ADL の低下を助長し，また廃用性の機能低下の誘因になりやすい．そして男性よりも筋力の弱い多くの女性が，身体の基本的機能の障害を有するものを介護する場合，介護者である女性にとって，その介護手技は大きな身体的負担となりうるであろう．サポートや介護時の手技の向上など，相応の検討をすることが対処として重要な場合もある．

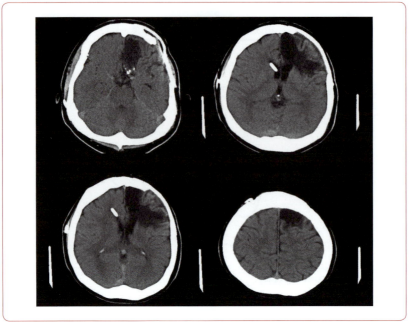

図 6-17-2　くも膜下出血（前交通動脈瘤の破裂とクリップ術施行）後に認知
症症状を呈した一例

# E. 危険因子，経過，治療，予後

　高血圧，糖尿病，脂質異常症，心疾患，肥満，喫煙，飲酒，頸動脈狭窄，一過性脳虚血発作 transient ischemic attack（TIA；神経症状が一過性脳虚血によって出現するが，24 時間以内にその神経症状は消失する）などが血管障害の危険因子とされる[4]．こうした危険因子を考慮しながら，血管障害の発症予防にまず務める必要がある．血管障害への治療はおおむね確立されているので，早期受診，早期治療を受けることが重要である．最近では脳梗塞の発症後数時間以内の急性期治療として，血栓溶解療法などが用いられるようになり，いったん血管が閉塞した後，比較的早期に再開通させるなどの治療が可能になった．それに伴って，以前に比して症状を軽微にとどめることもできるようになった．これは脳血管障害による症状を高次脳機能障害にとどめ，認知症に至ることを防ぐことにもつながる．

　その他の治療としては，血管障害の再発予防（二次予防），認知機能障害に対する治療，リハビリテーションを含めて，合併する運動障害などに対する治療，廃用による障害を防ぐこと（三次予防）およびそれに対する治療がある[2]．生命予後を悪化させる原因としては，栄養障害，低蛋白血症，呼吸器疾患の合併，起居動作の障害，幻覚・妄想の出現，高度機能障害，抗血栓薬の末服用，拡張期血圧の低値，発症から受診までの遅れを指摘している研究もある[5]．

# *F.* 社会資源

　家族など身近な人が血管性認知症に罹患し，その家族とともに暮らしながら，女性が働くためには，介護負担をできるだけ軽減させうる手段を活用する必要がある．活用するにはまずはどのような社会資源があるのかを知る必要がある．今日ではこうした疑問や質問に答えてくれるような相談業務を司る職も，公的機関や各病院に配置されている．社会資源には，介護保険のサービス，医療サービスのほか，精神障害に関する年金制度，精神障害者保健福祉手帳，あるいは音声−言語機能障害については身体障害者手帳がある．その他にも後見人制度などもある．またボランティアによる認知症者へのサポートも広がりつつある.

● 参考文献 ●
1）Román GC, Tatemichi TK, ErkinJuntti T, et al.：Vascular dementia：diagnostic criteria for research studies. Report of the NINDS-AIREN International Workshop. Neurology 43 (2), 250-260, 1993.
2）池田学編：認知症　臨床の最前線. 医歯薬出版, 2012.
3）日本脳ドック学会脳ドックの新ガイドライン作成委員会編：脳ドックのガイドライン 2014 改訂第 4 版. 響文社, 2014.
4）日本認知症学会編：認知症テキストブック. 中外医学社, 2008.
5）日本神経学会監修，「認知症疾患治療ガイドライン」作成合同委員会編：認知症疾患治療ガイドライン 2010. 医学書院, 2010.

# 第7章
# 女性の心身症

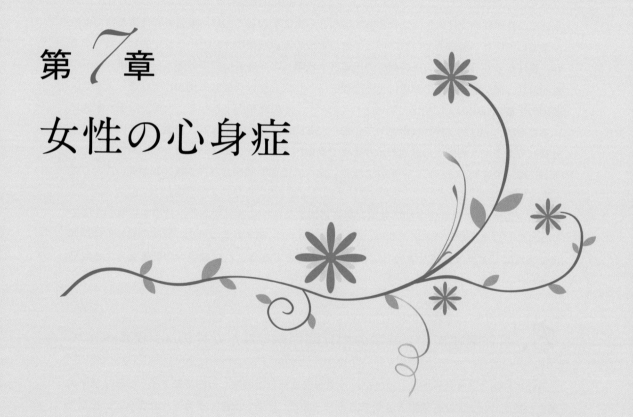

# 1 月経関連障害
（月経困難症, 月経前症候群）

## A. 性成熟期の就業女性の職場ストレス

　近年, 性成熟期女性の生活は社会参加型へと急速に変貌しており, 家庭外で仕事を持つ女性が増加している. 経済的な自立に加えて自己実現の選択肢が増えたという肯定的な一面もあるが, 責任がかかる仕事内容への対応の困難さや仕事への向き合い方の外部からの評価, あるいは円滑な人間関係の構築の障害による心理的ストレスを受ける機会も増加している. ストレス要因の半数は職場の人間関係と報告されており[1], その緩和因子として, 上司, 同僚, 家族による社会的・心理的支援が提示されている[2]. 摂食障害女性の約3割は有職者（その半数は正社員）であるが, 周囲への意思表示が苦手で職場内でのコミュニケーションが取れないために孤独になりやすく. さらに, 一般就労女性に比べて上司や同僚からの支援体制が弱いことが知られている[2].

　Nishikitani ら[3] は社会参加の効用と経済事情を条件から除外すると, 仕事をしない主婦でいるほうが健康上有利であると報告している. なかでも専業就業女性の月経時の鎮痛剤使用頻度や喫煙率が非専業就業女性の3倍にも達する高さであることは健康への影響を考えさせられる.

## B. 月経関連疾患と就業の相互関係からみた女性のメンタルヘルス

　月経を経験する性成熟期は, 女性にとって濃密な社会との関わりの中でアイデンティティの確立と長期的な人間関係構築の時期である. 一方で, 妊娠・出産, 子育て, 介護など, 役割をいくつも同時に果たす時期でもある. 現代社会の「女性」のありように関する通念から, 就業女性は仕事と家庭の責任の狭間で苦悩することがある.

　就業に関するストレスは心身相関による月経関連疾患の要因となりやすい. また月経時の心身不調は予期しない就業効率の低下をまねき, 勤務体制に影響することもある. さらに月経関連疾患は定期的な症状発現をするため, さまざまな価値観, 職業観, 人生観を持つひとたちが混在する職場では就業人としての信頼度の低下をまねきやすい. このことは周囲との人間関係構築の困難さにも繋がり, それをストレスと感じると疾患が悪化し, そこに悪循環が成立する.

　重症例の月経困難症は強い月経痛や繰り返す嘔吐，頭痛などで寝込み，欠勤せざるを得なくなる．中等症以上の月経前不快気分障害 premenstrual dysphoric disorder（PMDD）では，月経前になると別人のような言動を繰り返し，周囲に対して攻撃的な態度になるため，徐々に職場の上司や同僚との正常な対人関係が崩壊する．これらの疾患は決して男性は経験できないものであり，月経周期という女性特有の内的環境が心身に大きな影響を与える独特のものである[4]．

## *C.* 疾患概念

### 1. 月経困難症

　月経に随伴して起きる病的症状で，下腹部痛，頭痛，嘔気・嘔吐，腹部膨満感など，全身にわたる症状を呈する症候群である．症状発現が頻回になれば通常の行動パターンが守れなくなる．女性の下腹部痛に関しては Mathias らの 18〜50 歳を対象とした調査では 14.7％が慢性骨盤疼痛性障害であったと報告されている．そのために失職する場合もあり，また疼痛のためにその 45％が仕事に支障をきたしていたと報じられている[5]．性成熟期女性の 70〜80％が月経痛を示し，日常生活や仕事への支障が推定される要治療比率は 3〜8％とされる[6]．

### 2. 月経前症候群

　産科婦人科用語解説集では「月経前 3〜10 日の間続く精神的あるいは身体的症状で，月経発来とともに減退ないし消失するもの」と月経関連障害の月経前症候群 premenstrual syndrome（PMS）を定義している[7]．どのような症状でもよいし，どんな症状も発現すると思ってよい．精神障害として DSM-5 に記載があるのは月経前不快気分障害 premenstrual dysphoric disorder（PMDD）であり，日常生活に比較的影響を及ぼす全身症状に加えて強い精神症状を示すことが特徴である．PTSD や適応障害，パーソナリティ障害などの合併率が高いために，多くの診療科のコンサルテーション・リエゾンを要する．「傷寒論：太陽病篇（中篇　第 61 条）」に「太陽病不解，熱結膀胱，其人如狂，血自下，下者癒」（桃核承気湯の条文）とあり，東洋では紀元前から PMDD の認識があり治療が行われていたことがわかる[8]．PMS は性成熟女性の約半数にみられるとされるが，PMDD は筆者の外来では性成熟期女性の 0.48％（11/2,275）の比率であった[9]．軽症の月経前症候群の発現率はきわめて高いが，日常生活を害することなく自然に回復する場合もあるため通常は受診しないが，患者が受診を決意する場合は中等症以上の症状を呈しており，積極的な医療介入が必要である[10]．

# *D.* 診　断

## 1.　月経困難症

　産科婦人科用語集・用語解説集[7] には，「月経困難症は月経期間中に月経に随伴して起こる病的症状をいう」とある．月経痛のほか嘔気・嘔吐，頭痛，脱力感，易疲労感のような身体症状や焦燥感や気力減退などの精神症状もみられる．月経痛には一定の比率で子宮内膜症，子宮腺筋症，子宮頸管狭窄症，あるいはクラミジア卵管周囲炎などの器質的疾患が存在することや，まれに慢性骨盤疼痛症候群や片頭痛が月経期間中に増強することもあるため，鑑別診断に留意したい．機能性月経困難症はストレス関連疾患に分類され，心身症としての痛みの比率が高く，その治療には心身医学的な対応が必須である．

## 2.　月経前症候群

　心身医学用語辞典[11] の記述からは月経前の心身両面にわたる症状が月経発来とともに消失することが診断の根拠となる．PMDD は DSM-5 の診断基準（表 7-1-1）[12] を軸に診断がなされるが，症状が激しく他者への攻撃的な言動や対人関係破綻，社会生活の困難さを見出すことが参考となる．PMDD においても月経発来により症状が消失し，通常の生活に戻り，元のように行動できる[7]．

# *E.* 治　療

## 1.　月経困難症

　月経痛の病態形成にはプロスタグランジンの関与が大きいとされ，一般には NSAIDs が有効とされる[13]．月経痛を含め全身の多種の症状に対しては，経口避妊薬 oral contraceptive（OC）に効果がみられ，使用頻度は高い[14]．漢方医学的には気逆，気滞の慢性化が頑固な瘀血を形成し，複雑な病態が月経痛の要因と思われる．そこで，駆瘀血，巡気の治療として桂枝茯苓丸，苓桂朮甘湯，柴胡加竜骨牡蠣湯，加味逍遙散などが処方される．また，月経時には芍薬甘草湯が合方される場合がある．寒冷刺激が誘因や促進因子であれば温性漢方薬，血流障害ならば駆瘀血漢方薬が選択されることもある[15]．

## 2.　月経前症候群

　身体症状が中心であれば対症療法が主体となるため，低用量ピルが適用される頻度が高いが，根本的な治療ではない．精神的，身体的ストレスが第一要因となっている場合は，十分な時間をかけた医療面接や心理療法が治療の軸となる．精神症状の強い PMS にはアルプラゾラムや

### 表 7-1-1　DSM-5 による月経前不快気分障害の診断

625.4（N 94.3）

**月経前不快気分障害**　premenstrual dysphoric disorder

A　ほとんどの月経周期において，月経開始前最終週に少なくとも五つの症状が認められ，月経開始数日以内に軽快し始め，月経終了後の週には最小限になるか消失する．

B　以下の症状のうち，一つまたはそれ以上が存在する．
　⑴ 著しい感情の不安定性（例．気分変動；突然悲しくなる，または涙もろくなる，または拒絶に対する敏感さの亢進）
　⑵ 著しいいらだたしさ，怒り，または対人関係の増加
　⑶ 著しい抑うつ気分，絶望感，または自己批判思考
　⑷ 著しい不安，緊張，および/または "高ぶっている" とか "いらだっている" という感覚

C　さらに，以下の症状のうち一つ（またはそれ以上）が存在し，基準Bの症状と合わせると，症状は五つ以上になる．
　⑴ 通常の活動（例．仕事，学校，友人，趣味）における興味の減退
　⑵ 集中困難の自覚
　⑶ 倦怠感，易疲労性または気力の著しい欠如
　⑷ 食欲の著しい変化，過食，または特定の食物への渇望
　⑸ 過眠または不眠
　⑹ 圧倒される，または制御不能という感じ
　⑺ 他の身体症状，たとえば，乳房の圧痛または腫脹，関節痛 または筋肉痛，"膨らんでいる" 感覚，体重増加
　注．基準A〜Cの症状は先行する１年間のほとんどの月経周期で満たされていなければならない．

D　症状は臨床的に意味のある苦痛をもたらしたり，仕事，学校，通常の社会活動または他者との関係を妨げたりする（例．社会活動の回避；仕事，学校，または家庭における生産性や能率の低下）．

E　この障害は他の障害，たとえばうつ病，パニック症，持続性抑うつ障害（気分変調症），またはパーソナリティ障害の単なる症状の増悪ではない（これらの障害はいずれも併存する可能性はあるが）．

F　基準 A は２回以上の症状周期にわたり，前方視的に行われる毎日の評価により確認される（注．診断はこの確認に先立ち，暫定的に下されてもよい）．

G　症状は物質（例．乱用薬物，医薬品，その他の治療）や，他の医学的疾患（例：甲状腺機能亢進症）の生理学的作用によるものではない．

[出典：文献 12）より引用]

クロミプラミンなどのベンゾジアゼピン系抗不安薬や抗うつ薬がある程度効果があることが知られているが，SSRI が第一選択薬となる症例も多い[16),17)]．精神症状が前面にみられる PMDD は SSRI の服用により症状改善が観察され QOL 向上も見込まれる[18)]．SSRI を PMS や軽症の PMDD の治療に用いる場合には，少量を黄体期のみに投与することで効果があるとの報告[19),20)] もあるので，一人ひとりに合わせた治療スタイルで臨んでほしい．

　漢方薬療法の適用においては，桃核承気湯（とうかくじょうきとう）などの駆瘀血剤と苓桂朮甘湯などの利水剤が中心となるが，当帰芍薬散（とうきしゃくやくさん），加味逍遥散や桂枝茯苓丸などの駆瘀血生薬を構成生薬とする漢方薬の随証療法が基本となるため，専門医の診察を受けることを勧めていただきたい[21)]．

　中等症以上の PMS や PMDD は治療抵抗性がある．重症の難治 PMDD は一時的に月経周期を消失させる治療上の必要性も生じるため，産婦人科専門医のもとで GnRH agonist による治療を実施することがある．産婦人科医師がホルモン治療で関わりを持ちながら，症状の発現している診療科による適切な対症療法と，精神科，心身医療科での心身相関を考慮した対応が大小の歯車のように力を伝える総合的な診療が理想である（**表 7-1-2**）．

表 7-1-2　心身医療を基軸とした月経前症候群に対する臨床対応

1. 心身相関を基盤とした病態の解析と医療面接を重視した心身医学的対応を行う
2. PMDD の的確な診断を行い心身両面からの対応のプランを作る
3. PMS の重症度による医療介入の必要性を判断する
4. PMS の精神症状にはベンゾジアゼピン系抗不安薬，SSRI，身体症状には漢方療法を考慮する
5. PMS，PMDD 共に「受容，支持，保証」を軸とした一般心理療法を行うが，PMDD には生育歴を考慮し，心身医学的手法を駆使した総合的な医療介入対応を行う
6. 中等度以上の PMS や PMDD には低用量ピルの使用や月経周期の一時抑制を産婦人科専門医に相談する
7. 症例によっては早期からリエゾン精神医療を考慮する

　働く女性にとって月経関連障害は，こころのありかた，自律神経活動，身体の健康感などが密接に関連を有する bio-psycho-socio-ethical model であり，さらに男性の理解や認識が得られにくいものであり，職場環境の見直しやワーキングスタイルを含めて，その対応は標準治療ガイドラインを参考にしながら個別の治療レジュメに従うことになる．すなわち，biological side への治療的介入とともに psychosomatic あるいは psychological side への治療的アプローチを模索することである．

● 参考文献 ●

1) 厚生労働省：平成 19 年労働者健康状況調査. 2008. http://www.mhlw.go.jp/toukei/itiran/roudou/saigai/anzen/kenkou07/（2017 年 10 月 1 日アクセス）
2) 山内常生：摂食障害と就労ストレス. 心身医学 54, 928-934, 2014.
3) Nishikitani M, Nakao M, Tsurugano S, et al.：The possible absence of a healthy-worker effect：a cross-sectional survey among educated Japanese women. BMJ Open 2, 2012.
4) 甲村弘子：月経からみた女性のストレス疾患. 心身医学 54, 658-665, 2014.
5) Mathias SD, Kuppermann M, Liberman RF, et al.：Chronic pelvic pain：Prevalence, health-related quality of life, and economic correlates. Obstet Gynecol 87, 321-327, 1996.
6) 堀川道晴，千石一雄：女性診療外来プラクティス—月経困難症（月経痛）. 臨床婦人科産科 60, 468-471, 2006.
7) 日本産科婦人科学会編：月経困難症. 産科婦人科用語集・用語解説集 改訂第 3 版. p.175, 杏林社, 2013.
8) 後山尚久：月経困難性. 月経前症候群の漢方治療. 女性診療科医のための漢方医学マニュアル 第 2 版. p.109-114, 永井書店, 2008.
9) 後山尚久：月経前症候群. Hormone Frontier in Gynecology 11, 149-160, 2004.
10) 後山尚久：月経前に体調不良を訴える女性への対応. 心身医学 48, 971-975, 2008.
11) 日本心身医学会用語委員会編：月経前症候群, 心身医学用語事典 第 2 版. p.72, 三輪書店, 2009.
12) 日本精神神経学会（日本語版用語監修），髙橋三郎，大野裕（監訳）：DSM-5 精神疾患の診断・統計マニュアル. p.171-172, 医学書院, 2014.
13) 後山尚久：下腹部鈍痛—月経前症候群と月経困難症. 実験治療 691, 147-151, 2008.
14) Wong CL, Farquhar C, Roberts H, et al.：Oral contraceptive pill for primary dysmenorrhea. Cochrane Database Syst Rev 4, CD002120, 2009.
15) 後山尚久：痛みと漢方. 産婦人科治療 101, 119-122, 2010.
16) Dickerson LM, Pharm D, Pamela J：Premenstrual Syndrome. Am Fam Physician 67, 1743-1752, 2003.
17) Ushiroyama T, Kiuchi C, Koumura H, et al.：Clinical study of the efficacy of fluvoxamine in women with Premenstrual dysphoric disorder −A prospective cohort study, a comparative case series−. J Jp Soc Psychosom Obstet Gynecol 12, 327-335, 2007.
18) 川村諭，中山和彦：月経前症候群（PMS）・月経前不快気分障害（PMDD）の病態と管理方法. 産科と婦人科 80, 987-991, 2013.
19) 相良洋子：月経前症候群. 心療内科 7, 6-13, 2003.
20) Eriksson E, Andersch B, Ho HP：Diagnosis and treatment of premenstrual dysphoria. J Clin Psychiatry 63（Suppl 7）, 16-23, 2002.
21) 後山尚久：月経前症候群. 疾患・症状別　はじめての漢方治療. 後山尚久編, p.106-109, 診断と治療社, 2013.

# 2 更年期障害〜骨粗鬆症を含む〜

## A. 更年期とは？

　加齢により卵巣機能が次第に低下し，ついに月経が永久に停止した状態を閉経期という．日本産科婦人科学会では，無月経が 1 年間続いたときの最終月経をもって閉経とし，閉経をはさむ前後 5 年間を更年期と定義している[1]．同学会の調査では，平均閉経年齢は 49.5 歳，中央値 50.4 歳と報告されているため[2]，更年期はおおよそ 45〜55 歳と捉えてよい．

## B. 更年期症状，更年期障害とは？

　更年期にみられるさまざまな症状の中で，器質的変化に起因しない症状を更年期症状と呼び，これらの中で日常生活に支障をきたすものを更年期障害と呼ぶ[1]．

　更年期症状は，症状が多岐にわたり非特異的なものも多いため，表 7-2-1 のように系統別に分類しておくと把握しやすい．また，器質的疾患の除外を考えるときにも役に立つ．

　更年期症状，更年期障害の主たる原因は卵巣機能の低下であり，これに加齢，ライフサイクル変化に伴う身体変化，精神・心理的要因，環境変化などが複合的に影響することによって症状が発現すると考えられている[1]．

　つまり，病因病態について詳細な機序が解明されていないが，生物・心理・社会モデル bio-psycho-social model（人間を，生物・心理・社会的要素がそれぞれ分離しているのではなく，相互に作用し，かつ総合的な性質を持つものとして考える）の観点から更年期障害を捉えているのである．そのため，治療にあたっては，後述するように，身体面だけでなく，心理社会的因子にも注目した心身医学的アプローチが重要になってくる．

## C. 診　断

　更年期の診断は，まず内分泌学的になされる．すなわち，血中エストラジオール estradiol（$E_2$）値の低下と卵胞刺激ホルモン follicle stimulating hormone（FSH）の持続的高値を確

表 7-2-1　更年期症状

1. 血管運動神経症状
   ほてり，発汗，冷え，めまい，動悸など
2. 精神神経症状
   うつ，イライラ，不安，不眠など
3. 運動器症状
   肩こり，腰痛，筋肉痛，関節痛など
4. 消化器症状
   悪心，食欲不振，腹痛，便秘など
5. 泌尿生殖器症状
   性交痛，頻尿，排尿障害，外陰部違和感，膣乾燥感など
6. その他
   皮膚症状（皮膚の乾燥）など

［出典：文献 3）より一部改変］

表 7-2-2　甲状腺機能異常の症状

1. 甲状腺機能低下症
   易疲労感，便秘，筋力低下，冷え，体重増加，むくみ，記銘力低下，うつ，無気力，など
2. 甲状腺機能亢進症
   頻脈，動悸，息切れ，発汗，震え，体重減少，不安，イライラ，など

［出典：文献 3）より一部改変］

認する必要がある．次に，更年期症状を定量化する目的でクッパーマン更年期指数や各種心理テストを併用する．

　しかし，更年期障害の診断で最も重要なことは，各種検査を行って，更年期以外の原因を除外することである．血液検査（血算，肝機能，腎機能，血糖値，脂質など），心電図，胸腹部レントゲンなどの一般的な検査に加え，消化器症状が目立つ場合は内視鏡検査や腹部 CT なども検討する．

　なかでも除外すべき疾患として注意するものとしては，甲状腺機能低下症，甲状腺機能亢進症が挙げられる．これらは更年期症状と類似した症状（表 7-2-2）を呈し，更年期女性に好発する[3]．血液検査で甲状腺ホルモン（TSH, fT3, fT4）の値を確認すれば鑑別は容易である．

# *D.* 薬物療法

　薬物療法には，ホルモン補充療法 hormone replacement therapy（HRT），漢方薬療法，向精神薬療法がある．

## 1）ホルモン補充療法（HRT）

　ほてりや発汗などの血管運動神経症状や，泌尿器症状は，エストロゲン欠乏との関連が強く，HRT が奏功することが多い[4]．ただし，HRT の実施にあたっては，乳癌，子宮体癌，心筋梗塞などの禁忌・慎重投与があるため，注意が必要である．（投与方法などの詳細は文献 4 を参照．）

表 7-2-3　更年期女性の心理社会的要因

- 子どもの成長・自立による母親役割の終了
- 子どもの進学・就職の心配
- 親，近親者，友人との分離体験
- 夫の定年退職後の経済的不安
- 夫や子どもとの人間関係
- 癌や生活習慣病に対する不安
- 職場での管理職の精神的負荷

［出典：文献 7）より一部改変)］

### 2）漢方薬療法

加味逍遙散，当帰芍薬散，桂枝茯苓丸などがよく使われており，更年期障害への効果のエビデンスも出てきている[5].

### 3）向精神薬療法

うつ症状，不安，不眠などの精神神経症状が認められる場合は，抗うつ薬，抗不安薬，睡眠薬の投与を検討する．抗うつ薬は，SSRI（選択的セロトニン再取り込み阻害薬 selective serotonin reuptake inhibitor）や SNRI（セロトニン・ノルアドレナリン再取り込み阻害薬 serotonin and norepinephrine reuptake inhibitor）を使う．また，ベンゾジアゼピン系の抗不安薬・睡眠薬を用いる際には，依存性の問題もあるため，必要最小限にとどめたい．

## E. 更年期障害への心身医学的アプローチ

心身医学的にみると，更年期は，卵巣機能の衰退（エストロゲン低下）に加え，家庭・社会においてライフスタイルの変化を迫るような大きなライフイベントが重なる人生の大きな過渡期であり，この時期特有の心理社会的要因としては以下のものがある（表 7-2-3）.

### 1）健康問題

加齢に伴う体力低下，女性性の喪失，生活習慣病や悪性腫瘍などの罹患をきっかけに，身体への不安を抱くようになり，身体症状に過敏になる．

### 2）家族の問題

子どもが自立し，母親としての役割が終了し，虚脱感を生じる（空の巣症候群）．または，子どもの反抗期や受験の問題に直面して苦悩する．

夫との関係が希薄化して孤独感を感じる，あるいは逆に，夫の定年退職をきっかけに，夫との葛藤が増える場合もある．

親の介護で疲弊したり，親や近親者との死別を機に抑うつ的になる場合もある．

### 3）職場での問題

管理職になり，責任や精神的負荷が増える．

表 7-2-4　支持的精神療法

- 傾聴，受容，共感：患者の話を無批判に受け入れ，その感情的体験に追体験的な理解を示す
- 保証：症状の成り立ちや病気の本体について説明する
- 解釈：患者の心の中で起こっていることを伝え，気づかせる
- 再教育：新しい適応の仕方を身につけさせる

［出典：文献 6）より引用］

　これらの心理社会的要因が影響して，更年期障害を発症するわけだが，それはこれまでの適応様式が破綻をきたしたサインと捉えることができる．

　実際の診察の場面では以下のような流れでそれらの情報を患者から収集・整理していく．

### ①症状，現病歴の把握

　症状の内容，その出現時期や経過，発症のきっかけ，受診の経緯，症状をどう受け止めているか，など．

### ②患者の全体像の把握

- ・性格傾向，生活環境（家庭，職場），ライフスタイル．
- ・生育歴，生活歴，職歴．
- ・人間関係（家族，職場，友人）．

　これらについて患者（場合によっては家族からも）から聴取するわけだが，その際には，傾聴，共感，受容という姿勢が大切である．その姿勢が支持的精神療法につながるのである．

　支持的精神療法は，表 7-2-4 のような技法が中心となり，患者の持っている防衛機制をサポートしながら適応様式を修正していくことによって，心身の安定を期待するものである[6]．更年期に破綻してしまった従来の適応様式を老年期に適応するよう修正していく過程を援助していく[6]．併せて，ストレス対処能力（コーピングスキル）の強化のために，リラクセーションや自律訓練法などの教育も行う．

　そして，新たな適応様式を見出したときに，症状の改善・軽快がみられるのである．

# *F.* 骨粗鬆症

　エストロゲン欠乏の影響で，閉経後は急激に骨密度が無症状のまま潜在的に減少していく．骨密度の減少により，椎体圧迫骨折や大腿骨頸部骨折のリスクが高くなる．それらの骨折はADL の著しい低下をきたすため，骨折予防のために骨粗鬆症の治療が重要になる．

　HRT を行った場合は，骨密度の減少を軽減できる．しかし，HRT を行わない患者には，栄養（カルシウムやビタミン D を十分に摂取する）や運動の習慣を促していくことや薬物療法の導入が必要になる．

# G. 産業保健に携わるスタッフへ

　更年期は，女性性の喪失や，母親役割の喪失など，ネガティブな受け止め方をされがちであるが，一方で，月経の苦痛からの解放や，育児からの解放など，ポジティブに受け止める人たちもいる.

　ポジティブに受け止めている更年期女性は，ネガティブに受け止めている更年期女性に比べて，更年期症状の重症度が軽いという報告がある. また，夫や周囲のサポートが多いほうが更年期症状の重症度が軽いと報告されている[8].

　そのため，更年期を，「それまでの人生を見つめ直して，来たるべき老年期を健康に過ごすための準備期間である」と前向きに受け止められるような心理教育が大切であると考えられる.

　さらに，産業保健スタッフの方には，会社内サポーターとして，更年期女性を支援してくれることが期待される.

● 参考文献 ●
1）日本産科婦人科学会編：産科婦人科用語集・用語解説集 改訂第3版. 日本産科婦人科学会，2013.
2）日本女性医学学会編：女性医学ガイドブック─更年期医療編2014年度版. 金原出版，2014.
3）水沼英樹：更年期障害. 日本医師会雑誌145，45-47，2016.
4）日本産科婦人科学会，日本女性医学学会編：ホルモン補充療法ガイドライン2012年度版，2012.
5）高松 潔，小川真里子：更年期障害に対する漢方療法─そのエビデンスとHRTとの比較─. 産婦人科治療100，394-400，2010.
6）相良洋子：更年期と心身医療. 日本産科婦人科学会雑誌54，431-435，2002.
7）後山尚久：更年期女性への心身医学的アプローチ. 日本産科婦人科学会雑誌53，178，2001.
8）中山和弘：更年期女性における更年期症状，閉経に対するイメージ，QOLとソーシャルサポート. 人文学報261，245-285，1995.

# 3 女性のがん(乳がん，子宮がん)

女性の臓器に発生するがんには，乳がん，子宮がん，卵巣がんがあり，女性の性に関連した心理社会的苦悩も経験するといった特徴がある．本項では乳がん，子宮がんを中心に述べる．

## A. 疫学

国内における 2012 年の部位別がん罹患率は，女性では人口 10 万人あたり乳がんが 113 人と最も高く，20 歳代後半から徐々に増加しはじめ，40 歳代後半でピークとなり，少し減少した後に 60 代前半で再度増加傾向がみられ次第に減少する．一方，子宮がんは頸がんと体がんに分けられるが，全体として 10 万人あたり 38.5 人で，女性で 6 番目に多いがんとなっている．子宮頸がんは 20 歳代前半から急速に増加し 40 歳代前半でピークとなった後に徐々に減少し，70 歳代前半から再びやや増加する．子宮体がんは 20 歳代前半から緩やかに増加し，50 歳代にピークを迎えてその後減少する．このように乳がん，子宮がんはともに女性の就労世代に多発するがんと考えることができる[1]．

1,278 名を対象としたがんと復職の関係を検討した国内の報告によると，休職してから 6 ヵ月のうちに 47.1%，1 年以内には 62.3% が復職している．この復職率はがん種によって差があり，肺，肝臓，膵臓，食道，血液のがんではフルタイムの復職率は低く，胃，大腸，乳腺，婦人科系，男性生殖器，泌尿器系がんでは比較的高い傾向がみられた[2]．したがって，産業保健の場面では，女性のがんサバイバーの就労や職場復帰の支援が今後ますます求められると考えられる．

## B. 女性のがんサバイバーが体験するさまざまな症状や苦悩

乳がんや子宮がんは，心理的，社会的，さらには本人のみならずそのパートナーにとっての性的な問題に多くのネガティブな影響を与える．これらの問題は，サバイバーの思考，態度，役割，行動，活動などあらゆる面を脆弱にし，無意識的な否定的感情や自己肯定感の低下を招き，不安や抑うつへと発展させることもある．他のがん種と同様に，乳がん，子宮がんにおいても不安，抑うつの頻度はとても高い．報告によりばらつきはあるものの，不安，抑うつの症

状は 5〜46％程度に認められると報告されている[3]〜[6]．抑うつの存在は化学療法などの治療に対する意欲とコンプライアンスを低下させ[7]，患者が適切な治療の選択や継続を行う上での阻害要因となる．これらは精神医学的に，適応障害，うつ病に該当するものを含むが（適応障害やうつ病の診断基準については他項を参照），がんに伴う不安や抑うつの背景には，病状や再発に対する心理的問題以外にもさまざまな身体症状が影響していることが多い．したがって，がんとその治療に伴う症状について理解を深めておくことが不安や抑うつへのアプローチを考える上でも役立つ．

　子宮頸がん，乳がん，前立腺がん，大腸がんに関するシステマティックレビューによると，身体面では慢性的な倦怠感，痛み，身体機能の制限，心理面では睡眠障害，不安や抑うつ，社会面では性機能障害，認知機能の問題などが，どのがん種でも共通して長期的に生活に影響を及ぼすことが示されている[8]．

## 1. 化学療法やホルモン療法，放射線療法に伴う症状

　化学療法，放射線療法中に生じる下痢，便秘，嘔気，倦怠感，関節などの疼痛，皮膚障害，脱毛などは，サバイバーの日常生活に大きく影響を与える．これらの苦痛症状は治療継続に対する心理的不安を増大させ，治療の断念を申し出るサバイバーも存在する．また，乳がんなどでは，ホルモン療法治療中の副作用としてほてりやのぼせ，抑うつ，イライラなどの更年期症状や手足のしびれ，関節の痛みなどがみられる．

## 2. 乳がん，子宮がんにみられる特徴的な症状

　乳がん，子宮がんでは手術部位や術式に関連した後遺症が出ることがある．

### 1）乳がん

　上肢のリンパ浮腫〔腕が腫脹してこわばる，しびれや違和感がある，皺の減少（消失）など〕や手術跡の恒常的な痛みなどが挙げられる．術後の痛みは，多くの場合，数ヵ月で和らぐが長期にわたりみられることもある．これらの症状に伴って可動域が制限されるため日常生活動作 activities of daily living（ADL）が妨げられ，心理的苦痛とも関連する．

### 2）子宮がん

　広汎子宮全摘術を行った場合には，直腸や膀胱の排泄障害の後遺症が起こることがあり，排尿／排便困難，尿意／便意の減退や喪失，尿や便漏れなどがみられる．これらは，放射線治療の影響でも生じることがある．また，骨盤内，鼠径部のリンパ節郭清を行った場合には足のむくみ（リンパ浮腫）が生じ，放射線治療を追加した場合には一層出現しやすくなる．一般的には，太ももの付け根から始まり末端に向かって広がっていく．さらに，両側の卵巣切除術や放射線治療による卵巣機能への影響が生じると女性ホルモンが減少し，卵巣欠落症状が出現しやすくなる．乳がんのホルモン療法によってみられる症状と同様に，更年期障害に類似した症状として現れ，ほてり，発汗，食欲低下，だるさ，イライラ，めまい，頭痛，肩こり，動悸，不眠，

腔分泌液の減少，皮膚のかゆみ，関節痛，骨粗鬆症などがみられる.

# C. 就労や復職と関連した心理的問題

サバイバーに生じる主な悩みは，診断，治療経過の時期によっても変化する.

## 1. 病気が見つかったとき：「誰にどの程度のことを伝えるべきか」

職場やその関係者（上司，同僚，関係部署，営業先など）に伝えるべきか，どの程度のことまで伝えるか，伝えることでよりよいサポートが得られるか，不利益が生じないだろうかといった悩みが生じる. 実際，治療に向けての短期的な休職や通院のための勤務時間の融通，同僚の協力が必要となるが，状況を伝えることによる人間関係の変化，スティグマ，就労継続や今後のキャリアなどへのネガティブな影響を心配することは多い[9].

## 2. 診断後の治療経過と復職に向けての時期

手術，補助化学療法の行われる時期（診断後 6 ヵ月程度）は，休職をしない場合であっても労働時間は極端に少なくなる. サバイバーは自分の外観や労働能力の変化がどのような影響として現れるかを心配する.

乳房切除術を受けた乳がんサバイバーは自分の外観が変わったことを気にしており，周囲の人からの視線に敏感になりやすい. 化学療法に伴う脱毛も外観の変化としてサバイバーにとって苦痛となる.

また，病気になる前の仕事量がこなせるかといった不安が生じたり，会社，上司，同僚などに迷惑をかけているという気持ちによって，自主的な退職を決意することもある. さらには，がんになった自分にはもう次の仕事は見つからないのではないかと感じたりもする. 一方，仕事をしている間はがんやつらい治療のことを考えずにすむと実感できることや，経済的な理由から復職を早めているサバイバーもいる. ただ，心身の状態の回復には，数年はかかると言われており，サバイバーは，自分が仕事に慣れてくることで，上司や同僚に早い段階から完全に回復したとみなされてしまうのではないかということを心配している. 一見元気にみえても脆弱性が高い時期は続くため，実際には長期的なサポート構築が必要である.

また，サバイバーの中には，がんの罹患によってさまざまな価値観に変化が生じる人たちもいる. 自分の人生における仕事の優先順位に変化が生じる場合もあるから，このことにも留意しておく必要がある.

就労・復職に影響すると報告されている要因について**表 7-3-1**[10] に示す.

表 7-3-1　就労や復職に影響する要因

| | 就労や復職に影響する要因 | |
| --- | --- | --- |
| | 促進要因 | 阻害要因 |
| 疾患関連要因 | ・早期がん<br>・自覚的な健康度 | ・進行がん<br>・新たながんのエピソード<br>・倦怠感，疲労感<br>・痛み<br>・関連する併存症がある |
| 治療関連要因 | ・補助化学療法などを受けていない | ・化学療法に伴う嘔気や嘔吐，抑うつ<br>・倦怠感，認知機能障害<br>・広い範囲の手術（乳房切除や腋窩リンパ節切除術など）<br>・放射線療法　・ホルモン療法 |
| 心理的要因 | ・全般的な生活の満足感<br>　（職場環境，心身の健康などの満足感）<br>・意欲<br>・自発性<br>・正常という実感 | ・抑うつ　・心配事<br>・フラストレーション<br>・恐怖感　・罪責感<br>・外観の変化<br>・プライバシーの問題<br>・ソーシャルサポート不足<br>・職場におけるスティグマや差別 |
| 仕事に関連した要因 | ・柔軟性<br>・同僚からのサポート<br>・健康保険の提供 | ・ストレス度合いの高い仕事 |

［出典：文献 10）より引用改変］

# 𝒟. 働く女性への留意点〜産業保健の現場で求められる支援〜

　女性サバイバーの苦悩に関するこれまでの報告や患者会などでのサバイバーの声をまとめると，以下のような点が挙げられる．

## 1）プライバシーの保護

　不必要に（特にゴシップとして）情報が漏えいしないように細心の注意を払い，そのことを関連部署と共有する．

## 2）関係者にがんや治療に伴う症状や苦痛への理解を求める

　本人の同意を得た上で，上司や同僚に，乳がん，子宮がんなどによる症状，治療に伴う副作用とそれに伴う苦悩について，包括的（身体的，心理的，社会的な問題など）に理解するように求める．

## 3）治療継続のための通院時間や休暇を保証する

　情緒的サポートを基本としつつ，実務的なサポートと仕事の柔軟性が復職者にとって非常に大切と言われている．通院時間がスムーズに確保できるように個々のサバイバーの状況にあっ

た柔軟的対応が得られるよう援助する.

### 4) 支障の程度にあった仕事量や仕事内容への配慮

仕事への支障の程度は, 受けている治療や回復経過によって異なるため, 定期的に心身の状態の把握に努め, サバイバーにとって可能な範囲の作業が与えられるように検討する. サバイバーは「できる作業」,「できない作業」の二分的な表現を用いがちであるが, この表現によって職場では,「○○の作業は任せられない」とあっさり捉えられがちである. 実際には負荷の程度を調整することでできる作業もあることから,「どの程度の作業ならできるか」といった具体的な確認を行うことが大切である. サバイバーが各部署で上司と話し合う機会には, このような意思伝達の工夫も含めて助言する.

### 5) 就業規則に基づいた権利を執行できるよう援助する

休むことや短時間労働が続くことでの不利益を心配して, 無理をして働くことも多いため, 就業規則で認められていることを一緒に確認してその権利を利用できるように援助する.

● 参考文献 ●
1) 国立研究開発法人国立がん研究センターがん対策情報センター：最新がん統計.
　 http：//ganjoho.jp/reg_stat/statistics/stat/summary.html（2017 年 1 月 11 日アクセス）
2) Endo M, Haruyama Y, Takahashi M, et al.：Returning to work after sick leave due to cancer：a 365-day cohort study of Japanese cancer survivors. J Cancer Surviv 10, 320-329, 2016.
3) Akechi T, Okuyama T, Imoto S, et al.：Biomedical and psychosocial determinants of psychiatric morbidity among postoperative ambulatory breast cancer patients. Breast Cancer Res Treat 65, 195-202, 2001.
4) Okamura H, Watanabe T, Narabayashi M, et al.：Psychological distress following first recurrence of disease in patients with breast cancer：prevalence and risk factors. Breast Cancer Res Treat 61, 131-137, 2000.
5) Thompson DS, Shear MK：Psychiatric disorders and gynecological oncology：a review of the literature. Gen Hosp Psychiatry 20, 241-247, 1998.
6) Massie MJ. Prevalence of depression in patients with cancer. J Natl Cancer Inst Monogr 32, 57-71, 2004.
7) Ayres A, Hoon PW, Franzoni JB, et al.：Influence of mood and adjustment to cancer on compliance with chemotherapy among breast cancer patients. J Psychosom Res 38, 393-402, 1994.
8) Harrington CB, Hansen JA, Moskowitz M, et al.：It's not over when it's over：long-term symptoms in cancer survivors—A Systematic review. Int J Psychiatry Med 40, 163-181, 2010.
9) Tiedtke C, de Rijk A, Dierckx de Casterlé B, et al.：Experiences and concerns about 'returning to work' for women breast cancer survivors：a literature review. Psychooncology 19, 677-683, 2010.
10) Islam T, Dahlui M, Majid HA, et al.；MyBCC study group：Factors associated with return to work of breast cancer survivors：a systematic review. BMC Public Health 14 (Suppl 3), S8, 2014.

# 4 摂食障害

## A. 摂食障害の概念 ～現状・要因・病態～

　肥満恐怖ややせ願望などから来る食行動異常を基本的な病態とする，慢性で難治な疾患である摂食障害 eating disorders（ED）は，現代女性を脅かす重篤な疾患として社会的にも大きな問題となっている．それは，多くの患者が女性（日本では 95％が女性）で，思春期・青年期に発症して長期にわたって持続し，決定的な治療法がなく，現在では中高年層にまで遷延化，高齢化している疾患でもあるからである．いまだに原因は不明で世界的に精神療法が中心に行われている．2015（平成 27）年度の厚労省の班研究による疫学調査では ED による病院受診者は 2 万 6 千名程度と推測[1]されているが，病識の欠如などで未受診者が多いことも知られており，実際には 10 倍以上の患者がいると推定している報告もある．よって多くの職場で ED 患者がこっそり働いているものと考えられている．「やせていることが美しい」とする文化的な背景も一要因として言われており，フランスなどではファッションショーにやせすぎモデルを使用することを法律で禁止（2015 年）しており違反すると罰金を科せられるようになっている．

## B. 診断 ～経過・予後～

　ED の診断基準は国によって異なるが，ここでは世界的によく引用されている米国の診断基準 DSM-5[2]を表 7-4-1 に示した．神経性やせ症 anorexia nervosa（AN），神経性過食症 bulimia nervosa（BN），過食性障害 binge eating disorder（BED）などに分類分けされているが，相互に移行するケースも多くみられる．

### 1. 経 過

　多くのケースで，あるきっかけでダイエットを開始して体重の減少が起こる．ある時点から歯止めがかからなくなりダイエットがさらに極端になり強迫的な状態でやせが進行するが，この間に肥満恐怖（体重が増えることへの恐怖心）が顕在化して，やせの進行が病的なレベル（標準体重の 15～20％以下）にまでになるも，病識がない状態（にみえる）で受診を拒否する．

表 7-4-1　摂食障害の分類とその診断基準

**a　神経性やせ症 / 神経性無食欲症の診断基準**

A. 必要量と比べてカロリー摂取を制限し，年齢，性別，成長曲線，身体的健康状態に対する有意に低い体重（正常下限を下回る）にいたる．
B. 有意に低い体重であるにもかかわらず，体重増加または肥満になることに対する強い恐怖，または体重増加を妨げる持続した行動がある．
C. 自分の体重または体型の体験の仕方における障害，自己評価に対する体重や体型の不相応な影響，または現在の低体重の深刻さに対する認識の持続的欠如

**b　神経性過食症 / 神経性大食症の診断基準**

A. 反復する過食エピソード．過食エピソードは以下の両方によって特徴づけられる
  （1）他とはっきり区別される時間帯に，ほとんどの人が同様の状況で同様の時間内に食べる量よりも明らかに多い食物を食べる
  （2）そのエピソードの間は，食べることを抑制できないという感覚
B. 体重の増加を防ぐための反復する不適切な代償行為：たとえば，自己誘発性嘔吐；緩下剤，利尿剤，その他の医薬品の乱用；絶食；過剰な運動など
C. 過食と不適切な代償行為がともに平均して 3 ヵ月間にわたって少なくとも週 1 回は起こっている
D. 自己評価が体型および体重の影響を過度に受けている
E. その障害は，神経性やせ症のエピソードの期間にのみ起こるものではない

**c　過食性障害の診断基準**

A. 反復する過食エピソード．過食エピソードは以下の両方によって特徴付けられる
  （1）他とはっきり区別される時間帯に，ほとんどの人が同様の状況で同様の時間内に食べる量より明らかに多い食物を食べる
  （2）そのエピソードの間は，食べることを抑制できないという感覚
B. 過食エピソードは，以下の 3 つ（またはそれ以上）のことと関連している
  （1）通常よりずっと早く食べる
  （2）苦しいくらい満腹になるまで食べる
  （3）身体的に空腹を感じていないときに大量の食べ物を食べる
  （4）自分がどんなに多く食べているか恥ずかしく感じるため一人で食べる
  （5）後になって，自己嫌悪，抑うつ気分，または強い罪悪感を感じる
C. 過食に関して明らかに苦痛が存在する
D. その過食は，平均して 3 ヵ月にわたって少なくとも週 1 回は生じている
E. その過食は，神経性過食症の場合のように反復する不適切な代償行為とは関係せず，神経性過食症または神経性やせ症の経過の期間のみに起こるものではない

[出典：文献 2）より引用]

一方で著明な体重減少にもかかわらず，活動は過多にみえ（過活動）異常な印象を周りに与えるが，強迫的になってしまっている自分をコントロールできずに，結果的に倒れるまでそれは続く．また，ダイエットを行っているうちに，徐々に食欲が亢進して，突然過食が始まる人もいる．そのような過食に移行する人では，肥満恐怖などの影響で，体重増加への危機感から，排出行動（たとえば自己誘発性嘔吐や下剤，利尿剤などの乱用）を伴うケースもある．低体重状態の神経性やせ症むちゃ食い排出型 anorexia nervosa binge-eating/purging type（ANbp）に移行する場合や，体重減少のない BN に移行する人たちである．また，とくに米国などでは多いと言われている排出行動を伴わない BED になり，肥満の常態化で社会問題化している場合も少なくない．

## 2. 予 後

　肥満恐怖などが根強く残るのでなかなか正確な予後は難しいが，世界的にみて治療開始後10年で約50〜60%が治っているといわれている[3]．一方で致死率も高く6〜7%と言われており，思春期・青年期の女性の精神疾患としては重篤な疾患との位置づけである．わが国でも欧米と似た成績が報告されている[4]．

# C. 治 療

　治療の目標は食行動異常の改善であるが，じつは症状の背景には患者自身の未熟な成長過程の問題が認められるケースが多く，結果的に患者自身の自立や社会性の獲得などが実質的な治療目標になることが多い．一見食行動異常が収まり普通に食べているようにみえても，肥満恐怖や食事へのこだわり，緊張感が持続していることも多く，完全な寛解状態を得るには食行動異常の改善後から数年かかるとも言われている．よって，症状の消失を目指すよりも，患者の社会生活機能や日常生活機能の改善と，自分らしい生き方，生活の獲得を大きな目標とする治療のあり方が求められるのである．

　基本となるのは，治療者と患者との治療関係であるので，まずはその関係作りから始まる．肥満恐怖に根ざした本疾患は治療抵抗性が強く，それを乗り越えて治療を行っていくには良好な治療関係の樹立は欠かせない重要な治療の最初の段階である．本疾患患者の特徴としてよく言われるのは，①小児期にいい子であった，②完全癖で，きちんとしていないと気が済まない，③自分に自信がない，他人の目が気になる，などがよく言われている．これらは20年以上も前に指摘されている[5]が，現在でも同様に変わらない．それから自己評価が極端に低く，人間不信に陥っている患者も多い．これらのことからも良好な治療関係の樹立に時間と労力が必要となる．

　実際の治療は病態の時期に応じて異なり，生命危機的な身体合併症への身体医学的なアプローチの時期，体重増加を目指す時期，身体的に落ち着いてきたときの食行動異常症状の改善を目指した精神療法の時期，そして社会適応へ向けての実践力を整える時期などに分かれる．ANでの身体医学的な治療は，本疾患特有の病態があり，心療内科や内科系の専門医にゆだねられる．体重増加を目指した治療は，行動制限を用いた認知行動療法がよく行われているが適応には限界がある．身体的に落ち着いてきたら，精神療法的な治療の進め方が重要になる．ただし，効果的な精神療法としてのエビデンスはBNで行われている認知行動療法，家族療法，対人関係療法などに限られるが，他にも力動的な治療法や心理教育的なアプローチなど多彩に行われている．決定的な治療法がないのは世界的にそうである．欧米では数ヵ月の入院治療をプログラム化して行われていることが多いが，それらは広く多職種が参加する治療プログラムであり，生活機能の改善，再教育などが行われている．単一の精神療法だけで治療が終結する

ことはほとんどない．最近では脳科学的なアプローチも行われつつあるが結論は出ていない．

　ED に効く薬物療法はないが，よく報告されているのが，BN や BED の過食や体重減少への効果を検討した向精神薬の成績で SSRI などの抗うつ薬や気分調節薬などが過食の回数や体重の減少に効果があると報告されている[6]．体重の増加については効果的な薬剤は少ない．当然，食欲の亢進作用を持つ薬物の併用は過食衝動の誘因にも寄与する可能性があり，薬物投与は慎重であらねばならない．

---

## 事例紹介

**28 歳の女性．公務員，独身，BN（160 cm，48 kg）の事例．**

### 1）背　景

　病歴は 18 歳から発症して当初は低体重で AN 状態であったが，過食・嘔吐症状が加わり，体重の増加が認められる．大学卒業後は会社員として働いているが，連日のように夜遅く過食嘔吐を繰り返している．なんとか過食嘔吐をやめたいとのことで来院．日常生活は仕事中心で特に問題がないようにみえるが，帰宅するとどうしても過食衝動が起こってきてなかなかコントロールができない．子どもの頃からいい子で育った．中学から陸上をやっており，成績はそこそこ（本人の弁）で国体に出るくらいに頑張ってきた．現在はときどき走るくらいで週末アスリートである．仕事ぶりは，まじめでよく気がつくとの上司の評価であった．

　よく聞いていくと，いつも周りの人たちのことが気になり，自分がうまく働けているのか自信がない，とのこと．恋愛もするが，どこか違和感があり，結局別れてしまう．陸上時代にコーチから身体を絞れと言われてきていて，じつは根強い肥満恐怖がある．

### 2）治　療

　治療は，支持的な対応を中心に，日常ストレスの自覚とその解消，生活機能の充実，自分らしい生き方の自覚，肥満恐怖に結びつく誤った認知の修正などを目標とした精神療法を行ってきた．大体 1 ヵ月に一度の診察で 10〜30 分ぐらいかけてきた．薬物療法は時期に応じて施行したが，ほとんどの期間では薬物の利用は行わなかった．

　症状にも波があり，なかなか症状のコントロールが難しく，当初は仕事上のストレスへの気づきが得られても改善は得られにくく，しつこい肥満恐怖に悩む日々であった．それでも 3 年程度経過したころには，だいぶ症状が落ち着き月に数度の過食嘔吐で収まるようになっていたが，その理由も気づけるときと気づけないときがあり，ときに悶々としていた．

　あるとき中学時代の同級生の男性と偶然再会し，交際がスタートした．今回の交際では，最初から自分のことをしゃべることに違和感がなく，のびのびと付きあえている自分に気がついた．その頃，週末ランニングに出かけたときに，いつになく気持ちよく，どういうわけかすがすがしく走れていることに気がついた．よく考えると，幼い頃，走ることが楽しくて仕方がなかったころの自分の思いに近かった．この頃にはほとんど過食症状がなくなり，日常生活にも充実感が得られ，仕事でも自分の役割に少しずつ自信が出てきた．そして治療の終結を自ら主治医に申し出た．現在彼らは結婚を目指して新たな展開となっている．

## 表 7-4-2　職場でもわかる摂食障害患者の特徴

### 1. 神経性やせ症（AN）

- 肥満恐怖，やせ願望
- 体重への先入観
- 体形や体重へのゆがんだ受け止め（低体重なのに体重超過だと思っている）
- 診断後でも病態の深刻さへの否認
- 食事や食べたものの嘘をつく，早く食べたふりをしたりする
- 体重減少について本当のことを言わない
- 食べ物のこと以外のことを考えているようにみえない
- 厳格な食事
- 細かくカロリーチェックをする
- 太ると思っている食物を避ける
- 低カロリーのものだけ食べる
- 食事を抜かす
- 一人で食べようとして他人と食べるのを避ける
- 食べ物を隠す
- 食べ物を細かく切って食べる
- 摂食抑制物質（を取る（やせ薬やダイエットピルなど））
- 融通がきかない
- 強迫行動
- 過剰運動（過活動）
- 嘔吐や下剤の乱用（排出行為）
- 社会的撤退や孤立
- 儀式化された食事のとりかた
- カロリー拒否のためのチューイングや噛み吐き
- 撮影や鏡を避ける
- 体形を隠すために大きめの服を着る
- やせを目立たせるような服装
- 感情の変化が大きい
- 目標設定が厳しく，完全を求める
- 集中が困難
- 著明なやせ
- 無月経もしくは不順
- 易疲労感や不眠
- めまい，胃痛，便秘，腹満感
- 寒がり，低体温
- 全身に産毛が密集
- 頭髪の脱毛
- 筋力低下
- 顔面手足の浮腫
- 低血圧
- 脱水
- 飢餓や排出行動に伴う身体反応
- 第二次性徴や成長の発育の遅れ
- 排出行動による歯のエナメル質のびらん
- 妊娠困難，不妊

### 2. 神経性大食症

- 過食
- 代償行動：過食後の排出行動，嘔吐，過活動，利尿剤や下剤の乱用，拒食・食物への想いに支配された考え
- 生活は過食用の買い物が中心
- 食直後のトイレ
- 秘密主義
- 感情の循環
- 不安・緊張感
- 体形や体重に対するゆがんだ認知
- 食べることをコントロールできない感覚
- 過食・嘔吐後の罪と恥ずかしさの感情
- うつ，低い自己評価，アルコール乱用，自傷行為など
- 体重ややせに支配されている感覚
- 易疲労感，無気力
- 胃痛，便秘，腹満感
- 手足の浮腫
- 月経不順
- 唾液腺の肥大
- 吐きダコ
- 定期的な体重変動
- 嘔吐時の胃酸逆流による歯科の問題
- 肥大した汗腺
- 妊娠困難

### 3. 過食性障害

- 他人の目の前での食事への過剰な意識
- 普通より相当に早い食事
- 過量な量の食事のために一人で隠れて食べる
- お腹がすいていないのに食べる
- 過食後の恥ずかしさ，抑うつ，罪の意識
- 食べ物を入れていた袋を隠す
- 体重の増加
- 腹満感
- むかつき
- 不眠
- 高脂血症，高血圧
- 糖尿病
- 骨関節炎
- 肥満

［出典：文献 7）を一部改変］

# *D.* 働く女性への留意点

ED を抱えて苦しみながら社会適応している患者も少なくない．特に BN では外見上はそれとわからないことも多く，本人も症状のことを他人に知られることを必要以上に恐れる．また，体重の増減に敏感で少しでも増えると自分は価値のない人間だと思ってしまう自動思考の持ち主たちである．よってじつは職場などでも感情の起伏が激しかったりする．一方で人から嫌われることを極度に恐れる傾向も強く，それは対人関係にも人一倍気を遣う結果となり，顧客対応などが一見非常に上手にみえたりもする．本人は，嫌われたくない一心であるから，非常に苦しい対応になっているのだが，他の人は知るよしもない．

ただし，知的なレベルは保たれている人たちが多く，その人たちが摂食障害とわかった時点で，上司や経営者は彼らとよく話し合い，彼らの持っている能力を最大限に生かせるような対応や治療の必要性を支持したり，対人関係での不安定さなどを考慮した配置をお願いしたいものである．過食・嘔吐などの衝動的な症状は，職場のストレスや家族関係ストレスなどの影響を強く受けることが多い．そこでは症状はストレス解消の手段として使われていることもあり治療上はそれらの点に留意して，症状をゼロにすることよりも，本人らしい社会適応能力を身につけることを目標にしたほうが本人たちにも理解が得られやすい．表 7-4-2 には，職場でも気がつきやすい特徴を病型ごとに羅列してみた．参考にされたい．

● 参考文献 ●

1) 安藤哲也，菊地裕絵，川上憲人：全国の病院の摂食障害受診患者数調査．第 20 回日本摂食障害学会学術集会抄録集．p.71，2016.
2) 日本精神神経学会（日本語版用語監修），髙橋三郎，大野裕（監訳）：DSM-5 精神疾患の診断・統計マニュアル．p.332，338，343，医学書院，2014.
3) Steinhausen HC：The outcome of anorexia nervosa in the 20th century. Am J Psychiatry 159, 1284-1293, 2002.
4) 中井義勝，濱垣誠司，石垣好樹，他：摂食障害の転帰調査．臨床精神医学 30，1247-1256，2001.
5) 神経性食欲不振症調査研究班：神経性食欲不振症への対応のために，治療（研究）用マニュアル，神経性食欲不振症調査研究班平成 3 年度研究報告書別冊．1992
6) Mitchell JE, Roerig J, Steffen K：Biological therapies for eating disorders. Int J Eat Disord 46, 470-477, 2013
7) enei (Employers Network for Equality and Inclusion)：Eating Disorders in the Workplace：A guide for employers. Beat, 2016.
https://www.b-eat.co.uk/support-us/eatig-disorder-awareness-week/enei-guide-for-employers-eating-disorders-in-the-workplace（2016 年 11 月 27 日アクセス）

# 5 消化器疾患

## A. 心身症を発症させるストレス社会

　厳しい昨今の社会情勢の中で女性特有のストレスがある．生物学的・社会的差異が存在し，それらは時代と共に変化する．高速化した情報化社会においては，今日と明日でさえ異なっているかもしれず，何とも不安定な基盤の上にわれわれは立っている．

　ストレスとは，刺激とそれに応答する生理機能を含めた反応全体である．ストレスには良し悪しがある．楽しい体験・出来事でも，身体に負荷をかけるとすればそれは悪いストレスとなる．人はストレスを受けると，自律神経やホルモン・免疫応答などさまざまな器官・機序を介して応答するが，悪いストレスが慢性化すると心身症を発症する．なかでも多いのが消化器心身症である．

## B. 心身症/消化器心身症とは？

　心身症とは「身体疾患の中でその発症や経過に，心理・社会的因子が密接に関与し，器質的ないし機能的障害が認められる病態をいう．ただし神経症やうつ病などに伴う身体症状は除外する」と日本心身医学会は定義している．「器質的あるいは機能的」について消化器疾患で言えば，前者は消化性潰瘍が該当し，後者はこれから解説する機能性消化管障害 functional gastrointestinal disorder（FGID）が該当する．機能的障害のほうが心身症となりやすいが，発症や経過に心理・社会的因子が関与すれば，器質的障害である消化性潰瘍も心身症となる．心身症とは「疾患名」ではなく，疾患名に付随して冠せられる「病態」である．つまり，ストレスによって血を吐く胃潰瘍は，たとえピロリ菌がいたとしても，心身症としての側面を持つといえるし，また潰瘍性大腸炎やクローン病も，ストレスにより症状が増悪する[1]．

　器質的障害の治療が発展した現代ゆえに，機能的障害が浮上してきたのかもしれない．器質的障害の治療指針に比べ，機能的障害の病態・治療は曖昧さゆえ，実臨床における治療者の困惑は強い．実際に，臨床でよく遭遇する「内視鏡検査を含めた一般的な検査をしても異常を見いだせない胃腸症状」の多くは，FGIDである．

表 7-5-1　機能性消化管障害（FGID）に含まれる疾患

| | | |
|---|---|---|
| 上部 | 食道 | A.　食道疾患<br>　　A1.　機能性胸痛<br>　　A2.　機能性胸やけ<br>　　A3.　逆流性過敏症<br><br>A4.　ヒステリー球<br>A5.　機能性嚥下障害<br><br>ROME Ⅲ では，空気嚥下症（呑気症）という病名も記載されていた． |
| | 胃 | B.　胃十二指腸疾患<br>　　B1.　機能性ディスペプシア（FD）<br>　　　　B1a.　食後愁訴症候群（PDS）<br>　　　　B1b.　心窩部痛症候群（EPS）<br>　　B2.　あい気障害<br><br>B3.　悪心・嘔吐障害<br>　　B3a.　慢性嘔気嘔吐症候群<br>　　B3b.　周期性嘔吐症候群（CVS）<br>　　B3c.　Cannabinoid hyperemesis synd.<br>B4.　反芻症候群 |
| | 胆道<br>膵臓 | E.　胆嚢・オッディ括約（SO）筋障害<br>　　E1.　胆汁性疼痛<br>　　　　E1a.　機能性胆嚢障害<br>　　　　E1b.　機能性胆汁 SO 障害<br><br>E2.　機能性膵臓 SO 障害 |
| 下部 | 腸管 | C.　腸疾患<br>　　C1.　過敏性腸症候群（IBS）　　　　C2.　機能性便秘<br>　　　　IBS 便秘型（IBS-C）　　　　　　C3.　機能性下痢<br>　　　　IBS 下痢型（IBS-D）　　　　　　C4.　過敏性腹部膨満<br>　　　　IBS 混合型（IBS-M）　　　　　　C5.　非特異的機能性腸障害<br>　　　　IBS 分類不能（IBS-U）　　　　　C6.　オピオイド性便秘<br><br>D.　Centrally Mediated Disorders of Gastrointestinal Pain<br>　　D1.　Centrally mediated abdominal pain syndrome（CAPS）<br>　　D2.　Narcotic bowel syndrome / Opioid-induced GI hyperalgesia |
| | 直腸<br>肛門 | F.　直腸肛門障害<br>　　F1.　機能性便失禁　　　F2a.　肛門挙筋症候群　　　F2c.　一過性直腸痛<br>　　F2.　機能性直腸肛門痛　F2b.　非特異直腸肛門痛　F3.　機能性排便障害 |

［文献 2）より作成］

# *C.* 機能性消化管障害（FGID）

　では，FGID とはどのような疾患群か．FGID は「器質的・生化学的に説明できない慢性・再発性の症状」によって特徴づけられる消化管障害である．FGID には多くの疾患が含まれている（表 7-5-1）．近年よく知られるようになったのが過敏性腸症候群 irritable bowel syndrome（IBS）と機能性ディスペプシア functional dyspepsia（FD）である．FGID の特徴として他疾患とのオーバーラップが多く，全体像と個々をバランスよく理解することが重要である．（「*H.* もう一度，FGID を俯瞰する」で再度述べる．）

　ROME 委員会が作成した FGID の診断基準 'ROME Ⅳ' が 2016 年 5 月に刊行された[2]．日本消化器病学会から発刊された初の FGID 診療ガイドライン（IBS と FD）2014 は ROME Ⅲ（2006 年）に基づいてそれぞれ作成されている．以下の解説では ROME Ⅲ を中心に解説する（徐々に真に迫った改正がなされてきているが，プライマリ・セッティングにおいては問題とならないと思われる）．

## *D.* 過敏性腸症候群（IBS）

IBS は，下部内視鏡検査といった通常の臨床検査では異常を認めない FGID の代表疾患であり，20%弱の有病率をもつ common disease である．病態の中心は，消化管蠕動運動の異常，内臓知覚過敏，心理社会的因子（幼少期の種々の虐待歴なども関与）である．「脳腸相関」という言葉はインターネット上で話題となるほどになった．心理社会的因子は中枢神経系や行動基盤に関与し，中枢神経系と腸管とは神経・ホルモンなどを介して影響し合い，複雑な病態を形成する．

診断に際してはガイドラインのフローチャートがわかりやすい．治療に際してはプライマリ・ケア医で対応が可能となるように，三段階に分けて表記している．詳細はガイドラインを参照されたい．

IBS の治療を始める前に，患者と可能なかぎり病態を共有することが重要である．機能性疾患は「気のせい」ではなく，理解可能な病気であることを説明するだけでも患者は安心する．強固で良好な医師‐患者関係は治療を安定させるばかりでなく，関係そのものが治療効果を発揮するためである[3]．

ガイドラインでは心理療法による長期効果について，催眠療法のみが記されているため解釈には注意が必要である．IBS に限ったことではないが，心身症患者の中には知的な問題，認知の歪みや未成熟な自我によって自律的で持続的な取り組みが困難なケースがある．一時的に有効であった治療方法を継続できず，症状を再燃させてしまうことが多い．催眠療法がよいというよりも，個々の患者に合わせた長期的な治療戦略が重要なのであろう．

## *E.* 機能性ディスペプシア（FD）

FD は IBS よりも知名度が低いため見逃されているケースも少なくない．FD はディスペプシア症状と除外診断から規定される症候群として理解したほうがわかりやすい．ディスペプシア症状とは，腹痛・不快感・食後の胃もたれ・膨満感・早期飽満感・食欲不振・悪心・逆流症状などのうち一つ以上存在するときの症状をいう．

かつては慢性胃炎と同一視されたり，粘膜病変を伴わない「神経性胃炎・ストレス性胃炎」と称されたりした．積極的な治療対象とはされず，心理的な問題のみが原因だと捉えられることが多かったが，2013 年 5 月にわが国でも保険病名が誕生し，診療ガイドラインが刊行され，病態の複雑さが明らかとなってきた．

日本人の有病率は約 15%である．上腹部症状を訴え病院を受診する患者の約半数が FD であるといわれている[4]．FD の病態には，胃の適応性弛緩反応（飲食物が胃内に入ったときに

起こる胃の弛緩），胃排出障害，内臓知覚過敏，心理社会的因子（幼少期の種々の虐待歴など
も関与）の関与が知られている．すべての病態が一患者にみられるのではなく，多因子が大な
り小なり関わる．十二指腸への酸流入が十二指腸運動の低下や胃の適応性弛緩の減弱，胃知覚
過敏を引き起こす可能性が示唆されており，患者によっては制酸剤も有効である．また胃腸炎
などの感染症を機に発症することも報告されており，免疫応答も病態の一部となっていること
が示唆されている．

　このように，多彩な病態が基盤となりうるため，単一の治療では対処しにくい難しさとわか
りにくさがある．しかしそれが FD らしさである．診断・治療に関しては，診療ガイドライン
を参照されたい．

## *F.* その他のよく臨床で遭遇する消化器疾患/FGID

　胃食道逆流症 gastro-esophageal reflux disease（GERD）にも FGID や心身症の要素が
ある．特に，無症状のびらん性 GERD 患者（あるいは客観的所見に見合わない自覚症状を有
する患者）や非びらん性 GERD 患者では，何らかの機能的障害（動きの問題や内臓知覚過敏
など）が背景にあると考えられ，心身症としての側面も浮かび上がる．病態の中心は LES
（lower esophageal sphincter）圧低下による胃内容物の食道への逆流量の増加であるが，
食道蠕動不全や胃排出能の低下（FD と共通する病態），不適切な食習慣など行動面によると
ころも大きく，機能的問題や心理社会的因子の関与なしに GERD の全体像を描写することは
できない[5]．PPI で改善しない GERD 患者を FGID と捉え直せば，診療に何らかの変化を認め
るかもしれない．

　臨床でよく遭遇する消化管ガス症状にも触れておく．ガス症状とは,「お腹が張る」という「膨
満感」や，単に「わき腹痛」や「胸痛（非心臓性胸痛）」という「痛み」の訴えとなることも
ある[6]．問診後に「検査をしても異常が出ないだろう」という臨床的な勘が働いたなら，機能
性疾患を想定した丁寧な診察を心がける．器質的異常を除外し，身体所見と画像所見から腸管
ガスの貯留を指摘する．ガスの量が問題なのではなく，腸管機能の問題，すなわち蠕動運動と
ガスによる腸管内圧の問題として捉えると患者と共有しやすい．多くの場合，生活リズムの乱
れ，不安や緊張が目立ち，疲労が蓄積しているケースが多い．交感神経系が優位となる因子の
緩和で症状は軽快するし，患者が病態をよく理解できれば再発も防げ，減薬もできる．

　ガス症状を訴える患者の中には異臭症や社会不安障害，幻覚・妄想とも関連する症例があ
る[6]．病態水準が精神病圏の場合,精神科的治療が中心となるが,幻覚・妄想のような語りであっ
ても，なかには身体診察上矛盾しないケースもあり表現が特異なだけで理解可能な場合もある．
診察所見は大事にしたい．

表 7-5-2 「FGID の有病率に与える性差と年齢の影響」とそれを論じる論文数

| FGID | 性差 | 文献数 | 加齢による症状変化 | 文献数 |
|---|---|---|---|---|
| **食道疾患** | | | | |
| ヒステリー球 | F > M | 2件 | ↓ | 2件 |
| 機能性胸痛 | F = M<br>F > M | 3件<br>1件 | ↓ | 2件 |
| 機能性胸やけ | F = M | 2件 | = | 1件 |
| 嚥下困難症 | F > M | 2件 | ↑ | 2件 |
| **胃十二指腸** | | | | |
| ディスペプシア | F = M | 3件 | ↓ | 3件 |
| 空気嚥下症 | M > F<br>F > M | 1件<br>2件 | ↓ | 1件 |
| 機能性嘔吐 | F = M | 1件 | ↓ | 1件 |
| **下部消化管障害** | | | | |
| IBS | F > M | 6件 | ↓ | 3件 |
| 機能性便秘 | F > M | 7件 | ↑ | 2件 |
| 機能性下痢 | M > F | 6件 | ↓ | 1件 |
| 機能性腹部膨満 | F > M | 3件 | ? | 1件 |
| 機能性腹痛症候群 | F > M | 2件 | ↓ | 1件 |
| 機能性直腸肛門痛 | F > M | 1件 | ↓ | 1件 |

［文献2）より作成］

## G. 女性の消化器心身症の一面

　働く女性という軸で考えたとき，現代の日本の家事・子育てにおける女性の役割は依然大きい．役職など男性と平等でない職場環境がいまだ主流の中，過密スケジュールによる交感神経系の優位な日常，睡眠時間の短縮など生活リズムの乱れは，当然 FGID や心身症を発症させる土壌となる．家族や職場に無理解・ハラスメントがあれば，なおのことである．

　これらを踏まえ女性特有の消化器心身症について考察したい．性差を認めた論文を集計し表にしたものが ROME Ⅳ の中で紹介されているため参考にしていただきたい（表 7-5-2）．しかし性差を明確に論じた文献は少なく，地域や人種によるばらつきも大きいため注意を要する．

　日本のデータは乏しいが，女性では便秘型 IBS が多いとされる（男性は下痢型）．また月経周期と腹部症状の関連についてもいくつか指摘されており，炎症性腸疾患など腸管疾患全般においてはよく増悪をみる[7]．

　FD と女性で多く発症する摂食障害との関わりも興味深い．患者は複雑な心理・社会的因子を訴えるよりも，辛い身体症状をより訴える．過食にせよ拒食にせよ，食習慣の乱れや頻回の

嘔吐，低体重は消化管のみならず筋骨格系や内分泌系の機能をも低下させ，心身へ悪影響を与える．心窩部痛や嘔気，腹部膨満感などを訴える若い女性が体重減少をきたした場合，FD と摂食障害の両面から評価が必要となる．片側からの治療のみではうまくいかないことも多い[8]．

# *H.* もう一度，FGID を俯瞰する

呼吸器領域において「one airway, one disease」という言葉があるが，口から肛門まで繋がっている FGID でも似たことが言える．さらに FGID は心理社会的要因や中枢神経機能異常も病態として含む性質上，全身各器官にも影響を与える．難治性の慢性疼痛の一つである線維筋痛症や，慢性的な疲労感や微熱を呈する慢性疲労症候群などとよく併発する．

これら機能性疾患は他の器質的疾患と同レベルに QOL を著しく低下させるばかりでなく[9]，経済的にも問題となっている．医療コストの高騰に加え，患者の社会からの脱落による二次的な社会的損失は非常に重要な課題である[10]．

逆行するかもしれないが，胃腸症状の発症などに心理・社会的因子の関与が明らかな場合，FGID と安易に診断してしまうおそれもある．経過中，症状変化があった場合，振り出しに戻って器質的な疾患を除外する必要がある．問診と身体所見と簡易な検査によってスクリーニングする力を持ちたいものである．

FGID は患者にとって苦痛である．その苦しみ・不安から，まずは患者との病態共有という明るみに患者を導くことが，プライマリケアにおける FGID 治療の第一歩である．そのために，女性特有のストレス因子を踏まえて働きかけることが重要であろう．

● 参考文献 ●
1) 楠　裕明，山下直人，本多啓介，他：炎症性疾患と心身医学．心身医学 50，949-954，2010.
2) FOUNDATION：ROME Ⅳ, Functional Gastrointestinal Disorder, Volume Ⅰ, p.322 Degnon Associates, 2016.
3) Drossman DA, Thompson WG：The Irritable Syndrome：review and a graduated, multicomponent treatment approach. Ann Inter Med 116, 1009-1016, 1992.
4) 日本消化器病学会編：機能性消化管疾患ガイドライン 2014―機能性ディスペプシア（FD）. p11, 南江堂, 2014.
5) Nojlov B, Rubenstein JH, Adlis SA, et al.：The influence of co-morbic IBS and psychological distress on outcomes and quality of life following PPI therapy in patients with gastro-esophageal reflux disease. Aliment Pharmacol Ther 27, 473-482, 2008.
6) 福永幹彦：原因不明の腹部症状，心身医学 50，1011-1014，2010.
7) Kane SV, Sable K, Hanauer SB：The menstrual cycle and its effect on inflammatory bowel disease and irritable bowel syndrome：a prevalence study. AmJ Gastroenterol 93, 1867-1872, 1998.
8) 福永幹彦：摂食障害は，単一疾患なのか，疾患に伴う症状なのか．こころのりんしょう á-la-carte 29，378-382，2010.
9) Glise H, Wiklund I：Health-related quality of life and gastrointestinal disease：J Gastroenterol Hepatol 17 (Suppl), S72-S84, 2002.
10) Jones MP, Crowell MD, Olden KW, et al.：Functional Gastrointestinal Disorder：An Update for the Psychiatrist. Psychosomatics 48, 93-102, 2007.

# 6 循環器疾患（高血圧，虚血性心疾患，脳血管疾患）

## A. 循環器疾患の概念

### 1. 現 状

　循環器疾患は，国際疾病分類（ICD-10)[1] では I カテゴリーとしてコード化されており，病態は多岐にわたる（表 7-6-1）．本項では，高血圧，虚血性疾患，脳血管疾患に絞って解説をする．

　厚生労働省の「患者調査」[2] によると，日本の循環器疾患の総患者数は約 1,200 万人である（図 7-6-1）．高血圧患者は女性が男性に比べて多く，虚血性心疾患や脳血管障害の患者数は男性が女性に比べて多い．年齢別に詳しくみると，50 歳代までは 3 疾患とも男性のほうが女性より多い．ところが高血圧性疾患は 60 歳代以降で，脳血管疾患は 70 歳代以降で，女性のほうが男性より多くなる（図 7-6-2）．

　同じく厚生労働省の「国民健康・栄養調査」[3] によると，日本人成人の収縮期血圧の平均値は男性 135 mmHg，女性 129 mmHg である（図 7-6-3）．140 mmHg 以上の者の割合を計算すると，男性 36%，女性 27% となる．つまり，潜在的な高血圧患者は男性のほうが多く，高血圧のため医療機関を受診する患者数は女性のほうが多くなっている．

#### 表 7-6-1　循環器疾患の分類

| ICD-10 分類（主な疾患名） |
| --- |
| I00-I02　急性リウマチ熱（急性リウマチ性心膜炎，など） |
| I05-I09　慢性リウマチ性心疾患（リウマチ性僧帽弁疾患，など） |
| I10-I15　高血圧性疾患（本態性高血圧症，二次性高血圧症，など） |
| I20-I25　虚血性心疾患（狭心症，急性・再発性・陳旧性心筋梗塞，など） |
| I26-I28　肺性心疾患および肺循環疾患（肺塞栓症，など） |
| I30-I52　その他の型の心疾患（非リウマチ性僧帽弁障害，心筋症，など） |
| I60-I69　脳血管疾患（くも膜下出血，脳梗塞，脳卒中・脳出血，など） |
| I70-I79　動脈，細動脈および毛細血管の疾患（大動脈および解離，など） |
| I80-I89　静脈，リンパ管およびリンパ節の疾患，他に分類されないもの（下肢の静脈瘤，非特異性リンパ節炎，など） |
| I95-I99　循環器系のその他および詳細不明の障害（低血圧症，など） |

[出典：文献 1）より引用]

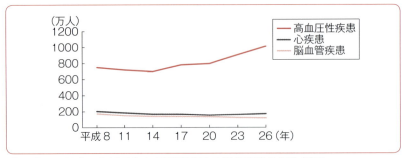

図 7-6-1　日本における主な循環器疾患の総患者数の年次推移

[出典：文献 2）より引用]

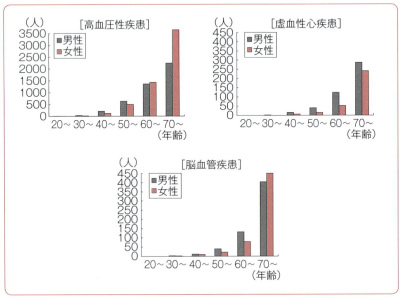

図 7-6-2　年齢・性別の循環器疾患の総患者数

[出典：文献 2）より引用]

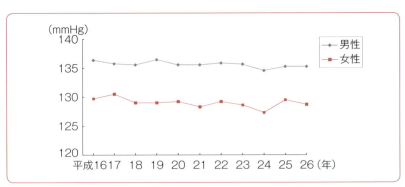

図 7-6-3　日本人における収縮期血圧値の年次推移

[出典：文献 3）より引用]

## 2. 要因と病態

高血圧は虚血性心疾患や脳血管疾患の最大のリスク因子である．日本の疫学調査によると[4]，年間約10万人が高血圧により死亡すると推計されている．心血管病による死亡リスク要因は，以下，低い身体活動（約5万人），喫煙（約3万人），高血糖（約2万人），血清LDLコレステロール高値（約2万人），低い多価不飽和脂肪酸摂取（約2万人），高い食塩摂取（約2万人），高いBMI（約1万人），低い果物・野菜摂取（約5千人）の順となっている．

虚血性心疾患は，血液の循環不全で心筋の一部に虚血を生じるために起きる心疾患の総称である．狭心症や心筋梗塞など冠動脈疾患が代表的であるが，冠動脈自体に病変がない場合でも虚血性心疾患が起きることがある．たとえば，たこつぼ心筋症は急激なストレスにより心尖部の機能不全をきたすもので，女性のほうが男性より発症しやすい．

脳血管障害は，脳血管が障害を受けるために起きる脳疾患の総称である．脳出血と脳梗塞に大別されるが，特に急激に発症した場合は脳卒中と呼ばれている．原因としては，高血圧が主要な要因であるが，たとえばくも膜下出血では，脳動脈瘤，脳動静脈奇形，もやもや病など別の脳内疾患が誘因となることもある．

# B. 診 断

高血圧の診療の基本は，①血圧値による高血圧の重症度の評価，②本態性高血圧か二次性高血圧かの鑑別，③生活習慣を含む危険因子の評価，④心血管疾の合併や臓器障害の評価となる[5]．

①の高血圧の重症度の評価については，旧来から用いられている140/90 mmHg以上という高血圧基準だけでなく，表7-6-2に挙げたような細かな重度分類がなされている[6]．③の危険因子としては，運動不足，不眠，不摂生な食事，飲酒，喫煙といった生活習慣だけでなく，職業，家庭，対人関係，金銭問題などの心理社会的ストレスや，不安感や抑うつなどの精神心理状態も含まれる．

虚血性心疾患に関しては，問診によって胸痛の性状や身体所見の有無を確認するとともに，必要に応じた検査を行う．心電図上では，女性の場合，安静時ST-T変化は偽陽性を示すことが多いので注意が必要である[6]．運動負荷試験における心電図所見でも，女性の場合，非虚血性ST下降が多く，診断精度は高くない．下壁誘導部位で最大ST下降が出現する場合は偽陰性の徴候といわれている．運動負荷心電図が陽性であっても負荷心筋血流イメージングなどの非侵襲的検査により心筋虚血陰性なら，冠動脈造影を必要としない．

脳血管障害に関しては，無症候性脳梗塞，大脳白質病変，微小脳出血などの無症候性病変は診断にはCTよりもMRIのほうが優れている．MRIで検出された無症候性脳梗塞は，脳卒中に特異的な最も強力なリスク予測因子であり，日本の研究調査でも相対リスクが5〜10倍と報告されている．また，MRアンギオグラフィーは，頭蓋内の主幹脳動脈，頸動脈の狭窄病変，

表7-6-2　成人における血圧値の分類

| 分類 | 収縮期血圧<br>（mmHg） | | 拡張期血圧<br>（mmHg） |
|---|---|---|---|
| **正常域血圧** | | | |
| 　至適血圧 | ＜ 120 | かつ | ＜ 80 |
| 　正常血圧 | 120 ～ 129 | かつ / または | 80 ～ 84 |
| 　正常高値血圧 | 130 ～ 139 | かつ / または | 85 ～ 89 |
| **高血圧** | | | |
| 　Ⅰ度（軽症）高血圧 | 140 ～ 159 | かつ / または | 90 ～ 99 |
| 　Ⅱ度（中等症）高血圧 | 160 ～ 179 | かつ / または | 100 ～ 109 |
| 　Ⅲ度（重症）高血圧 | ≧ 180 | かつ / または | ≧ 110 |
| 　（孤立性）収縮期高血圧 | ≧ 140 | かつ | ＜ 90 |

[出典：文献5）より引用改変]

脳動脈瘤の検出に有用である．無症候性病変は高血圧が危険因子となっており，放置すれば脳卒中発症や認知症の強いリスクとなるため，早期診断が重要となる．

## 事例紹介

**35歳の女性．会社員．パニック症と診断された事例．**

### 1）経過

　息苦しさと動悸を訴え，救急外来に夜間受診した．当初は過換気症候群が疑われたが，検査を進める間に症状が落ち着き帰宅となった．2ヵ月後に同じ症状を訴え救急外来に再受診となったため，同じ病院の心療内科外来へ紹介された．「息がうまく整わない」，「体が浮く感じ」，「発作のときは死ぬのではないかと思った」といった訴えなどから「パニック症（空間恐怖を伴わない型）」と診断された．選択的セロトニン再取り込み阻害薬 selective serotonin reuptake inhibitor（SSRI）を服薬し，症状をコントロールしていた．

　治療1年間が経過したある週末に，自宅で急に胸痛を訴えた．夫からは「またいつもの発作だろう」と最初は相手にされなかったが，その苦しみ方が尋常でないため自宅近くの病院を受診した．「急性心筋梗塞」と診断されICU入院し，シャント挿入と服薬加療を経て退院となった．

### 2）解説

　パニック症は不安症の一部に分類される精神疾患であるが，循環器疾患が併発することはしばしばある．内科医は循環器疾患の治療に熱心なあまりにパニック症を見逃してはならず，逆に精神科医はパニック症の治療に熱心なあまりに循環器疾患を見逃してはならない．本症例の場合，正社員として秘書業をしており，自分のペースで仕事ができずに過重労働が続いていたことが，パニック症だけでなく急性心筋梗塞の発症誘因になっていた可能性がある．

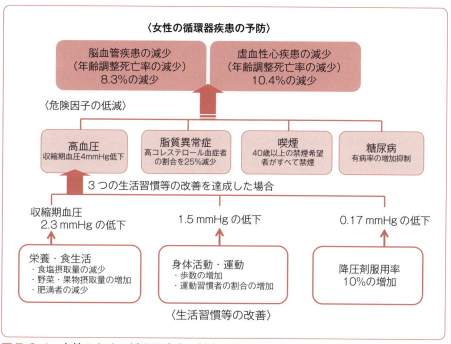

図 7-6-4　女性のための循環器疾患に対応する目標設定

［出典：文献 7）より引用］

# C. 治　療

## 1.　一般的な予防と治療

　循環器疾患の予防に関しては，健康日本 21（第二次）では図 7-6-4 のようにまとめられており，高血圧，脂質異常症，喫煙，糖尿病の四つのリスクに焦点をあてた対応が求められている[7]．女性の高血圧管理のためには，栄養（食生活），身体活動（運動），降圧剤の服薬が目標設定されている．男性の場合は，これらの目標に加えて，飲酒行動の是正も高血圧管理のために求められている．

　高血圧の治療に関しては，関連するリスクの減少，すなわち生活習慣の修正をまず試みるべきである[7]．いったん高血圧を発症したら生活習慣の修正のみで降圧目標レベルに到達できる患者は少なく，大部分の患者には降圧薬の処方が必要となる．したがって，高血圧になる前に，または高血圧になったとしてもできるだけ早期かつ軽症のうちに生活習慣の改善を促すことが望ましい．

　冠動脈疾患の発症や進展を抑制するためには，高血圧治療と同時に，その他の危険因子の治療が重要である．特に HMG CoA 還元酵素阻害薬による高 LDL コレステロール血症の治療，

少量のアスピリンによる抗血小板療法，そして禁煙が，冠動脈疾患の予防に有効である．たとえば，喫煙は閉経前女性における冠攣縮の強力な危険因子であるので，禁煙指導は大切となる．

　脳血管障害は急性期に高血圧を合併している割合が高く，急性期の血圧管理をどのように行うのかがまず問題となる．特に超急性期における脳梗塞の再灌流療法（血栓溶解療法や血管内治療）時の降圧療法のあり方も重要な臨床的課題である．多くの例では安静，導尿，痛みのコントロール，脳浮腫の治療によって，降圧薬の投与なしに徐々に降圧する．急性の脳血管障害は，後遺症をいかに残さないようにするかが治療のポイントであり，治療の初日からリハビリを始めることもある．臨床的には，いわゆる「脳卒中後うつ病」が問題となっており，リハビリをしている患者の 30%以上がうつ状態になるといわれている．患者の心理的な支援も大切となる．

## *D.* 働く女性への留意点

　過重労働による心理社会的ストレスは心身双方に影響する．たとえば，動脈硬化の原因となるメタボリックシンドロームにおいては，女性の場合，ストレス全般がメタボリックシンドロームを誘発するだけでなく，不満足な婚姻状態や，仕事の負担感といった特定のストレスでも将来メタボリックシンドロームになりやすいことが報告されている[8]．働く女性のライフワークバランスを配慮した健康管理体制が重要となる．

● 参考文献 ●
1) World Health Organization : International Classification of Diseases（ICD）. http://www.who.int/classifications/icd/en/（2017 年 5 月 22 日アクセス）
2) 厚生労働省：平成 26 年患者調査の概況. http://www.mhlw.go.jp/toukei/saikin/hw/kanja/14/index.html（2017 年 5 月 22 日アクセス）
3) 厚生労働省：平成 26 年「国民健康・栄養調査」の結果. http://www.mhlw.go.jp/stf/houdou/0000106405.html（2017 年 5 月 22 日アクセス）
4) Ikeda N, Saito E, Kondo N, et al. : What has made the population of Japan healthy? Lancet, 378, 1094-1105, 2011.
5) 日本高血圧学会高血圧治療ガイドライン作成委員会編：高血圧治療ガイドライン 2014. 日本高血圧学会，2014.
6) 日本循環器学会：循環器病の診断と治療に関するガイドライン（2009 年度合同研究班報告）. 慢性虚血性心疾患の診断と病態把握のための検査法の選択基準に関するガイドライン（2010 年改訂版）. http://www.j-circ.or.jp/guideline/pdf/JCS2010_yamagishi_h.pdf（2017 年 5 月 22 日アクセス）
7) 厚生科学審議会地域保健健康増進栄養部会・次期国民健康づくり運動プラン策定専門委員会. 健康日本 21（第 2 次）の推進に関する参考資料. 厚生労働省，2012. http://www.mhlw.go.jp/bunya/kenkou/dl/kenkounippon21_02.pdf（2017 年 5 月 22 日アクセス）
8) Bergmann N, Gyntelberg F, Faber J : The appraisal of chronic stress and the development of the metabolic syndrome : a systematic review of prospective cohort studies. Endocr Connect 3, R55-80, 2014.

# 7 頭痛（片頭痛，緊張型頭痛）

## A. 頭痛の分類と診断への基本的アプローチ

　頭痛の分類と診断は，2013 年に出版された国際頭痛学会分類第 3 版 β 版（ICHD-3β）[1],[2] に基づいている．また，実際の臨床面では慢性頭痛の診療ガイドライン 2013[3] が有用である．

　頭痛は器質的疾患を原因とする「二次性頭痛」と，それ以外の「一次性頭痛」に分類される．一次性頭痛には，片頭痛，緊張型頭痛と，群発頭痛に代表される三叉神経・自律神経性頭痛 trigemial autonomic cephalalgias（TACs）が含まれる．その他の一次性頭痛疾患としては，一次性咳嗽性頭痛，一次性運動時頭痛，貨幣状頭痛，睡眠時頭痛などがある．また，ICHD-3β ではいわゆる頭痛だけではなく，三叉神経痛や舌咽神経痛などを含んだ「有痛性脳神経性ニューロパチー，他の顔面痛およびその他の頭痛」と上記の「一次性頭痛」，「二次性頭痛」との 3 部構成となっている[1],[2]．この項では特に，片頭痛と緊張型頭痛について詳述する．

　頭痛の診断へのアプローチで最も重要なことは，危険な二次性頭痛を見逃さないことである．そのため，二次性頭痛を除外するためには，新規発症の頭痛については積極的に頭部 MRI/MRA の施行を考慮すべきである．

## B. 片頭痛

### 1. 有病率と性差

　日本における年間有病率は 8.4%で，前兆のある片頭痛 2.6%，前兆のない片頭痛は 5.8%である．また，全国疫学調査[4] では女性の片頭痛の有病率は男性の 3.6 倍，緊張型頭痛は男性の 1.5 倍であり，特に片頭痛の有病率は 20〜40 歳代の女性で高く，月経に関連して頭痛が起こる患者も多く，女性ホルモンの関与が考えられている．片頭痛の随伴症状の頻度についても男女差がみられ，悪心・嘔吐，光・音過敏，肩・頸部のこりや痛みは女性が男性に比して有意に多かった．誘発因子としての，肩・頸部のこりや痛み，睡眠不足・睡眠過多，人混み，天候の変化，ストレスからの解放などは女性に多く，目の疲れ，アルコールなどは男性に多かった[5]．さらに，女性は男性よりも実験的痛み刺激に対してより強い痛みを訴えることや，機械的に誘発した痛みに対してより高度の時間的加重を示すという報告もあり[6]，女性は痛みの感

表 7-7-1　片頭痛の診断基準

| 前兆のない片頭痛 | 典型的前兆を伴う片頭痛 |
| --- | --- |
| A. B ～ D を満たす頭痛発作が 5 回以上ある<br>B. 頭痛の持続寺間は 4 ～ 72 時間（未治療もしくは治療が無効の場合）<br>C. 頭痛は以下の特徴の少なくとも 2 項目を満たす<br>　1. 片側性<br>　2. 拍動性<br>　3. 中等度～重度の頭痛<br>　4. 日常的な動作（歩行や階段昇降など）により頭痛が増悪する，あるいは頭痛のために日常的な動作を避ける<br>D. 頭痛発作中に少なくとも以下の 1 項目を満たす<br>　1. 悪心または嘔吐（あるいはその両方）<br>　2. 光過敏および音過敏<br>E. ほかに最適な ICHD-3 の診断がない | A. B および C を満たす発作が 2 回以上ある<br>B. 前兆は完全可逆性の視覚症状，感覚症状，言語症状からなる．運動麻痺（脱力），脳幹症状，網膜症状は含まれない．<br>C. 以下の四つの特徴の少なくとも 2 項目を満たす<br>　1. 少なくとも一つの前兆症状は 5 分以上かけて徐々に進展するか，または二つ以上の前兆症状が引き続き生じる（あるいはその両方）<br>　2. それぞれの前兆症状は 5 ～ 60 分持続する<br>　3. 少なくとも一つの前兆症状は片側性である<br>　4. 前兆に伴って，あるいは前兆発現後 60 分以内に頭痛が発現する<br>D. 他に最適な ICHD-3 の診断がない．また，一過性脳虚血発作が除外されている |

[出典：文献 2）より引用]

受性が高いこと，中枢性感作が起こりやすいことが示唆される．このため，女性のほうが，肩や頸部のこり・痛み，睡眠，月経などの内的環境，人混みや天候の変化などの外的要因の影響を受けやすく，片頭痛の発生頻度の増加につながっている可能性がある．

## 2.　病態と診断

　従来，片頭痛の病態は前兆時に血管が収縮して，その後血管が拡張して頭痛が起こるという血管説が広く信じられてきたが，その後，大脳皮質の神経細胞の過剰興奮による神経説，三叉神経と頭蓋内血管との関係性に注目した三叉神経血管説なども提唱され，いまだ明らかではない．

### 1）月経時片頭痛

　成人女性片頭痛患者の約半数では，発作が月経前から月経中に起こるとされている．これはエストロゲン血中濃度が急激に低下する時期と一致しており，女性ホルモンの影響により片頭痛が誘発されると考えられる．表 7-7-1 には ICHD-3β による前兆の有無別の片頭痛の診断基準を，表 7-7-2 には ICHD-3β 付録の月経関連片頭痛の診断基準を示した．月経関連片頭痛の大半は前兆のない片頭痛であり，他の時期に起こる発作に比べて，重症度が高く，また持続時間も長いことが多く[7]，急性期治療薬や予防薬の効果が少ないとされている．

### 2）妊娠・授乳期の片頭痛

　前兆のない片頭痛発作は妊娠第 2 期，第 3 期に改善することが多い．これは妊娠中の血中エストラジオール，プロゲステロン濃度の増加と関連している可能性が高い．一方，前兆のある片頭痛は妊娠中でも改善率は低く，妊娠中の初発例も 1.3～11％と報告されている．また，出産後には片頭痛は再発する傾向がある．出産後 1 ヵ月以内の再発率は 55.3％であるが，母乳を与えている女性のほうが再発率は低いとされている[8]．

表 7-7-2　月経関連片頭痛の診断基準

A1.1　前兆のない片頭痛
　A1.1.1　前兆のない純粋月経時片頭痛
　　A. 月経のある女性にみられる発作で，1.1「前兆のない片頭痛」の診断基準と B を満たす
　　B. 少なくとも連続 3 周期を超えて前向きに記録された証拠から，発作は月経 3 周期中 2 周期以上で月経開始日（Day1）±2 日（すなわち月経開始 2 日前から 3 日目まで）のみに生じその他の時期には発作を認めないことが確認されている
　A1.1.2　前兆のない月経関連片頭痛
　　A. 月経のある女性にみられる発作で，1.1「前兆のない片頭痛」の診断基準と B を満たす
　　B. 少なくとも連続 3 周期を超えて前向きに記録された証拠から，月経 3 周期中 2 周期以上で月経開始日（Day1）±2 日（すなわち月経開始 2 日前から 3 日目まで）に生じ，その他の時期にも発作を認めることが確認されている
　A1.1.3　前兆のない非月経時片頭痛
　　A. 月経のある女性にみられる発作で，1.1「前兆のない片頭痛」の診断基準と B を満たす
　　B. 発作は A1.1.1「前兆のない純粋月経時片頭痛」または A1.1.2「前兆のない月経関連片頭痛」の診断基準 B を満たさない

［出典：文献 2）より引用］

## 3. 治療

　急性期の治療は薬物療法が中心であり，軽度〜中等度症例にはアセトアミノフェンやアスピリン，ナプロキセンなどの非ステロイド系抗炎症薬 non-steroidal anti-inflammatory drugs（NSAIDs）を用いる．また，発作時には制吐剤の併用も有用である．次に中等度〜重度，または軽度〜中等症でも NSAIDs が無効の場合にはトリプタン製剤（スマトリプタン，ゾルミトリプタン，エレトリプタン，リザトリプタン，ナラトリプタン）が推奨されているが，それぞれの薬理学的特性を考慮して薬剤選択をすることが望ましい．たとえば，他剤に比べて $T_{max}$ が長いが $T_{1/2}$ も長いナラトリプタンは，頭痛発作が再燃しやすい症例や発作が遷延しやすい月経時の片頭痛に使用されることが多い．スマトリプタンは点鼻薬，皮下注射薬があり，嘔気や嘔吐の随伴症状が強い症例にはよい適応となる．さらに重積発作や治療抵抗性発作などの重症例には，鎮痛麻酔薬，副腎皮質ステロイド（デキサメタゾン）などが使用されている[3]．

　片頭痛が月に 2 回以上あるいは 6 日以上起こる患者では予防療法を検討する．成人では，バルプロ酸ナトリウム 400〜600 mg/日の内服が勧められるが，妊娠中および妊娠の可能性のある女性には原則禁忌とする．その他，わが国で保険適用となっている片頭痛の予防薬としてはロメリジン，プロプラノロール，ジヒドロエルゴタミンがあり，ベラパミルとアミトリプチリンは適応外使用が認められている．

　妊娠期間中に，発作が重度で治療が必要な場合にはアセトアミノフェンが推奨されている．トリプタン製剤の安全性は確立されていない．予防薬は投与しないことが望ましいが，必要な場合には β ブロッカーがよい．授乳婦がトリプタン製剤を使用した場合には，スマトリプタンは使用後 12 時間，その他のトリプタン製剤は 24 時間経過した後に授乳させるのが望ましい[3]．

# *C.* 緊張型頭痛

## 1.　有病率と性差

　WHO などが行った過去の疫学研究では世界での頭痛の有病率が報告されており[9]，国際頭痛学会の基準で評価された成人における緊張型頭痛 tension-type headache（TTH）の有病率は 42% であった．TTH の男女比は 4 : 5 とやや女性に多く，特に月 14 回を超える慢性緊張型頭痛 chronic tension-type headache（CTTH）は女性で有病率が高い．

## 2.　病態と診断

　正確な病態については不明な点もあるが，末梢性の疼痛メカニズムとしては，頭頸部組織の疼痛，筋の緊張亢進，圧痛と関連がある．また，中枢性のメカニズムとしては疼痛閾値の低下や通常の痛覚入力の中枢での増幅が主として考えられる．

　表 7-7-3 に TTH の診断基準を示した．症状の特徴としては，両側性で非拍動性であり，頭部全体の締め付けられるような痛み，頭重感，圧迫感で，肩こり，頸部痛を伴うことも多い．TTH はその発症と経過に心理社会的な因子の関与があるとされている．すなわち，頭痛発症の前にストレスイベントがあったり，頭痛の強さと慢性的なストレス因子との間には関連があると考えられている．

表 7-7-3　緊張型頭痛の診断基準

| | | |
|---|---|---|
| A. | 稀発反復性 | 平均して 1 ヵ月に 1 日未満（年間 12 日未満）の頻度で発現する頭痛が 10 回以上ある |
| | 頻発反復性 | 3 ヵ月以上にわたり，平均して 1 ヵ月に 1 日以上，15 日未満（年間 12 日以上 180 日未満）の頻度で発現する頭痛が 10 回以上ある |
| | 慢　　性 | 3 ヵ月以上にわたり，平均して 1 ヵ月のうち 15 日以上（年間 180 日以上）の頭痛がある |
| | かつ B ~ D を満たす | |
| B. | 稀発反復性 頻発反復性 | 頭痛は 30 分 ~ 7 日間持続する |
| | 慢　　性 | 数時間持続するか，絶え間なく続くこともある |
| C. | 頭痛は以下の特徴の少なくとも 2 項目を満たす | |
| | 1.　両側性 | |
| | 2.　性状は圧迫感または締めつけ感（非拍動性） | |
| | 3.　強さは軽度 ~ 中等度 | |
| | 4.　歩行や階段の昇降のような日常的な動作により増悪しない | |
| D. | 以下の両方を満たす | |
| | 稀発反復性　1.　悪心や嘔吐はない（食欲不振は伴うことがある） | |
| | 頻発反復性　2.　光過敏や音過敏はあってもどちらか一方のみ | |
| | 慢　　性　1.　光過敏，音過敏，軽度の悪心はあってもいずれか一つのみ | |
| | 　　　　　2.　中等度 ~ 重度の悪心や嘔吐はどちらもない | |
| E. | その他の疾患によらない | |

［出典：文献 2）より引用］

## 事例紹介

20代の女性．両側性の圧迫されるような頭痛を訴えた事例．

①**現病歴**：半年前から上記の症状が出現した．痛くなる前の前兆はなく，頭痛が起こると5時間ぐらい持続する．嘔気や音過敏はない．最近，入眠困難や中途覚醒もあり，気分も少し落ち込み気味である．食欲もやや減退している．また，仕事上のミスが増えている．

②**心理社会的背景**：2人姉妹の長女で，几帳面な性格．妹は頼りなく，父は病気で通院中．仕事は朝7時から夜24時までで，休日は月2回程度．恋人はいるが会う暇がない．

③**身体所見**：口腔内に歯列咬合線，舌歯圧痕あり．口腔内乾燥あり．肩，頸部筋の筋緊張が強く，圧痛あり．手掌発汗あり．

④**病態仮説**：NOと言えない性格で，仕事量過多になっている．ストレスコーピング不足．

⑤**身体面**：交感神経過緊張で血管収縮，筋肉のこり，痛みにつながっている．

⑥**心理面**：不安，気分の落ち込み，疼痛閾値の低下あり．

→それらが複合して，頭痛，発汗，睡眠障害をきたしていると考えられた．

⑦**治療**：図7-7-1のように，それぞれの因子に対して，薬物療法を含めて心身医学的アプローチを総合的に行った結果，症状は改善した．

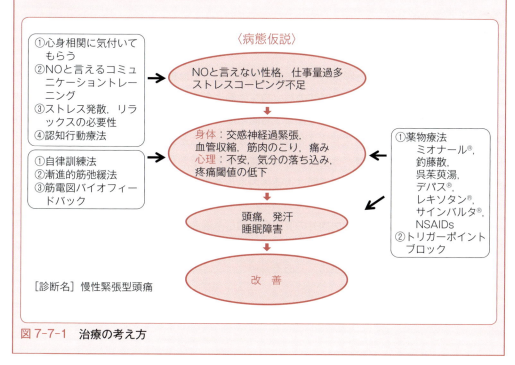

図 7-7-1　治療の考え方

## 3．治　療

　急性期の治療としては薬物療法が中心となるが，症状が持続する場合には生活習慣の改善を含む非薬物療法を重要である．

　薬物療法としては，まずアセトアミノフェン，NSAIDs であるが，カフェインも鎮痛薬の効果増強効果がある．いずれにしても，胃腸障害，腎機能障害などの副作用をはじめ，薬物乱用型頭痛への移行を避けるために，長期連用には注意を要する．肩こりや筋緊張が強い場合には筋弛緩薬（チザニジン，エペリゾン），不安が強い場合には抗不安薬（エチゾラム，ジアゼパム）が有用である．予防的治療としては，抗うつ薬がある．治療難治例やうつの合併には三環系抗うつ薬のアミトリプチリンなどが有効な場合があるが，新規抗うつ薬のミルタザピン，ベンラファキシンも期待される．

　非薬物療法としては，①ストレス発散，十分な休養や睡眠の確保，長時間の前かがみの姿勢を避けるなどの生活習慣の修正，②筋電図バイオフィードバック[10]，③自律訓練法や漸進的筋弛緩法のリラクセーション法，④認知行動療法がある．心身医学的アプローチとして，これらをうまく組み合わせて指導していくことが治療にも予防にも重要である．

## *D*. 働く女性への留意点

　現代社会はストレス社会と呼ばれ，特に働く女性にとっては仕事と家庭の両立も心身両面からの大きな負担になっている．長時間のパソコン労働やうつむき加減でスマートフォンを長時間操作する姿勢も身体面に悪影響を与える．時間に追われ，男性のように毎日の仕事帰りの外食・飲酒といった気分転換やストレス発散もままならないことが多い．このような慢性的なストレス因子が持続することや，体型的にもなで肩，筋力不足から緊張型頭痛をきたしやすい要因がそろっている．さらには月経周期による体内ホルモンの変動や，妊娠・出産という大きなイベントで身体的にも影響を受けやすいことが女性により片頭痛が多い要因として考えられる．

　このような女性を取りまく身体内外の要因を熟知し，適度な運動などを取り入れてストレスを発散しながら，休養・睡眠と食事内容のバランスを取って，社会の中でうまく自己実現していくことこそが，頭痛の治療と予防策である．

● **参考文献** ●

1）Headache Classification Committee of the International Headache Society：The International Classification of Headache Disorders 3rd edition（beta version）. Cephalalgia 33（9），629-808, 2013.

2）日本頭痛学会・国際頭痛分類委員会訳：国際頭痛分類 第 3 版 beta 版．医学書院，2014.

3）日本神経学会・頭痛学会監修：慢性頭痛の診療ガイドライン 2013．医学書院，2013.
http://www.jhsnet.org/GUIDELINE/gl2013/gl2013_main.pdf（2016 年 11 月 1 日アクセス）

4）Sakai F, Igarashi H：Prevalence of migraine in Japan：a nationwide survey. Cephalalgia 17, 15-22, 1997.

5）五十嵐久佳：女性と脳過敏．日本頭痛学会誌，37, 61-64, 2010.

6）Sarlani E, Greenspan J D：Gender differences in temporal summation of mechanically evoked pain. Pain 97, 163-169, 2002.

7）MacGregor EA, Victor TW, Hu X, et al.：Characteristics of menstrural vs nonmenstrural migraine：A post hoc, within-women analysis of the usual-care phase of a nonrandomized menstrural migraine clinical trial. Headache 50, 528-538, 2010.

8）Sances G, Granella F, Nappi RE, et al.：Course of migraine during pregnancy and postpartum：A prospective study. Cephalalgia 23, 197-205, 2003.

9）Stovner LJ, Hagen K, Jensen R, et al.：The global burden of headache：a documentation of headache prevalence and disability worldwide. Cephalalgia 27, 193-210, 2007.

10）Bendtsen L, Evers S, Linde M, et al.：EFNS guideline on the treatment of tension-type headache-report of an EFNS task force. Eur J Neurol 17, 1318-1325, 2010.

# *8* 腰　痛

## *A.* 女性の身体的特徴と腰痛

　腰痛は特定の病気の名称ではなく，腰・背中・お尻に感じる痛みやハリなどの不快感の総称である．また，女性が訴える不調の中で，肩こりに次いで多い愁訴である．実際，腰痛の有訴者は男性よりも女性に多いとされ，その理由としては，女性の身体的構造の特徴やホルモン変化，女性ならではのヒール靴の使用や前かがみでの家事動作といった，生活スタイルが挙げられる．

### 1.　解剖学的特徴と腰痛
　女性は，骨盤の形が妊娠・出産に適応するため男性に比べて扁平で幅広い骨盤をしていることから，歩行および立位時に腰周囲の筋肉や靭帯へ負荷がかかりやすいといわれている[1),2)]．また，筋肉の量が男性に比べて少なく，冷えやすいという特徴もある．冷えることで血流が滞り，筋肉がこわばることで起こる腰痛もある．

　さらに，女性特有の臓器（子宮や卵巣）に由来した炎症や腫瘍によっても腰痛が起こることがある．子宮内膜の組織が別の場所にできてしまう子宮内膜症では，月経期には剥離し出血しても体外に出すことができず，癒着や炎症を引き起こし，強い下腹部痛のみならず腰痛を伴うことがある．

　また，男性に比べ尿道が短く上行感染を起こしやすい構造をしているため，発熱をともなう腎盂腎炎による腰痛も生じやすいといわれている[1),2)]．

### 2.　女性ホルモンと腰痛
#### 1）エストロゲン（卵胞ホルモン）
　女性は閉経するとエストロゲンが著しく減少し，骨密度が低下し背骨が骨折するリスクが高まる．自治体によっては 40〜70 歳（5 歳刻み）を対象に骨粗鬆症検診が推奨され実施されているので，少なくとも 50 代以上は骨粗鬆症を予防するためにも，積極的に検診を受けたほうがよい．
#### 2）プロゲステロン（黄体ホルモン）
　排卵から月経まで，あるいは妊娠中に分泌が増加する．下腹部や腰がだるい，重いといった

軽い腰痛の場合は，プロゲステロンの影響によって骨盤内に血液が滞りやすくなることが主な原因と考えられる．生理開始の1~2週間前から起こる心と体のさまざまな不調（腹痛や頭痛，イライラ，不安感）を月経前症候群 premenstrual syndrome（PMS，月経前緊張症）といい，この PMS の症状の一つとして，自律神経の変調が要因と思われる腰痛も挙げられる．

### 3) リラキシン

月経前，妊娠中に分泌量が増加し，出産時に赤ちゃんが狭い骨盤を少しでも楽に通れるよう，骨盤の恥骨結合（左右の恥骨が軟骨により結合している部分）をはじめ，全身の靭帯をゆるめる働きをする．そのため分泌が多くなる時期は関節の動く範囲が過剰になり関節を支える筋肉や靭帯などへのストレスが大きくなるため，腰痛も起こりやすくなる．

### 4) プロスタグランジン

月経中または出産時に分泌量が増加し，腸の蠕動運動および子宮の収縮が促進される．プロスタグランジンには痛みを感じやすくさせる作用もあるため，子宮内膜症などによってその分泌量が増えることで腰痛が起こりやすくなると考えられている．

## $\mathcal{B}$. 腰痛の種類と原因

### 1. 非特異的腰痛と特異的腰痛について

腰痛には整形外科的，産婦人科的疾患のほか，循環器科，消化器科，泌尿器科疾患など多岐にわたる原因が考えられるが，診察や画像診断で原因が特定できる「特異的腰痛」はプライマリケア受診者の全体の15%程度に過ぎないとされている．その他の85%は，原因の特定が難しいものの心配する異常や病気のない，危険ではない腰痛とされている．これは「非特異的腰痛」と呼ばれ，いわゆる一般的なぎっくり腰や慢性腰痛なども，画像検査で「ここが原因」と特定することが難しいため，非特異的腰痛に含まれる．「横向きで寝ている状態（安静）にしていても疼くことがある」場合は前述した子宮内膜症や，骨粗鬆症に伴う椎体骨折のみならずがんの転移といった重篤な病気が潜んでいる特異的腰痛の可能性があるので，すぐに病院で検査をしてもらう必要がある．また，「腰痛だけでなくお尻から太ももや膝下へ放散する痛み・しびれ」を伴う場合は，神経の障害があることが疑われるので早めに専門医に相談したほうがよい．

### 2. 腰自体と脳機能の不具合が腰痛の原因

いわゆる「非特異的腰痛」には，大きく分けて腰への物理的負担が原因となって腰周りの筋肉がこっている場合と，心理社会的ストレスによって，痛みを制御する脳機能の不具合や自律神経のアンバランスにより起こる腰痛があり，両者は共存することもある（図7-8-1）．心理的ストレスが強まると，ドパミンやオピオイドという痛みを抑える脳内物質が分泌されにくくなり，痛みが起こりやすくなる．また，続発的に神経のバランスを保つセロトニンという脳内

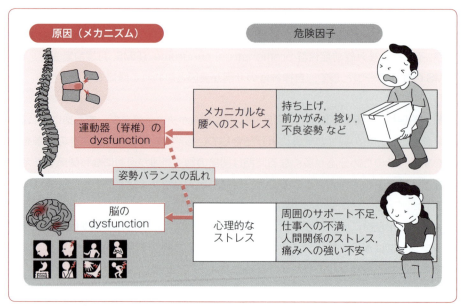

図 7-8-1　危険因子とメカニズムの関係

［出典：文献 5）より引用］

物質の分泌も低下する．そのために自律神経のバランスが崩れ，筋緊張や血流不足による腰痛をはじめ，背中の張り，肩こり，頭痛，めまい，耳鳴り，動悸，睡眠障害など，さまざまな症状が現れやすくなる．

### 3.　脳機能の不具合が関与している腰痛か判断するために

　脳機能の不具合による腰痛の特徴は，仕事や人間関係でのトラブルなどストレスによって腰以外にも複数の症状を訴えている（身体化と呼ばれる）ことが多い．そのようなストレスによって起こる身体化の具合を下記の職業ストレス簡易調査表[6]（B 項目ストレスによって起こる心身の反応から抜粋）（図 7-8-2）で判断することもできる．

　身体化のほかに，脳機能の不具合が関与している腰痛には，腰を必要以上に過保護にしてしまう「恐怖回避思考」という考え方の偏りがある場合もある．こういった恐怖回避思考に陥っていると，その後の腰痛の回復具合や就労状況の悪さに強く影響することがわかっている（図 7-8-3）．この恐怖回避思考に陥っていないかをチェックするには Keele STarT（Subgrouping for Targeted Treatment）Back スクリーニングツールの領域得点（腰痛の心理的因子を簡便に拾い上げる項目の得点）が有用である（図 7-8-4）．本ツールは，最新の英国 NICE ガイドライン Non-specific low back pain and sciatica：management[9] で，その使用が推奨されている．4 点以上で早い段階から認知行動的アプローチをすることが英国では推奨されている．

『最近1ヵ月間のあなたの状態についてうかがいます. 最も当てはまるものにチェックを入れてください』

| チェックシート | 1点 | 2点 | 3点 | 4点 |
|---|---|---|---|---|
| 1. めまいがする | ほとんどなかった | ときどきあった | しばしばあった | ほとんどいつもあった |
| 2. 体のふしぶしが痛む | | | | |
| 3. 頭が重かったり頭痛がする | | | | |
| 4. 首筋や肩がこる | | | | |
| 5. 腰が痛い | | | | |
| 6. 目が疲れる | | | | |
| 7. 動悸や息切れがする | | | | |
| 8. 胃腸の具合が悪い | | | | |
| 9. 食欲がない | | | | |
| 10. 便秘や下痢をする | | | | |
| 11. よく眠れない | | | | |

［ストレスによって起こる心身の反応　素点換算表］

| 素点計算法 | 低い／少ない | やや低い／少ない | 普通 | やや高い／多い | 高い／多い |
|---|---|---|---|---|---|
| | 質問項目数 | | | | |
| 合計 | 11 ～ 13 | 14 ～ 17 | 18 ～ 23 | 24 ～ 29 | 30 ～ 44 |

職業性ストレス簡易調査（B項目ストレスによって起こる心身の反応）から抜粋

図 7-8-2　身体化チェック

［出典：文献6）より引用］

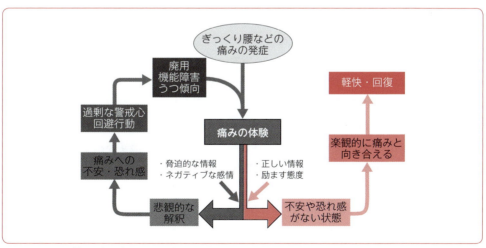

図 7-8-3　恐怖回避思考モデル（Fear-avoidance model）

［出典：文献7）, 8）より引用］

| 『ここ 2 週間のことを考えて，次のそれぞれの質問に対するあなたの回答に印をつけてください』 | はい（1 点） | いいえ（0 点） |
|---|---|---|
| こんな状態で体を活発に動かすには，かなり慎重さが必要だ | | |
| 心配事が心に浮かぶことが多かった | | |
| 私の腰痛は重症で，決して良くならないと思う | | |
| 以前楽しめたことが，最近は楽しめない | | |
| 全体的に考えて，ここ 2 週間の腰痛をどの程度煩わしく感じましたか | | |

| 全然（0 点） | 少し（0 点） | 中等度（0 点） | とても（1 点） | きわめて（1 点） |
|---|---|---|---|---|

判定基準　4 点以上恐怖回避思考に陥ってる可能性が極めて高い

図 7-8-4　Keele STarT（Subgrouping for Targeted Treatment）Back スクリーニングツールの心理的要因に関する項目（領域得点）

[出典：文献 10），11）より引用改変]

# C. 原因に応じた対応策

## 1. 腰自体の不具合に対する対応策

　腰への物理的負担が原因となる腰痛としては，妊娠中やハイヒールを履いて立ち続けるなど，腰を反らした状態が続いた結果生じる腰痛や，逆に，重いものを持ったときや前かがみ・猫背姿勢で腰に負担がかかり，椎間板の中央にある髄核がずれることで起こる腰痛などがある．そういった際に，これだけ体操®（図 7-8-5）で腰にかかった負担を減らすことができる．

　そもそも，腰への負担を軽減するために普段の姿勢や動作姿勢を見直すことがとても効果的である．腰に負担のかかる代表的な動作が，重量物の持ち上げである．この際腰をかがめて行うのではなく，胸を張り，お尻を突き出した姿勢（ハリ胸プリけつ®，図 7-8-6）で膝を使い，物を持ち上げると腰への負担が軽減される．また，普段の立位姿勢や座位姿勢でも腰への負担が少なく，審美性を兼ね備えた姿勢，心身の健康増進につながる理想的な美しい姿勢のことを美ポジ®（図 7-8-7）と命名し，日頃から美ポジ®で早歩きを意識することを推奨している．この美ポジ®を維持するためには，体幹の深部筋の強化も必要である．

## 2. ホルモン変化による腰痛への対応策

　腰が重い，だるいと感じる程度の腰痛の場合は，体を温めることで症状の緩和や改善が期待できる．シャワーだけで済ませずしっかり湯船につかったり，体を温める食べ物を積極的に摂って血行をよくするほか，ヨガやストレッチといった軽い運動を行うのも効果的である．アロマオイルや入浴剤には血行をよくする効果が期待できるので，入浴時に使用してみるのもよい．

# 腰痛予防 これだけ体操®

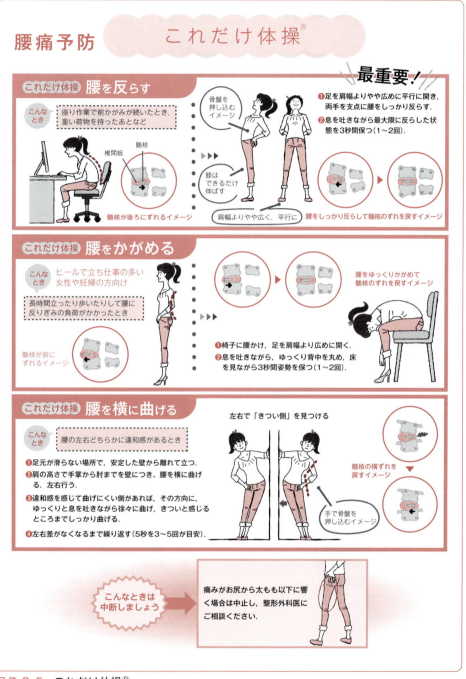

**最重要!**

## これだけ体操 腰を反らす

**こんなとき** 座り作業で前かがみが続いたとき，重い荷物を持ったあとなど

椎間板 髄核

骨盤を押し込むイメージ

膝はできるだけ伸ばす

髄核が後ろにずれるイメージ

肩幅よりやや広く，平行に

腰をしっかり反らして髄核のずれを戻すイメージ

❶足を肩幅よりやや広めに平行に開き，両手を支点に腰をしっかり反らす．
❷息を吐きながら最大限に反らした状態を3秒間保つ（1〜2回）．

## これだけ体操 腰をかがめる

**こんなとき** ヒールで立ち仕事の多い女性や妊婦の方向け

長時間立ったり歩いたりして腰に反りぎみの負荷がかかったとき

髄核が前にずれるイメージ

腰をゆっくりかがめて髄核のずれを戻すイメージ

❶椅子に腰かけ，足を肩幅より広めに開く．
❷息を吐きながら，ゆっくり背中を丸め，床を見ながら3秒間姿勢を保つ（1〜2回）．

## これだけ体操 腰を横に曲げる

**こんなとき** 腰の左右どちらかに違和感があるとき

左右で「きつい側」を見つける

髄核の横ずれを戻すイメージ

手で骨盤を押し込むイメージ

❶足元が滑らない場所で，安定した壁から離れて立つ．
❷肩の高さで手掌から肘までを壁につき，腰を横に曲げる．左右行う．
❸違和感を感じて曲げにくい側があれば，その方向に，ゆっくりと息を吐きながら徐々に曲げ，きついと感じるところまでしっかり曲げる．
❹左右差がなくなるまで繰り返す（5秒を3〜5回が目安）．

**こんなときは中断しましょう** ➡ 痛みがお尻から太もも以下に響く場合は中止し，整形外科医にご相談ください．

図 7-8-5 これだけ体操®

［出典：文献12）より引用改変］

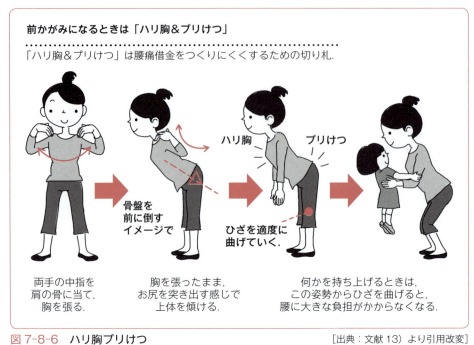

**前かがみになるときは「ハリ胸＆プリけつ」**

「ハリ胸＆プリけつ」は腰痛借金をつくりにくくするための切り札.

骨盤を
前に倒す
イメージで

ハリ胸　　　プリけつ

ひざを適度に
曲げていく.

両手の中指を
肩の骨に当て,
胸を張る.

胸を張ったまま,
お尻を突き出す感じで
上体を傾ける.

何かを持ち上げるときは,
この姿勢からひざを曲げると,
腰に大きな負担がかからなくなる.

図 7-8-6　ハリ胸プリけつ　　　　　　　　　　　　　　　　　　　　［出典：文献 13）より引用改変］

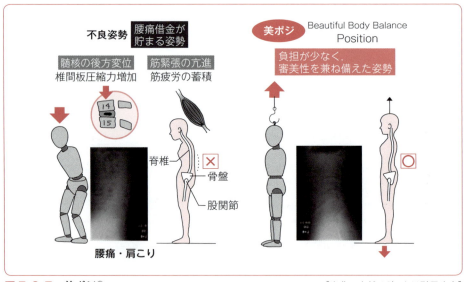

**不良姿勢**　腰痛借金が貯まる姿勢

髄核の後方変位
椎間板圧縮力増加

筋緊張の亢進
筋疲労の蓄積

脊椎

骨盤

股関節

腰痛・肩こり

**美ポジ**　Beautiful Body Balance
Position

負担が少なく,
審美性を兼ね備えた姿勢

図 7-8-7　美ポジ®　　　　　　　　　　　　　　　　　　　　　　［出典：文献 13）より引用改変］

## 3. 脳の不具合に対する対応策

脳機能の不具合による腰痛の起因として，脳内物質との関係を伝えたが，ウォーキングなどのリズミカルな有酸素運動は，足腰を鍛えるだけでなくこれら脳内物質の活性化にも有用である．運動以外には自分の好きな心地よい音楽，香り，スイーツなどを楽しむことで脳を直接刺激し自律神経のバランスも整えるため，痛みと気分の改善に役立つ．

# *D.* 腰痛を訴える働く女性へ対応する際のポイント

女性は身体的特徴から腰痛になりやすいため，普段から姿勢や冷え・血行不良に留意する必要がある．そのため，職場環境管理も大事な要素になってくる．また，ホルモンに影響される心と体の変化を理解し，非特異的腰痛であれば「痛いから安静ではなく，できる範囲で活動を維持するほうがよい」といった正しい知識を共有するようにしたい．

● 参考文献 ●

1）武谷雄二：新女性医学体系 4 女性の症候学．316-324，中山書店，1998．
2）太田博明：女性と腰痛　不定愁訴によるものも含めて．産婦人科治療 87，280-288，2003．
3）Matsudaira K, Hara N, Arisaka M, et al.：Comparison of Physician's Advice for Non-specific Acute Low Back Pain in Japanese Workers：Advice to Rest Versus Advice to Stay Active. Ind Health 49, 203-208, 2011.
4）有田秀穂：基礎医学からリズム運動がセロトニン神経系を活性化させる．日本医事新報 4453，38-42，2009．
5）松平浩：新しい腰痛対策 Q&A—21 非特異的腰痛のニューコンセプトと職域での予防法—．産業医学振興財団，2012．
6）東京医科大学公衆衛生学分野：職業性ストレス簡易調査票．http://www.tmu-ph.ac/topics/stress_table.php（2017 年 6 月 24 日アクセス）
7）Leeuw M, Goossens ME, Linton SJ, et al.：The fear-avoidance model of musculoskeletal pain：current state of scientific evidence. J Behav Med 30, 77-94, 2007.
8）松平浩：職場での腰痛には心理・社会的要因も関与している．産業医学ジャーナル 33，60-66，2010．
9）NICE：Non-specific low back pain and sciatica management. NICE guideline：short version Draft for consultation. 2016. https://www.nice.org.uk/guidance/GID-CGWAVE0681/documents/short-version-of-draft-guideline（2016 年 10 月 29 日アクセス）
10）Hill JC, et al：Keel STarT（Subgrouping for Target Treatment）Back：Arthritis Rheum 59, 632-641, 2008.
11）松平浩ほか：日本語版 STarT（Subgrouping for Target Treatment）Back スクリーニングツールの開発：言語的妥当性を担保した翻訳版の作成：日本運動器疼痛学会誌 5，11-19，2013．
12）一般社団法人新潟県労働衛生医学協会 web サイト（http://www.niwell.or.jp/）
13）松平浩：一回 3 秒 これだけ体操 腰痛は「動かして」治しなさい．講談社，2016．
14）Deyo RA, et al：What can the history and physical examination tell us about low back pain：JAMA 268, 760-5, 1992.
15）Deyo RA, Weistein JN：Low back pain：N Engl J Med 344, 363-370, 2001.

# 9　線維筋痛症

## A. 線維筋痛症とは？

　線維筋痛症は，中年期以降の女性に多発し，全身性の疼痛を訴えるものを指す．疼痛以外に随伴症状が多いため，他の疾患と誤診されやすい．随伴症状は，疲労感，易疲労性，睡眠障害，痙攣性大腸炎，腫脹感（こわばり感を含む），しびれ感，不安または緊張による症状の影響，睡眠障害などである．診断は 1990 年アメリカリウマチ学会の診断基準を使用するが，一般的な採血，X 線検査では異常所見を認めないため診断確定が遅れることが多い．まず広範囲の疼痛があることが重要である．

## B. 疫　学

　線維筋痛症は，1970 年代半ばに欧米でその存在が確認され，1980 年代にわが国でも確認された全身に耐えがたい痛みがある疾患で，この聞きなれない疾患は古くから結合組織炎症候

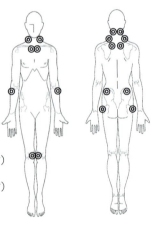

**1. 広範囲にわたる疼痛の病歴（3ヵ月以上）**
　上半身，下半身を含めた対側性の広範囲の疼痛と頚椎，前胸部，胸椎，腰椎部の疼痛，いわゆるaxial skeletal pain が存在

**2. 18 ヵ所の圧痛点のうち 11 ヵ所以上に疼痛を認める**
　後頭部：後頭骨下部筋付着部（左右）
　下頸部：C5 ～ C7 における横突間帯の前部（左右）
　僧帽筋：上側縁の中間点（左右）
　棘上筋：内側縁付近の肩甲棘の上（左右）
　第二肋骨：第二肋骨軟骨接合部、接合部上面のすぐ脇（左右）
　外側上顆：上顆から遠位 2 cm（左右）
　臀部：外側に張り出した片側臀部を四分割した上外側（左右）
　大転子：転子窩突起の後部（左右）
　膝：関節線近傍の内側脂肪体（左右）

**図 7-9-1　アメリカリウマチ学会の線維筋痛症診断基準（1990 年）**

［出典：文献 1）より引用改変］

352

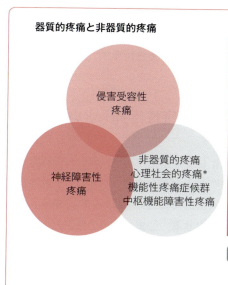

**器質的疼痛と非器質的疼痛**

侵害受容性疼痛

神経障害性疼痛

非器質的疼痛
心理社会的疼痛*
機能性疼痛症候群
中枢機能障害性疼痛

**[器質的疼痛]**

**侵害受容性疼痛**

炎症や組織損傷によって生じた発痛物質が末梢の侵害受容器を刺激することによって生じる痛み
・きわめて限局的な痛み
・内臓組織が関与している場合はより広範
・スパッと切れるような痛み

**神経障害性疼痛**

体性感覚神経に対する損傷や疾患によって引き起こされる痛み
・持続的な痛み
・灼けつくような痛み
・電気ショックのような痛み

**非器質的疼痛**

・機能性疼痛症候群や心因性疼痛が含まれる
・説明しうる器質的病変がないにもかかわらず訴えられる痛みや，器質的病変は存在するが，それにより十分説明しえない痛み

**図 7-9-2　痛みの機序による分類**

＊：心因性疼痛という用語をなくし，心理社会的疼痛という用語が提唱されている.

［出典：文献 3）より許諾を得て転載.］

群や七川歓次らが提唱した多発性付着部炎などを含め，全身性慢性疼痛症候群として知られていた．Fibromyositis, fibrositis, chronic muscle pain syndrome, psychogenic rheumatism, and tension myalgia と呼ばれていたこともあった．線維筋痛症は，多様な疼痛がおもに頸部から肩甲骨周囲や背部に始まり，全身の筋，関節周囲など付着部痛を伴う疾患で女性に多く，アメリカリウマチ学会が 1990 年に発表した診断基準（図 7-9-1）[1]で，3 ヵ月以上持続する全身にわたる痛みがあり，18 ヵ所設定されている圧痛点のうち 11 ヵ所以上の圧痛点を確認できるものを線維筋痛症と診断する．この診断基準からわかるように，線維筋痛症の診断は本人の申告によるものであり，他覚的所見から診断するものではない．あくまで本人の自覚症状である「痛み」「圧痛」から診断するものである．つまり，線維筋痛症という診断と本人の ADL や就労能力とには関連がない．あくまで患者の主観による診断名である．この疾患については 2004 年に厚労省線維筋痛症研究班が発足し，班長である西岡らにより 2007 年にわが国での初めての医師向けのテキストが完成した[2].

　線維筋痛症の頻度については，アメリカ有病患者率一般人口の約 2%（女性 3.4%，男性 0.5%）である．また，日本有病率一般人口当たり 1.7%，（都会部 2.2%，地方 1.2%）で，男女比 1 vs 4.8 で女性に多い．有病者平均年齢は 51.5 ± 16.9 歳（11〜84）で，これについては性差なし（小児科年齢 4.8%）である．発症年齢は 43.8 ± 16.3 歳（11〜77），痛み

の機序には器質的疼痛である「侵害受容性疼痛」「神経障害性疼痛」，非器質的疼痛である「中枢機能障害性疼痛（機能性疼痛症候群）」のように分類されるが，線維筋痛症も含めほとんどの慢性の痛みはこれらが複雑に絡み合った混合性疼痛であると考えられる.

## C. 身体症状症（機能性疼痛・中枢機能障害性疼痛）という考え方

　医師や患者にとって，「痛み」はいわゆる危険信号としての役割があり，何らかの器質的疾患が必ず存在するという考え方により診断，治療を開始すると思われる. しかし，運動器慢性疼痛疾患の中にはそれに見合う器質的な疾患が認められないのにもかかわらず，「痛み」が長く続き，かつ患者の QOL を著しく低下させる病態が存在する. つまり痛みの原因として健康に影響がある疾患がないものや，存在しても痛みの程度に見合わないものも存在する. 通常，器質的な「痛み」は侵害受容性疼痛と神経障害性疼痛に分類され，それ以外の器質的疼痛でないものはすべてが心因性疼痛と分類されてきた. しかし現在では，器質的疼痛でないものの中に機能性疼痛症候群，中枢機能障害性疼痛などが存在すると考えられている（図 7-9-2）[3].
機能性疼痛症候群は，King's College London の Simon Wessely が提唱した機能性身体症候群 functional somatic syndrome（FSS）という概念に含まれるもので，諸検査で器質的あるいは疾患特異的な病理所見を明らかにできない，持続的で特異な身体愁訴を特徴とする症候群で，それを苦痛と感じて日常生活に支障をきたしているものである. 患者はさまざまな診療科を受診する. 愁訴としては「さまざまな部位の痛み」「種々の臓器系の機能障害」「倦怠や疲労困憊などを訴えるもの」が多く，代表例として過敏性腸症候群，慢性疲労症候群，線維筋痛症，脳脊髄液減少症，間質性膀胱炎，慢性骨盤痛，慢性前立腺炎などが該当する. 脳機能画像の研究から中枢機能異常が原因とされているが，FSS の病態ははっきりとは解明されていない. FSS の病態に深く関わる因子としては，脳内の神経伝達物質であり，不安や痛み，睡眠，食欲や呼吸など身体機能を司るセロトニンとの関与が示唆されている. 中枢機能障害性疼痛 central dysfunctional pain として機能性疼痛症候群はその中でも痛みを主訴とするものであり，線維筋痛症はその代表例と考えられている.

　線維筋痛症との鑑別が必要な器質的疾患としては，脊椎関節炎，早期関節リウマチが挙げられる. 脊椎関節炎の初期像は線維筋痛症と類似し，疼痛部位の腫脹，皮膚疾患，付着部炎，関節の腫脹，仙腸関節などの炎症性変化，骨硬化変化など X 線所見も精査するべきである. MRIや $^{99m}Tc$ 骨シンチグラフィーも有用である. 線維筋痛症の中に脊椎関節炎が 5% 程度合併していた[4]と報告されている. 線維筋痛症の病態が自覚症状である「疼痛」が主症状であることから精神科との共同診断，治療は重要である. 身体科であるリウマチ科や整形外科が診断する前に精神疾患の一つの症状としての「痛み」を訴える場合があることを念頭に精神的な診断を受けることが重要である[5]. 線維筋痛症に親和性のある精神科疾患として身体表現性疼痛障

害，広汎性発達障害，解離性障害，パーソナリティー障害，気分障害，虚偽性障害，詐病など
が挙げられており，これらの診断を身体科で行うことは困難である．日本では線維筋痛症は身
体科医師のみによって診療されることが多いが，精神科疾患の除外診断が適切でないことが多
いので注意が必要である．「線維筋痛症診療ガイドライン 2013」に紹介されているが，精神
科専門医の診察を整形外科医が診察する前に行い，精神疾患の有無を精査することが重要であ
る．診断基準をもとに診断することになるが，疼痛をきたすさまざまな疾患を除外することや
精神科診断を正確に行うことが一般の医師にとっては最大の難関と考えられる．単に痛みがあ
るというだけで線維筋痛症の診断に至ることは避けなければならない．線維筋痛症の診断は
1990 年アメリカリウマチ学会診断基準，2010 年アメリカリウマチ学会予備診断基準とも自
覚症状から診断するものであるため，社会保障や補償の適否などが背景にある状態では正確に
診断することは不可能である．「痛み」「しびれ」「震え」「筋力低下」「集中力低下」「疲労」な
どはあくまで自覚的な症状であり，患者の申告をもとにして診断するものである．「補償」が
あることで痛みが治りにくいとの報告もされている．

## *D.* 機能性不随意運動

機能性不随意運動[6] は，線維筋痛症や運動器慢性疼痛患者に時折みられる．脳に器質的な障
害を認めないにもかかわらず不随意運動が生じる病態が存在する．以前は心因性とされていた
が，現在では機能性不随意運動と呼ばれている．

### 1. 病歴で疑うべきヒント

機能性不随意運動は，正確な神経解剖・神経内科的な知識が無いと診断できない．しかし，
以下のようなヒントを参考にするべきである．
①急性発症，②非進行性，③自然寛解，④（軽度の）外傷が誘因，⑤明らかな精神障害の合
併，⑥複数の身体化障害の存在（身体のあちこちに痛みや違和感などがあるもの），⑦医療従
事者，⑧係争中の訴訟をかかえる，⑨二次的な利益の存在，⑩若い女性，である．

### 2. 臨床像で疑うべきヒント

①一貫性に乏しい症状（頻度，振幅，分布など），②発作性に出現する，③注意させると増
加し，気を逸らさせると（distraction）減少する，④非生理的な不随意運動の誘発，消失（ト
リガーポイントの存在など），⑤偽の筋力低下の存在，⑥偽の感覚障害の存在，⑦自傷行為，
⑧意図的な運動遅延，⑨奇妙で，多発する，分類困難な運動異常，である．
年齢に関しては，12 歳未満でも頻度は低くなく（急性発症の 23%），高齢者でもまれでは
ない．子どもでは成人と同様の特徴を示すが，女性に多い．補償や賠償など外的要因により，

表 7-9-1　推奨される薬物療法

| | EULAR2008 欧州 | | UoT2009 米国 | | SHM2011 スペイン（マドリッド） | | MSIC2011 スペイン（バルセロナ） | | AWMF2012 ドイツ | | CPS2012 カナダ | |
|---|---|---|---|---|---|---|---|---|---|---|---|---|
| | エビデンス | 推奨の強さ | エビデンス | 推奨の強さ | エビデンス | 推奨の強さ | エビデンス | 推奨の強さ | エビデンス | 推奨の強さ | エビデンス | 推奨の強さ |
| NSAIDs | | | D | I | C2 | I | | | D | I | D | I |
| アミトリプチリン | A2 | A | A1 | A | A2 | A | A1 | A | A2 | A | A2 | A |
| 抗てんかん薬 | A2 | A | | | | | | | | | A2 | A |
| ・ガバペンチン | | | A3 | B | | | C2 | C | C2 | C | | |
| ・プレガバリン | | | A2 | A | A1 | A | A2 | A | A1 | A | | |
| SNRI | A2 | A | | | | | | | | | A2 | A |
| ・デュロキセチン | | | A2 | A | A1 | A | A1 | A | A1 | B | | |
| ・ミルナシプラン | | | A2 | A | A3 | B | | | A2 | D | | |
| SSRI | A2 | A | | | | | | | | | A2 | A |
| ・エスシタロプラム | | | C2 | C | | | | | | | | |
| ・フルオキセチン | | | A2 | B | C2 | C | A1 | C | A2 | B | | |
| ・パロキセチン | | | A2 | B | | | | | A2 | B | | |
| オピオイド | B1 | D | C2 | C | | | | | B1 | D | C2 | C |
| ・トラマドール | A2 | A | | | A3 | B | A3 | B | C2 | C | C2 | C |
| アセトアミノフェン | | | | | D | I | | | D | I | | |

A：強く推奨

［出典：文献 7）より一部改変］

症状の変動が大きいこともある．器質的な疾患では筋萎縮が著明であるが，この病態の場合は，筋萎縮が廃用性萎縮程度で左右差が軽度しかなく，骨萎縮もみられないことが多い．下肢では大腿周囲径，下腿周囲経を測定する．左右差が 2 cm 以内程度であればこの病態も疑う必要がある．症状が回復しないと強く思い込んでいること，非器質性であるという診断への強い怒り，診断の遅れ，複数の症状，器質性疾患の存在，パーソナリティ障害，高齢者，性的虐待，訴訟などは予後不良因子とされており，治療者からの十分な説明（機能性であり，器質的な疾患ではなく，セルフケアが必要）と患者本人・家族の理解が重要である．

# E. 薬物療法

　2003〜2013 年の間の 249 文献をリサーチし，セレクトされた六つの線維筋痛症ガイドラインのシステマティックレビューがある[8]．治療のカテゴリーとしては通常の問診・診察，薬物治療以外に心理療法，運動療法が存在し，線維筋痛症ではこの二つがほかの慢性疼痛疾患と同様に重要である．集学的治療は六ガイドライン中，四つにエビデンスレベル A にて推奨されていた．また患者教育は二ガイドラインにエビデンスレベル A で推奨されている．またアミトリプチリンはすべてのガイドラインでエビデンスレベル A で，プレガバリン，デュロ

表 7-9-2　線維筋痛症候群－最新 S3 ガイドライン（ドイツ）

- 薬物治療：併存症のうつ病や全般性不安障害には投与期間を限定したアミトリプチリンやデュロキセチンを使用し，全般性不安障害にはプレガバリンを併用することができる．筋弛緩薬，非ステロイド性抗炎症薬および強力なオピオイドは処方すべきでない．重度型の治療において，疾患の心理社会的側面を考慮した集学的疼痛治療が確立されるに至った．
- FMS の診断は，代表的な症状群の病歴および身体的病因の排除に基づいて行われる．
- 代表的な整形外科疾患の原因を解明することに加え，心理社会的側面を定期的に評価することが重要である．
- 複数の身体部位に慢性疼痛が生じると，不眠症や寝不足，疲労または身体的ないし精神的な極度の疲労傾向と診断される（改良版 ACR 基準 2010）．
- 圧痛点のレビューのなかで（ACR1990 の分類基準を）省略することができる．
- FMS の重症度に応じた段階的な治療レジメンのほか，患者の好みと併存症を考慮することが推奨される．
- 長期治療として薬物治療を用いるべきではなく，患者が自主的に実行するのがよい（低～中強度の有酸素運動，瞑想を取り入れた運動療法，低強度の筋力トレーニング）．

［出典：文献 11）より引用］

表 7-9-3　ヨーロッパリウマチ連盟による最新の推奨

- アミトリプチリン：低用量使用を支持する
- プレガバリン：支持する
- NSAIDs：反対する
- デュロキセチン，ミルナシプラン：支持する
- トラマドール：支持する
- 強オピオイド：強く反対する
- ステロイド薬：強く反対する
- 認知行動療法：支持する
- 運動療法：強く支持する
- マインドフルネス治療（瞑想を取り込んだ治療），心身リラクセーション療法：支持する
- 複数の治療法を組み合わせた療法：支持する

［出典：文献 12）より引用］

キセチン，トラマドール，ミルナシプランは複数のガイドラインでエビデンスレベル A にてそれぞれ推奨されている．強オピオイドについては推奨されていないとしたガイドラインが多い（表 7-9-1）．またアメリカでは 14％の患者にオピオイドが使用されているが，われわれは線維筋痛症にオピオイドを使用した場合の効果と好ましくない作用（依存・乱用も含む）を考慮して使用しないほうがよいとの意見がある[9]．最近，ミルタザピンの薬物療法の有効性が RCT にて証明された[10]．

## *F.* 運動療法

運動療法はエビデンスレベル A として強く推奨されており，認知行動療法はほぼすべてのガイドラインでエビデンスレベル A として推奨されている．2013 年 12 月 18 日に発表されたドイツの最新 S3 ガイドラインでは，線維筋痛症は鑑別診断が重要であり，いったん診断さ

れた後には，心理・社会的な要因も考慮し，運動療法も含めた集学的な治療が薬物療法よりも重要である[11]（表 7-9-2）．軽い運動は，ほとんどのガイドラインで勧められており多くの患者が実践している（表 7-9-3）．筆者らは朝に散歩などの軽い運動，夕方にプールなどやや強い運動を勧めている．水中歩行はその中でも患者によって負担が少なく，より継続性が見込まれる．短時間でも毎日，毎週継続することが重要であると患者を指導することが重要である．運動がなかなか継続できない患者の場合は，1 日 1 回寝る前に寝具の中でストレッチするだけでも継続するように指導している．exercise-induced hypoalgesia（EIH）という考え方があり，運動器慢性疼痛には運動療法を行うことで，実験的にも臨床的にも「痛み」が改善することが知られている．慢性腰痛でも安静は効果がなく，むしろ運動することで痛みが減ることが知られている．

## G. 線維筋痛症における傷病手当，身体障害者等級，障害年金の診断書の発行についての基本的な考え方

「線維筋痛症診療ガイドライン 2013」[5] の一部を引用する．

『線維筋痛症の病態は，現時点では研究途上でありはっきりと病態が示されていない．しかし，診断書の発行という行政上，司法上の正確な判断を求められる際に，主な症状が自覚的なもので他覚所見が乏しい状況で医師としては不確定な判断を示すことは適切ではないと考えられる．以下のような考え方に於いて書類を記載すべきと考えられる．

・傷病手当

線維筋痛症は運動療法などが勧められており，就労自体が運動療法の一環である症例も多く軽症の傷病手当の申請にて休職することは十分な裏付けとなる病態の評価が必要であり，安易に診断書を作成することは勧めない．

・身体障害者等級，障害年金

いずれの認定も本人の自覚的な「痛み」のみでは適応されない．永続的な障害の存在の証明には専門医による当該関節周囲のレントゲン上明らかな骨萎縮または MRI 検査や超音波検査による明らかな筋萎縮などの他覚的な証明が必要である．「痛み」だけの障害については専門領域を異にする複数の専門医での合議による判定が必要である．』

「痛み」は自覚症状であり，患者が医師にそのように伝えただけで診断されるというのであれば，詐病や虚偽性障害の患者をそのように診断することになり，疾患の認知度が正しくなされないという問題に直面すると考えられる．診断基準を適切に診断するためには，複数の領域の各科専門医が合同で診療する多科目連携治療アプローチでしか，診断ができないと考えられる．膠原病専門医，神経内科専門医など身体科医師のみならず，精神科，心療内科専門医も関

わらなければ適切な診断がなされないと考えられる．つまり慢性疼痛の診断，治療には学際的な多科目連携治療アプローチ multidisciplinary approach が必須であると考えられる．しかし，日本での現状は集学的な医療機関は全国に数ヵ所しか整備されていない．そういった現状を勘案すると線維筋痛症の正確な診断は，単独医師による診療が通常である一般医療機関では不可能という前提に立った上で，少しでも患者の苦痛を軽減するという点から医療体制を取るべきだと考えられる．

　慢性疼痛を患者が訴えた場合，レッドフラッグとされる危険な疾患を除いた後に診断が確定しない状態でも薬物治療や運動療法を行うことにより，患者の苦痛を軽減できると考えられている．欧米のプライマリケア患者の5〜6％が線維筋痛症と診断され，リウマチ科患者の15〜20％が線維筋痛症と診断される．このように頻度が高い疾患であり，診断基準に当てはめると多くの女性が診断されることになる．線維筋痛症自体は生育歴や虐待歴など，家族集積性が高いなど，長期間にわたる心理的ストレスが問題とされており，単回の外傷や医療行為などとの因果関係は小さい．外傷の後に単に診断基準を当てはめると自動的に線維筋痛症と診断されることになるが，外傷と線維筋痛症が因果関係にあるとはならないことに注意すべきである．

　欧米では医療体制の充実により患者の愁訴から心理・社会的要因を検討して，いかに本質的な器質的所見を見つけ出すかを行っている．そのため心理・社会的な要因によりさまざまな「痛み」「しびれ」「運動障害」が発現することが臨床の第一線の医師に理解されている[13]が，日本では患者の愁訴が器質的疾患に直結すると誤解している医療者が多い．DMS-5での疾患名リストでもわかるように，心理・社会的な要因による身体症状症は多種あることに注意が必要である．

・・・●●●・・・

　線維筋痛症は医師が治すものではなく，患者が自分で治していくものである．つまり就労や家事などを継続することが治療の一環であり，運動療法，認知行動療法は必須である．

● 参考文献 ●

1) Wolfe F, Smythe HA, Yunus MB, et al. : The American College of Rheumatology 1990 Criteria for the classification of fibromyalgia. Report of the Multicenter Criteria Committee. Arthritis Rheum 33. 160-172, 1990.

2) 行岡正雄, 三木健司：線維筋痛症の病態の把握. 線維筋痛症ハンドブック, 西岡久寿樹編, p.70-81, 日本医事新報社, 2007.

3) 三木健司, 行岡正雄：機能性疼痛症候群と線維筋痛症, 運動器慢性痛診療の手引（日本整形外科学会運動器疼痛対策委員会編）, p.136, 南江堂, 2013.

4) 三木健司, 行岡正雄：リウマチ性脊椎関節炎の治療（線維筋痛症との合併に注意）. Modern Physician 30, 1561-1568, 2010.

5) 橋本亮太, 武田雅俊：治療　精神科的アプローチによる治療の導入. 線維筋痛症診療ガイドライン 2011, 日本線維筋痛症学会編, p.106-114, 日本医事新報社, 2011.
http://minds.jcqhc.or.jp/n/medical_user_main.php（2017 年 6 月 10 日アクセス）

6) Hayden JA, Chou R, Hogg-Johnson S, et al. : Systematic reviews of low back pain prognosis had variable methods and results : guidance for future prognosis reviews. J Clin Epidemiol 62, 781-796, 2009.

7) Stone J : The bare essentials : Functional symptoms in neurology. Pract Neurol 9, 179-189, 2009.

8) Ángel García D, Martínez Nicolás I, Saturno Hernández PJ : "Clinical approach to fibromyalgia : Synthesis of Evidence-based recommendations, a systematic review". Reumatol Clin 12, 65-71, 2016.

9) Ngian GS, Guymer EK, Littlejohn GO : The use of opioids in fibromyalgia. Int J Rheum Dis 14, 6-11, 2011.

10) Miki K, Murakami M, Oka H, et al. : Efficacy of mirtazapine for the treatment of fibromyalgia without concomitant depression : a randomized, double-blind, placebo-controlled phase IIa study in Japan. Pain 157, 2089-96, 2016.

11) Dreher T, Häuser W, Schiltenwolf M : Fibromyalgia syndrome-updated s3 guidelines. Z Orthop Unfall 151, 603-609, 2013.

12) Macfarlane GJ, Kronisch C, Dean LE, et al. : EULAR revised recommendations for the management of fibromyalgia. Ann Rheum Dis 76, 318-328, 2017.

13) Burton C, eds：不定愁訴の ABC（竹本 毅　訳）. 日経 BP 社, 2014.

# 10 甲状腺疾患

## A. 甲状腺疾患とは？

　甲状腺疾患は全般的に女性に多い．甲状腺機能亢進症の代表的疾患であるバセドウ病の男女比は 1 対 4 である．また，甲状腺機能低下症の代表的疾患である橋本病の男女比は 1 対 13 であり，圧倒的に女性に多い[1]（表 7-10-1）．しかし，なぜ甲状腺疾患が女性に多いのかは，いまだに不明である．

　甲状腺疾患は，メンタルヘルスとの関連が強く，精神疾患と似たような症状を呈することも多い．たとえば，気分が落ち込む，イライラする，記憶力が低下するというような症状が出現する場合がある．また，精神的ストレスは，甲状腺疾患の発症や悪化を招く危険因子となるので，さまざまなストレスに曝されている働く女性にとって，甲状腺疾患は心身症の一つとして，軽視できないものである．

## B. 甲状腺ホルモンの働きと分泌のコントロール

　甲状腺ホルモンは，胎児のときから働き始めて細胞の分化を促し，生後の成長期には，脳や

表 7-10-1　甲状腺疾患で多いもの

| 病　名 | 症例数 | 割　合 | 男女比<br>（男性：女性） |
|---|---|---|---|
| バセドウ病 | 20,443 | 19% | 1：5 |
| 橋本病 | 22,685 | 21% | 1：14 |
| 腺腫様甲状腺腫 | 35,534 | 34% | 1：5 |
| 単純性びまん性甲状腺腫 | 9,834 | 9% | 1：4 |
| 結節性甲状腺腫 | 9,303 | 9% | 1：5 |
| 悪性甲状腺腫 | 6,677 | 6% | 1：4 |
| 亜急性甲状腺炎 | 1,586 | 2% | 1：6 |
| 合計 | 106,062 | 100% | ―― |

（伊藤病院 2011 ～ 2015 年　初診患者：総数 119,388 例）
［出典：文献 1）より引用］

神経を発達させ，骨の成長を促す．また，栄養素を分解して，生命維持に必要なエネルギーを作り出し，体温を適切に保つ．さらに，脳，精神・神経系，心臓，肝臓，骨や筋肉など，全身の臓器や細胞に作用する．

　血液中に分泌される甲状腺ホルモンは，$T_4$（サイロキシン）と $T_3$（トリヨードサイロニン）の 2 種類であるが，分泌の中心は $T_4$ である．血液中の甲状腺ホルモンが少なくなると，下垂体前葉から甲状腺刺激ホルモン thyroid stimulating hormone（TSH）が分泌され，甲状腺ホルモンを合成・分泌するように促す．逆に甲状腺ホルモンが多くなると，TSH の分泌は抑えられ，それに伴って甲状腺ホルモンの分泌量も減る．さらに，下垂体の上部には視床下部があり，TSH の分泌を促す甲状腺刺激ホルモン放出ホルモン thyrotropin-releasing hormone（TRH）が存在して，甲状腺ホルモン分泌のコントロールに関わっている[1)~4)]．

## *C.* 甲状腺疾患の分類

　甲状腺疾患は，三つに大別できる（**表 7-10-2**）[2)]．血液中の甲状腺ホルモンが過剰に増加する疾患を「甲状腺中毒症」という．これには，甲状腺でホルモンが多量に作られて分泌される「甲状腺機能亢進症」と，甲状腺の破壊により甲状腺ホルモンが血中にもれる「破壊性甲状腺炎」がある．前者の中で最も多いのがバセドウ病である．

　血液中の甲状腺ホルモンが不足するために起こる疾患は「甲状腺機能低下症」といい，代表

**表 7-10-2　甲状腺疾患の分類**

| | | |
|---|---|---|
| 甲状腺ホルモンが過剰な疾患 | 甲状腺中毒症 | 甲状腺機能亢進症<br>・バセドウ病<br>・プランマー病<br>・TSH 産生下垂体腫瘍<br>破壊性甲状腺炎<br>・無痛性甲状腺炎<br>・亜急性甲状腺炎 |
| 甲状腺ホルモンが不足する疾患 | 甲状腺機能低下症 | 橋本病（慢性甲状腺炎）<br>下垂体性甲状腺機能低下症<br>（シーハン症候群など）<br>クレチン症<br>その他 |
| 甲状腺にしこりができる疾患 | 結節性甲状腺腫 | 甲状腺腫（良性）<br>腺腫様甲状腺腫（良性）<br>悪性腫瘍（乳頭がん，濾胞がん，髄様がん，低分化がん，未分化がん，悪性リンパ腫）<br>その他 |

［出典：文献 2）より引用改変］

的なものは橋本病（慢性甲状腺炎）である.

　甲状腺疾患では，ほとんどの場合で甲状腺が大きくなり，首がはれたり，首に結節（しこり）を触れたりするようになる. 甲状腺機能の異常による疾患（バセドウ病や橋本病など）でも，このような形の変化はみられるが，機能には異常がなく，甲状腺に結節ができる疾患がある.

　甲状腺にしこりができる疾患を「結節性甲状腺腫」といい，これには良性のものと悪性腫瘍があるが，大部分は良性である.

# *D.* バセドウ病と橋本病の原因・診断・治療

## 1. 原　因

　自分の細胞や成分を異物と間違え，それに反応する抗体（自己抗体）によって起こる疾患が自己免疫疾患であるが，バセドウ病や橋本病は代表的な自己免疫疾患である.

### 1）バセドウ病：TSH 受容体が自己抗体によって刺激される

　甲状腺の表面には TSH の受容体が存在する. この受容体に対する自己抗体である TSH 受容体抗体 TSH receptor antibody（TRAb）ができるのがバセドウ病である.

　TRAb は TSH の代わりに甲状腺を刺激し続けるので，甲状腺ホルモンが過剰に作られてしまう. 甲状腺ホルモンが増加すると，TSH はほとんど分泌されなくなり，脳からの調節機能がなくなる. そのため，甲状腺ホルモンの分泌に歯止めがきかなくなり，ホルモンはますます過剰に分泌されてしまう[2].

### 2）橋本病：自己抗体が炎症を起こす

　橋本病では，サイログロブリンやペルオキシダーゼを自己抗原とした細胞傷害性 T 細胞が産生され，これにより甲状腺が破壊される. また，上記抗原に対する自己抗体による抗体依存性細胞傷害説も提唱されている[3]. 破壊された甲状腺は，ホルモンを作ることができなくなっていく.

　ただし，橋本病では，甲状腺機能低下症になるのは 4〜5 人に 1 人で，甲状腺機能が正常である人のほうが多い[2].

### 3）遺伝と環境の関わり

　バセドウ病や橋本病には，遺伝との関わりも考えられる. この場合，なりやすい体質が受け継がれるということであり，遺伝素因があっても必ず発病するとは限らない.

　バセドウ病では，遺伝素因があり，それにウイルス感染やアレルギー，ストレス，喫煙などの環境的な要因が加わると，免疫系に異常が起こり，自己抗体が作られて，発病すると考えられている.

## 2.　診　断

### 1）バセドウ病と橋本病の他の病気と間違われやすい症状

甲状腺疾患は，首のはれのような症状が出る場合以外は，自分ではなかなか気づきにくい疾患である．女性は，40 代以上になると，5％の人が何らかの甲状腺疾患を有すると言われている[2] ので，不調を感じたら，甲状腺疾患の可能性も考えてみる必要がある．

甲状腺ホルモンはほとんどの臓器に影響を及ぼすため，症状は全身にさまざまな形で現れる．表 7-10-3[1),2)] のように，バセドウ病や橋本病と間違われる病気は非常に多い．

### 2）問診と触診

問診では，自覚症状，家族歴，喫煙・飲酒の習慣（病気の経過を左右する），抗甲状腺薬服用歴と副作用の有無を調べる．

バセドウ病の症状としては，表 7-10-3 に書かれているもの以外では，眼球突出が有名であるが，眼球突出がみられるケースは 20〜30％ほどである[2]．

頸部の触診は，はれやしこりについての情報が得られるので，非常に重要である．

### 3）血液検査

#### ① 血中のホルモン検査

血液中の遊離型甲状腺ホルモン，フリー $T_4$ とフリー $T_3$ の濃度を調べ，数値が基準値より高ければ甲状腺機能亢進症，低ければ甲状腺機能低下症と診断できる．

甲状腺ホルモンが増加すると，TSH の分泌は減り，逆に減少すると，TSH の分泌が増えて，甲状腺ホルモンを作るように促す．しかも，TSH はフリー $T_4$ やフリー $T_3$ よりもはるかに鋭敏に反応するので，TSH だけ調べれば，甲状腺疾患をスクリーニングできる[2]．

#### ② 抗体検査

バセドウ病や橋本病の発病には，自己免疫反応が関わるので，異常を起こすもとになっている三つの自己抗体の有無や程度を調べる．

**・TSH 受容体抗体（TRAb）**

先述したように，TRAb ができるのがバセドウ病である．

**・抗サイログロブリン抗体 anti-thyroglobulin antibody（TgAb）と抗甲状腺ペルオキシダーゼ抗体 anti-thyroid peroxydase antibody（TPOAb）**

甲状腺細胞には，サイログロブリンという蛋白質があり，これに対する自己抗体が TgAb である．TgAb は，バセドウ病でも橋本病でもみられる．

ペルオキシダーゼは，ヨウ素に働きかけて甲状腺ホルモンを作る酵素である．TPOAb は，このペルオキシダーゼに対する抗体で，バセドウ病でも橋本病でもみられる．診断に使われる場合は橋本病に有効で，画像検査では甲状腺腫が認められないほどの初期の橋本病が，TgAb や TPOAb の測定により発見できる[2]．

表7-10-3　他の疾患と間違われやすい，バセドウ病または橋本病の症状

| 疾　患 | 症　状 | 間違えられやすい疾患 |
|---|---|---|
| バセドウ病 | ドキドキする，脈が速くなる | 心臓病 |
| | のぼせる，汗をたくさんかく | 更年期障害 |
| | すぐ興奮する，イライラする | 双極性障害（躁うつ病） |
| | 食べてもやせる，尿から糖が出る | 糖尿病 |
| | 最高血圧が高くなる | 高血圧症 |
| | 下痢する，微熱が出る | 過敏性腸症候群 |
| | 月経不順（量が少なくなる） | 不妊症，卵巣機能不全 |
| | 筋力が落ちる，筋萎縮 | 筋肉や神経の疾患 |
| | 指先がふるえる（振戦） | 神経の疾患 |
| | 皮膚が黒くなる | アジソン病 |
| | 皮膚の白斑 | 皮膚の疾患 |
| | かゆみ | じんましん |
| | 体重が減る | がん |
| | ものが二重に見える | 眼の疾患 |
| 橋本病 | 皮膚がカサカサになる | 更年期障害 |
| | 無気力になる | 更年期障害 |
| | 気持ちが落ち込む | うつ病 |
| | 記憶力が低下する | 認知症 |
| | 体温が低い，寒がりになる | 冷え性，低血圧 |
| | 月経不順（一時的に量が増える） | 更年期障害 |
| | 手足がしびれる | 末梢神経炎 |
| | むくむ | 腎臓病 |
| | 抜け毛が多くなる | 老化 |
| | 声がかすれる | 声帯炎 |
| | ろれつがまわらない，動作がゆっくりになる | 脳血管障害 |

［出典：文献 2）より引用改変］

## 4）画像検査

### ① 超音波検査

　超音波検査は，しこりや腫瘍だけでなく，すべての甲状腺疾患に有効で，触診と並ぶ重要な検査である．

### ② シンチグラフィー

　ヨウ素と同じ性質をもつ放射性ヨウ素のカプセルを飲み，甲状腺に集まるヨウ素から出る放射線を，シンチカメラがとらえて映像化する．甲状腺ホルモンが盛んに作られていると，

表 7-10-4　バセドウ病の診断ガイドライン

A　臨床所見
　　1．頻脈，体重減少，手指振戦，発汗増加などの甲状腺中毒症所見
　　2．びまん性甲状腺腫大
　　3．眼球突出または特有の眼症状
B　検査所見
　　1．FT$_4$，FT$_3$のいずれかまたは両方高値
　　2．TSH 低値（0.1μU/mL 以下）
　　3．TSH レセプター抗体（TRAb または TSAb）陽性
　　4．アイソトープ検査（放射性ヨードまたはテクネチウム）で甲状腺摂取率高値，シンチグラムでびまん性
1　バセドウ病
　　A の一つ以上に加えて，B の四つを有するもの
2　確からしいバセドウ病
　　A の一つ以上に加えて，B の 1，2，3 を有するもの
3　バセドウ病の疑い
　　A の一つ以上に加えて，B の 1 と 2 を有し，FT$_4$，FT$_3$高値が 3 ヵ月以上つづく

[出典：文献 5）より引用]

表 7-10-5　慢性甲状腺炎（橋本病）の診断ガイドライン

A　臨床所見
　　1．びまん性甲状腺腫大
　　　　ただし，バセドウ病など他の原因が認められないもの
B　検査所見
　　1．抗甲状腺マイクロゾーム（または TPO）抗体陽性
　　2．抗サイログロブリン抗体陽性
　　3．細胞診でリンパ球浸潤を認める
1　慢性甲状腺炎（橋本病）
　　A および B の一つ以上を有するもの

[出典：文献 5）より引用]

放射性ヨウ素も盛んに取り込まれて濃く映り，ホルモンの合成が少ないと，薄く写る[2]．

5）バセドウ病と橋本病の診断基準

日本甲状腺学会のバセドウ病の診断ガイドラインを表 7-10-4[5] に，橋本病の診断ガイドラインを表 7-10-5[5] に示す．

## 3. 治　療

バセドウ病の治療には，抗甲状腺薬の服用，放射性ヨウ素のカプセル服用，甲状腺の全摘・亜全摘があるが，日本では薬による治療が中心になっている．それぞれの治療法には長所と短所，向き，不向きがある．

橋本病では，血液中に自己抗体があっても，機能低下がなければ，治療は必要ない．ただし，半年〜1 年に 1 度受診し，経過を観察する必要がある．甲状腺機能が低下している場合の治療法は，甲状腺ホルモンを薬で補う治療法しかなく，合成 T$_4$ 製剤を使用する[2]．

## *E.* 甲状腺疾患と妊娠・出産

　甲状腺ホルモンは，女性の卵巣機能や女性ホルモンと密接な関係があるため，妊娠・出産と深く関わっている．

　甲状腺ホルモンは，下垂体から分泌される卵胞刺激ホルモン follicle-stimulating hormone（FSH）や黄体形成ホルモン luteinizing hormone（LH）とともに卵巣に直接働きかけ，女性ホルモンの分泌を助ける．また妊娠中には，胎盤の働きを正常に保つ重要な働きもしている[2]．

　バセドウ病で甲状腺ホルモンが過剰な状態が続くと，無月経になったり，月経の量が少なくなったりすることがある．ただし，妊娠しにくくなることはない．しかし，ホルモン過剰な状態をそのままにしておくと，妊娠しても流産や早産が起こりやすくなるので，挙児希望の場合は甲状腺機能を正常にし，安定した状態にしておくことが重要である．

　逆に甲状腺ホルモンが不足すると，卵巣や胎盤の働きに支障をきたし，月経異常や不妊，早産，流産の原因となる．また，橋本病では，甲状腺ホルモンの不足で無排卵になったり，高プロラクチン血症を引き起こしたりすることもあり，それが不妊の原因となる．ただし，甲状腺ホルモン剤を服用して，甲状腺機能が正常になっていれば，不妊になることはない[2]．

## *F.* 甲状腺疾患とストレス，メンタルヘルス

　精神的なストレスは甲状腺疾患にとっても危険因子となる．特にバセドウ病は，ストレスが免疫系に影響し，自己免疫を引き起こすため発病すると考えられている．

　たとえば，離婚，家族との死別，失業などの重大なライフイベントは，バセドウ病発病の誘因となる．また，人間関係のトラブルや悩みなど，日常的なストレスがきっかけで発病することもある．さらに，バセドウ病になることで，イライラしたり，興奮したりするといった精神症状が出て，それが病気を悪化させるという悪循環に陥ることもある[2]．

　先述したように，橋本病でも，気分が落ち込んだり，無気力になったりするといった精神症状が現れるので，その症状に対処することも必要になってくる．その場合，個人に合ったストレス対処法を見つけることが重要である．

　甲状腺疾患は，体だけでなく，精神や行動面にも影響を及ぼし，生活のリズムが乱れる場合がある．

　バセドウ病の人は，過剰な甲状腺ホルモンのため興奮状態になり，特に夜間に行動し，寝付きが悪く，朝起きられない，昼寝をするという昼夜逆転の生活になることがある[2]．

　橋本病では，甲状腺機能が低下すると，うつ状態になることがある．その場合過眠になることがあり，昼も夜も眠くなるような状態になる[2]．

　働く女性の甲状腺疾患とストレス・メンタルヘルスに関して留意すべき点は，まず，甲状腺疾患について正しい知識をもつこと，次に，自分にはどのようなストレスがあるか自覚し，それに対する対処法を身につけること，最後に，生活リズムを整え，規則正しい生活をするように心がけることである.

### ● 参考文献 ●

1) 伊藤公一監修：よくわかる最新医学　甲状腺の病気の最新治療　バセドウ病・橋本病・甲状腺腫瘍ほか. 主婦の友社，2017.
2) 伊藤公一監修：患者のための最新医学　バセドウ病・橋本病　その他の甲状腺の病気. 高橋書店，2014.
3) 森昌朋編：最新医学別冊　新しい診断と治療の ABC 25/内分泌 2 甲状腺疾患 改訂第 2 版. 最新医学社，2012.
4) 田上哲也，西川光重，伊藤公一，他編：甲状腺疾患治療マニュアル 改訂第 2 版. 診断と治療社，2014.
5) 日本甲状腺学会：甲状腺疾患診断ガイドライン，2013. (http://www.japanthyroid.jp/doctor/guideline/japanese.html)

# 11 糖尿病

## A. 糖尿病の概念

　糖尿病は，インスリン分泌または作用の相対的，絶対的不足のため，高血糖が持続する疾患である．インスリンの分泌，作用形態により 1 型，2 型に分かれる．わが国では 2 型糖尿病は増加の一途をたどっており，平成 24 年度の厚生労働省の調査[1] では，糖尿病が強く疑われる人と糖尿病の可能性を否定できない人を合わせると，2,050 万人にのぼり，男性 27%，女性 22%であった．加齢とともに血糖値が上がりやすくなり，糖尿病を発症する人が増えるが，女性の場合は特に 50 歳以降に急増する（図 7-11-1）．これは，女性ホルモンの減少が内臓脂肪の蓄積を促進し，インスリン抵抗性が上昇する結果，糖尿病のリスクが高まることと関連している．

## B. 診　断

　糖尿病の診断は，高血糖が慢性に持続していることの証明によって行う．血糖および

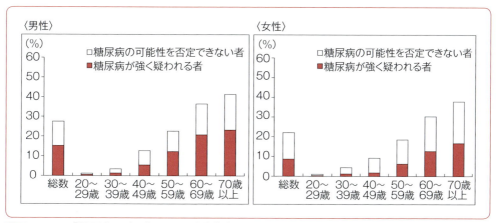

図 7-11-1 「糖尿病が強く疑われる者」「糖尿病の可能性を否定できない者」の割合

[出典：文献 1）より引用]

HbA1c を同時に測定し，血糖値が空腹時≧126 mg/dL，75 g OGTT 2 時間≧200 mg/dL，随時≧200 mg/dL のいずれかであり，かつ HbA1c≧6.5％であれば，糖尿病と診断される．あるいは，血糖値のみの測定では上記血糖値の基準を満たし，かつ ① 口渇，多飲，多尿，体重減少などの典型的な糖尿病症状，または ② 糖尿病性網膜症を認めれば，糖尿病と診断できる．

## *C.* 経過・予後

### 1. 糖尿病と血管障害

　血糖コントロールが悪化し，進行すると種々の細小血管障害（神経障害，網膜症，腎症）や大血管障害（冠動脈疾患，脳血管障害，末梢動脈疾患）を合併する．前者については，男女差はないとされる．大血管障害は，女性よりも男性に多く発症するが，糖尿病がある場合は，男性よりも女性のほうがむしろその影響が強く現れて，動脈硬化による心臓病などが起きやすくなる．これは閉経期前後から始まる女性ホルモンの分泌の低下が動脈硬化を促進するためである．

### 2. 糖尿病とがん

　糖尿病でがんのリスクが高まるとされるが，女性特有のがんとして乳がんや子宮体がんのリスクが増大するとの報告がみられる．

### 3. 糖尿病と認知症

　2 型糖尿病患者は非糖尿病者と比べ認知症発症リスクが約 60％高く，血管性認知症のリスクは女性のほうが男性より高い[2]．

### 4. 女性のライフステージと糖尿病

　女性ではライフステージに応じて糖尿病との関わりも異なってくる．したがって，糖尿病診療にあたっては，性差の及ぼす影響を考慮することが必要となる．特に思春期，妊娠・出産期，更年期において性差が明確に現れる．思春期以降では，高インスリン血症が排卵障害や月経異常を引き起こす．多嚢胞性卵巣症候群にはインスリン抵抗性が関与している．妊娠時にはインスリン感受性が低下し，妊娠糖尿病と診断されることがある．閉経期になると女性ホルモンが減少し，脂肪の代謝に変化が起こる．内臓脂肪が増加するとインスリンの働きが低下し，糖尿病発症のリスクが高まる．

### 5. 心理社会的側面と精神疾患

　2 型糖尿病の発症やその後の血糖コントロールに心理社会的ストレスが影響することが認められている．1 型糖尿病の発症には心理社会的因子の影響は定まっていないが，その経過には

関係するとされる．糖尿病では合併症が進むと，失明，腎不全による血液透析，あるいは壊疽による四肢の切断などのために，社会生活が著しく阻害される．したがって，家族や周囲の理解と協力のもとに，患者自身が生きがいをもてるようなサポートが必要となる．また，ライフサイクル上の発達課題をクリアできないと，摂食障害やうつ病，不安障害，アルコール依存症などの精神疾患を合併する例もみられ，これらが血糖のコントロールをしばしば悪化させる一因となる．

### 1）摂食障害

1型糖尿病と摂食障害の合併は11〜14％と報告されているが，女性に特化して多く，合併例の90％以上を占める[3]．思春期前後に発症することが多いが，インスリン治療の開始で体重が急激に増えると体形への関心と相まって，故意にインスリンを減量や省略したりして体重の増加を防ごうとする．2型糖尿病の血糖コントロール悪化群にはむちゃ食い障害の合併がみられることもまれではなく（3〜26％），男女比は1：3で女性に多い[4]．むちゃ食いでは心理的問題を抱えていることが多く，心理面に焦点を当てた治療が必要になる．

### 2）うつ病

糖尿病患者のうつ病の有病率は，非糖尿病患者の2倍と報告されている[5]．また，一般内科を受診するうつ病患者は，身体症状を前面に訴えるいわゆる仮面うつ病の患者が多いことが知られている．糖尿病の症状とうつの身体症状はオーバーラップする部分が多いので，精神症状にも注意を払う必要がある．一般女性のうつ病の生涯罹患率は20％にのぼるが，2型糖尿病女性では34％にうつ病の罹患履歴があると報告されている[6]．うつ病を未治療のまま放置すると，勤労者の健康状態が悪化するだけでなく，企業の生産性にも影響を及ぼし，適切なメンタルヘルスケアが行われないでいると生産性が33％も低下するという[7]．

# *D*. 治 療

食事療法，運動療法が基本である．栄養指導を行い誤った食生活を是正し，適度な運動を組み合わせ生活習慣の改善を図る．コントロールが不十分な場合は薬物療法を併用する．経口血糖降下薬はその作用機序によって，「インスリン抵抗性改善系」「インスリン分泌促進系」および「糖吸収・排泄調節系」に分類される．薬剤は病態に即して選択される．またインスリン分泌が明らかに低下している場合は，インスリン療法の適応となる．チアゾリジン誘導薬（ピオグリダゾン）は，女性でインスリン抵抗性改善効果が強く，血糖低下作用が大きいとされる．しかし，浮腫や体重増加の副作用も女性で多く発現するため，使用に当たっては用量の調整が必要になる．

摂食障害やうつ病をはじめ精神疾患を併存している場合は，心理的カウンセリングや薬物治療の対象になるので，専門的治療が必要である．

## 事 例 紹 介

27 歳の女性．むちゃ食い障害および肥満を合併した 2 型糖尿病例[8]．
身長 164.2 cm，体重 90.2 kg，BMI 33.5 kg/m$^2$．

### 1）現病歴

中学 1 年時 68 kg．高校入学時 93 kg で，半年後には 98 kg になった．17 歳時，糖尿病を指摘され，A 大内科受診．年に 1 回はダイエットしたが続かなかった．X － 4 年，A 大内科入院時よりインスリン開始．大学卒業後高校教師として勤務したが，難病の母親の介護が大変になり，2 年で退職．X 年 5 月，むちゃ食いを主訴に，A 大心療内科受診．このとき 90 kg，HbA1c 9.4%（JDS）で，インスリンは 1 日 4 回，計 130 単位を使用していた．同年 11 月，同科肥満外来を紹介され受診．

### 2）治療経過

外来で，むちゃ食いに至る前の状況や気持ちを詳しく語ってもらったところ，難病の母親との会話が引き金になっていた．そこで，どのようにしたらその問題を解決できるかを考えてもらった．患者は，試行錯誤しながら，「母の言葉に意識をあまり向けないで，適当に相槌を打つ」が一番実行できかつ有効な方法であったという．これまで母の言動にすぐ反応して感情的になっていたのが，このようにしてワンクッション置くことで，イライラの程度が軽くなり，むちゃ食いに走らなくてすむようになった．

また患者は優等生であるにもかかわらず，社会的に自立していない自分はダメな人間であると評価していた．そのように感じる具体的な状況下で，自分の気分とそれを裏付ける考えを観察してもらったところ，完全主義的思考，二分思考，否定的予測，現実に合わない高い自己目標が自分を不快な気持ちにしていることに気づいた．そこで，マイナス気分になったときにいち早く別の考え方をする練習をしてもらった．

10 ヵ月間の外来治療（7 ヵ月間の減量期と 3 ヵ月間の体重維持期）で，体重は 13 kg 減少し，HbA1c は 6.2%（JPS）まで低下．インスリンも計 6 単位まで減少した（図 7-11-2）．治療終了時，患者は，「体重や体形に限らず，精神的にも少し自信をもてるようになった．ストレスへの対処法については，これまで抑え込むか爆発するかの二者択一だったが，『流す』『溜めない』という方法を少しずつではあるが会得できた．また自分の考えのくせを知ることで，気分は変えられるのだとわかり，これまで後ろ向きだった生き方から，前に進める自信につながったと思う」と述べた．

その後，インスリンは中止になり，経口血糖降下薬のみにて，5 年間以上 HbA1c（NGSP）は 6%前半で推移．体重はさらに減少し 70 kg 前後でリバウンドすることなく維持している．また，新たに塾講師として勤務し，積極的に仕事に取り組んでいる．

### 3）解説

本症例では難病を抱えた母親との間の心理的葛藤がむちゃ食いを誘発していた．自らのマイナスの気分を認め，自分を客観視できるようになると，むちゃ食いに代わる他の方法の選択が可能になった．肥満のある糖尿病にむちゃ食いを併存した場合に，減量だけを目的とするとほとんどうまくいかない．本症例のように，むちゃ食いに焦点を当てた心理的介入をすることで，患者が

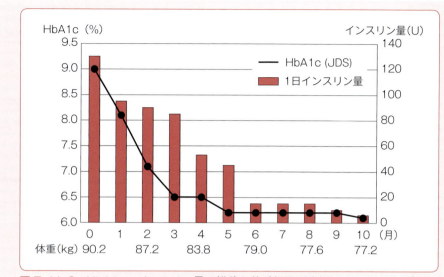

図 7-11-2　HbA1c, インスリン量の推移と体重経過（症例）

［出典：文献 8) より引用］

自分の感情をコントロールできるようなると, むちゃ食いが収まり, その結果体重が減ると, 血糖コントロールも改善に向かう.

# E. 働く女性への留意点

　糖尿病は日々の自己管理を必要とする慢性疾患である. 生涯にわたる自己管理では, 食生活や身体活動, 体重管理がその中心となるが, これらは心理社会的ストレスの影響を強く受ける. 特に女性は, 結婚, 妊娠, 出産, 育児といった女性のライフサイクルの中で, 糖尿病に罹患すれば, その心理的影響も大きなものとならざるをえない.

　一方で, 女性もパート, 正規雇用にかかわらず, 仕事に就くことが多々ある現代社会においては, 従来型の女性のライフステージを単純に当てはめるのも適切とはいえない. 男性同様, 仕事上のストレスを受ける機会も増す. したがって, 女性に配慮した職場環境の改善とともに, 女性向けのストレス対処のための心理教育やメンタルサポートを充実させる必要がある. また医療現場のどの科でも女性患者の身体面のみならず心理面での理解を深め, 摂食障害やうつ病など精神疾患の疑いがあれば, 早めにメンタルヘルスの専門家に紹介するのが糖尿病患者のQOL を高め, 将来の合併症を防ぐ上でも重要になる.

● 参考文献 ●

1) 厚生労働省：平成 24 年国民健康・栄養調査.
   http://www.mhlw.go.jp/file/04-Houdouhappyou-10904750-Kenkoukyoku-Gantaisakukenkouzoushin
   ka/0000099296.pdf（2017 年 5 月 30 日アクセス）

2) Chatterjee S, Peters SA, Woodward M, et al. : Type 2 diabetes as a risk factor for dementia in women
   compared with men : a pooled analysis of 2.3 million people comprising more than 100,000 case of
   dementia. Diabetes Care 39, 300-307, 2016.

3) Fairburn CG, Peveler RC, Davies B, et al. : Eating disorders in young adults with insulin dependent
   diabetes mellitus : a controlled study. BMJ 303, 17-20, 1991.

4) Cow S, Kendall D, Praus B, et al. : Binge eating and other psychopathology in patients with type II
   diabetes mellitus. Int J Eat Disord, 222-226, 2001.

5) Anderson RJ, Freedland KE, Clouse RE, et al. : The prevalence of comorbid depression in adults with
   diabetes. Diabetes Care 24, 1069-1078, 2001.

6) Whittemore R, Melkus GD, Grey M : Self-report of depressed mood and depression in women with
   type 2 diabetes. Issues Ment Health Nurs 25, 243-260, 2004.

7) Dewa CS, Hoch JS : Barriers to mental health service use among workers with depression and work
   productivity. J Occup Environ Ment Med 57, 726-736, 2015.

8) 野崎剛弘, 須藤信行：2 型糖尿病の心身医療. 心身医学 53：20-28, 2013.

# 12 肥満症・脂質異常症

## A. 肥満症とは？

### 1. 概念 〜現状・要因・病態〜

#### 1）現　状

　肥満人口は先進国開発途上国を問わず，全世界で爆発的に増加している．2014 年には成人肥満人口は 6.5 億人になった．今後さらに増加すると予測されている．成人の肥満率は世界平均 18.9％で，米国では男女とも 30％を超える．日本では，4.5％と欧米諸国と比べると少ないが，2016 年度の調査[1]では BMI 25（kg/m²）以上の過体重は男性で約 3 割，女性で約 2 割であった（図 7-12-1）．問題は，肥満が糖尿病，高血圧，心血管系疾患，脳血管障害など動脈硬化性疾患をはじめ，多くの慢性疾患の原因となっている点である．これらの疾患の増加は，各国の医療費の増大の一因になっているが，どの国も肥満に対して有効な対策が得られないでいる．

#### 2）要　因

　肥満は，高カロリー食の摂取や過食をはじめとする食生活の乱れや身体活動の低下などの結果，エネルギーバランスが正となり，余剰エネルギーが脂肪組織に過剰な中性脂肪として蓄積

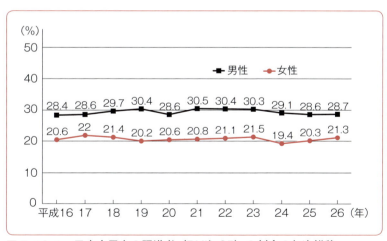

図 7-12-1　日本人男女の肥満者（BMI≧25）の割合の年次推移

[出典：文献 1）より引用]

された状態である.

### 3）病　態

　肥満の病態は，内臓脂肪の蓄積により生じるインスリン抵抗性に起因すると考えられる．また肥満に伴って，脂肪組織において炎症性サイトカインが増加することが報告されて以来，慢性炎症がインスリン抵抗性に密接に関与していることが明らかになった.

## 2．診　断

### 1）肥満の判定

　世界保健機構（WHO）では，体格指数 body mass index（BMI）を肥満の判定に用いており，BMI 30（kg/m²）以上を肥満としている．日本では，BMI 25 以上から，耐糖能異常や高脂血症を発症するリスクが高まるため，日本肥満学会は肥満の基準を BMI 25 以上としている．また 2016 年より，BMI 35 以上を高度肥満とした.

### 2）肥満症の定義

　「肥満に起因し関連する健康障害を合併するか，その合併が予測される場合で，医学的に減量を必要とする病態」をいい，疾患単位として扱う.

### 3）肥満症の診断

　肥満と判定されたもの（BMI≧25）のうち以下のいずれかの条件を満たすもの．① 肥満に起因ないし関連し，減量を要する（減量により改善するまたは進展が防止される）健康障害を有するもの．② 健康障害を伴いやすいハイリスク肥満．ウェスト周囲長のスクリーニングにより内臓脂肪蓄積を疑われ腹部 CT 検査によって確定診断された内臓脂肪型肥満[2].

## 3. 経過・予後

### 1）肥満と脳血管障害，心筋梗塞

欧米の疫学研究では，以前より肥満で心血管障害発症のリスクが高まることが知られている．わが国における，40〜89歳の日本人45,235人からなる16コホート研究のメタアナリシスでは，BMIと心筋梗塞および脳卒中との関連が調べられた[3]．男性では，BMI 27.5以上のハザード比（BMI 21未満を基準）は，脳梗塞，脳内出血，心筋梗塞の順に，1.77，2.51，3.16であった．女性では，各々1.56，1.98，1.15であったが，心筋梗塞はBMIと関連しなかった．

### 2）肥満とがん

欧米の疫学研究では，肥満と関連が強いがんとして，大腸がん，乳がん，子宮内膜がん，腎細胞がんなどが明らかになっている．日本では，栗山らが，宮城県住民の27,539人に対し，1984年から9年間追跡した（三府県コホート）[4]．その結果，ベースラインのBMIとがんの発症リスクは，男性では全がん，臓器別ともに肥満との関連は認められなかった．女性では，肥満度が増加するほどがん罹患のリスクが高くなり，臓器別では，大腸がん，乳がん，子宮内膜がん，胆のうがん発症のリスクが上昇した．女性特有の乳がんについては，わが国のその他のいくつかの疫学研究において，BMIと閉経後の乳がん罹患との間に正の相関を認めている．閉経後の乳がんの発症リスクについては，エストロゲン受容体の存在や体脂肪によって血中のエストロゲン濃度が高くなるというメカニズムが推定されている．

### 3）肥満と総死亡リスクとの関連

欧米の大規模プール解析では，男女ともに，BMI 22.5〜24.9を最小リスクとして，それより高くても低くても総死亡リスクが増加した．いわゆるJ字型カーブを呈した[5]．日本人での35万人のプール解析では，BMI 19未満のやせ群およびBMI 30以上肥満群で総死亡リスクが上昇し，逆J字型カーブを示した[6]．これは東南アジア諸国からの報告も同様であった．この違いは，欧米人は低BMI群の割合が少なく，日本人は高BMI群の割合が少なかったことが，安定した評価に至らなかった可能性が指摘されている．

## 4. 治療

減量のためには食事・運動療法が基本である．欧米では，食事・運動療法に，ストレスマネジメントを加え，生活習慣全般の修正を目的とするlifestyle modification（生活習慣改善法）がエビデンスのある治療として推奨されている[7]．これは行動療法または認知行動療法がベースとなったものである．高度肥満で内科的治療が無効な例では，外科手術も適応となる．

## *B.* 脂質異常症とは？

### 1.　概念　～現状・要因・病態～

　コレステロールや中性脂肪といった脂質が血液中に増加する状態を脂質異常症という．コレステロールと中性脂肪は，水に溶けにくいため，水と油に親和性のアポ蛋白に結合し，水に親和性のあるリポ蛋白として血液中に存在する．LDL と HDL はリポ蛋白であり，ともにコレステロールを運搬する．LDL，HDL よって運ばれるコレステロールを，それぞれ LDL コレステロール，HDL コレステロールと呼ぶ．LDL コレステロールは直接動脈壁に侵入し蓄積する．したがって，LDL コレステロールが多くなると，動脈硬化性疾患のリスクが高まる．一方，HDL は組織で余ったコレステロールを肝臓に戻す役目がある．ゆえに，HDL コレステロールが多いということは，血管壁のコレステロールを奪った結果と考えられ，動脈硬化を抑える方向に向かうことから，善玉コレステロールと呼ばれる．

　ところで，エストロゲンは LDL 受容体の合成を促進し，血中 LDL コレステロールを低く保つように作用している．女性で，更年期以降急激にエストロゲンが減少してくると LDL 受容体の合成亢進が解除され，LDL コレステロール上昇のリスクが高まる．

### 2.　診　断

　脂質異常症の診断基準値を表 7-12-1 に示した．これはスクリーニングのためのものであり，薬物療法を開始するための値ではない．家族性の高コレステロール症ヘテロ接合体は 500 人に 1 人と高頻度であり，冠動脈疾患の発症リスクがきわめて高いので，その診断は重要である．二次性高脂血症では，甲状腺機能低下症による高 LDL コレステロール血症を見逃さないようにする．

表 7-12-1　脂質異常症診断基準（日本動脈硬化学会）

| LDL コレステロール | 140 mg/dL 以上 | 高 LDL コレステロール血症 |
|---|---|---|
| | 120～139 mg/dL | 境界域高 LDL コレステロール血症** |
| HDL コレステロール | 40 mg/dL 未満 | 低 HDL コレステロール血症 |
| トリグリセライド | 150 mg/dL 以上 | 高トリグリセライド血症 |
| Non-HDL コレステロール | 170 mg/dL 以上 | 高 non-HDL コレステロール血症 |
| | 150～169 mg/dL | 境界域高 non-HDL コレステロール血症** |

\*　　10 時間以上の絶食を「空腹時」とする．ただし水やお茶などカロリーのない水分の摂取は可とする．
\*\*　スクリーニングで境界域高 LDL-C血症，境界域高 non-HDL-C血症を示した場合は，高リスク病態がないか検討し，治療の必要性を考慮する．
・LDL-C は Friedewald 式（TC−HDL-C−TG/5）または直接法で求める．
・TG が400 mg/dL 以上や食後採血の場合はnon-HDL-C（TC−HDL-C）かLDL-C 直接法を使用する．ただしスクリーニング時に高TG 血症を伴わない場合はLDL-C との差が＋30 mg/dL より小さくなる可能性を念頭においてリスクを評価する．

[出典：文献 8）より引用]

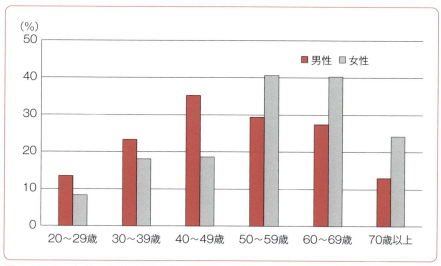

図 7-12-2　脂質異常症（LDL コレステロール≧140 mg/dL）の年代別推移
［出典：文献 1）より引用］

## 3. 経過・予後

　図 7-12-2 に，日本人の年代別の脂質異常症（LDL コレステロール≧140 mg/dL）の割合を男女別に示した[1]．男性は 40 歳代がピークであるが，女性は 50 歳代になると急激に高まり，その割合は男性を上回り，60 歳代も持続する．これは閉経によるエストロゲンの減少が関与していると考えられる．脂質異常症は，冠動脈疾患の最大の危険因子である．また，BMI が 25 を超えると高トリグリセリド血症，低 HDL コレステロール血症の発症リスクは 2 倍になる．

## 4. 治　療

　まず，生活習慣の改善が基本であるのは，肥満症と同様である．生活習慣の改善で脂質管理が不十分である場合はスタチンを中心とした薬物療法を考慮する．特に，糖尿病，慢性腎臓病，脳梗塞，末梢動脈疾患を認める場合は早期の薬物療法が望ましい．また動脈硬化疾患を有する患者は，脂質異常症の管理に加え，喫煙，高血圧，糖尿病，慢性腎臓病などのリスクを併せ持つことが多く，その予防にはそれらに対する早期からの包括的管理が必要である．なお，妊娠中の女性へのスタチンやフィブラートの投与は催奇性の問題があり，禁忌となっているので要注意である．

## 事例紹介

59 歳の女性．高度肥満症に脂質異常症，高血圧症，変形性膝関節症，および睡眠時無呼吸症候群を合併した事例．身長 151.3 cm，体重 99.5 kg，BMI 43.4 kg/m$^2$.

### 1）現病歴

幼少時〜学生時代を通してやせ〜普通体型で推移．23 歳時に，結婚．子ども 2 人を出産後，徐々に体重が増加し，30 歳代で 70 kg．48 歳時，怪我で右膝の靭帯を切った．運動不足になり，1 年足らずで 20〜30 kg 増加した．この数年は 90〜100 kg で推移．55 歳で閉経．57 歳時，かかりつけの医師に炭水化物を抜いて肉だけにするように言われ，10 kg 減量し，90 kg まで落ち，肝機能も改善した．しかし，冬になるとリバウンドした．今回は，膝が痛くなり整形外科を受診したところ，減量を指示され，ネットで調べ当科受診．受診直前までスーパーで衛生部門の仕事を任され 10 年以上働いていたが，膝痛と不眠のため辞職．

### 2）治療経過

当科で実施している 10 ヵ月間の認知行動療法に基づく減量を目的とした集団治療を開始．仕事を辞めた直後で睡眠障害が改善しておらず，起床時間が遅く，朝食はほんど摂取できていない状態であった．栄養士より夕食のカロリー，量とも多く，食事のウェイトを朝食にシフトするよう指導．また，たんぱく質過多であることを指摘した．患者は「変な知識が崩れた．野菜を摂りながら体重が落ちるのが衝撃だった」と発言．自家栽培の野菜を積極的に食事に取り入れるようになった．

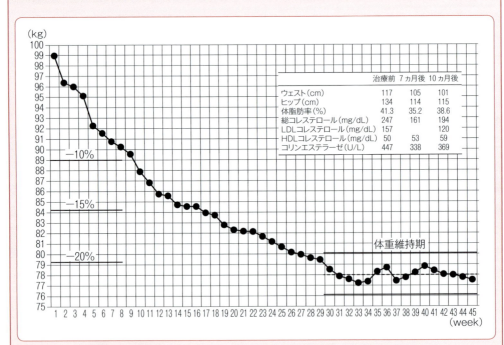

図 7-12-3　症例の体重経過

減量とともに睡眠障害は改善し，起床時間が早くなり，朝食をしっかりとれるようになった．当初は駅の階段は，手すりにつかまってゆっくり降りることしかできなかったが，手すりなしでスムーズに階段昇降ができるようになった．自転車から 60 分のウォーキングに変更．6 ヵ月後には降圧薬は 2 剤から 1 剤になり，脂質異常症治療薬は中止となった．7 ヵ月の減量期と 3 ヵ月の維持期を通して，22 kg の減量を達成（図 7-12-3）治療終了時に，「（集団療法に参加されている）皆さんが始めたときの体重にようやくなった．私は今からが本当のスタート．さらに落として皆さんの体重に近づきたい」と発言．

治療終了 1 年半後，「スーパーの新店舗が近くにできたので再就職しました．週 5 日 8～14 時の勤務．店舗内を杖なしで歩き回って楽しくやっています．アイスもジュースも摂っていません．CPAP を外したかったけど，まだ軽度無呼吸があるのでつけています．今度の検査で結果がよければ外したい」との知らせがあった．体重は治療終了後もさらに 10 kg 以上減り，3 年を経過しているがリバウンドすることなく経過している．

### 3）解　説

本事例は，出産や怪我を契機に体重が増加し，閉経前後で減量を試みるもリバウンドを繰り返した女性高度肥満者である．女性のライフステージの転換期で段階的に体重増加がみられた，いわば典型例ともいえる．種々の合併症を伴っていたが，減量でそれらもほぼすべて改善した．膝痛のために辞めざるをえなかった仕事も，減量で身体状態が改善した結果，通常なら定年を過ぎた年齢になっても再就職でき，生きがいを持って仕事に取り組んでいる．このように減量が健康面での改善にとどまらず，仕事を含めた人生のあり方も変えてしまうほど QOL を高めることができた意義は大きい．

## C. 働く女性への留意点

女性は結婚，出産，閉経といったライフステージの節目で体重が増えることが多い．特に更年期以降は，肥満とともに脂質異常症のリスクも飛躍的に高まる．さらに，この時期はメンタル面でも不調をきたしがちである．それを防止するには，特に生活習慣の見直しが必要となる．

しかし，近年は女性も仕事に就くのが当たり前の時代になっているので，従来型の女性のライフステージを単純に当てはめるのは適切ではない．仕事を持った女性の場合，男性同様に外食や間食の機会が増え，不規則な食生活になりがちである．また仕事面でのストレスが加わると，食生活を含めた生活習慣を変えることが一層難しくなる．一方で，自己流のダイエットを試みてはリバウンドを繰り返す者も少なからず存在する．

筆者の勤める外来では，治療を完遂したのは，意外なことに仕事を持っている女性のほうがそうでない者よりも 1.6 倍多かった[9]．仕事に就いて継続できていることは，メンタル面で安定し，社会的にも適応ができている結果であるともいえる．それゆえにドロップアウトすることなく治療を完遂できたと考えられる．減量によって，健康面だけでなく容姿が目に見える形で改善すると，女性ではより自己評価が高まり，人生に前向きに取り組む契機になりうる．減

量にあたっては，メンタル面にも十分配慮し，生活習慣全般にわたって介入する専門施設での治療が望まれる.

● **参考文献** ●

1）厚生労働省：平成 26 年国民健康・栄養調査.
http://www.mhlw.go.jp/file/04-Houdouhappyou-10904750-Kenkoukyoku-Gantaisakukenkouzoushin
ka/0000117311.pdf（2017 年 5 月 30 日アクセス）

2）日本肥満学会編：肥満症診療ガイドライン 2016. ライフサイエンス出版，2016.

3）Yatsuya H, Toyoshima H, Yamagishi K, et al：Body mass index and risk of stroke and myocardial infarction in a relatively lean population：meta-analysis of 16 Japanese cohorts using individual data. Circ Cardiovasc Qual Outcomes 3, 498-505, 2010.

4）Kuriyama S, Tsubono Y, Hozawa A, et al.：Obesity and risk of cancer in Japan. Int J Cancer 113, 148-157, 2005.

5）Berrington de Gonzalez A, Hartge P, Cerhan JR, et al.：Body-mass index and mortality among 1.46 million white adults. N Engl J Med 363, 2211-2219, 2010.

6）Sasazuki S, Inoue M, Tsuji I, et al.：Body mass index and mortality from all causes and major causes in Japanese：results of a pooled analysis of 7 large-scale cohort studies. J Epidemiol 21, 417-430, 2011.

7）Jones LR, Wilson CI, Wadden TA：Lifestyle modification in the treatment of obesity：an educational challenge and opportunity. Clin Pharmacol Ther 81, 776-779, 2007.

8）日本動脈硬化学会編：動脈硬化性疾患予防ガイドライン 2017 年版. 日本動脈硬化学会. 2017.

9）Sawamoto R, Nozaki T, Furukawa T, et al.：Predictors of dropout by female obese patients treated with a group cognitive behavioral therapy to promote weight loss. Obes Facts 9, 29-38, 2016.

# 13 気管支喘息

## A. 疾患概念と疫学

　日本アレルギー学会の喘息予防・管理ガイドライン[1]では気管支喘息（以下，喘息）の定義について，「① 広範な気道の狭窄により，呼吸困難，喘鳴，咳，痰などの症状を伴い，この閉塞は自然に，あるいは治療により軽快する，② 気道の過敏性および反応性の亢進がある，③ 好酸球，Ｔリンパ球，マスト細胞浸潤と気道上皮損傷を伴う慢性の炎症がみられる，④ 持続する気道の炎症は，気道の損傷と構造変化（リモデリング）を伴う」と記載されている．

　小児期にはアトピー型喘息（イエダニ，ペット，カビなどの吸入性アレルゲンに対する IgE 抗体を持っており，アレルゲン吸入時に気道でアレルギー反応が起こり，気道の狭窄を引き起こす）の割合が多いが，成人では非アトピー型（IgE 抗体非依存）喘息の割合が多くなる．小児喘息の男女比は 1.5：1 で男児が多い．しかし，思春期以降は女性の発症が多くなり成人喘息では女性のほうが多い．2004〜2006（平成 16〜18）年に行われた全国調査（成人 20〜40 歳）では，有病率は女性 5.6％，男性 5.2％，全体 5.4％である．小児喘息から成人喘息へ移行した者やいったん寛解後成人期に再発した者が約 30％で，成人期に初発した成人喘息は全体の約 70〜80％を占める．女性では月経前や月経中に症状が悪化する例や，結婚，妊娠，出産を契機として発症する例もみられる．

　病因は多因子性で，アレルギー，感染，化学物質，運動，過換気，過食，情動刺激，季節変化などの誘因で症状が引き起こされる．これらの誘因の背景に，慢性疲労，ライフスタイルの乱れ，不安・葛藤，怒りや不満などの情動の抑圧，心身の負担を強くするような行動様式・性格傾向などの心理社会的因子が関係している症例がみられる[2]．

## B. 診　断

　喘鳴，咳，痰，呼吸困難などの典型的な喘息発作を繰り返す場合は，診断は容易であるが，軽症で咳を中心とした症状のみの場合や労作時呼吸困難のみの場合は症状からの診断は難しい．肺機能検査で閉塞性障害の所見がみられ，喀痰中や末梢血中に好酸球増多がみられること，気道過敏性（アセチルコリン吸入で，健常人より低い濃度で気道狭窄が誘発される）がみられ

ること，アトピー型喘息ではアレルゲン（即時型皮内反応，血中ＩｇＥ抗体）が証明されることなどを参考にして診断する[1].

# *C.* 成人喘息の予防と患者教育

## 1.　増悪因子について

　気管支喘息の発症，増悪に関与した因子としては，個体要因と環境要因がある.

　個体要因として，① 遺伝的素因（アトピー体質など），② 気道過敏性，③ 性差（小児期は男性が多く，成人後は女性が少し多くなる. 月経や妊娠，出産が喘息症状に影響する症例がある）などが挙げられる.

　環境要因としては，① アレルゲン（イエダニ・ハウスダスト，ペット，スギ花粉などの吸入性アレルゲン），② 呼吸器感染（ウイルス・細菌感染），③ 室内外の空気汚染（排気ガス，PM 2.5，黄砂，タバコ副流煙，刺激臭など），④ 喫煙，⑤ 飲酒，⑥ 気象（気圧・気温・湿度変化，季節変化など），⑦ 過労，ストレス，情動（予期不安，不満，怒り），抑うつ気分，精神的葛藤などの心理社会的要因がある.

## 2.　発作予防と患者教育

　環境要因のうち多くの増悪因子は，医師や保健スタッフによる患者教育や個人の努力で軽減あるいは予防できるので，積極的に患者教育を行う. ① アレルゲン吸入に関しては，エアクリーナー，換気・掃除の励行，カーペットの除去，ダニの繁殖を防ぐために湿度を 40〜60％に保つこと，寝具やソファーに防ダニカバーをつける. スギ花粉対策としてはマスクの着用などが必要である. また，ネコやイヌなどの室内での飼育は避けたほうがよい. ② 呼吸器感染に対しては，免疫抵抗力を低下させる過労，心労，不規則な生活を避け，人混みではマスクの使用，インフルエンザの予防接種などが有効である. ③ 室内外の空気汚染に対しては，エアークリーナーの使用やマスクの着用が有効である. ④ 喫煙は気道炎症を悪化させて喘息症状を増悪させ，気道のリモデリングを進行させるので，禁煙指導を行う. ⑤ 飲酒についても，アルコール自体がマスト細胞からのヒスタミンを遊離させる作用があり，喘息発作を誘発することがあるので，控えたほうがよい. ⑥ 気象要因は避けようがないが，気温変化に対しては衣類による保温調節やマスクの着用などが有効である. ⑦ の心理社会的要因に関しては，次の気管支喘息の心身症的側面で述べる.

　女性特有の悪化要因もある. 月経前や月経時，妊娠，出産時に喘息が悪化する症例がみられるが，気道の炎症が治まっていない場合に悪化しやすいので，吸入ステロイドなどで十分に気道の炎症を治めておく必要がある. 吸入ステロイドの胎児への影響は少ないと考えられているので，喘息悪化例では十分量使用すべきである. 妊娠や出産に関しては，発症や増悪するのは

喘息患者の一部であるが，増悪した場合は，呼吸器やアレルギー専門医に相談したほうがよい．発作治療薬の中には妊娠に影響するものが含まれているからである．

# D. 治 療

## 1. 内科的治療

　気管支喘息の標準的な治療は，日本アレルギー学会の喘息予防・管理ガイドライン[1] に沿って行われる．ガイドライン治療では，発作時の治療と長期管理時の治療に分けられるが，発作の重症度に応じて発作治療薬の使い方が示されており，長期管理時の薬物療法として，予防を目的にした吸入ステロイド薬や気管支拡張薬を中心にした長期管理薬が用いられる．標準的な内科的治療に関しては，前記の喘息予防・管理ガイドライン[1] を参照されたい．

## 2. 気管支喘息の心身症的側面について

　気管支喘息の発症や経過に心理的社会的要因，特にストレスが関与していることについては多くの報告がある[3]~[5]．発症時における心理社会的因子を調べると，両親との分離体験（離婚や死別による），弟妹の誕生，同胞葛藤，親子関係，入園，入学，就職，結婚，妊娠・出産，家庭内不和（夫婦間，嫁姑間，親子間），離婚，昇進，職場の人間関係の問題（パワハラ，セクハラ，マタハラを含む），役割に伴う責任の増加，過重労働，退職に関係したストレスなどが関係している症例が少なくない．喘息患者の約9割に喘息発症前1年以内にこのようなストレス要因がみられたという報告[3] もある．心身症的側面を調べるために開発された「喘息の発症と経過に関する調査票[4]（以下，調査票）」を用いて行った727人の喘息患者を対象とした調査では，約24%が心身症的としての喘息があり，46%が心身症の可能性があり，残りの30%が心身症の可能性が低いと判断されている．この調査結果は約7割の喘息患者に心身症的側面があることを示唆している．この結果は心療内科専門医による心身医学的診断結果に近い．筆者らは気管支喘息が，3年以上寛解状態が続いた後に再発した再発群と喘息継続群，年齢性別をマッチさせた健常群に対して，ライフイベントを調査したことがある．喘息発症，あるいは再発前2年以内に経験したライフイベント（健常人では調査前の2年間）を調べたところ，健常群に比較して，喘息継続群，再発群ともに経験したライフイベント数が多く，その内容は結婚，妊娠，出産，引越し，就職，仕事内容に関するもの（多忙，重い責任，仕事内容の変化）などが挙げられた．特に「責任の重い仕事を任された」の項目は喘息継続群のうち重症群で多かった．また，喘息症状が長引けばうつ状態になりやすく，またうつ状態は喘息の悪化要因としても働く[3]~[5]．

　このような喘息の発症や経過に及ぼす心理社会的要因を明らかにし（心身医学的診断），心身両面からの治療（心身医学的治療）を行うことによって，軽症例はもちろん，難治例であっ

ても症状の軽快・セルフコントロールが可能になる症例も少なくない.

　気管支喘息の発症と経過に心理社会的要因が深く関係している場合,心身症的側面をもった気管支喘息,すなわち「気管支喘息(心身症)」と診断する.ただし,ある症例を心身症と診断した場合,その症例は心理的原因のみで発作が起こるという意味ではない.発作を誘発したり増悪させる因子の一つに心理社会的要因があることを示し,またその心理社会的要因が結果的に過労やストレス,ライフスタイルの乱れを生じ,増悪因子や継続因子として働き発作が起きやすくなる状態を生み出す傾向があると考える.

## 3.　心身医学的治療

　気管支喘息の心身医学的治療の流れを図 7-13-1 に示す.喘息患者が受診した場合,症状があればまず症状を薬物療法によりコントロールする.症状の軽減,コントロールが「良好な医師・患者関係形成」の第一歩である.治療方針を決めるために問診,診察を行うが,非発作時であれば,前述の調査票[4]を渡して記入してもらう.その上で身体的側面と心理社会的側面の両方から患者の全体像を把握しながら,心身両面から喘息の原因,増悪因子,軽快因子をみていくことの重要性を説明する.この段階では,発作予防と患者教育の項で述べた内容を含め,喘息患者全体に共通する問題あるいは必要な知識,すなわち喘息の病態の理解と服薬の意味,発作時の対応,アレルゲンの除去,過労やストレスの軽減,良好なライフスタイルの必要性な

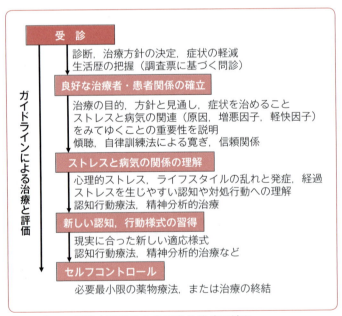

図 7-13-1　気管支喘息の心身医学的治療の流れ

[出典:文献 6)より引用]

どの教育を行う.

　症状や発症前後，増悪時や軽快時の生活状況（生活歴）に関する問診や調査票[4]によって心理社会的要因が明らかになれば，個別の指導が必要になる．その場合，症状があればまずは症状を治め，本人の訴え，悩みなどを傾聴し，受容，共感，精神的支援を行うことが第1のステップとなる．傾聴と精神的サポートだけでも本人の負担はかなり軽減し，症状も軽快することが多い．第2ステップはストレスなどの心理社会的要因と喘息症状との関係（心身相関）を理解する段階であり，第3ステップが状況に適応しストレスを軽減するための認知や行動の修正と習得の過程である．必要に応じて認知行動療法，精神分析的治療などを行う．第4ステップでは最小限の薬物によるセルフコントロールを目指す．

　成人喘息の心身医学的診断，治療に関してアウトラインを述べたが，紙面の関係で心身医学的にみた喘息の発症機序や，具体的な診断・治療例などの提示ができなかった．詳しくは，「心身症の診断治療ガイドライン」[4]を参照されたい.

# E. 働く女性への留意点

　近年，吸入性ステロイド剤や長時間作用型の気管支拡張剤などが開発され，喘息症状がコントロールしやすくなり，喘息死も減っていることは事実である．しかし，仕事や家事，育児による疲労の蓄積，生活リズムの乱れ，職場や家庭における精神的葛藤などのストレス状態が続けば，しばしば，免疫能の低下による気道感染や内分泌，自律神経機能の失調を契機として喘息症状が悪化し，吸入性ステロイドや気管支拡張剤を使っていても，症状をコントロールできなくなる場合がある．日頃から，規則的な生活，十分な睡眠の確保，禁煙に努め，過食，急激な運動を避け，職場や家庭の人間関係や役割に伴う精神的な葛藤があれば，早めに上司や信頼できる人，主治医，心療内科専門医などに相談して，ストレス状態を長引かせないことが大切である.

● 参考文献 ●
1) 「喘息予防・管理ガイドライン2015」作成委員会：喘息予防・管理ガイドライン2015，日本アレルギー学会喘息ガイドライン専門部会編，共和企画，2015.
2) Nagata S, Irie M, Mishima N：Stress and asthma. Allergol Int 48, 231-238, 1999.
3) 桂戴作，吾郷晋浩編：気管支喘息の心身医療，医薬ジャーナル社，1997.
4) 永田頌史，横田欣児，十川博之：成人喘息．心身症の診断・治療ガイドライン，小牧元，久保千春，福土審　監修，p.64-87　協和企画，2006.
5) 真島一郎，清野洋，清水夏江 他：クラスター分析による「うつ」合併気管支喘息患者の検討．日本心療内科学会誌20, 30, 2016.
6) 丸山総一郎編：ストレス学ハンドブック，p.108，創元社，2015.

# 14 皮膚疾患

## A. 女性と皮膚疾患

　皮膚は人間における最大の臓器であり，外界との境目を成し，なくてはならないものである．人間の外見は，皮膚の色や肌理と形によって決まる．皮膚と一部の粘膜は外から見える数少ない臓器であり，その疾患も同様に外から見える．皮膚疾患を患うことは，外見が正常でなくなることを意味する．

　女性は男性に比べて美意識が強く，清潔感を重視する．そのため見た目の綺麗さ，醜さに関しては男性よりも敏感である．化粧品がこの世で年々開発されているのも見た目をよくするためである．大部分の化粧品は女性向けであるのは誰もが知っている．女性はそれだけ美しさへの憧れが強いため，皮膚疾患を患うことは男性よりも大きなストレスとなる．

　皮膚疾患で女性に多いのは全身性エリテマトーデスをはじめとする自己免疫疾患であるが，それ以外の多くの皮膚疾患は特に性差が問題となることはないと考えられる．

## B. 心身症としての皮膚疾患

　皮膚疾患における心身症は，他の多くの心身症と同じく女性に多い傾向があるように思われる．というのは正確な統計結果は筆者の知る限りないからである．女性における心身症としての皮膚疾患として重要なものは，アトピー性皮膚炎，慢性じんましん，円形脱毛症，尋常性ざ瘡が挙げられる．ここではこれらの疾患について解説をする．

### 1. アトピー性皮膚炎

　アトピー性皮膚炎は慢性皮膚疾患の代表的なもので，ステロイドバッシングなどで一次社会的な問題にも発展した．日本皮膚科学会の定義では「増悪・寛解を繰り返す，瘙痒のある湿疹を主病変とする疾患であり，患者の多くはアトピー素因を持つ」とされ，その繰り返す期間は乳児では 2 ヵ月以上をいい，その他では 6 ヵ月以上をいう[1]．

#### 1）経　過
　アトピー性皮膚炎の経過には大きく分けて三つある．一つは乳幼児期に発症して中学生ぐら

いで自然治癒するものと，二つめは乳幼児期に発症して中学生から大学生ぐらいでいったん症状が寛解し，大学生を終える頃から再燃してその後持続するものがあり，三つめとしては成人になってから初めて発症し，その後持続するものがある．特に二つめの経過は再燃の時期が就職の時期に一致していることが多く，就職によるストレスが再燃の引き金になっていることが多いのではないかと考えられる．いずれにしても思春期から青年期にかけて症状を持つことが多く，恋愛や就職，結婚などの人生のライフイベントに大きな影響を与える疾患の一つである．

### 2）心身症としての病態

アトピー性皮膚炎の心身症としての病態は三つに分けられる[2]．一つは心理社会的要因がアトピー性皮膚炎の経過に影響を与える状態をいい，二つめはアトピー性皮膚炎があるために精神的苦痛を生じて，うつ状態や不安状態になる状態であり，三つめは治療に対する不信感から治療がうまく管理できない状態がある．これらの病態は一人の患者に複数存在することが多い．

### 3）治　療

一つめの病態に対する治療は，ストレスに対する対処の仕方を指導する．心理社会的要因の捉え方を変えたりするように認知行動療法などにより導く．二つめの病態に対しては，苦痛となっている皮膚病変の治療はもとより，それによる不安や抑うつ状態に対して向精神薬を用いたり認知行動療法を用いたりする．三つめの病態に対しては，医師と患者の治療関係の見直しが必要であるとともに患者に正しい薬剤の知識を与える必要がある．アトピー性皮膚炎における心身医学的アプローチは日本皮膚科学会のガイドラインにも取り入れられている．

### 4）働く女性への留意点

容貌が最も気になる思春期から青年期に症状を持つことが多いために，アトピー性皮膚炎の発疹があることによる苦痛を生じる例が多い．またステロイド外用薬に対する不安を持つ患者もいまだにおり，外用でシミになる，体内に蓄積するなど誤った考えを持つ患者が少なくない．アトピー性皮膚炎はステロイド外用薬によりうまくコントロールできれば化粧をすることも可能であり，ステロイド外用で発疹を落ち着かせるほうが色素沈着は生じなくなることを説明する必要がある．また妊娠に際しては，ほとんどのステロイド外用薬は体内臓器に影響を与えないことが知られているので，その点を説明する必要がある．内服抗アレルギー薬に関しては妊娠の際には使わないほうがよいが，一部の薬剤は容認される場合もある．

## 2. 慢性じんましん

慢性じんましんは，日本では1ヵ月以上繰り返しを経過したじんましんをいう[3]．欧米では2，3ヵ月以上と少し定義が異なっている．

### 1）経　過

経過としては毎日夕方から夜間にかけてかゆみを伴う膨疹や紅斑が出現を繰り返す．そして発疹は翌朝までには跡形なく消退していることが多い．じんましんの誘因には感染，食物，物理的刺激，自己抗体，疲労，ストレスなどが挙げられるが，原因不明も多く，特に慢性の経過

を示すものでは原因不明や疲労，ストレスによるものが多い．

### 2）心身症としての病態

心理社会的要因よって発症するじんましんは，交感神経を介したコリン性じんましんが多いと思われる．じんましんは突然発症し，見える部分に発症すると苦痛となるため，患者にとっては不安がつきまとう．ある特定の場面で発症するものや，勤務日のみ発症するじんましんなどもある．またじんましんを繰り返すことによるストレスもあり，慢性じんましん患者では不安や抑うつ状態の頻度が高くなる．

### 3）治　療

慢性じんましんの治療は抗アレルギー薬が主体となるが，それで不十分なときでストレスの関与が疑われる際には抗不安薬の併用が有用である[4]．抗不安薬は不安を取り除くことによる作用のみならず，交感神経の興奮を抑えることにより，自律神経を介したじんましんの反応を抑える．抗不安薬の併用は補助的療法としてガイドラインにも記載されている．

### 4）働く女性への留意点

勤務中に突然発疹がでることがあるので，抗アレルギー薬をきっちりと内服して抑えておく必要がある．抗アレルギー薬は副作用に眠気を伴うので，眠気が出やすい患者や機械作業をする患者には非鎮静性の抗アレルギー薬を選択する．また，発疹が出ても大きく捉えないように認知を変容することも大切である．発疹が出てもそのままにしておくのも一つの方法である．不安や不定愁訴が強い場合で抗アレルギー薬のみでおさまらない場合は抗不安薬を併用する．妊娠に際しては，抗不安薬は有益性の有無により判断される．抗アレルギー薬も禁止されることが多いが，場合によってはロラタジンやクロルフェニラミンマレイン酸塩は使われることもある．

## 3.　円形脱毛症

円形脱毛症は突然あるいは徐々に頭皮などの毛髪が局所的に抜けて脱毛斑を生じる病気であり，拡大すると頭皮全体や，全身の脱毛をきたすこともある．原因はいまだに不明であるが，自己免疫的な側面があるといわれている．しかし特にガイドラインでも性差に関しては触れられていない．

### 1）経　過

小さな脱毛斑が単発に生じる単発型から，多数生じる多発型，頭皮全体に及ぶ全頭型，全身の体毛にも及ぶ汎発型がある．病変は可逆的とされており，いずれは生えてくるが，それまでの期間が長いものでは何年にも及ぶものがある．

### 2）心身症としての病態

心理社会的要因によって脱毛が生じるという点については日本皮膚科学会のガイドラインでは，現時点ではストレスとの関連は明確には言えないとされている[5]．しかし日常診療ではストレスによる脱毛をきたす症例を診ることもある．逆に円形脱毛症の場合は，脱毛による容貌

の変化がストレスになることが多く，女性ではカツラを使用している症例が多くみられる．また脱毛による不安や抑うつ状態になる患者も少なくない．

### 3）治　療

ガイドラインによると精神安定剤や催眠療法はエビデンスレベルが低いので行わないほうがよいとされている．しかし不安や抑うつ状態を示す患者では，円形脱毛症の皮膚科的な治療に加えて，抗不安薬や抗うつ薬の併用は臨床経験上有用であると考えている．ガイドラインではカツラによる対応でとどまっているが，カツラをしている患者は不安でいっぱいである．いつカツラが外れないか，ばれないかという不安を常に持っている．そのために不安のケアも必要である．

### 4）働く女性への留意点

働く女性は外見で脱毛をわからないように隠すことがある．カツラを使う場合も多い．しかし，すでに述べたようにカツラをしていることで不安を生じている．また，女性は髪型が不自然になることに対して敏感である．皮膚科的な治療に関してはステロイド注射薬の局所注射により生理不順が生じることがある．セファランチンやグリチルリチンの内服は妊娠に対しては大きな影響は少ないと思われるが，産科医によっては禁止されることもある．これらの場合はステロイド外用薬が適応となる．

## 4.　尋常性ざ瘡

ざ瘡（いわゆる"にきび"）が皮膚科心身症であることは，日本ではまだ認識は少ない．それに対して欧米ではかなり前からざ瘡は心身症であり，またざ瘡による不安や抑うつ状態も多数報告されている．

### 1）経　過

ざ瘡はおもに思春期青年期に症状を示す毛嚢脂腺系の疾患である．毛孔漏斗部の角化やアクネ菌による感染，体内の男性ホルモン作用などが絡み合って生じると考えられている．

### 2）心身症としてのざ瘡

本疾患も思春期から青年期に発症するために恋愛，就職，結婚などの人生のライフイベントと重なる時期であり，容貌の変化に敏感な年齢の患者が多い．そのため，ざ瘡を持つことによる不安や抑うつ状態がときにみられる．QOLの低下もあるとガイドラインにも記載されている[6]．欧米ではざ瘡による自殺念慮が高いのが有名である[7]．また近年では毛嚢脂腺系にコルチコトロピン放出ホルモンの受容体などの存在も示されており，ざ瘡のストレスによる悪化の可能性も考えられてきている[8]．

### 3）治　療

皮膚科的な治療としては，過酸化ベンゾイルやアダパレンがエビデンスレベルとして高く推奨されている．それに加えて不安や抑うつ状態を改善するために抗不安薬や抗うつ薬を併用する．日本では未承認であるが内服薬のイソトレチノインでは，副作用に抑うつ状態があること

は気に留めておく必要がある．現実は日本の美容外科などで使われることがある．

### 4）働く女性への留意点

　女性としてざ瘡はかなり気になる疾患である．日本ではあまりざ瘡によるうつ病や自殺念慮については取り上げられていないが，欧米で多いことをみると今後は日本でも増えてくる可能性がある．皮膚科的な治療薬が近年増えてきたことでざ瘡の治療は進歩したが，心身症的側面を診ていく必要性があると考えられる．なおアダパレンは妊娠に関しては禁忌となっているので，妊娠を考えている女性には過酸化ベンゾイルやクリンダマイシンを用いるのがよい．ざ瘡があるからといって化粧をしてはいけないことはない．きっちりとざ瘡の治療をしながら化粧をすることは可能である．

● 参考文献 ●

1) 加藤則人，佐伯秀久，中原剛士，他：アトピー性皮膚炎診療ガイドライン 2016 年版．日皮会誌 126，121-155，2016．

2) 羽白誠，安藤哲也：アトピー性皮膚炎　心身症診断・治療ガイドライン 2006，小牧元，久保千春，福土審編，p.250-280，協和企画，2006．

3) 秀道広，森田栄伸，古川福実，他：蕁麻疹診療ガイドライン．日皮会誌 121，1339-1388，2011．

4) Hashiro M, Yamatodani Y：A combination therapy of psychotropic drugs and antihistaminics or antiallergics in patients with chronic urticaria. J Dermatol Sci 11, 209-213, 1996.

5) 荒瀬誠治，坪井良治，山崎正視，他：日本皮膚科学会円形脱毛症診療ガイドライン 2010．日皮会誌 120，1841-1859，2010．

6) 林伸和，赤松浩彦，岩月啓氏，他：尋常性ざ瘡治療ガイドライン 2016．日皮会誌 126，1045-1086，2016．

7) Dalgard FJ, Gieler U, Tomas-Aragons L, et al.：The psychological burden of skin diseases：A cross-sectional multicenter study among dermatological out-patients in 13 European countries. J Invest Dermatol 135, 984-991, 2015.

8) Ganceviciene R, Graziene V, Fimmel S, et al.：Involvement of the corticotropin-releasing hormone system in the pathogenesis of acne vulgaris. Br J Dermatol 160 (2), 345-352, 2009.

# 15 歯科疾患

## A. 歯科保健の現状

　厚生労働省は，わが国の歯科保健状況を把握し，今後の歯科保健医療対策の推進に必要な基礎資料を得ることを目的に，1957 年から 6 年ごとに歯科疾患実態調査を実施している．また，2013 年に開始された健康日本 21（第二次）において歯科保健の向上が謳われており，生産年齢層（15〜64 歳）に関するものとしては「口腔機能の維持・向上（60 歳代における咀嚼良好者の割合の増加）」，「歯の喪失防止」，「歯周病を有する者の割合の減少」，「過去 1 年間に歯科検診を受診した者の割合の増加」が分野別目標として掲げられている．直近の 2011（平成 23）年歯科疾患実態調査によると，1 人平均現在歯数は前回調査（2005 年）に比べ増加傾向を示しているものの，う蝕，あるいは歯肉所見を有する者の割合は依然として高い状況にある[1]．

## B. う蝕と歯周病

　歯科の二大疾患であるう蝕ならびに歯周病はともに細菌による感染症である．う蝕はう蝕原性細菌が産生した酸による歯質の脱灰であり，また歯周病は歯周病原性細菌の産生した毒素による歯周組織の炎症で，歯肉に限局したものが歯肉炎，歯槽骨の吸収を伴うものが歯周炎である．
　現在，これら疾患の病因論においてはバイオフィルムの概念が導入され，普及している．バイオフィルムは病原性細菌を含む複数の口腔内細菌が形成する構造体であり，唾液タンパク質であるペリクル（獲得被膜）を介して歯面に付着するが，自身が産生する粘性の菌体外多糖に覆われているためいったん形成されると通常のブラッシングでは除去が困難となる．バイオフィルム形成の制御には唾液が大きな役割を果たしており，その洗浄作用に加え，唾液中のラクトフェリンによるバイオフィルム形成抑制効果が報告されている[2]．
　前述の 2011（平成 23）年歯科疾患実態調査によると，生産年齢層の女性でう歯を有する者の割合は 20 歳代以上のすべての年齢階級で 90％を上回っており，特に 40〜54 歳においては 100％となっている[1]．同年齢層の男性と比較して大きな差異は認められないが，う歯の処置状況に関しては女性のほうが全体的に良好である．また，WHO が提唱する地域歯周疾患

表 7-15-1　歯肉所見の有無

| 年齢階級（歳） | 所見のない者（%） | 所見のある者（%） | | | | 対象歯のない者（%） |
|---|---|---|---|---|---|---|
| | | code 1 | code 2 | code 3 | code 4 | |
| **男性** 15 ～ 19 | 37.0 | 20.4 | 38.9 | 3.7 | — | — |
| 20 ～ 24 | 15.6 | 9.4 | 56.3 | 15.6 | 3.1 | — |
| 25 ～ 29 | 22.2 | 8.9 | 51.1 | 11.1 | 6.7 | — |
| 30 ～ 34 | 12.3 | 11.0 | 46.6 | 26.0 | 4.1 | — |
| 35 ～ 39 | 14.4 | 13.5 | 49.0 | 21.2 | 1.9 | — |
| 40 ～ 44 | 16.0 | 7.4 | 40.7 | 29.6 | 6.2 | — |
| 45 ～ 49 | 10.5 | 7.9 | 46.1 | 25.0 | 9.2 | 1.3 |
| 50 ～ 54 | 18.9 | 5.3 | 38.9 | 32.6 | 4.2 | — |
| 55 ～ 59 | 7.8 | 6.9 | 29.3 | 40.5 | 13.8 | 1.7 |
| 60 ～ 64 | 8.1 | 8.1 | 27.4 | 32.3 | 19.4 | 4.8 |
| **女性** 15 ～ 19 | 25.0 | 26.8 | 42.9 | 5.4 | — | — |
| 20 ～ 24 | 31.6 | 15.8 | 42.1 | 10.5 | — | — |
| 25 ～ 29 | 36.4 | 10.4 | 41.6 | 11.7 | — | — |
| 30 ～ 34 | 33.6 | 16.0 | 36.1 | 13.4 | 0.8 | — |
| 35 ～ 39 | 24.1 | 14.5 | 38.0 | 21.1 | 2.4 | — |
| 40 ～ 44 | 23.3 | 14.4 | 42.5 | 17.8 | 2.1 | — |
| 45 ～ 49 | 14.2 | 14.2 | 43.3 | 24.6 | 3.7 | — |
| 50 ～ 54 | 18.2 | 10.1 | 36.5 | 25.2 | 9.4 | 0.6 |
| 55 ～ 59 | 20.0 | 8.8 | 28.8 | 33.5 | 7.1 | 1.8 |
| 60 ～ 64 | 12.7 | 9.9 | 29.4 | 34.5 | 9.9 | 3.6 |

［出典：文献 1）より引用］

注）code 1：プロービング後の出血，code 2：歯石の沈着，code 3：歯周ポケット 4mm 以上 6mm 未満，code 4：歯周ポケット 6mm 以上

指数 Community Periodontal Index（CPI）において歯肉所見を有する者の割合は，生産年齢層の女性では同年齢層の男性に比べおおむね低く，またその多くがプロービング後に出血が認められる「code 1」に属しており，歯周病の初期段階である歯肉炎を有する者の割合が高いことが特徴である（表 7-15-1）.

## *C.* 口腔乾燥症

口腔乾燥症は，腺因性，薬剤性，糖尿病などの全身性代謝疾患によるもの，および神経性の四つに大別される．実際の臨床においてはまず腺因性疾患であるシェーグレン（Sjögren）症

候群，次に薬剤性が疑われるが，近年はストレスなどの精神的要因が注目されている[3]．また，中高年の女性では更年期障害が口腔乾燥症の原因となる[4]．

　口腔内の異常乾燥感，舌痛症，および味覚障害が一般的な自覚症状であるが，二次的病態として口臭，摂食嚥下障害，う蝕，歯周病，粘膜疾患，上部消化器障害などが随伴することもある[4]．唾液量低下への対応としては各種保湿剤が有効であり，薬剤性が疑われる場合には処方薬剤の変更や投与量の漸減，また舌痛に口腔カンジダ症の関与が疑われる場合には抗真菌薬の処方が選択される[4]．

## 1. シェーグレン症候群

　シェーグレン症候群は，涙腺や唾液腺などの慢性的な炎症により腺分泌低下をきたす自己免疫疾患である．2015 年より指定難病に追加されており，中年期以降の女性に好発することが知られている．原因の詳細が不明であるため，人工唾液の噴霧など対症療法が中心となるが，近年，免疫抑制薬ミゾリビン（ブレディニン®）の有効性が報告されている[5]．

## 2. ストレスと口腔乾燥症

　唾液腺は副交感神経ならびに交感神経による二重支配を受けるが，これは拮抗的二重支配ではなく，ともに唾液の分泌を促進し，前者が優位な状態では粘稠性の低い唾液を大量に，後者が優位な状態では粘稠性の高い唾液を少量分泌する．ストレス下では交感神経-副腎髄質系の活性化により唾液分泌は低下，口腔乾燥症の発症へとつながる[3]．前述の通り，唾液はバイオフィルム形成の制御において重要な役割を果たしており，したがってストレスはう蝕や歯周病の増悪因子となりうる．

　女性は日常生活においてより多くのストレスを主観的に経験することに加え，ストレス脆弱性および心配傾向もまた男性に比べより高いことが報告されている．さらに，交感神経-副腎髄質系の活性は，月経周期においては黄体期に，また閉経前後の比較では閉経後においてより高くなる[6]．これには卵胞ホルモン（エストロゲン）の主成分であるエストラジオールの関与が示唆されており，前述の更年期障害と口腔乾燥症との関係を説明しうる．

　ストレスに起因する口腔乾燥症の場合，口腔乾燥に対する対症療法ならびにストレスに対する原因療法，すなわち心身両面からの総合的な治療が行われる．また，ストレスやその関連神経精神疾患の症状に応じて抗不安薬，抗うつ薬などの処方が選択される[3]．

# ${\it D}$. 顎関節症

　顎関節症は，顎関節や咀嚼筋の疼痛，関節（雑）音，開口障害あるいは顎運動異常を主要症候とする障害の包括的診断名である[7]．思春期・青年期，および中年期以降の女性に好発し，

発症頻度は男性に比べ2～3倍高い[8]．2011（平成23）年歯科疾患実態調査においても，生産年齢層の女性では同年齢層の男性に比べ，顎関節の雑音を自覚する者の割合，また顎関節に痛みを自覚する者の割合がおおむね高い傾向となっている[1]．顎関節痛に関しては月経周期依存性の変動があり，エストロゲンの関与が示唆されている[8]．

　顎関節症の原因はいまだ十分に解明されていないが，不安や抑うつなどの精神症状を伴うことも多く，現在では生物心理社会モデルに基づいた多因子性の疾患と捉えられている[8],[9]．かつては咬合調整や咬合再構成といった咬合治療が主流であったが，現在その臨床的意義はほぼ否定されており，疼痛や機能障害の除去を目的としたスプリント療法，鍼治療，運動療法，行動療法などの可逆的保存療法が第一に選択される[9]．症状の自然消退が期待できる疾患であり，生物心理社会モデルの枠内での治療，また長期的な管理が必要とされる[9]．

## *E.* 睡眠時ブラキシズム

　睡眠時ブラキシズムは，睡眠中のグラインディング（歯ぎしり）またはクレンチング（食い縛り）を特徴とする口腔異常機能活動であり，睡眠関連運動異常症に分類される[10]．多因子性の疾患であり，その発症にはストレス，性格，遺伝，生活習慣など，さまざまな因子が関与するが，咬合状態の関与については否定的な見解がなされている[10],[11]．また，顎関節，筋肉，歯，歯周組織などの顎口腔系に負荷を与えることから，歯周病や顎関節症の増悪因子と捉えられている．有病率は小児において高く加齢とともに減少し，大きな性差は認められていない[10],[11]．有効な治療法は確立されておらず，スプリント療法や薬物療法などの対症療法に加え，考えられる原因に応じ，ストレスマネジメントや生活習慣の改善などが行われる[10],[11]．

## *F.* 歯科心身症

　歯科領域における不定愁訴は歯科心身症と呼ばれ，舌痛症や非定型歯痛といった慢性疼痛，咬合異常感，口腔内セネストパチー様症状などが主訴となる[12]．患者の約80％を女性が占め，特に中高年層に好発するが，同年齢層では舌痛症が，またやや若い年齢層では非定型歯痛が多く認められる[12]．一般的に心身症の発症や経過には心理社会的因子が密接に関与するが，歯科心身症においては歯科治療が発症契機となることが多いのが特徴である[12]．歯科心身症に対しては，個々の病態や患者特性を踏まえた医療，また患者との対話に基づいた医療の実践が必要であり，抗うつ薬を中心とした薬物療法や心理療法などが行われる[12]．

# G. 働く女性への留意点

　歯科の二大疾患である，う蝕ならびに歯周病はともにバイオフィルム感染症であり，その予防には毎食後のブラッシングに加え，定期的な歯科でのPMTC（Professional Mechanical Tooth Cleaning）が効果的である．2011（平成23）年歯科疾患実態調査によると，生産年齢層の女性で1日に3回以上歯を磨く者の割合は33.7％であり，同年齢層の男性に比べ2倍以上高いものの，ブラッシング習慣のさらなる定着が望まれるところである[1]．また，ストレスや生活習慣は本編で紹介した各種歯科疾患の原因あるいは増悪因子となりうるため，日々のストレスマネジメントに加え，望ましい生活習慣の実践が重要である．

　かつては不正咬合や咬合異常が顎関節症発症の最重要因子と認識され，ブラキシズム，頭痛，肩こりなどについても咬合治療の有効性が論じられてきた経緯がある[8,9]．現在これらに対する咬合状態の関与についてはほぼ否定されているが，依然としてエビデンスの不確かな情報が氾濫しており，患者には正しい情報の選択，また適切な診療科の受診が求められるところである．

● 参考文献 ●
1）厚生労働省：平成23年歯科疾患実態調査．http://www.mhlw.go.jp/toukei/list/62-23.html（2016年6月8日アクセス）
2）森永乳業：ラクトフェリンの歯周病菌バイオフィルムに対する阻害効果．http://www.morinagamilk.co.jp/download/index/4378/090317.pdf（2016年6月16日アクセス）
3）山本祐三：ストレスと口腔乾燥感．ENTONI 121，44-48，2010．
4）斎藤一郎：ドライマウス．日本歯科医師会雑誌59，1197-1200，2007．
5）厚生労働省：シェーグレン症候群（概要，診断基準等）．http://www.mhlw.go.jp/file/06-Seisakujouhou-10900000-Kenkoukyoku/0000089906.pdf（2016年6月16日アクセス）
6）戸田雅裕訳：ヒトのストレス反応における性差．ストレス百科事典，ストレス百科事典翻訳刊行委員会編（Fink G, ed：Encyclopedia of Stress 2nd ed. Elsevier, 2007 翻訳版）．p.1630-1634，丸善，2010．
7）矢谷博文：新たに改訂された日本顎関節学会による顎関節症の病態分類（2013年）と診断基準．日本顎関節学会雑誌27，76-86，2015．
8）豊福明：顎関節症の女性心身医学的問題．女性心身医学18，366-369，2014．
9）矢谷博文：補綴歯科領域における顎関節症治療法の歴史的変遷．日本補綴歯科学会誌4，229-245，2012．
10）日本歯科医師会：睡眠時ブラキシズム．https://www.jda.or.jp/park/trouble/bruxism02.html#1（2016年7月1日アクセス）
11）坂上竜資：ブラキシズムの診断から治療へ．日本歯周病学会会誌54，149-154，2012．
12）豊福明：歯科からみた女性のライフサイクルにおける心身医療．女性心身医学，15，104-110，2010．

# 索　引

「はたらく」を支える！ 女性のメンタルヘルス © 2017

定価（本体 3,800 円＋税）

2017 年 11 月 15 日　1 版 1 刷

編著者　丸山総一郎
まる やま そう いち ろう

発行者　株式会社 南山堂

代表者　鈴木幹太

〒113-0034　東京都文京区湯島 4 丁目 1-11
TEL 編集（03）5689-7850・営業（03）5689-7855
振替口座　00110-5-6338

ISBN 978-4-525-18171-0　　　　　　　Printed in Japan